内科临床思维

第 4 版

陈世耀　汪　昕　姜林娣　主编

科学出版社

北京

内 容 简 介

　　本书介绍了临床思维的内容和方法,突出了疾病诊断思维与临床诊疗决策的循证医学方法。全书分上、中、下三篇:上篇,内科临床思维程序,从症状、体征和实验室检查角度阐述临床思维的方法和步骤;中篇,常见内科疾病的临床思维,对呼吸、循环、消化、泌尿、血液、内分泌与代谢、神经、风湿免疫等系统常见疾病通过案例呈现,临床分析与处理诠释诊疗思维的核心思想;下篇,临床思维病例讨论,选择典型、疑难、特殊病例,希望起到临床诊疗思维的示范效应。

　　本书在第3版的基础上结合疾病概念变化进行了全面更新,补充了新的检查方法。全书内容翔实、重点突出,编写条理清晰,语言简明扼要,实用性强,可供医学生、各科临床医生,尤其是内科医生参考,也可作为住院医师规范化培训内科临床思维的参考用书。

图书在版编目(CIP)数据

内科临床思维 / 陈世耀,汪昕,姜林娣主编. —4 版. —北京:科学出版社,2023.6
ISBN 978-7-03-075603-9

Ⅰ. ①内… Ⅱ. ①陈… ②汪… ③姜… Ⅲ. ①内科学 Ⅳ. ①R5

中国国家版本馆 CIP 数据核字(2023)第 091738 号

责任编辑:沈红芬　王先省 / 责任校对:张小霞
责任印制:霍　兵 / 封面设计:黄华斌

科学出版社 出版
北京东黄城根北街 16 号
邮政编码:100717
http://www.sciencep.com
三河市春园印刷有限公司印刷
科学出版社发行　各地新华书店经销
*
2003 年 2 月第 一 版　开本:787×1092　1/16
2023 年 6 月第 四 版　印张:32 3/4
2024 年 4 月第十三次印刷　字数:770 000
定价:158.00 元
(如有印装质量问题,我社负责调换)

编 写 人 员

名誉主编 张希德

主 编 陈世耀 汪 昕 姜林娣

副主编 蔡则骥 曾晓清

编 者 （按姓氏汉语拼音排序）

蔡 瑜 复旦大学附属中山医院消化科

蔡则骥 复旦大学附属中山医院内科

陈世耀 复旦大学附属中山医院消化科

陈伟军 复旦大学附属华东医院肾内科

崔 洁 复旦大学附属中山医院心内科

丁 晶 复旦大学附属中山医院神经内科

董 玲 复旦大学附属中山医院消化科

范 薇 复旦大学附属中山医院神经内科

方 颖 复旦大学附属中山医院消化科

傅辰生 复旦大学附属华东医院肾内科

高 虹 复旦大学附属中山医院消化科

高 鑫 复旦大学附属中山医院内分泌科

郭 曦 复旦大学附属中山医院肿瘤内科

洪 维 复旦大学附属华东医院骨质疏松科

黄晓铨 复旦大学附属中山医院消化科

季丽莉 复旦大学附属中山医院血液科

姜林娣 复旦大学附属中山医院风湿免疫科

蒋颖溢 复旦大学附属中山医院消化科

金美玲 复旦大学附属中山医院变态（过敏）反应科

李 冰 复旦大学附属中山医院感染科

李 蕾　复旦大学附属中山医院消化科
李 娜　复旦大学附属中山医院感染科
李 清　复旦大学附属中山医院心内科
练晶晶　上海市东方医院消化内镜中心
凌 雁　复旦大学附属中山医院内分泌科
刘成凤　复旦大学附属中山医院肝肿瘤内科
刘韬韬　复旦大学附属中山医院消化科
刘天舒　复旦大学附属中山医院肿瘤内科
陆轶君　复旦大学附属华东医院肾内科
马 昱　复旦大学附属中山医院神经内科
缪 青　复旦大学附属中山医院感染科
童步高　复旦大学附属中山医院心内科
汪 昕　复旦大学附属中山医院神经内科
王 妍　复旦大学附属中山医院肿瘤内科
夏睿琦　复旦大学附属中山医院消化科
肖 婧　复旦大学附属华东医院肾内科
徐元钊　复旦大学附属中山医院肾内科
严震文　复旦大学附属华东医院肾内科
杨 茗　复旦大学附属中山医院心内科
杨琤瑜　复旦大学附属华东医院呼吸科
姚雨濛　复旦大学附属中山医院感染科
叶 伶　复旦大学附属中山医院变态（过敏）反应科
叶志斌　复旦大学附属华东医院肾内科
于明香　复旦大学附属中山医院内分泌科
曾晓清　复旦大学附属中山医院消化科
张希德　复旦大学附属中山医院内科
张晓丽　复旦大学附属华东医院肾内科
赵 静　复旦大学附属闵行医院神经内科
周京敏　复旦大学附属中山医院心内科
庄静丽　复旦大学附属中山医院血液科

学术秘书　曾晓清（兼）　许丽莉

第4版前言

临床思维是利用基础医学和临床医学知识对所获得的临床资料进行综合分析、逻辑推理，从错综复杂的线索中找出主要矛盾，确定疾病诊断并最终解决问题的过程。临床思维是疾病诊断的基石，提高临床医学人才培养质量的核心是临床思维能力的培养。临床实践中最重要的一步是建立临床疾病诊断，包括病因诊断、病理诊断、功能诊断与并发症诊断。其依据即临床资料，包括病史询问、体格检查发现、实验室检查与特殊检查结果。临床资料能否获得、正确与否、如何正确评估是建立正确诊断的依据，也是临床思维的重要过程。临床思维是医学生到临床医生转变过程中需要掌握的核心能力，只有正确的临床思维，才能为患者制定合理的临床决策，通过合理检查尽早建立正确诊断；也只有正确的临床思维，才有可能借助现代科学技术，有效地处理复杂的临床问题。

《内科临床思维》出版至今，得到了广大医学生、各级医生的关注和厚爱，其可读性和可实践性受到了广泛好评。医学的发展已进入一个崭新的时代，疾病谱、疾病的诊断标准与治疗手段都发生了很大的变化，新理论、新技术不断涌现，因此有必要在第3版基础上进行修订、补充，使内容更充实、更完善，以跟上现代医学发展的步伐，适应读者的知识更新需求。此次再版保留了第3版的编写体例，上篇通过总结临床经验，对症状、体征、实验室检查异常结果分别归纳临床思维程序，让读者按照临床思维程序思考，提高思维的广度和深度，避免遗漏重要疾病。同时为体现临床思维的变化及其复杂性，中篇分别对各系统常见疾病的诊断及处理思维方法做了具体阐述，并在下篇列出一些复杂临床病例进行示范性讨论，体现多学科综合处理临床疾病的特点。使纵向与横向结合，力求贴近临床，注重临床思维的训练与示范，供读者参考学习。此次再版着重调整了以下几个方面：①随着人类基因组解密，第一代、第二代测序技术在临床得到应用，基于第二代测序的宏基因组学分析患者样本的微生物和宿主的基因物质的方法，应用于感染性疾病的诊断。因此，在本次再版中，实验室检查部分增加了病原学检查、病原宏基因组测序内容，在常见疾病中补充了感染性疾病，如真菌感染、寄生虫感染等。②恶性肿瘤的发病率逐年攀升，已经成为危害人类健康的主要疾病之一，不同的诊疗方法选择影响疗效和预后，肿瘤诊疗中的决策显得尤为重要，因此在本次再版案例中增加了肿瘤性疾病内容。③对编者所在医院每个月的内科教学查房病例进行了仔细的筛选，重新入选了来自心内科、呼吸科、消化科等专科的病例，供读者查阅参考。

　　此次再版得到了复旦大学各附属医院专家的支持。复旦大学附属中山医院内科专业基地为全国重点建设基地，负责临床教学的老师在多年临床教学中积累了丰富的经验，提出的观点和经验体会都融入了本书病例和诊疗思维中，希望能对读者有所裨益。

　　尽管是再版，但由于医学快速发展，书中难免有不妥之处，衷心希望广大读者不吝赐教，发现问题后能与我们联系，以便下一次再版时进一步完善。最后，向为本书编写付出巨大努力的主编、副主编、各位编者及相关工作人员表达诚挚的谢意。

编　者

2023 年 1 月

第1版前言

临床思维是利用基础医学和临床医学知识对临床资料进行综合分析、逻辑推理，从错综复杂的线索中找出主要矛盾并加以解决的过程。正确的临床思维是临床医生长期从事临床实践的经验总结，是临床医生的基本功，临床思维是不能用任何仪器替代的。然而，目前许多医生，特别是青年医生不重视这一点，在临床工作中往往仅依靠患者的叙述或某一项检查结果做出诊断，因而常导致误诊或漏诊。为此，我们组织了富有临床和教学经验的专家、教授编写了这本《内科临床思维》，旨在帮助临床医生，特别是缺乏临床实践经验的医学生和青年医生掌握临床思维的步骤和方法，即掌握解决临床问题的钥匙，从而提高诊疗水平。

临床思维的基本条件是扎实的医学知识和丰富的临床实践，两者缺一不可。所谓医学知识，包括基础医学知识和临床医学知识。前者包括解剖学、生理学、病理学、生物化学、药理学、微生物学、免疫学等；后者包括内科学、外科学、妇产科学、儿科学、传染病学、心理学等。所谓临床实践，包括直接实践和间接实践。直接实践是亲身接触患者，观察病情，掌握第一手临床资料；间接实践是通过阅读文献及参加临床病理（例）讨论会等，从他人的实践中，间接获取经验或教训。没有这些条件就无法进行临床思维。

临床思维的必要前提包括详细可靠的病史、仔细正确的体格检查、必要的辅助检查。为了使思维条理化、系统化，本书在广泛总结临床经验的基础上，对症状、体征和实验室检查分别编写了思维程序。所谓程序即步骤，第一步考虑什么，第二步怎样考虑等。按照程序思维可避免遗漏重要疾病。临床思维方法是多种多样的，因而，思维程序也不是固定不变的。为了防止机械运用程序导致思维僵化和教条化，我们对内科一些常见疾病的临床思维方法做了示教，使纵向思维和横向思维结合。示教病例是临床思维程序的补充和延伸。书末提供了一些讨论用的病例，虽然病情较复杂，但均有讨论提示，可作为训练思维方法的参考。

在思维程序的编排方面，我们依照症状、体征和实验室检查的顺序，因为这些内容往往是患者求医的主诉或临床医生思维的切入点。

内科临床思维属方法学范畴，是诊断学与内科学的有机结合，是理论与实践的结合，因此它不同于系统内科学或内科疾病鉴别诊断学。有关疾病的鉴别有许多专著可供参考，不属本书的内容。临床思维是一个复杂的过程，必须经过不断实践、不断总结，才能逐步掌握，不能期望读过本书就能全部学会临床思维方法，那是不现实的。

　　本书写作得到教育部、卫生部的资助，以及上海医科大学中山临床医学院和中山医院各级领导的支持和鼓励，在此深表感谢。初稿完成后曾在实习医生中试用，部分内容对进修医生进行了讲授，广泛征求了他们的意见，又聘请了内科朱无难教授、林佑善教授、张敦华教授、朱文炳教授及张顺财副教授、丁小强副教授等进行审阅，对书稿提出了许多宝贵意见和建议，在此表示衷心感谢。在书稿打印中，蒋霞、严梅华同志付出了辛勤劳动，在此一并致谢。

　　目前，《内科临床思维》已被教育部批准列入"面向 21 世纪课程教材"。

　　由于临床思维是一个复杂的过程，尽管做了不少努力，但不足及疏漏之处仍在所难免，恳切期望使用本书的师生及同道不吝赐教，提出批评指正。

张希德

上海医科大学中山临床医学院

1999 年 6 月

目　　录

上篇　内科临床思维程序

中篇　常见内科疾病的临床思维

下篇　临床思维病例讨论

第一章 绪 论

第一节 临床思维概论

临床思维是临床医生利用基础医学和临床医学知识，对临床资料进行综合分析、逻辑推理，从错综复杂的线索中找出主要矛盾并加以解决的过程，临床思维贯穿临床诊断与疾病处理全过程。

优秀的临床医生不仅需要有扎实的医学理论知识和丰富的临床经验，更需要有科学的临床思维方法。没有正确的临床思维就没有正确的诊断和治疗。掌握正确的思维方法，就能借助已有的知识和经验，有效地探求未知，诊断自己从未诊断过的疾病，处理过去未曾遇到过的问题。然而，许多医生特别是青年医生恰恰不重视临床思维，他们不善于动脑筋看病，而仅仅依靠患者单方面的叙述或根据某一个体征开列一大堆化验单或辅助检查申请单，期望借助这些现代化仪器设备获得诊断，其结果通常是事倍功半，造成医疗负担增加。过分依赖实验室检查或特殊检查还常造成漏诊或误诊。随着科学技术的飞速发展，基础医学已进入分子时代，各种物理、化学、生物的检测手段层出不穷、日新月异，大大提高了临床诊疗水平，然而，误诊、漏诊仍屡见不鲜，主要原因是临床医生过分依赖仪器检查而忽略了病史询问、体格检查等基本方法，尤其是忽略了临床思维，由此可见临床思维是多么重要。

一、临床思维的基本条件

临床思维不是凭空猜想，其必须具备两个基本条件，即扎实的医学知识和大量的临床实践，两者缺一不可。所谓医学知识，是指基础医学知识和临床医学知识。前者是指人体解剖学、生理学、生物化学、病理学、微生物学、免疫学、遗传学、药理学等知识，后者是指内科学、外科学、妇产科学、儿科学、传染病学、心理学等知识，没有这些知识就不可能进行资料分析和逻辑推理。当今微观分子生物学和宏观社会学日新月异，要掌握这些知识，就必须不断学习，不断更新知识。临床实践包括直接实践和间接实践。直接实践即深入临床，具体分管患者，了解病情演变，观察治疗反应，掌握第一手资料；间接实践即通过阅读医学文献、参加临床病例讨论会、在网上进行资料检索等，从他人的临床实践中获取经验或教训。有些医生对临床实践不感兴趣，认为短期内看不到成绩，是浪费时间。其实，没有大量的临床实践就不可能积累丰富的经验，就无法建立科学的临床思维。因此，临床医生绝对不能脱离临床实践。

二、临床思维的必要前提

疾病诊断是建立在病史、体格检查和辅助检查资料基础上的，获取真实、系统、完整、准确的临床资料是临床思维的必要前提。

（一）努力获取翔实而可靠的病史

病史采集是一门艺术。采集病史的过程是临床医生利用自己已有的临床知识边询问、边思考、边鉴别，去粗取精、去伪存真，不断分析、归纳，不断向诊断靠拢的过程，而不是仅听取和记录患者的自述。对每一个症状应该问些什么，诊断学上是有明确规定的。笔者遇到一例反复消化道出血的患者，患者自述粪便为"柏油样"，因而一直被认为是上消化道出血，不仅做了大量的检查，而且做了胃大部切除手术，但未能解决问题，后来笔者发现患者所说的"柏油样"便实际是咖啡色便，笔者才考虑出血部位在下消化道，后经动脉造影及手术证实为小肠血管畸形。另一例阵发性腹痛患者，先后被怀疑为急性胃炎、急性胰腺炎、急性阑尾炎、腹型癫痫等多种疾病，都未能确诊，腹痛时面色苍白、大汗淋漓、血压升高，肌内注射阿托品等无效，后来发现该患者因癫痫服用民间验方，验方中有一味中药黄丹系四氧化三铅，考虑腹痛系铅中毒所致，驱铅治疗痊愈。这两例误诊都与问诊疏忽有关，前者未查明粪便的确切颜色及性状，只听患者叙述，后者没有询问服药史。病史是线索，更是诊断疾病的基础。

（二）仔细认真的体格检查

体格检查是对病史资料不足或遗漏的补充，是对初步设想的验证，体格检查时不仅要手法正确，而且要全面系统，需要边检查边思考，如查什么、怎么查、为什么查、查到的结果怎样解释等。例如，直肠癌是消化道肿瘤中最容易诊断的疾病，下段直肠癌只要进行直肠指检即可发现。

然而，由于临床医生对直肠指检的重要性认识不足，直肠癌常被误诊为肠炎、细菌性痢疾、痔疮等，直至广泛转移才被发现，错过了治疗的良机。有些年轻医生说：已经21世纪了，科学如此发达，还强调望、触、叩、听这些原始的物理学诊断方法，有必要吗？这种观点是极端错误的，要明白再先进的仪器设备也是为临床服务的，也是有局限性的，辅助检查永远只能起辅助作用，而不能代替一切。

（三）正确判断辅助检查的临床意义

辅助检查是病史采集和体格检查的延伸，要根据病情选择检查项目，不能"撒大网、捉小鱼"。在判断检查结果的临床意义时，要考虑患者和辅助检查两方面因素的影响。例如，血清淀粉酶升高对急性胰腺炎的诊断有重要价值，但它对胰腺炎并不具备特异性，而且其测定值的多少与采血时间密切相关，不考虑这些因素，将导致错误的结论。笔者曾遇到一例患者，其一直主诉进食后胸部不适，多次胃镜检查均未发现异常，采取抑酸治疗也不见效果。后来分析病史，进一步进行食管钡餐检查，诊断为贲门失弛缓症，采取内镜下扩张治疗后症状消失。分析原因，早期贲门失弛缓症通过内镜检查常被漏诊，而利用钡餐检查更容易诊断，临床医生普遍认为胃镜检查可以取代钡餐检查是该类患者误诊的原因。其实胃肠钡餐检查在诊断贲门失弛缓症、食管动力障碍疾病、皮革胃、十二指肠雍积症等疾病方面优于胃镜检查。一个好的临床医生不应受单一检查结果的支配，而应科学分析检查结果。另一个典型的案例是胃镜检查用于鉴别胃溃疡和胃癌。虽然内镜下胃癌的形态与良性胃溃疡有不同的特征，但胃癌也常表现为良性胃溃疡的特征，即使一次活检阴性，也不能完全排除胃癌。一方面应结合临床症状与体征，如患者是否有食欲减退、消瘦或者体重减轻、贫血、锁骨上淋巴结肿大、腹水等表现，另一方面更应在治疗后复查胃镜，评估抑酸治疗是否有效，并进一步活检排除胃癌可能性。在很多影像学检查方面更是存在这一问题，需要临床医生足够重视，而不能仅凭影像学检查报告就给出最后结论。

三、临床思维的原则

总结临床诊断的经验并将其高度概括，就会发现它遵循着一定的原则，这些原则在诊断和治疗疾病时都是必须严格遵守的。

1. 有病与无病 首先要把就诊者视为患者，认为他们确实有病，为此才能做到给患者最大的关心和认真全面的检查。

2. 器质与功能 首先要考虑为器质性疾病，并为此做到千方百计地寻找疾病的根源，绝不能简单、轻率地断定为功能性疾病。

3. 一元与多元 有多种症状、体征时，疾病的诊断首先应遵循一元论的原则，尽量用一个疾病解释多种表现，如无法用一元论解释，则再考虑多元化（即若干种疾病共存）。

4. 常见与少见 疾病的概率决定了临床上遇到的多是常见病、多发病，因此疾病的诊断应首先考虑常见病与多发病，但不排除少见病。

5. 全身与局部 机体是一个有机的整体，因此对于一个症状的出现，首先要考虑是全身疾病引起的；如果不具备全身疾病的依据，则再在局部疾病中寻求答案。在治疗过程中，必须从整体观念出发，强调局部治疗必须服从整体治疗，整体治疗必须兼顾局部治疗。

6. 个性与共性 疾病的临床表现大多有一定的规律，即所谓典型表现，此即"共性"；但临床上也有"同病异症、同症异病"的现象，此即"个性"。在考虑共性的同时也不忽视个性，才不致误诊。在治疗中，虽患同一种疾病，但治疗方案并非完全相同，药物选择和药物剂量也要遵循个体化原则，因病而异、因人而异，否则可能造成严重后果，如洋地黄和胰岛素的临床应用就特别强调个体化原则，否则将事与愿违，甚至危及生命。

7. 良性与恶性 一个病症的良性、恶性不能判定时，首先按恶性疾病检查，按良性疾病治疗，如将恶性疾病误诊为良性疾病，错过了治疗的良机是不可原谅的。在未确诊前，一方面检查，一方面按良性疾病治疗是符合治疗原则和患者意愿的；反之，如按恶性疾病治疗，可能造成严重的后果。

8. 动与静 诊断正确与否是相对的、有条件的，人们的认识是有过程的、有阶段性的。因此，不要将疾病看成是静止不变的，要进行动态观察，根据病情及时补充检查，修正诊断，调整治疗方案。在疾病治疗过程中，也要做到动静结合，不恰当的绝对卧床不利于调动机体内部的积极因素，这对疾病的恢复是不利的。

9. 对因与对症　病因治疗是治本，对症治疗是治标，标本兼治当然最理想。但有时病因不能短期内查清，症状却严重地危害了机体健康，特别是急诊患者，不能一味追求病因诊断，而对症状视而不见，应将精力先放到危及生命症状的治疗中，并为查明病因、进行对因治疗争得宝贵的时间。

10. 主要与次要　当一名患者同时罹患多种疾病或一种疾病有多种并发症时，应找出危及生命和健康的主要疾病、主要矛盾进行治疗，以免"捡了芝麻、丢了西瓜"。

四、临床思维的方法

临床思维包括诊断思维和治疗思维，虽然有许多方法，但没有固定的模式，在临床工作中常常是几种方法同时运用，相互补充。

（一）诊断思维方法

1. 经验诊断法　虽未掌握充分的诊断依据，但凭借既往获得的大量临床经验和新近的病例进行比较，启发思路而做出诊断的方法，称为经验诊断法，也称类比诊断法。这种方法似乎只是感性经验，但实质上包含了逻辑推理，这种推理就是抓住了曾经和现实患者的共同特征进行比较、分析，达到诊断的目的。该方法最适于常见病、多发病、地方病及症状体征典型的疾病的诊断，尤其对急危重症的诊断具有重要意义，但该方法只注意到事物的相似性，忽略了差异性，应予以注意。

2. 假设诊断法　是根据自己的理论和已经掌握的资料，对未知的现象及其规律做出一种假设性诊断，也称推测性诊断。该方法虽不能确定诊断，但它可以启发思维，加速判断推理过程。假设诊断并非盲目猜测，必须以事实为根据，以丰富的医学理论和经验为指导，因此这也是一种科学的思维方法。

3. 除外诊断法　又称排除诊断法，当患者处于发病初期或患者为复杂的不典型病例而无法找到可确诊的"特殊病症"时，根据现有的资料，或先将几个重要病症组成一个综合征，提出一组临床表现相似的疾病，然后在分析、比较过程中依次排除其他疾病，间接肯定某一种疾病的存在。该方法要求医生具备丰富的医学知识和临床经验，并掌握逻辑思维的基本原则，没有丰富的医学知识和临床经验，就不可能确定一个应该考虑的疾病范围，这样就难免漏诊或误诊。排除诊断法在逻辑思维上的一个重要原则是否定某种疾病的依据应当是诊断某种疾病的必要条件而不是充分条件。例如，发热是诊断疟疾的必要条件，在血涂片中找到疟原虫是诊断的充分条件，如果患者没有发热，则可否定疟疾，但血涂片中未找到疟原虫，则不能否定疟疾。

4. 程序诊断法　是将临床常见的症状、体征等根据临床经验，设计成程序，即第一步怎么考虑，第二步再考虑什么，每一步都需要做哪些检查，才能肯定或否定，如消化道出血的思维程序如下。

（1）是否为消化道出血？会不会是咯血，或口服铁剂及动物血等造成粪便隐血阳性呢？——可从病史中了解。

（2）如果是消化道出血，出血部位在哪里？是上消化道出血还是下消化道出血？具体部位在哪里？——通过影像学检查或内镜检查加以明确，必要时行血管造影。

（3）病变的性质是什么？是外伤、异物、炎症、溃疡、寄生虫感染、息肉、憩室还是血管病变？有没有全身性出血性疾病？——通过影像学检查和内镜检查、病理活检、凝血功能测定等可以明确。

（4）出血量多少，是少量、中等量，还是大量？——通过症状、体征、实验室检查等综合判断。

（5）目前有没有活动性出血？——除症状外，还应注意血压、心率、肠鸣音及血红蛋白变化。

（6）如何处理？——补充血容量、药物治疗、内镜下止血、三腔双囊管压迫止血、介入栓塞治疗、手术治疗等。

5. 归缩诊断法 归缩即缩小范围的意思。归缩诊断法是当患者出现若干症状时，有些症状有"定性"意义，通过交叉分析、评估，使我们的视野逐渐缩小，直至落实到某一疾病。例如，先确定是哪一系统的疾病，再推测是该系统中哪个器官的疾病，然后再确定病变的范围和性质，最后通过进一步检查明确诊断。

6. 治疗性诊断法 又称试验诊断法，是经过临床分析，在一定假说的基础上给患者施以特异性治疗措施，以达到确定诊断的目的。如某一患者临床表现酷似疟疾，但多次血涂片检查未能找到疟原虫，此时可按疟疾进行正规治疗，如患者症状、体征消失，则可确诊为疟疾。该方法的要点是必须有特异性治疗措施，并且治疗措施相对安全，否则不能确诊或不宜实施。

7. 概率诊断法 即依据疾病发生的概率，通过一系列诊断试验，计算患者的验后概率，即临床上怀疑患者患该病的可能性大小。该方法在需要进行临床决策时非常重要。在各种检查的临床应用中尤其需要考虑诊断试验的价值。

（二）治疗思维方法

1. 千方百计明确诊断 正确诊断是合理治疗的前提，否则非但达不到预期治疗的目的，还有可能延长病程，干扰症状，造成严重后果。因此，必须千方百计明确诊断，在确诊之前不应盲目治疗，即使对症治疗，也应谨慎小心，如不明原因的发热不要轻易应用抗生素或退热药，不明原因的腹痛应慎用镇痛药等。

2. 提倡综合治疗 药物治疗是临床治疗的主要方法，但不是唯一方法，治疗方法多种多样，按目的可分为支持疗法、病因疗法、对症疗法、预防疗法，按手段可分为物理疗法、化学疗法、生物疗法、免疫疗法、心理疗法、饮食疗法、手术疗法、介入疗法、血液净化疗法、中医中药疗法等。为了提高疗效，医生应该熟悉各种疗法的优缺点和适应证、禁忌证，灵活运用多种疗法进行治疗，不能单纯依靠药物治疗。支持疗法和饮食疗法常被忽视，其实在疾病的康复中这两种方法的意义重大，应予以重视。例如，糖尿病患者如未能严格控制饮食，即使采用胰岛素治疗也很难达到预期目的。许多患者不同程度地存在心理障碍（如抑郁或焦虑），心理治疗逐渐提上议事日程，而且越来越显得重要。因此，熟悉和掌握心理治疗的方法不仅是心理医生的基本功，也是临床各科医生必须熟悉和掌握的。治疗方法的选择要坚持循证医学理念，即证据、临床医生经验及患者价值观，同时体现个体化原则。

3. 熟练掌握药理学知识 不但要了解药物的作用、药代动力学、用药剂量、治疗疗程、给药途径和方法、不良反应及临床注意事项，还要注意药物的相互作用（协同作用和拮抗作用）及机体特殊状态下的用药问题。肝肾功能不良者、老年人、儿童、孕妇及哺乳期妇女的临床用药均有特殊要求，必须掌握。

4. 善于发现和处理治疗矛盾 内科疾病大多是病因复杂、涉及多系统和多器官的疾病，治疗过程中通常存在许多矛盾，包括疾病与疾病之间、疾病与药物之间及药物与药物之间的矛盾。例如，消化性溃疡与类风湿关节炎并存时，抗溃疡药不能解决关节疼痛，而治疗关节炎的药物多可导致胃黏膜损伤，甚至引起消化道出血；感染性疾病选用抗菌药物不当或用药时间过长可能导致二重感染；风湿免疫性疾病需要免疫抑制剂治疗，但这些药物又使机体免疫力下降，容易继发细菌或真菌感染；再如休克时，缩血管药固然能使血压一时升高，但却减少了内脏组织灌注，促使休克发展；扩血管药物能解除微循环内血管收缩，使内脏组织得到充分灌注，但如为晚期低排高阻型休克，微循环已呈微血管麻痹性扩张，给予大剂量扩血管药物，则可使有效循环血容量进一步减少，休克难以逆转等。如能及时发现这些矛盾并进行妥善处理，可达到事半功倍的效果；反之，顾此失彼，延误治疗，甚至造成医源性疾病，危及生命。

五、临床思维中应该注意的问题

（一）重视医学模式的转变

医学模式是一种意识形态，是从哲学的角度对健康观和疾病观进行高度概括。随着社会经济、科学技术和医学的发展（如心身医学、医学心理学、行为医学和整体医学的发展），医学模式从生物医学模式发展为生物-心理-社会医学模式，许多疾病的病因并非生物学规律决定，心理和社会因素也在疾病的发生和发展中起着重要作用，忽视这一点将使诊断变得盲目或不可思议。随着生活、工作节奏加快，事业竞争激烈，抑郁、焦虑状态及功能性疾病日益增多，体检、各种新的检查技术使早诊早治成为可能，如何评价也有更多争议。因此，在临床诊断和治疗过程中应予以高度重视、合理处理。

（二）树立循证医学的理念

循证医学（evidence-based medicine，EBM）要求以当前最新、最可靠的临床研究结果为证据，结合医生的临床专业技能和经验，同时考虑患者的需求，为患者做出最佳医疗决策。一名好的医生能够将个人的临床经验与外部提供的最好证据结合起来，而不偏用其中之一。因为没有临床实践与经验，即使得到最好的证据，医生也不会应用，甚至用错；而如果没有最好、最新的证据，则采用的治疗措施可能是过时的或片面的。因此，所有的医生都应该遵照循证医学的理念培养临床思维。另外，对于临床考虑的诊断，在进行针对性处理后，如果仍然没有获得理想的效果，除了治疗手段与方法的评价外，应考虑诊断是否正确，重新提出问题，分析证据，提出新的诊断假设，并进一步选择合适的检查证实或进行针对性处理。

（三）提倡独立思考，但不能固执己见

临床思维过程中，应重视患者的主诉，也应广泛听取其他有关人员的意见，包括检验科医生、放射科医生的意见，但必须坚持独立思考，多问些为什么，即便是专家的意见，也不能迷信、盲从，只有独立思考，才可能发现新的问题，开辟新的思路。当发现自己的思维与事实不符或难以解释时，要多想为什么，决不能固执己见，应及时改变思路，否则将铸成大错，造成严重后果，正是基于这些原因，当前多学科团队诊疗得到了广泛应用。

（四）疑点往往是改变思路、取得突破性进展的关键

疑点即按常规思路不能解释的地方，这些疑点往往表明诊断、治疗方面存有漏洞，甚至可能发展为影响全局的隐患，因此遇到疑点不要轻易放过，要深究细查，直到找出合理的解释。破解疑点必须改变思路，这就可能导致突破性进展。临床上，不仅不能迷信检查，而且要客观评价检查，甚至重复检查。主动阅片，使用原始资料分析而不是检查报告结论更有利于判断疾病。

（五）跟踪随访有利于思维能力的提高

疾病病情动态变化也是诊治过程中需要特别关注的部分，复杂疑难疾病常在随访中出现诊断线索。对于就诊过的患者，尤其是疑难病例，应千方百计地跟踪随访，以期得到确切的结论，并从中不断总结成功的经验和失败的教训，只有这样才能使自己的临床思维能力不断得到提高。

（张希德 陈世耀）

第二节 诊断试验与疾病诊断

疾病诊断是通过各种手段包括病史询问、体格检查、实验室检查与特殊检查明确疾病最终的结果。理想的检查应简便、安全、有效、低价、可接受。而验证诊断正确与否的标准是接受针对性治疗有效。

让我们先看一个案例：患者，男性，56岁，乙型肝炎肝硬化患者，随访过程中发现血清甲胎蛋白80ng/ml（正常参考值：<20ng/ml），肝脏超声提示肝右叶结节（直径2cm），如何判断该患者肝脏占位性病变为良性还是恶性，这是临床医生经常遇到的问题，怎样进一步选择诊断方法，如何合理选择诊断措施的次序，如何科学处理患者呢？

一、诊断试验的范畴与评价意义

临床医生每天接触大量的患者，在为患者诊治的过程中需要解决的一个首要问题是患

者是否有病、患的是什么病，在肯定和排除疾病即临床诊断过程中，就需要各种依据（又称循证医学证据），包括采集病史、进行体格检查过程中获得的信息，选择各种实验室检查或特殊检查得到的结果。广义来说，这些都属于诊断试验的范畴。

诊断试验是对疾病进行诊断的方法，它包括：①采集病史和进行体格检查过程中所获得的临床资料；②各种实验室检查，如生化、血液、微生物、免疫、病理检查等；③影像学检查，如 X 线检查、B 超、计算机断层扫描（CT）、磁共振成像（MRI）及放射性核素检查等；④其他器械检查，如心电图、内镜等；⑤各种临床公认的诊断标准，如诊断系统性红斑狼疮的 ARA 诊断标准等。

除病史采集和体格检查之外，各种实验室检查与特殊检查不仅存在安全性、费用、创伤与可接受性等问题，检查结果本身的准确性更需要评价。不仅临床诊断如此，在筛检无症状的患者、判断疾病的严重性、估计疾病的临床过程及预后时都需要合理地选用诊断试验。同时，一些新的疾病缺乏诊断金标准，需要发展与评价诊断试验；一些新的诊断方法，是否会超过原来的方法，是否适合在临床开展也需要评估；如何合理选择多种诊断试验与安排试验次序更需要科学决策。

在上述案例中，慢性乙型肝炎肝硬化患者属于肝癌高危人群，甲胎蛋白水平显著升高是重要的阳性特征，我们有理由怀疑患者肝脏占位病灶可能为恶性，需要进一步证实或排除这一诊断。

二、获取信息并评价诊断试验的科学性

85%～95% 的肝癌发生于肝硬化基础上，肝癌诊断的金标准为肝穿刺活检病理诊断或术后病理诊断，但影像学检查、血清肿瘤标志物检查在肝癌诊断中仍具有较高的价值，尤其是伴有肝硬化的患者。上述案例中患者验血发现甲胎蛋白升高，超声检查发现肝脏占位性病变，直径 2cm，结合患者乙型肝炎肝硬化的慢性病程，首先考虑肝脏占位性病变为恶性，查阅文献，恶性的可能性约为 70%，但超声检查容易受到患者体型、操作者经验和手法的影响，仅能作为筛查手段，为了明确诊断，临床上可以采用的下一步检查包括增强 CT、MRI、血管造影、肝穿刺活检等，我们应该如何选择呢？首先需要知道 CT 和 MRI 对肝癌诊断的价值，这就是诊断试验评价，评价诊断试验文献的科学性，可以从以下几个方面考虑。

1. 金标准选择是否得当并在每个受试者中应用

（1）要检查文献中使用的金标准是否恰当。金标准（gold standard）又称参考标准，是当前临床医学界公认的诊断该病最可靠的方法。常用的金标准有病理学标准（组织活检和尸体解剖）、外科手术发现、特殊的影像学诊断（如肺血管造影证实有肺梗死）、长期临床随访结果、公认的综合临床诊断标准（如 ARA 诊断标准、Jones 标准）。在评价金标准时要注意金标准的选择应结合临床具体情况，如肿瘤诊断应选用病理诊断，胆石症应以手术发现为标准。如果要判断肌酸激酶（CK）诊断心肌梗死的价值，选用动态心电图作为金标准就不当，而应选用冠状动脉造影显示主干狭窄程度≥75% 作为金标准。清晰明确的标准诊断试验定义非常重要，它确保试验数据不受需要评价的方法影响。

（2）要判断学者是否对每一名受试者都采用了合适的金标准诊断。有些情况下，如金标准存在医疗费用高或具有侵入性的问题，则可能不是所有的患者都做了参照试验项目的检测。研究者常将被考核试验结果阳性者都送去进行金标准试验，而阴性者只抽一部分人进行金标准试验，如一项研究评价心电图运动试验对冠心病诊断的价值，将冠状动脉狭窄程度≥75%作为参照标准。凡是运动试验阳性者，都被送去进行冠状动脉造影检查。考虑到冠状动脉造影的创伤性和患者的依从性，运动试验阴性者只选择了1/10进行冠状动脉造影检查。而事实上有些运动试验阴性者也可能是冠心病患者，这样的研究结果必然夸大了运动试验的敏感度，造成偏倚。

2. 评价试验是否同金标准进行独立的盲法比较 新诊断试验的结果，最好采用盲法与金标准进行同期对比，即要求评价试验结果的人不能预先知道该病例使用金标准诊断为"有病"还是"无病"，同一患者诊断试验与金标准试验的结果要互相独立进行评价。因为在某些情况下了解金标准试验的结果通常会影响对被考核试验结果的解释。例如，要判断色素内镜检查对大肠癌的诊断价值，就不能知道患者以前普通肠镜检查的诊断报告，否则可能在色素内镜检查时发现最初诊断时发现的肿瘤。又如，如已经在患者 CT 片上观察到肺部结节，医生通常就会在胸部 X 线片上发现以前阅片时并没有发现的阴影，导致测量偏倚。

3. 研究人群是否包括临床上应用该试验的各种患者 研究人群应包括两组：一组是用金标准确诊"有病"的病例组；另一组是用金标准证实"无病"的对照组。病例组应包括各型病例，如典型病例和不典型病例，早期、中期和晚期病例，有并发症病例和无并发症病例等，以便使诊断试验的结果更具有临床应用价值。诊断试验实际上最有价值的是区分有病变的早期患者和易与该病混淆（症状、体征相同）的其他疾病患者。诊断试验评价应选择纳入临床实践中可能遇到、将使用这种试验的各种患者。因此，对照组可选用金标准证实没有目标疾病的其他病例，特别是与该病易混淆的病例，以明确鉴别诊断的价值，正常人一般不宜纳入对照组，否则会夸大其灵敏度和特异度。

众所周知，终末期患者检查时，试验结果常有明显的异常，因此被考核（或新的）诊断试验很容易将晚期患者与正常人区分开。典型的例子是癌胚抗原（CEA）在结肠癌诊断中的价值。最初的报道是测定 36 例晚期结肠癌、直肠癌患者的 CEA，发现 35 例（97.2%）升高，对照组是没有患结肠癌的其他患者，他们大多数 CEA 水平较低，因此文章作者认为 CEA 是一项筛查结肠癌的有用试验。而以后将试验对象用于包括早期结肠癌及有其他胃肠道疾病对象时，发现 CEA 检查结果并不正确，不能将早期结肠癌患者与其他胃肠疾病患者鉴别开。因为在之前评价时没有包括早期结肠癌患者和其他胃肠疾病患者。

4. 诊断试验的方法描述是否详细、能否重复 诊断试验一定要有明确的试验方法、清晰的试验程序和科学依据。其他研究者在相同条件下能够重复进行该试验，其才具有实用性和临床价值。诊断试验的可重复性（repeatability）又称精确性（precision），是指诊断试验在完全相同条件下，进行重复操作获得相同结果的稳定程度。在研究中所有观察测量几乎都存在测量变异（measurement variation），它可能来自观察者间的变异、观察者的自身变异、测量仪器和试剂的变异及研究对象的生物学变异（个体内及个体间）等，这些变异也可同时存在。一般计量资料用标准差及变异系数表示，变异系数（CV）即用标准差除以平均数所获得的百分数。计数资料用观察符合率与 κ（kappa）值表示，观察符合率又称观察一致率。

在上述案例中，笔者检索到 CT 及 MRI 对肝癌的诊断评价研究，依据上述科学性评价，我们知道 CT 和 MRI 都是诊断肝癌的有效手段，都可以选择。具体选择哪一种，不仅取决于诊断试验的安全性、费用、可接受程度，更取决于诊断试验本身的价值，即哪一种更有助于确定或排除肝癌这一诊断。

三、诊断试验评价指标

当需要选择诊断试验来协助临床确定或排除某种疾病时，应知道这项诊断试验的优劣，即诊断试验的评价指标。正如如果想知道某种治疗手段的优劣，则应知道这种治疗手段的有效率、治疗率、根除率等；在选择诊断试验时，更应知道其价值大小，是否有助于临床医生肯定或排除某一诊断。这些指标包括诊断试验的灵敏度与特异度、阳性预测值与阴性预测值、阳性结果似然比与阴性结果似然比。从下面的诊断试验评价四格表中可以发现全部的评价指标（表 1-1）。

表 1-1　诊断试验评价四格表

		金标准诊断方法		
		病例组	对照组	合计
诊断试验	+	a	b	a+b
	−	c	d	c+d
合计		a+c	b+d	n

注：a，真阳性，为病例组内试验阳性的例数；b，假阳性，为对照组内试验阳性的例数；c，假阴性，为病例组内试验阴性的例数；d，真阴性，为对照组内试验阴性的例数；n，总人数。

1. 灵敏度和特异度

（1）灵敏度（sensitivity）：指由金标准诊断方法确诊有病的人群（病例组）中经诊断试验查出阳性结果人数的比例。而病例组中诊断试验未查出即结果阴性的人数比例称假阴性率，又称漏诊率，等于 1−灵敏度。

（2）特异度（specificity）：指由金标准诊断方法确诊无病的人群（对照组）中经诊断试验检出阴性结果人数的比例，而对照组中查出阳性结果人数的比例称假阳性率，又称误诊率，等于 1−特异度。

当试验方法和阳性结果标准固定时每个诊断试验的灵敏度和特异度是恒定的。区分诊断试验正常和异常的临界点会影响灵敏度和特异度。

2. 阳性预测值和阴性预测值　灵敏度和特异度是诊断试验本身的特性，只考虑病例组或对照组每列内诊断试验结果的阳性率与阴性率的情况，然而在临床实践中医生更关心某诊断试验是阳性结果时，患某种疾病的可能性有多少，阴性结果时无该病的可能性有多少，这就是预测值（predictive value，PV）。

阳性预测值（positive PV，PPV）是指试验阳性结果中真正患病的比例；阴性预测值（negative PV，NPV）是指试验阴性结果中真正未患病的比例。

一般来说,越是灵敏的试验(高灵敏度),阴性预测值越高;反之,特异度越高的试验,阳性预测值越高。值得注意的是,患病率对预测值的影响要比灵敏度和特异度更为重要。

3. 阳性结果似然比和阴性结果似然比 诊断试验的灵敏度与特异度分别反映了患病人群和不患该病的对照人群试验结果的信息,不能用于估计疾病发生的概率,计量数据临界点的划分会影响灵敏度与特异度结果。预测值尽管为临床诊断提供了很好的信息,但受患病率影响明显,也不能用于估计疾病发生的概率。

似然比(likelihood ratio,LR)是可以同时反映灵敏度和特异度的复合指标,即有病者得出某一试验结果的概率与无病者得出这一概率可能性的比值。当试验结果只有阴性和阳性两种结果时,似然比分为阳性结果似然比和阴性结果似然比。

$$阳性结果似然比(+LR) = \frac{真阳性率[a/(a+c)]}{假阳性率[b/(b+d)]} = \frac{灵敏度}{1-特异度}$$

$$阴性结果似然比(-LR) = \frac{假阴性率[c/(a+c)]}{真阴性率[d/(b+d)]} = \frac{1-灵敏度}{特异度}$$

似然比还可以避免将计量试验结果简单地划分为正常和异常,从而全面反映诊断试验的诊断价值。并且似然比非常稳定,不受患病率的影响。

似然比不仅能很好地评价诊断试验,而且其更重要的用途为估计疾病的患病率。

四、诊断试验评价指标的临床应用

1. 联合试验提高诊断试验的灵敏度和特异度 临床上需要同时具有高灵敏度和高特异度的诊断试验,然而这样的诊断试验不多。权衡假阳性和假阴性造成的后果,临床上常需要强调高灵敏度(疾病漏诊可能带来很大的社会危害),或者高特异度(疾病误诊可能给患者或家庭带来很大的经济或精神负担)。

临床实践中,高灵敏度试验适应证:①疾病严重但又可治疗,疾病早期诊断将有益于患者,而疾病漏诊可能造成严重后果者,如结核病、淋巴瘤等;②有几个诊断假设,为了排除某种疾病的诊断;③用于筛检无症状患者而该病的发病率又比较低,高灵敏度试验的阴性结果临床价值最大。

高特异度试验适应证:①凡假阳性结果会导致患者精神和躯体严重危害时,如诊断患者患癌症,而准备实施化疗;②要肯定诊断时,高特异度试验的阳性结果临床价值最大。总体说来,高灵敏度试验一般用于筛查或排除疾病,高特异度试验一般用来确诊疾病。

通过改变或选择临界点对诊断试验结果呈连续分布的计量数据是一种有效的办法。联合试验方法是提高灵敏度或特异度的另一种有效办法,并且节约成本。联合试验包括平行试验(parallel test)和系列试验(serial test)。

平行试验是同时做几个试验,只要有一个阳性,即判定为阳性,认为有患病的证据。系列试验是依次做几个试验,要所有试验皆阳性才能做出阳性判定。

临床应用时,可以通过独立的试验灵敏度和特异度直接计算联合试验的灵敏度和特异度。联合试验有助于合理安排不同检查手段的次序,减少资源浪费,增加患者接受程度与安全性。

平行试验：联合灵敏度=试验 A 灵敏度+［（1−试验 A 灵敏度）×试验 B 灵敏度］

联合特异度=试验 A 特异度×试验 B 特异度

系列试验：联合灵敏度=试验 A 灵敏度×试验 B 灵敏度

联合特异度=试验 A 特异度+［（1−试验 A 特异度）×试验 B 特异度］

选择平行试验或系列试验依据临床对灵敏度或特异度的需要。平行试验提高了灵敏度，系列试验提高了特异度。而选择联合试验的顺序不仅取决于单个试验的特性（灵敏度与特异度），还依据单个试验的安全性、可接受程度和成本。然而，临床实践中，诊断试验的选择远非如此简单。

针对本章第二节的案例，我们知道有两种最常用的诊断方法，即增强 CT 和增强 MRI。对于直径约 2cm 的肝脏占位病灶，已知增强 CT 检查的灵敏度为 80%，特异度为 95%，增强 MRI 检查的灵敏度为 90%，特异度为 90%。增强 CT 检查特异度相对较高，误诊率相对较低，增强 MRI 检查灵敏度相对较高，漏诊率相对较低。但增强 CT 不适用于碘造影剂过敏、严重肝肾功能损害者，MRI 不适用于体内有磁性金属制品的患者。

第一种选择，增强 CT 检查，阳性结果支持进一步行肝穿刺活检而进行病理诊断，或者选择直接手术治疗等，阴性结果时或者可以排除诊断。第二种选择，增强 MRI 检查，阴性结果时通常排除诊断，阳性结果时或者可以确定诊断并进行进一步处理。

针对第一种选择，临床医生更担心漏诊（阴性结果时），因为灵敏度相对较低，当然阴性结果时可以选择进一步检查，如穿刺活检病理诊断。针对第二种选择，临床医生更担心误诊（阳性结果时），因为特异度相对较低，当然阳性结果时也可以选择进一步检查，如穿刺活检病理诊断，然后再行手术等处理。此外，还有第三种选择，即联合试验，包括平行试验与系列试验。

平行试验时，联合灵敏度为 98%，联合特异度为 85.5%，灵敏度提高了，而特异度降低了。系列试验时，联合灵敏度为 72%，联合特异度为 99.5%，特异度提高了，而灵敏度降低了。如果临床怀疑肝癌可能性大，为了确诊肝癌，可考虑选择高特异度试验，即系列试验。可先行增强 CT 检查，也可先行增强 MRI 检查。系列试验阳性结果（两者均阳性）有助于确立诊断，但阴性结果（任一阴性及两者均阴性）则不能做出排除诊断，因为灵敏度下降，假阴性率增加，漏诊率增加。如果临床怀疑肝癌的可能性较小，需要排除诊断，则考虑选择高灵敏度试验，即平行试验。同时接受 CT 与 MRI 检查，阴性结果（两者均阴性）有助于排除诊断，但阳性结果（任一阳性或者两者均阳性）则不能做出确立诊断，因为特异度下降，假阳性率增加，误诊率增加。

CT 与 MRI 结果一致固然有助于确立或排除肝癌诊断，临床上是否有必要同时选择两种试验呢？如果选择，试验结果不一致又如何为临床决策提供依据呢？

2. 疾病概率和似然比的临床应用 疾病诊断与鉴别诊断的过程实质上是肯定疾病与排除疾病的过程，也是对患病可能性大小判断的过程。如果患病可能性为 100%，则肯定患病，除了希望了解疾病的进一步诊断如病因诊断、功能诊断、并发症诊断，或者为了随访其变化与治疗效果，单从诊断角度无须进一步检查。如果患病可能性为 0，则排除患病，也无须进一步检查。临床上患病率常介于两者之间。

人群患病的基础概率是人群的发病率或患病率，与地区、年龄、性别等一般资料有关，可以通过查阅特定疾病的人群患病率确定。通过病史询问与体格检查发现，临床医生通常会对患者的患病概率作重新判断，然后决定选择进一步检查即诊断试验。

验前概率（pre-test probability）是指患者在进行该项试验或检查前患这种病的概率，又称疾病概率，等于患病率（prevalence）。验前概率多根据流行病学资料、其他人的报告，或由医生根据患者的病史、体格检查发现和在临床实践中遇到此类患者的概率确定。

似然比是评价诊断试验价值的有效指标，用于评价试验的结果使验前概率提高或降低多少，根据试验前患者的患病率（验前概率）和进行某项试验后得出的似然比（依据阳性或阴性分别选择阳性似然比或者阴性似然比），应用下述公式可以得出验后概率。注意概率必须先化成比数（odds）才能与似然比相乘，而相乘后得出的验后比再转变为概率才为验后概率（post-test probability）。

验前比=验前概率/（1–验前概率）

验后比=验前比×似然比

验后概率=验后比/（1＋验后比）

现在分析本章第二节的临床案例，根据患者的基本资料，临床估计肝癌概率为70%，查阅文献发现增强CT及MRI有助于提高诊断率，增强CT的特异度为95%，灵敏度为80%，增强MRI的特异度为90%，灵敏度为90%。首先接受何种检查比较合适呢？假如目的是确诊肝癌，通过灵敏度和特异度选择，应选择特异度高的试验。依据阳性似然比选择，经过计算，CT检查的阳性似然比为16，MRI检查的阳性似然比为9，说明CT检查阳性来自肝癌的可能性是非肝癌的16倍。由此选择诊断试验时应当选择阳性似然比高的试验——增强CT检查。为了确诊肝癌，减少误诊率，还可以通过系列试验提高特异度。当然，临床上选择诊断试验还要考虑其他影响因素，如患者是否能耐受、经济条件、检查意愿等。假如同时进行了两种检查，结果不一致又如何解决呢？似然比有助于解决这一问题。表1-2列出了这一案例的各种检查结果及联合试验的验后概率，有助于临床医生做出决定。需要特别强调的是，这里假设与CT和MRI相关的两种试验对肝癌的诊断是独立的，如果存在交互作用，联合试验诊断的灵敏度和特异度都会发生变化，需要根据实际的试验研究结果调整。

表1-2 临床怀疑肝癌时增强CT与MRI不同结果对诊断价值的评估*

项目	验前概率（%）	验前比	试验结果	似然比	验后比	验后概率（%）
增强CT	70	7/3	+	16	（7/3）×16	97.4
	70	7/3	–	2/9.5	（7/3）×2/9.5	32.9
增强MRI	70	7/3	+	9	（7/3）×9	95.5
	70	7/3	–	1/9	（7/3）×1/9	20.6
平行试验	70	7/3	++/+–/–+	6.76	（7/3）×6.76	94.0
	70	7/3	——	0.02	（7/3）×0.02	4.5
系列试验	70	7/3	++	144	（7/3）×144	99.7
	70	7/3	+–/–+/——	0.28	（7/3）×0.28	39.5

续表

项目	验前概率（%）	验前比	试验结果	似然比	验后比	验后概率（%）
独立试验	70	7/3	+/+	16×9	（7/3）×16×9	99.7
	70	7/3	+/−	16/9	（7/3）×16/9	80.6
	70	7/3	−/+	18/9.5	（7/3）×18/9.5	81.6
	70	7/3	−/−	2/85.5	（7/3）×2/85.5	5.2

* 增强 CT 的特异度为 95%，灵敏度为 80%，增强 MRI 的特异度为 90%，灵敏度为 90%。假设 CT 和 MRI 两种试验诊断肝癌是独立的，不存在交互作用。

注：+，实验阳性结果；−，实现阴性结果；++，实验 A 和实验 B 均为阳性结果；−/−，实验 A 阳性结果、实验 B 阴性结果；−/+，实验 A 阴性结果、实验 B 阳性结果。

面对上述两项试验的不同结果，如果同时阳性，肯定诊断的概率高达 99.7%，进一步活检确定病理类型，然后是分期诊断与处理。如果同时阴性，否定诊断的概率为 94.8%（患病率 5.2%），此时安排患者继续随访，或考虑其他疾病如胃肠道恶性肿瘤等。一项阳性时，疾病的概率为 80.6%～81.6%，决策依据处理与不处理的益处与害处。当然，如果还有其他试验可以采用，如微小 RNA、特异性造影剂钆塞酸二钠增强 MRI、血管造影、肝穿刺活检、正电子发射计算机断层显像（PET/CT）等检查，取决于试验本身的有效性，即试验结果是否可能改变临床决策。

（陈世耀　蒋颖溢）

第三节　诊　断　决　策

一、临床决策的基本概念

决策是人们为了解决当前所面临的问题而进行的计划或方案选择并实施的过程。临床实践中，为解决患者的疾病诊断或治疗问题所进行的各种选择即临床决策。科学的临床决策需要在权衡不同的临床治疗或诊断方案的风险（risk）和收益（benefit）后做出，目的是更有利于患者的健康。

决策发生在临床实践的全过程中，不仅诊断和鉴别诊断需要决策，是否接受处理、接受何种处理、如何处理等同样需要决策。从下面的案例中可以看到诊断决策。

案例 1　患者，女性，30 岁，无明显诱因突发脐周疼痛 8 小时，并逐渐转移至右下腹，排稀便 1 次，伴低热，体格检查发现腹部平坦，右下腹麦氏点压痛及反跳痛。腹部 B 超未见异常。血常规检查：血红蛋白 130g/L，白细胞计数 $1.2×10^9$/L，中性粒细胞百分比 85%。患者平时体检，无腹部手术史，平素月经规律，末次月经在 10 天前，量与以往相同。临床考虑急性阑尾炎，行急诊手术切除阑尾治疗。

决策可以很简单，如甲状腺手术是否需要术前应用抗生素预防感染？黑便患者是否需要进行胃镜检查？决策也可以很困难，如肝硬化患者出现腹水时是否需要预防性应用抗生素以预防自发性腹膜炎？肝硬化患者是否需要常规检查评定有无食管胃底静脉曲张？是否需要通过药物或者内镜、手术等手段进行干预以减少发生首次食管胃底静脉曲张破裂出血的风险？同样，下面就是临床决策困难的案例。

案例 2 患者，女性，38 岁，因停经 2 个月入院，经 B 超及尿人绒毛膜促性腺激素检查证实早孕，患者有慢性乙型肝炎肝硬化病史 10 年，肝功能呈失代偿状态，反复食管静脉曲张破裂出血 3 次，目前存在低蛋白血症（白蛋白 30g/L），凝血酶原时间延长（正常对照 60%），中等量腹水。临床问题：是否终止妊娠；何时终止；如何终止。一方面是必须终止妊娠，另一方面是无论采用何种终止妊娠的方法都存在很大的风险，并且随着时间的延长，肝功能可能暂时好转，但终止妊娠的风险更大。选择处理方法的过程即治疗决策过程。

决策过程可分为科学决策和经验决策。经验决策指临床医生根据临床经验对面临的问题做出判断和处理。而科学决策则强调根据有关研究结果，在有效的科学证据的基础上，使用合理的分析方法，从各种备选方案中选择最优方案的过程，这也是我们强调的应用循证医学的思维方法进行临床决策，即循证决策过程。

在案例 1 急性阑尾炎诊断决策中，临床医生根据转移性右下腹痛、右下腹压痛和反跳痛考虑急性阑尾炎，血常规检查显示白细胞计数升高支持急性阑尾炎诊断，需要鉴别的疾病包括妇科疾病、腹部肿瘤、腹腔粘连等，根据 B 超检查、月经史、无手术病史、无明确诱因等可以一一排除，诊断决策分析该患者为急性阑尾炎。采用急诊手术切除阑尾，并在治疗中进一步验证诊断。

同样，在案例 2 妊娠合并肝硬化的处理决策中，可以在短期内通过保肝治疗、补充白蛋白、补充凝血因子、利尿等处理措施改善肝功能，同时也可以行内镜直视下人工流产手术，以减少终止妊娠的危险。及时终止妊娠是优先选择的处理方案。

依据诊断标准和排除标准做出诊断决策是一种模糊的决策方法。对于完全符合诊断标准和排除标准的疾病，很容易诊断。临床实践中，常存在部分符合疾病的诊断标准，难以完全排除其他疾病的情况，权衡利弊也是临床医生面对困难决策时采用的方法，交给患者或者家属决策也是一种选择，但医生需要告知家属处理与不处理的害处和益处及不良反应。依据临床经验做出治疗决策同样是一种含糊的决策方法，经验不足常导致决策错误。

循证决策是一种定量的分析手段，其融入了循证医学理念，依据治疗目的进行决策，帮助临床医生在临床处理中做出最有益于患者的选择。

二、循证决策依据

1. 权衡利弊是处理决策的依据 在治疗决策中，决策的依据是处理的利弊。如果益处大于害处，选择治疗；相反，选择不治疗。确定的疾病是这样，不确定的疾病同样是这样的原则。不确定的疾病是否选择检查或许为需要决策的问题。

案例 3 因患某种急性疾病，患者需要及时采取针对性治疗如手术。但该疾病非常凶险，同时患者一般状况较差，即使及时手术，生存率也只有 80%，疾病本身及手术创伤的死亡率达到 20%，但如果采取其他措施包括积极观察病情变化而不立即采用手术治疗，结果是生存率下降至 50%，死亡率上升至 50%。与暂时观察相比，及时手术可以得到更多的益处：80%–50%=30%，即生存率提高 30%，死亡率下降 30%。如果没有其他选择，合理的决策一定是选择及时手术治疗。

上面的决策是在疾病诊断明确的情况下进行的，治疗的益处大于害处，有高于 30%的生存率，如果疾病诊断的概率不是 100%呢？出现诊断错误时，如果选择暂时观察，不会出现手术带来的风险，即使需要择期手术，也可以几乎完全治愈疾病；相反，如果选择及时手术，在急诊及患者一般状况没有改善的情况下，手术本身的风险及死亡率可能达到 10%。因此，与暂时观察相比，及时手术的结果是增加了 10%的风险及死亡率。不能确诊的疾病，决策还依赖于医生对疾病诊断的可能性大小即诊断概率。

如果诊断该疾病的可能性即概率为 90%，选择及时手术治疗，患者可能得到的益处是 90%的患病可能性×（80%–50%）的生存率增加的比例，而可能出现的害处是 10%的疾病诊断错误可能性×（100%–90%）的生存率减少的比例，益处为 27%，害处为 1%，合理决策是选择及时手术。

如果诊断疾病的可能性即概率为 10%，选择及时手术治疗的结果就会发生很大变化：患者得到的益处是 10%的患病可能性×（80%–50%）的生存率增加的比例，而可能出现的害处是 90%的疾病诊断错误可能性×（100%–90%）的生存率减少的比例，益处为 3%，害处为 9%，合理决策是放弃手术。

在 10%～90%可以找到一个概率点，在这个概率点上，治疗的益处与害处相等。疾病概率在这个概率点之上，治疗的益处大于害处，选择治疗，疾病的概率在这个概率点之下，治疗的益处小于害处，选择观察。在案例 3 中，患病可能性×（80%–50%）=（1–患病可能性）×（100%–90%），患病的可能性即行动点为 25%。

可以看到，治疗决策的依据包括患病的可能性及治疗与不治疗的益处与害处。在案例 3 中，采用了疾病生存率来表示益处与害处，临床实践中，利弊的衡量还可以是其他各种疗效指标、安全性指标、生活质量指标及成本。

2. 诊断试验的结果影响临床决策　在上述案例 3 中，前提条件是没有可以帮助进一步确定或排除该疾病的诊断手段。如果还可以在术前进行一项检查，进一步确定或排除该疾病，那治疗决策又会是怎样的呢，是否需要在术前选择这样一种检查呢？

首先，需要对该诊断试验非常熟悉，假设该诊断试验的灵敏度为 90%，特异度为 80%，诊断试验安全、稳定。

如果患病的可能性仍为 90%，试验结果阳性，疾病的可能性即概率增加，支持及时手术治疗，没有改变选择；试验结果阴性，疾病的可能性即概率会减小。根据试验的灵敏度和特异度，可以推算：

诊断试验的阴性结果似然比为（1–灵敏度）/特异度=（1–90%）/70%=1/7，验前概率为 90%，验前比为 90%/10%=9/1，验后比为（9/1）×（1/7）=9/7，验后概率=（9/7）/（1+9/7）=56%。

这一结果没有低于行动点（概率为 25%），无论该试验结果如何，仍然选择及时手术治疗，处理的依据是益处大于害处。诊断试验的结果对处理决策没有影响，因此无须在术前增加该诊断试验项目。

如果从 90%逐渐降低患病的可能性，一定可以找到一个概率点，在这个概率点之上，无须进行该诊断试验，因为无论试验结果如何都选择手术治疗；在这个概率点之下，进行诊断试验，如果试验结果阴性，患病概率下降至25%以下，将改变决策，这一点称为治疗阈值。

治疗阈值（比，odds）×阴性结果似然比（–LR）=行动点（比，odds）

治疗阈值（比，odds）=行动点（ODDS）/阴性结果似然比（–LR）

$$=（1/3）/[（1–90\%）/70\%]=7/3$$

治疗阈值 prob（概率）=7/（7+3）=70%

如果该患者患病的可能性为1%，试验结果阴性，疾病的可能性即概率减小，不支持及时手术治疗，没有改变选择；试验结果阳性，疾病的可能性即概率会增加。根据试验的灵敏度和特异度，可以推算：

诊断试验的阳性结果似然比为灵敏度/（1–特异度）=（90%）/（1–70%）=3

验前概率为1%，验前比为1%/99%=1/99

验后比为（1/99）×3=3/99，验后概率=（3/99）/（1+3/99）=3/102=3%

这一结果没有高于行动点（概率为25%），无论该试验结果如何，仍然选择放弃手术治疗，诊断试验对处理决策没有影响，因此无须增加该诊断试验。

如果从1%逐渐增加患病的可能性，那么一定可以找到一点，在这点之下，无须进行该诊断试验，因为无论试验结果如何都选择观察，在这点之上，进行诊断试验，如果试验结果阳性，患病的概率可能上升至25%以上，将改变决策，这一点称为诊断阈值。

诊断阈值（比，odds）×阳性结果似然比（+LR）=行动点（比，odds）

诊断阈值（比，odds）=行动点（odds）/阳性结果似然比（+LR）

$$=（1/3）/[（90\%）/（1–70\%）]=1/9$$

诊断阈值 prob（概率）=1/（1+9）=10%

在决策分析中，不仅疾病的可能性即患病率影响决策，诊断试验的灵敏度与特异度也影响决策，决策不仅发生于治疗过程中，疾病诊断同样需要决策，依据治疗目的进行定量诊断决策。我们可以从文献和自身的临床实践中了解到患者的患病率，诊断试验的灵敏度、特异度，诊断试验的安全性与易接受程度；同样可以根据诊断试验的灵敏度和特异度估计试验后患者的患病率，为决策分析提供依据。

特别需要强调的是，权衡利弊还需要考虑时间，即决策时间。临床上疾病常处于动态变化过程中，随着时间推移，症状、体征变化，对临床疾病诊断的概率也不断发生变化。不能等待的疾病或状态，需要及时做出决策；可以等待的疾病或状态，可以选择暂时观察。

三、循证决策过程与决策分析

1. 循证决策过程 包括以下步骤：①提出需要解决的临床问题；②文献检索，确定需要评价的临床方案；③评价方案，选择决策分析模型，分析比较预期结果；④选择方案与实施方案；⑤后效评价，即检验方案实施后临床结果。决策可以针对一个具体的患者，通过决策分析为患者选择最佳处理措施，如是否进行该项检查或是否选择该方案治疗。也可以针对属性相同的群体，通过决策分析确定一线或首选处理措施及备选处理措施。

循证决策的关键在于对拟定的方案进行评价，通过应用合理的定量分析方法估计并比较各种策略或方案的预期结果，帮助决策者做出选择。决策分析通常包括：确定备选方案；预测每个方案可能出现的结果；确定这些结果发生的概率；确定每个结果的损益值；综合分析并做出选择。

决策分析是帮助临床医生做出临床决策的定量统计分析方法，它强调决策过程建立在有效的科学证据的基础上，综合多种信息如临床疗效、不良反应、生活质量、成本效益、患者依从性等，应用科学方法分析评价各种备选处理方案，最终确定对患者最有益的临床选择。值得强调的是，循证决策需要结合证据、价值观和患者意愿三方面因素。

2. 何时需要进行决策分析 临床问题是否需要决策分析解决取决于两个前提：①对于患者的某种健康状况，在采用何种处理方案的问题上存在不确定性，或者争议很大。有些情况现有的临床证据已经非常明确某种疾病的最佳处理方法，这时就没有必要进行决策分析。当疾病诊断或治疗仍没有明确的证据表明何种处理方法最佳时，就需要进行决策分析。如心房颤动患者是否需要进行长期抗凝治疗？随机对照临床试验结果表明对心房颤动患者进行抗凝治疗可减少发生脑卒中的风险，但应用抗凝药物同时增加了出血的风险。这时应用决策分析能帮助评价各种治疗方案的收益和风险，并可以根据不同特征人群（如患者年龄、性别、心脏病病因、是否有消化性溃疡病史等）出现各种结果的概率，评价具体的治疗方案，最终做出合适的选择。②在选择应用何种方案时存在权衡得失的问题。决策分析必须对两种或两种以上的方案进行比较，其中一种方案应有某些优势，如临床疗效好或诊断准确率高等，但该方案同时也存在一些缺点，如有某种较严重的不良反应、具有创伤性、费用较高等。如果一种方案在主要结果上明显比其他方案好，同时相对其他方案还有依从性高、不良反应少、风险低、费用少等优点，那就没有必要进行决策分析了。例如，一种非创伤性诊断技术（如磁共振胰胆管成像，MRCP）和另一种创伤性诊断技术（如内镜逆行胰胆管造影，ERCP）在诊断胰胆管结石或肿瘤的准确性方面效果相当（如判断是否有胆管结石），很明显在这种情况下应选择非创伤性诊断技术，而没有必要进行决策分析，除非患者有 MRCP 检查的禁忌证如身体中存在支架等金属植入物不适合进行磁共振检查而必须采用 ERCP 检查。临床上，一种方案的效果虽明显好于其他方案，同时具有不良反应少等优点，但费用较高，这种情况也适合进行决策分析。

3. 选择决策分析模型 模型分析（model analysis）是决策分析的主要手段之一，特别是卫生资源配置研究和卫生经济学评价，决策分析模型已被广泛应用和接受。其在患病情况不同、经济背景不同、危险因素不同的人群中应用能否产生相同的效果常是临床医生面临的问题，借助模型分析为决策分析提供信息具有研究经费相对较少、研究期相对较短的优点，同时能解决复杂的临床问题。

可用于临床决策分析的模型有很多，如决策树模型、生存分析模型、Markov 模型、排队模型等。其中以传统的决策树模型最为常用，尤其在急性病或短期项目的决策分析中。在具备分析所需的各种资料和数据的前提下选择进行决策分析的模型时应考虑所用模型符合临床实际，即它能较好地模拟临床事件和信息，同时又尽可能简洁和易于理解。

决策分析可以基于患者分析，也可以从社会角度考虑，两者均需要包括所有重要的临床收益和风险。虽然决策模型不可能完全反映"真实"的临床情况，但有效的模型应包含决策问题中最重要的部分，如疗效、安全性、费用、生活质量等。如果决策问题中关键的

"权衡"未考虑，该模型不可能达到帮助决策者做出准确决策的目的。

决策分析模型是否有效的判断标准：①模型是否合理，即是否能反映患者病情及处理结果的情况，如对于慢性病，其具有反复发作、结局转化多的特点，研究采用 Markov 模型比决策树模型更佳。②分析中所用各种来源于其他研究结果的数据是否真实可靠。很多临床决策都是在"不确定性"的情况下做出的，如果已有的研究结果提供了直接相关、可靠有效的证据，不确定性的程度就小些；相反，如果采用的证据不充足，其有效性就受到怀疑，不确定性也就上升。

4. 决策分析时间框架 在应用决策分析比较不同的处理方案时，必须根据具体的分析内容和临床疾病的特征设定时间框架或分析期。例如，预防食管静脉曲张破裂再出血，可以设 1~2 年；溃疡病的治疗、根除幽门螺杆菌处理方案选择等可以设半年；大肠癌筛查方案的选择常需要设定 5 年或 10 年以上的分析期。值得注意的是，大多数临床试验的研究期较短，甚至对慢性病的临床研究也很少超过 5 年。决策分析时需要考虑将这些短期临床试验或流行病学调查结果用于分析期较长的决策模型中是否合适，对分析结果会有什么影响。可以采用敏感性分析进一步评价其对结果的影响及影响程度。

5. 决策分析的应用 决策分析可综合已有的临床试验、流行病学调查、诊断试验评价、患者健康状况调查等多种研究结果，对疾病诊断或治疗过程及远期影响进行综合评价，分析结果以指导临床决策。决策分析也是卫生经济评价中常用的分析方法。

四、决策分析模型

决策树模型是临床决策分析中最常用的决策分析模型，它要求决策者改变传统的凭直觉或经验进行决策的习惯，建立全新的思维方式，将整个决策过程用树状图表达，使分析过程直观而有条理，在图中标明各种决策的预期结果及其发生结果的概率。决策树模型分析的步骤：①明确分析目的；②确定备选方案；③列出每一种方案所有可能出现的重要临床结局；④建立决策树模型；⑤确定分析时间框架和决策的评定标准；⑥确定每种方案的各种临床结局发生的概率；⑦明确结果指标及各种临床结局的损益值；⑧综合分析并评价方案；⑨对分析中所用参数可能存在的不确定性进行敏感性分析。

首先，决策分析应明确需要解决的临床问题及其争议点，即明确研究目的。

其次，应确定进行比较的各种方案及相关的各种可能出现的临床结局。各种方案的临床转归实际上取决于临床事件的发生与否及其发生概率，而怎样准确估计这些临床事件的发生概率是比较重要的，也是比较困难的，通常需要根据患者的特征结合以往的临床研究结果进行估计。

案例 4 患者，男性，38 岁，因上腹部不适 3 周伴间歇黑便接受胃镜检查发现胃内巨大溃疡病灶，虽然活检病理诊断为慢性炎症，但依据内镜医生经验和临床进一步检查包括 CT、超声内镜检查、重复胃镜检查与活检及其他生化免疫指标判断胃癌的可能性仍为 80%，因为没有胃癌的病理诊断，临床医生需要在以下处理措施中做出选择：全胃切除或保守治疗。

全胃切除会出现以下结果：保全生命，但严重影响患者生活质量；疾病本身或手术风险造成死亡。保守治疗直到最终明确诊断或排除胃癌诊断（可以在治疗 1~3 个月后反复进行胃镜等检查），同样会出现类似结果：完全治愈；延期切除全胃，但严重影响生活质量；因延误治疗导致死亡；因手术风险导致死亡。图 1-1 显示了决策树模型分析原理。

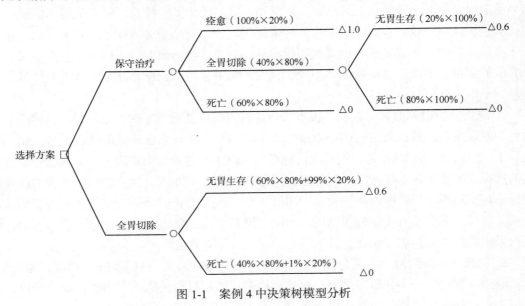

图 1-1　案例 4 中决策树模型分析

按时间顺序从左到右画出树状结构，每个分枝代表在一段时间内一个临床结果或决策。用不同的节点代表决策、临床转归或最终结局。通常用小方格表示决策点，代表决策者欲比较不同的方案，决策点发出的分枝代表所比较的不同方案，如"全胃切除"与"保守治疗"两种方案。圆圈所示节点常称为概率节点，代表按一定概率可能出现的几种情况，概率节点发出的分枝代表可能出现的事件或临床结局。假设搜寻有关临床研究的证据后，得到该年龄该病情下胃癌及时接受全胃切除+根治手术，生存率为 60%，死亡率为 40%，如采用保守治疗，并积极随访胃镜直到最终确定胃癌诊断，能接受全胃切除手术的患者比例仅为 40%，并且在再次选择手术治疗的患者中生存率不足 20%，死亡率达 80%。手术本身的死亡风险为 1%。考虑患者胃癌诊断的不确定性，胃癌患病率为 80%，若及时选择全胃切除，死亡结局为胃癌治疗无效死亡率40%×80% + 非胃癌手术风险率1%×20% = 32.2%；无胃生存结局为胃癌治疗有效生存率 60%×80% + 非胃癌手术无风险率 99%×20% = 67.8%。两条分枝概率之和为100%。

同样，在保守治疗中，有 3 种结局，即痊愈、再次选择手术治疗和死亡，概率分别为非胃癌痊愈 100%×20%，再次选择手术治疗 40%×80%，死亡 60%×80%。三者之和为 20% + 32% + 48% = 100%。在再次选择接受手术治疗的胃癌患者中（占32%），无胃生存率为 20%×100%，死亡率为 80%×100%，两者之和（20% + 80%）仍为 100%

最右端的三角形表示最终结局，所有方案可能发生的临床结果都应在决策树上表达出来且不能重叠和交叉。

决策树模型分析需要根据具体疾病确定时间框架，分析期通常为一个疾病周期，如案例 4 中的临床结果在一定时间内（如1～2 年）就会发生，结局为死亡、生存。

确定各种临床结局的损益值，即对各种结果进行量化，最常用的结果指标是生命年、质量调整生命年（QALY），同时要考虑费用等。如出现的各种结果主要会影响患者的生存，则以生命年为结果指标。在案例 4 中，因为全胃切除对患者的生活质量有严重影响，故用 QALY 作为结果指标，所以未切除胃并痊愈和死亡的赋值分别为 1 和 0，而全胃切除但完全愈合根据对患者生活的影响程度赋值 0.6（可以根据具体疾病和文献资料确定）。

建立决策树后，将计算各种方案的期望效用值以进行评价。期望效用值的计算是从决策树分枝的最右端开始，将概率和效用值相乘，再将一个节点上各分枝的数值相加，从右到左逐级进行，直到最后计算出每个方案的期望效用值。

案例 4 中，选择及时手术治疗，得到的效用值为生活质量 0.6×无胃存活率 67.8%=0.4068，死亡为 0。选择保守治疗，得到的效用值为生活质量 1.0×健康生存概率 20% + 生活质量 0.6×无胃生存率 20%×32% = 0.2384。可见及时手术治疗的方案更好。

缺少相关研究提供分析所需的参数是引起决策分析不确定性的主要原因，也是影响临床决策结果可靠性的重要因素。因此，决策分析的最后步骤应进行敏感性分析以评价不确定因素在一定范围内变化对预期结果的影响，以此作为决策的依据。在案例 4 中，该年龄该病情下胃癌及时接受全胃切除+根治手术，其生存率大小是影响决策的重要因素；保守治疗时间及在保守期内进一步检查和及时诊断并能选择再次接受手术的概率，以及再次选择手术的结果（生存率）等都是影响决策的重要因素。需要注意的是，更能影响本案例决策选择及时手术或者选择保守治疗的因素是对该患者诊断的可能性估计，即诊断胃癌的概率，如果诊断胃癌的概率不是 80%，而是高于或低于这一数值，决策可能因此发生变化。敏感性分析同样需要考虑这一点。

敏感性分析可以每次仅对一个因素进行分析（单因素敏感性分析），也可以同时分析 2 个或 2 个以上因素的共同作用（多因素敏感性分析）。通常应对所有估计的概率都进行敏感性分析，分析的范围应根据临床数据来源而定，如果证据来源于大样本的临床随机对照试验，估计的概率有较狭窄的可信限，那么对该因素进行敏感性分析的范围也可较窄。相反，如果得到该概率的研究方法有缺陷或可信度较差，或样本量较小、精确度较差，则在分析中应用较宽的范围。通常范围的确定可以参考文献报道。同样，对效用值也应进行敏感性分析。如果效用值来自对患者的大样本研究或有代表性的人群研究，或不同的研究得到的效用值结果很接近，则可采用较窄的敏感性分析范围。如果效用值的测定来源于小样本研究，或不同研究的测定值的变化很大，则在敏感性分析中设定较宽的范围。

决策树模型简洁直观，无论分析者或决策者均易于理解，计算过程相对简便，因此受到临床医生的喜爱，是临床决策分析中最常采用的分析模型。如果决策分析中存在临床事件反复发生或分析时间框较长，或者较多的临床事件与结局相互转化，则整个决策树可能非常繁杂且不便于分析，决策树模型分析就受到一定影响。

随着科学技术的不断发展，人们对疾病的认识和诊断水平也会不断变化，在决策分析中要时时关注。例如，案例 4 中，内镜诊断的水平或活检病理诊断新技术可以帮助对症状的诊断提供更多信息，改变验前概率。同样腹腔镜手术的实施，在切除全胃前可镜下重新取全层胃病理标本进行术中诊断，也会改变决策。

（陈世耀）

上　篇

内科临床思维程序

第二章 症　状

第一节　发　热

由多种不同原因导致人体产热大于散热，使体温超出正常范围称为发热（fever）。临床上按热度高低将发热分为低热（体温 37.3～38℃）、中等度热（体温 38.1～39℃）、高热（体温 39.1～41℃）及超高热（体温 41℃以上）。有些发热原因易查，有些发热原因一时难以查明。当体温超过 37.2℃，发热时间超过 2～3 周，经完整的病史询问、全面体格检查及常规实验室检查仍不能明确诊断者，称为发热原因待查（fever origin unknown，FOU）。

一、临床思维的必要前提

（一）病史询问要点

1. 诱因　发热前 2～3 周有无皮肤外伤及疖肿史，现已愈合的皮肤切割伤或疖肿一般不引起患者注意，但常作为细菌入侵门户，是诊断血流感染，尤其是葡萄球菌血流感染的重要线索；近 1～3 周有无传染病疫区逗留史，如蚊虫叮咬可引起乙型脑炎、疟疾等；1 个月内有血吸虫疫水接触史者可发生急性血吸虫病；在牧区逗留有牲畜接触史者，易罹患布鲁氏菌病，该病可表现为长期低热。

2. 热度及热型　了解患者是否测量过体温，每天最高和最低体温是多少，有助于判断患者是否发热及其热型。

3. 体温升降方式　骤升型发热见于疟疾、急性肾盂肾炎、大叶性肺炎、血流感染、输液反应等；缓升型发热见于伤寒初期、结核病、布鲁氏菌病等；骤降型发热见于疟疾、急性肾盂肾炎、大叶性肺炎、输液反应及服退热药者；渐降型发热见于伤寒缓解期、风湿热及感染性疾病经抗生素治疗有效时；双峰热多见于革兰氏阴性杆菌败血症。

4. 是否伴有寒战　发热前有畏寒及寒战者，多见于血流感染、脓毒症、大叶性肺炎、急性胆囊炎、急性肾盂肾炎、流行性脑脊髓膜炎、疟疾、药物热、急性溶血及输液反应等。传染病过程中每次寒战是病原体入侵血流的信号。

5. 发热的伴随症状　发热伴明显中毒表现见于严重感染，尤其是脓毒症；发热伴进行性消瘦见于消耗性疾病，如重症结核、恶性肿瘤。长期发热而一般情况尚好见于早期淋巴瘤、成人斯蒂尔（Still）病。

6. 时间与季节性　低热通常发生于午后，上午体温大多正常，或下午较上午高。若上午体温较高，下午较低或正常，见于间脑综合征患者。有些患者低热有季节性，发热出现在夏季，天气转凉后体温正常，若每年如此，则为功能性低热。

7. 低热前有无高热症状 有些患者先有急性细菌性或病毒性感染伴高热，经治疗感染被控制，高热消退，但出现旷日持久的低热，此为感染后低热。急性咽炎或扁桃体炎后出现低热，若抗链球菌溶血素 O（ASO）明显升高，则为链球菌感染后状态。

（二）体格检查重点

1. 一般状况及全身皮肤、黏膜检查 注意全身营养状况。恶病质提示重症结核、恶性肿瘤。注意有无皮疹及皮疹类型：斑疹见于丹毒、斑疹伤寒；面部蝶形红斑、指端及甲周红斑提示系统性红斑狼疮（SLE）；环形红斑见于风湿热；丘疹和斑丘疹见于猩红热、药物疹；玫瑰疹见于伤寒和副伤寒。睑结膜及皮肤少许瘀点，指端、足趾、大小鱼际肌存在痛性奥斯勒（Osler）结节见于感染性心内膜炎；软腭、腋下条索状或抓痕样出血点见于流行性出血热；耳郭、跖趾、掌指关节等处结节为尿酸盐沉积形成的痛风石，见于痛风患者；皮肤散在瘀点、瘀斑、紫癜见于再生障碍性贫血、急性白血病及噬血细胞综合征；大片瘀斑提示弥散性血管内凝血；有皮肤疖肿者要考虑败血症及脓毒症可能。

2. 淋巴结检查 注意全身浅表淋巴结有无肿大。如局部淋巴结肿大、质软、有压痛，则要注意相应引流区有无炎症。如局部淋巴结肿大、质硬、无压痛，则可能为癌肿转移或淋巴瘤。全身淋巴结肿大见于淋巴瘤、急慢性白血病、传染性单核细胞增多症、系统性红斑狼疮等。

3. 头颈部检查 结膜充血多见于麻疹、出血热、斑疹伤寒；扁桃体肿大，其上有黄白色渗出物且可以拭去，怀疑为化脓性扁桃体炎；外耳道流出脓性分泌物怀疑化脓性中耳炎；乳突红肿伴压痛怀疑乳突炎。检查颈部时注意颈部有无阻力，阻力增加或颈项强直提示脑膜刺激征，见于脑膜炎或脑膜脑炎。

4. 心脏检查 心脏扩大和新出现收缩期杂音提示风湿热；原有心脏瓣膜病，随访中杂音性质改变，要考虑发生感染性心内膜炎。如持续心率增快，则应注意鉴别甲状腺功能亢进症；如高热时出现相对缓脉，则应注意鉴别沙门菌感染。

5. 肺部检查 一侧肺叩诊局限性浊音，语音震颤增强，有湿啰音，提示大叶性肺炎；下胸部或背部固定或反复出现湿啰音，见于支气管扩张伴继发感染；一侧肺下部叩诊浊音、呼吸音及语音震颤减弱，提示胸腔积液；大量积液时患侧胸廓饱满，气管移向健侧，在年轻患者中以结核性胸膜炎多见。

6. 腹部检查 胆囊点压痛、墨菲征（Murphy sign）阳性伴皮肤、巩膜黄染，提示胆囊炎、胆石症发热；中上腹明显压痛，胁腹部皮肤见灰紫色斑（Grey-Turner 征）或脐周皮肤青紫（Cullen 征），甚至上腹部可扪及肿块，见于重症出血坏死性胰腺炎；右下腹或全腹疼痛伴明显压痛，有时在右下腹或脐周扪及肿块，腹壁或会阴部有瘘管并有粪便与气体排出，全身营养状况较差，可能为克罗恩病（Crohn disease）；肝大、质硬、表面有结节或巨块，提示肝癌发热；肝、脾同时增大，可见于白血病、淋巴瘤、噬血细胞综合征、系统性红斑狼疮等；季肋点压痛、肾区叩击痛，提示上尿路感染。腹壁柔韧感伴压痛及反跳痛见于结核性腹膜炎。发热伴腹水可能为肝硬化腹水感染、结核性腹膜炎或恶性肿瘤。

7. 四肢与神经系统检查 杵状指（趾）伴发热可见于肺癌、肺脓肿、支气管扩张、感染性心内膜炎；发热伴多个关节红肿、压痛见于风湿热、系统性红斑狼疮或类风湿关节炎等自身免疫性疾病；发热伴单个大关节肿痛见于关节感染，如化脓性关节炎、关节结核等；克尼格征（Kernig sign）阳性、布鲁津斯基征（Brudzinski sign）阳性等脑膜刺激征见于中枢神经系统感染。

（三）辅助检查

1. 必须要做的检查

（1）血液检查：白细胞计数及分类。白细胞总数及中性粒细胞计数升高，提示为细菌性感染，尤其是化脓性感染，也见于某些病毒性感染，如出血热病毒感染、EB 病毒感染；白细胞总数正常或减少见于病毒感染（如肝炎病毒感染、流感病毒感染等）、结核、疟原虫感染及非感染性发热等，若同时伴嗜酸性粒细胞减少或消失，见于伤寒或副伤寒；嗜酸性粒细胞增多见于急性寄生虫感染；分类中有不成熟细胞出现，见于急性白血病、骨髓增生异常综合征；分类中有异常淋巴细胞出现，见于传染性单核细胞增多症；分类中有异常组织细胞出现，见于噬血细胞综合征；全血细胞减少伴发热，见于急性再生障碍性贫血、急性白细胞不增多性白血病、噬血细胞综合征等；两系或全血细胞增多见于骨髓增生性疾病，如骨髓纤维化、慢性粒细胞性白血病、真性红细胞增多症等，由于代谢增加，可伴有低热。

（2）尿液检查：尿中白细胞增多，尤其是出现白细胞管型，提示尿路感染或肾盂肾炎；蛋白尿伴或不伴有管型尿提示肾脏受损，可以是原发性肾脏疾病，也可以继发于自身免疫性疾病或恶性肿瘤。

（3）放射学检查：包括胸部 X 线检查、胸部或腹部 CT，借以明确胸腹部有无病变及病变性质，如肺炎、肺结核、肺脓肿、肺癌、胸膜炎、肝脓肿、肝癌、肾癌等，并有助于了解胸腹腔内及腹膜后有无淋巴结肿大。

2. 应选择做的检查

（1）疑有血流感染（包括伤寒、副伤寒及感染性心内膜炎），应进行血培养，必要时进行骨髓培养。

（2）疑为结核病，应做结核菌素纯蛋白衍生物（purified protein derivative，PPD）试验、痰结核杆菌培养、结核杆菌斑点试验（T-SPOT）及 24 小时尿浓缩找抗酸杆菌。

（3）疑为传染性单核细胞增多症，应做嗜异性凝集试验。

（4）疑为感染性心内膜炎，应行超声心动图检查。

（5）疑为白血病、急性再生障碍性贫血、噬血细胞综合征、骨髓增生异常综合征，应做骨髓穿刺涂片检查及活检。

（6）疑为恶性淋巴瘤、噬血细胞综合征，应做淋巴结穿刺、活检及印片检查，必要时加做免疫组化检查。

（7）疑为风湿免疫病，应做免疫学检查，包括抗核抗体（ANA）、类风湿因子（RF）、抗双链 DNA（ds-DNA）抗体、抗 Sm 抗体、抗 RNP 抗体、抗 SSA 抗体、抗 SSB 抗体、抗肌炎抗体、ANCA，以及总补体（CH50）和补体 C3 测定等；此外，血液中找狼疮细胞、皮肤狼疮带试验及免疫球蛋白测定亦有重要诊断价值。

（8）疑为慢性肝炎、慢性胆囊炎的发热，应做肝功能、肝炎病毒标志物及肝胆 B 超检查。

（9）疑为内分泌疾病，可查三碘甲状腺原氨酸（T$_3$）、甲状腺素（T$_4$）、游离三碘甲状腺原氨酸（FT_3）、游离甲状腺素（FT_4）、促甲状腺激素（TSH），其对甲状腺功能亢进有确定性诊断价值；24 小时尿香草扁桃酸（VMA）测定有助于嗜铬细胞瘤的诊断。

（10）疑为癌性低热，可查肿瘤标志物，如甲胎蛋白（AFP）、前列腺特异性抗原（PSA）、癌胚抗原（CEA）、可溶性糖类抗原 CA19-9 和 CA125 等。

（11）白细胞总数明显增多者，应做中性粒细胞碱性磷酸酶（NAP）染色。其活性及积分值增高多见于化脓性感染、类白血病反应及急性淋巴细胞白血病。

（12）发热伴腹水，应进行腹水穿刺检查，包括腹水常规、生化，以及腹水浓缩找抗酸杆菌、浓缩找脱落细胞，以明确或排除肝硬化并发腹水感染、结核性腹膜炎或恶性肿瘤。

二、思 维 程 序

第一步　是否为感染性发热

感染性疾病是发热最常见的原因，通常占 50%～60%，感染性疾病中又以细菌感染最多见，因此应首先考虑。白细胞总数增多，分类中以成熟中性粒细胞为主，伴中性粒细胞核左移，成熟中性粒细胞内见中毒颗粒，以及中性粒细胞碱性磷酸酶活性、积分值升高，通常提示为细菌性感染（少数见于成人斯蒂尔病）。但感染性疾病中结核、伤寒、副伤寒、病毒感染、疟疾等白细胞总数并不增多，应结合临床症状、体征、热型和病程等综合分析，并选择性进行实验室检查加以鉴别。

第二步　如为感染性发热，要分析病原体是什么

一般来说，病毒感染自然病程通常不超过 3 周，碱性磷酸酶活性及积分值降低或阴性。疟疾的典型症状、特殊热型，血或骨髓中可找到疟原虫，均有助于其诊断。阿米巴肝脓肿可引起高热，肝脏 B 超检查及肝穿刺引流可明确诊断。细菌感染可为局部感染，亦可为全身感染，引起长期不明原因发热的常见疾病有结核、伤寒、副伤寒、感染性心内膜炎、败血症等，可通过血培养、PPD 试验、超声心动图等进行鉴别。

第三步　确定感染部位

根据症状、体征及辅助检查结果确定感染部位。发热伴咽痛、扁桃体肿大、白细胞计数升高可能为急性化脓性扁桃体炎；发热伴咳嗽、胸痛可能为肺炎，通过胸部 X 线片可明确诊断；发热伴大量脓臭痰提示为肺脓肿；发热伴右上腹痛、黄疸，提示为胆囊炎、胆石症；发热伴寒战、尿频、尿急、尿痛、腰痛，结合尿液检查可诊断为急性肾盂肾炎；发热伴咽痛及肝、脾、淋巴结增大，结合血涂片中有异常淋巴细胞，嗜异性凝集试验阳性，可诊断为传染性单核细胞增多症；发热伴头痛、恶心、呕吐、意识改变，提示为中枢神经系统感染，如脑炎、脑膜炎、脑型疟疾；发热伴皮疹、关节痛、脾大及明显全身毒性症状，提示为血流感染、脓毒症，可行血培养、骨髓培养加以确诊。

第四步　是否为结缔组织病发热

结缔组织病是第二常见发热原因，占 15%～18%，常见疾病有系统性红斑狼疮（systemic

lupus erythematosus，SLE）、类风湿关节炎、风湿热、混合性结缔组织病及各种血管炎等。疑为 SLE 者，应查 ANA、抗 ds-DNA 抗体、抗 ENA 抗体、ANCA、总补体 CH50、补体 C3、补体 C4 等；疑为混合性结缔组织病，应查抗 RNP 抗体；疑为类风湿关节炎，应查 RF，必要时追查抗 CCP 抗体；疑为风湿热，应行红细胞沉降率（ESR）、抗链球菌溶血素 O（ASO）试验等检查。

第五步 是否为内分泌疾病

持续低热为甲状腺功能亢进症的常见症状，可进行甲状腺功能测定；疑为嗜铬细胞瘤，可进行肾上腺 B 超、CT 等检查，尿香草扁桃酸（VMA）检测有重要诊断意义。

第六步 是否为肿瘤性发热

引起发热的血液系统肿瘤有急性白血病、恶性淋巴瘤，其他引起发热的实体瘤有肾癌、肝癌、肺癌等。骨髓涂片对白血病有确诊价值；淋巴结活检对诊断淋巴瘤至关重要；血液、骨髓或淋巴结活检找到异常组织细胞或多核巨组织细胞有助于噬血细胞综合征诊断；胸部、腹部 CT 检查是筛检其他实体瘤的重要手段。

第七步 是否为功能性低热

做此诊断应十分谨慎，必须经过详细询问病史、进行全面体格检查及确认所有器质性疾病的相关实验室检查均无异常发现，并经过相当长时间的随访观察后方可确定。功能性低热包括神经功能性低热和感染后低热两类，患者常伴有自主神经功能紊乱症状，病程可长达数月、数年，但患者一般情况良好。此类患者在内科门诊中较为常见，有学者统计其约占长期低热患者总数的 1/3。

第八步 是否为药物热

当以上各种检查未能证实发热原因，各种抗感染药物治疗无效时，可停用各种抗感染药物及其他可能引起发热的药物，观察 3～4 天的体温变化，若停药后体温逐渐退至正常，可考虑为药物热。

第九步 诊断性治疗

若临床高度怀疑某一疾病，但无病原学或组织学证据，则可行诊断性治疗。一般应为特异性治疗，如抗结核治疗、抗疟治疗、抗阿米巴治疗。若患者长期反复高热，高热时伴关节痛、一过性皮疹，但全身状况良好，实验室检查除白细胞计数升高（特别是中性粒细胞升高）、红细胞沉降率增快外，无其他异常，对各种抗生素治疗无效，而试用糖皮质激素可以退热，缓解病情，则应考虑成人斯蒂尔病。

第十步 如何处理

注意：对所有发热患者，在未明确诊断之前，不要轻易应用抗生素及退热药，更不能使用肾上腺糖皮质激素，以免掩盖病情、贻误诊断和治疗，应在查明发热原因后对因治疗。

（姜林娣 蔡则骥）

第二节 咳 嗽

咳嗽（cough）是呼吸系统的一种防御机制，可以将呼吸道异物或分泌物排出体外。咳嗽频繁或咳痰较多时，便成为一种症状。引起咳嗽反射的刺激有炎症、淤血、理化因素、过敏和肿瘤等。分布于耳、鼻、咽、喉、气管、支气管、胸膜或肺的感觉神经兴奋，上传至延髓咳嗽中枢，通过喉返神经、膈神经和脊神经传出，支配相应肌肉收缩即引起咳嗽。

一、临床思维的必要前提

（一）病史询问要点

1. 年龄、性别 年幼或年轻时起病，考虑哮喘、过敏性咳嗽、肺结核和支气管扩张等；如果咳嗽者为老年人，则应考虑慢性支气管炎、肺癌和心力衰竭；如果咳嗽者为女性，则还要考虑结缔组织病引起肺部病变的可能。

2. 起病急缓和病程长短 急性起病见于感冒、急性咽炎、急性支气管炎、肺炎、肺水肿、气胸和胸膜炎等；缓慢起病常见于慢性咽炎、慢性喉炎、慢性支气管炎、肺结核、尘肺和肺癌等。病程 3~8 周者为亚急性咳嗽，常见于感染后咳嗽；病程超过 8 周，胸部 X 线片无异常发现的咳嗽为慢性咳嗽，病因包括咳嗽变异性哮喘、上气道咳嗽综合征、胃食管反流性咳嗽（GERC）、嗜酸性粒细胞性支气管炎等。

3. 咳嗽发生时间 晨起咳嗽见于慢性支气管炎和支气管扩张；晚间咳嗽见于咳嗽变异性哮喘、左心功能不全；进食时咳嗽见于食管气管瘘；饭后易咳见于胃食管反流；体位改变引起咳嗽，见于支气管扩张、脓胸并支气管胸膜瘘、纵隔肿瘤和大量胸腔积液。

4. 咳嗽的性质 短促的轻咳见于过敏性咳嗽、胸膜创伤或胸部手术后；犬吠样咳嗽多见于喉头痉挛；低声嘶哑咳嗽多见于声带肿胀、声带麻痹；金属音咳嗽多见于支气管肺癌、淋巴结肿大或食管癌压迫气管；咳嗽无力见于全身衰竭、呼吸肌无力；阵发性咳嗽见于咳嗽变异性哮喘；百日咳可有阵发性痉挛性咳嗽伴鸟啼样吸气声。

5. 痰量 引起干咳的疾病有咳嗽变异性哮喘、咽炎、喉炎、早期肺结核、尘肺、肺癌和间质性肺病、胸膜炎等；咳少量痰的疾病有早期急性支气管炎、肺炎、肺结核等；咳痰较多的疾病有支气管扩张、肺脓肿、肺水肿、脓胸并支气管胸膜瘘和部分肺泡细胞癌等。

6. 痰的颜色和性状 粉红色或白色泡沫痰见于肺水肿；脓痰见于肺脓肿、支气管扩张；铁锈色痰见于大叶性肺炎；绿色痰见于肺部铜绿假单胞菌感染；血痰见于肺癌、肺结核和肺栓塞；深褐色脓痰见于变应性支气管肺曲霉病；灰色或黑色痰见于尘肺。

7. 伴随症状

（1）伴高热见于大叶性肺炎和肺脓肿等，伴低热见于肺结核等。

（2）伴胸痛见于胸膜炎、胸膜肿瘤、气胸、肺炎或肺癌累及胸膜等。

（3）伴大量咯血见于支气管扩张、肺脓肿、肺结核空洞等；伴少量咯血或血痰见于支气管结核、肺癌和肺淤血等。

（4）伴急骤发生呼吸困难见于急性肺水肿、哮喘和自发性气胸等；伴缓慢发生呼吸困难见于慢性阻塞性肺疾病、间质性肺病和职业性肺病等。

（5）伴鼻痒、鼻塞、后鼻孔或咽部滴流感、咽痒见于上气道咳嗽综合征。

（6）伴胸骨后灼烧感、反酸、嗳气、上腹部不适见于胃食管反流性咳嗽。

8. 相关病史

（1）了解有无慢性支气管炎、支气管扩张或肺结核病史，这些疾病是引起咳嗽的常见原因；了解有无心脏病病史，咳嗽是左心衰竭的早期症状之一。

（2）了解有无结缔组织病、恶性肿瘤病史，结缔组织病可累及肺组织，肿瘤可转移到肺。

（3）了解有无过敏性疾病史，过敏性鼻炎、支气管哮喘等可引起咳嗽。

（4）了解有无鼻窦炎史，鼻窦炎是上气道咳嗽综合征的原因之一。

（5）了解有无食管裂孔疝、消化性溃疡、胃食管反流病史，反流是产生慢性咳嗽的常见病因。

9. 生活和工作环境

（1）对于长期接触粉尘者，应考虑尘肺；对于从事接触有毒、有害气体工作者，则应考虑咳嗽可能与工作环境有关。

（2）了解有无吸烟史，吸烟可引起咳嗽；对于家庭主妇或厨师，咳嗽可能与接触油烟有关。

（3）如初入高原或登山者出现咳嗽，应注意高原病。

10. 相关药物治疗史或其他治疗史

（1）血管紧张素转换酶抑制剂（ACEI）可引起咳嗽。

（2）某些细胞毒性药物（如博来霉素、丝裂霉素、环磷酰胺等）和非细胞毒性药物（如呋喃坦啶、柳氮磺吡啶等）可引起药物性肺损害，从而患者出现咳嗽。

（3）对于因喉、食管、肺、脊柱等部位肿瘤接受放射治疗者，应考虑放射性肺炎。

（4）肩颈部针灸治疗或胸腔穿刺后应除外气胸。

（二）体格检查重点

1. 一般情况 进行性消瘦、营养不良者，考虑肺结核和肺癌等；气急明显者，考虑气胸、大量胸腔积液、哮喘发作和肺水肿等。

2. 鼻咽喉部 观察有无鼻黏膜肿胀充血或鼻窦区压痛；观察有无咽喉部红肿、分泌物或新生物；观察扁桃体是否肿大化脓。

3. 颈部 气管偏向患侧者，多见于纤维空洞型肺结核或肺不张；气管偏向健侧者，多见于气胸或大量胸腔积液等。上腔静脉综合征常见于支气管肺癌。了解有无锁骨上淋巴结肿大，肺癌转移或颈部淋巴结结核可扪及锁骨上淋巴结肿大。

4. 肺部检查

（1）肺下部叩诊音浊，考虑肺实变或胸腔积液；一侧叩诊呈鼓音，考虑气胸。

（2）双侧肺散在湿啰音，提示慢性支气管炎或支气管肺炎；局限性下肺野持续存在中等量湿啰音，提示支气管扩张；局限性喘鸣音，提示肺癌或支气管异物可能；双肺哮鸣音，提示支气管哮喘。

5. 心脏检查 心脏扩大、奔马律，提示心力衰竭。

6. 腹部检查 了解上腹部有无压痛，肝脏是否增大；如存在肝区叩击痛和肝浊音界上移，应注意膈下脓肿或肝脓肿的存在。

7. 杵状指 见于支气管扩张、慢性肺脓肿、肺癌、特发性肺纤维化等。

（三）辅助检查

1. 必须要做的检查 血常规：了解白细胞计数是否升高，分类中嗜酸性粒细胞是否升高，有无异常血细胞；胸部 X 线片。

2. 应选择做的检查

（1）疑为支气管扩张者，应做胸部高分辨率 CT 检查。

（2）为明确肺部感染的病原体，应对痰液进行检查，如结核杆菌涂片或培养、普通细菌培养、真菌培养等。

（3）疑为肺癌者，应做胸部 CT、痰找脱落癌细胞、纤维支气管镜检查。

（4）疑为喉炎或喉癌者，应做喉镜检查。

（5）对于胸腔积液或胸膜病变者，应抽胸腔积液进行有关检查，以及进行胸膜活检或胸腔镜检查。

（6）疑为咳嗽变异性哮喘者，应做常规肺功能、支气管激发试验、呼出气一氧化氮（FeNO）检测、变应原检查。

（7）疑为胃食管反流性咳嗽者，应行 24 小时食管测压及食管 pH 监测。

（8）疑为上气道咳嗽综合征者，应进行鼻窦 X 线片或 CT 检查。

（9）疑为嗜酸性粒细胞性支气管炎者，应做诱导痰嗜酸性粒细胞计数。

二、思维程序

第一步 咳嗽是否有病理意义

正常人的气道分泌物大部分被咽下，只有一小部分经咳嗽排出体外。因此，偶尔咳嗽并不引起注意，也不感到不适。在精神紧张或窘迫时有人有意识地通过咳嗽解除压力，也有人有习惯性做咳嗽动作，这些都不认为有病理意义。

第二步 病变的部位和性质

上呼吸道常见病毒或细菌感染及过敏性和肿瘤性疾病；气管和支气管常见炎症、结核、管腔内异物和管壁内外新生物；肺常见各种感染（如细菌、病毒、支原体、原虫、真菌感染）、肿瘤（原发性和继发性）、各种物理和化学因素的损害（药物、放射治疗和职业中毒）；胸膜常见胸腔积液（肿瘤性、结核性、细菌性、漏出液）、气胸和肿瘤；纵隔常见肿大的淋巴结（肿瘤转移、结节病、结核）、肿瘤、胸骨后甲状腺肿和主动脉瘤。

第三步 是否非呼吸系统疾病引起

除了心脏病引起肺淤血和肺水肿可导致咳嗽外，其他如胃食管反流、肝脓肿、膈下脓肿、外耳道湿疹等也会引起咳嗽，应注意鉴别。

第四步 咳嗽与病症的关系

明确咳嗽是由何病症引起的：如肺 CT 提示有渗出实变影，则咳嗽可能由肺炎引起；如肺 CT 仅见一小结节，则应考虑咳嗽是由其他原因所致，如过敏性咳嗽、胃食管反流引起咳嗽等。

第五步 如何处理

（1）强调明确病因的重要性，不能单纯对症处理，忽视对病因的检查会延误诊断和治疗。在明确病因的同时需要积极对症治疗，减轻患者痛苦和不适以提高生活质量。

（2）避免各种刺激（如吸烟、灰尘、烟熏、空气污染和变应原），特别是过敏性鼻炎、支气管哮喘，避免诱因可以减少疾病发作。

（3）咳痰者给予祛痰药，促进分泌物引流。频繁干咳者，可酌情给予镇咳药，如可待因等。对于各种感染，应用有效的抗菌药物治疗。

（4）对于咳嗽变异性哮喘患者，给予吸入糖皮质激素和支气管扩张剂治疗。

（5）对于上气道咳嗽综合征患者，给予抗组胺药、鼻用糖皮质激素等治疗。

（6）对于胃食管反流性咳嗽患者，给予抑酸和促动力药物治疗。

（7）对于全身性疾病引起肺部受累者，应针对原发病治疗。

（8）特殊情况如手术，特殊患者如演员，应给予积极对症支持治疗，以完成手术或演出。

（9）对于不明原因的慢性咳嗽如咳嗽病因暂时无法确定者，可给予经验性治疗，如经验性治疗无效，应及时进行进一步检查以明确病因。

（金美玲 叶 伶）

第三节 胸 痛

胸痛（chest pain）是胸部的疼痛感，可以由胸廓或胸壁疾病引起，也可由胸腔内器官病变引起。此外，腹部病变也可引起胸痛。上述部位的各种病变和理化因素如炎症、缺氧、内脏膨胀、机械压迫、异物、外伤和肿瘤等刺激了分布于该部位的感觉神经末梢，兴奋传导到大脑皮质，便会产生痛觉。有时器官与体表某部位受到脊神经后根同一传入神经支配，该器官的刺激在大脑皮质可产生相应体表的痛觉，即放射痛。

一、临床思维的必要前提

（一）病史询问要点

1. 胸痛的诱发或加重因素 剧烈咳嗽或强体力劳动后胸痛可能为胸壁肌劳损所致；胸

痛于咳嗽、负重或屏气后出现并伴有气急者，考虑气胸；如劳累或情绪激动后出现胸骨后或心前区疼痛，则考虑心绞痛；若服用扩血管药不能缓解，则应警惕心肌梗死；突发剧烈疼痛，且长时间不缓解，要警惕主动脉夹层，少数主动脉夹层还会累及冠状动脉开口而合并心肌梗死，造成误诊；如长期卧床、风湿性心脏病伴心房颤动、新近手术、外伤后的患者出现突发性胸痛，伴有呼吸困难则要考虑肺栓塞或肺梗死；外伤后胸痛应注意肋骨骨折或局部软组织损伤。脊神经疾病引起的胸痛在转身时加剧；胸壁疾病所致胸痛在胸廓活动时加剧；胸膜炎所致胸痛在咳嗽、深呼吸时加重。

2. 胸痛的部位　心绞痛的疼痛部位常在胸骨后或心前区，也可以放射至颈根部甚至下颌骨和左上肢；纵隔或食管疾病患者常有胸骨后疼痛；胸膜炎所致胸痛发生于胸廓扩张度大的部位，如侧胸部；肋间神经痛（如带状疱疹引起的）沿肋间分布；主动脉夹层的疼痛部位可因其撕裂的范围不同而不同。

3. 胸痛的性质　肋间神经痛呈阵发性灼痛或刺痛，有时呈触电样；肌肉痛呈酸痛；骨痛呈酸痛或锥痛；心绞痛呈阵发性压榨样；心肌梗死呈持续性绞窄样；主动脉瘤破裂呈持续性撕裂样；主动脉瘤侵蚀胸壁时表现为锥痛；膈疝呈灼痛或膨胀痛；原发性肺癌呈闷痛；胃食管反流病呈烧灼样痛，常在餐后发作，弯腰、平卧时也可发生。

4. 胸痛的缓解因素　心绞痛在停止活动或含服硝酸甘油后 1~2 分钟缓解；胸膜炎所致的胸痛在屏气时减轻；心脏神经官能症所致的胸痛则因运动而减轻。

5. 胸痛是否放射　心绞痛可向颈部和左臂放射；膈面心包炎症可向肩顶和颈部放射。

6. 伴随症状　肺炎引起胸痛者，常伴有咳嗽；食管疾病引起胸痛者，常伴有吞咽困难或胃灼热、反酸、呃逆等症状；肺梗死引起胸痛者，常伴有呼吸困难，而肺癌引起胸痛者，常伴有咯血或痰中带血；急性心肌梗死引起胸痛者，常伴有休克、心力衰竭或严重心律失常等。

7. 相关病史　有外伤者要考虑肋骨骨折和血气胸等。要询问有无气管、支气管、肺和胸膜疾病，有无心脏血管疾病，有无食管、纵隔疾病，有无脊椎疾病，有无神经官能症等。

（二）体格检查重点

（1）口唇和颊黏膜发绀：常由心肺疾病引起严重缺氧所致。

（2）胸式呼吸运动受限：见于胸部外伤、胸膜炎。

（3）胸廓、胸壁有无异常：气胸和大量胸腔积液者，患侧常饱满；皮肤和皮下组织有炎症时，局部有红、肿、热、痛；肋软骨炎和肋骨骨折者，局部压痛明显，带状疱疹引起的疼痛可有沿神经分布的水疱。

（4）肺部检查有无异常：叩诊音（浊音、实音、鼓音）或异常听诊音（干湿啰音及胸膜摩擦音、管样呼吸音）。

（5）心界扩大、心音遥远、心率增快和心包摩擦音等见于急性心包炎。心律失常如室性期前收缩和心房颤动见于急性心肌梗死和心肌炎。

（6）腹部有无压痛、包块及肝脾大或腹水等，如有，可怀疑肝硬化、肝癌等。

（7）如出现血压急剧升高、双侧肢体脉搏不等，则怀疑主动脉夹层。

（三）辅助检查

1. 必须要做的检查 血常规、胸部 X 线片、心电图（对诊断心肌梗死、心绞痛有重要价值）。

2. 应选择做的检查

（1）疑有心绞痛者，应在发作时做心电图，或在缓解后做心电图运动试验，如活动平板试验，观察心电图有无心肌缺血表现。

（2）疑有心肌梗死者，应测肌钙蛋白、心肌酶谱。

（3）疑有心血管疾病者，应做心脏超声，观察心腔的大小、心肌壁的厚薄、有无反流及肺动脉压等。

（4）疑有肺和胸膜肿瘤者，应做胸部 CT 检查，观察有无肿块影及其形态特征。

（5）疑有主动脉夹层者，应做主动脉 CTA 和胸部 MRI 检查。

（6）疑有肺梗死者，应查 D-二聚体，并做肺动脉 CTA 或同位素通气灌注扫描及下肢静脉彩超，以明确有无肺栓塞及深静脉血栓。

（7）疑有胸腔积液或腹部病变者，应做 B 超检查以进一步确定，必要时应抽取胸腔积液化验。

（8）疑有食管病变者，应做 X 线吞钡检查或胃镜检查。

（9）疑有脊柱或脊神经病变者，应做颈椎、胸椎 X 线摄片及 CT 或 MRI 检查。

二、思 维 程 序

第一步 急性还是慢性胸痛

急性发生的胸痛起病急骤，患者可以明确叙述胸痛开始时间，如气胸、肺梗死、主动脉夹层和心绞痛、心肌梗死等；而慢性发生的胸痛开始的时间通常不够明确，如胸部肿瘤。

第二步 是否由胸外疾病引起

腹部病变也可引起胸痛，如急性胰腺炎和消化性溃疡可引起左侧胸痛，而膈下脓肿和肝胆疾病可引起右侧胸痛，体格检查可有腹部体征，通过血清生化检查、B 超、腹部 X 线片和内镜等检查不难鉴别。

第三步 是胸壁疾病引起还是胸腔内病变引起

胸壁疾病引起胸痛的部位固定于患处，局部压痛明显，胸廓活动加强（如深呼吸、咳嗽或举臂等）时胸痛会加剧，包括胸壁皮肤、皮下组织、肌肉、神经和骨骼关节的病变，疼痛性质通常为锐痛。胸腔内病变引起的胸痛范围通常较广，胸壁无压痛，包括心脏、心包、血管、支气管、肺、胸膜、纵隔和食管疾病等，疼痛性质通常为钝痛、压榨痛或烧灼痛。

第四步 病情是否危重

胸痛的剧烈程度与病情轻重往往并不一致。应注意一般情况和生命体征是否稳定，如出现气急、发绀、烦躁、昏迷、心律失常甚至休克，提示病情凶险，如急性心肌梗死、肺梗死、张力性气胸、血胸、主动脉夹层破裂、自发性食管破裂、纵隔气肿等。

第五步 是否由功能性病变引起

焦虑症的胸痛部位不明确，并且常移行，患者情绪激动、烦躁等，体格检查通常无明显异常。过度通气综合征也可引起胸痛，伴呼吸急促、口唇肢体麻木甚至抽搐，动脉血气分析显示低碳酸血症和碱血症。

第六步 胸痛与病症的关系

明确胸痛是由何种病症引起：胸部 X 线片见气胸则明确胸痛由气胸引起；肺 CT 见一小结节，则需考虑胸痛是否由所合并其他疾病如冠心病引起。

第七步 如何处理

（1）明确病因，针对基础疾病治疗。

（2）剧痛者酌情用镇痛药，但在怀疑危重疾病又未明确前，镇痛药会掩盖病情，须谨慎应用。

（3）神经封闭疗法，如肋间神经痛或带状疱疹患者可用。

（4）疑为心绞痛者，可试用血管扩张剂治疗。

（金美玲　杨　茗）

第四节　咯　血

咯血（hemoptysis）是指喉及其以下呼吸道任何部位或肺组织出血，血液经口腔排出的现象。咯血是呼吸系统疾病的常见症状，但也常见于循环系统疾病，如二尖瓣狭窄、三尖瓣狭窄及急性左心功能不全等。

一、临床思维的必要前提

（一）病史询问要点

1. 详细询问咯血的情况　血是一口接一口咯出，还是连续性呕出；咯血前有无恶心；血是与痰混合，还是与食物混合；是血丝还是血块；是鲜红色还是暗红色等。

2. 询问咯血量　咯血量可多可少，多者可如泉涌，少者仅痰带血丝。反复少量或中量咯血，多见于支气管肺癌、肺结核、支气管扩张等；反复急性大咯血常见于肺结核空洞、支气管扩张、肺脓肿、支气管动脉瘤、血管畸形；慢性反复咯血多见于风湿性心脏病二尖瓣狭窄。

3. 咯血与月经的关系　月经期咯血可能为子宫内膜异位症。

4. 伴随症状

（1）伴发热：可见于肺结核、肺炎、肺脓肿、肺出血型钩端螺旋体病、流行性出血热、支气管肺癌等。

（2）伴胸痛：可见于大叶性肺炎、肺梗死、肺结核、支气管肺癌等。

（3）伴刺激性干咳：多见于肺癌、支气管内膜结核等。

5. 相关病史 是否有肺结核、支气管扩张、肺恶性肿瘤等病史；是否有心血管疾病史；是否存在全身性疾病如血液系统疾病、结缔组织病病史。

6. 相关药物治疗史或其他治疗史 是否有下肢深静脉血栓、肺栓塞、冠心病等疾病而需长期服用抗凝药物。

（二）体格检查重点

1. 口腔、鼻咽、齿龈等部位有无出血迹象 这些部位出血不属咯血。

2. 皮肤、黏膜有无发绀或出血点 前者见于先天性心脏病，后者见于血小板减少性紫癜、白血病、血友病等血液病。

3. 颈部及其他部位淋巴结肿大 常见于肿瘤转移或结核。

4. 肺部有无啰音 局部啰音见于肺部感染、支气管扩张、肺癌等；满布水泡音见于急性左心衰竭，常伴有血色泡沫痰。

5. 有无心脏病体征 如二尖瓣面容、心律不齐、心脏杂音等。

6. 有无杵状指（趾） 常见于支气管扩张、慢性肺脓肿、肺癌、发绀型先天性心脏病等。

（三）辅助检查

1. 必须要做的检查 胸部 CT，在咯血诊断中尤为重要；血常规、凝血功能。

2. 应选择做的检查 纤维支气管镜检查，用于不明原因的咯血，并可取活组织进行病理检查；肺动脉 CT 血管造影、选择性支气管动脉造影、痰液检查（抗酸杆菌、病理细胞、细菌培养等）。

二、思 维 程 序

第一步 是否为咯血

经过口腔排出的血液，究竟是咯出还是呕出，有时鉴别困难，此时应检查口腔、鼻咽、齿龈等部位，结合病史、伴随症状、体征及其他诊断方法，使咯血与呕血得以鉴别（表 2-1）。

表 2-1 咯血与呕血的鉴别

	咯血	呕血
病史	肺结核、支气管扩张、肺癌	消化性溃疡、肝硬化、胃癌
出血前症状	喉部发痒、咳嗽	上腹部不适、恶心、呕吐
出血方式	咯出	呕出
血液颜色	鲜红色	多为咖啡色，偶为鲜红色血的混合物
出血后症状	痰中带血数天	黑便或柏油样便

第二步　确定出血的部位

胸部 CT 有助于鉴别支气管或肺部病变。全身出血性疾病、心血管疾病等可根据病史、体征判断。

第三步　确定疾病的性质

引起咯血的疾病可为创伤、炎症、肿瘤、肺淤血、心力衰竭、血液病、急性传染病、风湿病、子宫内膜异位症等。

第四步　判断出血量

少量出血指出血量＜100ml；中量出血是指出血量为 100～500ml；大量出血指出血量＞500ml，大量出血时患者可出现心率增快、血压下降。咯血除非引起窒息，否则很少危及生命。

第五步　判断目前有无活动性出血、咯血的量及颜色

血液量多、颜色鲜红则提示有活动性出血。

第六步　确认咯血与病症的关系

如肺 CT 见支气管扩张，则咯血一般由该病引起。如患者长期服用华法林等抗凝药物，则要考虑是否为抗凝药物所致。

第七步　如何处理

（1）针对病因进行治疗。

（2）大咯血的紧急处理

1）叮嘱患者必须将血咳出，避免因恐慌而将血滞留在呼吸道而导致窒息。窒息时迅速让患者取头低卧位，头偏向一侧，或将患者倒置，拍击背部，保持气道通畅，必要时进行气管插管，清除血块。

2）输血、补液，补充血容量。

3）止血：垂体后叶素 10U 加入 5%葡萄糖溶液 20ml 中缓慢静脉推注（10～15 分钟），继之再用垂体后叶素 10～20U 加入葡萄糖溶液 500ml 中静脉滴注，但应注意垂体后叶素的不良反应。高血压、冠心病、心力衰竭者和孕妇等慎用。其也可合用其他止血剂，如巴曲酶（立止血）等。必要时行支气管动脉造影及动脉栓塞术，有些情况下亦可选择支气管镜下介入治疗。

（金美玲　杨玮瑜）

第五节　心　悸

心悸（palpitation）是一种自觉心脏搏动的不适感或心慌感，患者可能描述为"跳动"或"重搏感"。

一、临床思维的必要前提

（一）病史询问要点

（1）心悸发作时有无冷汗、乏力、黑矇、晕厥或近似晕厥，发作前有无前驱症状，心悸发作是否与运动、体位改变等情况相关，心悸持续时间、发作及终止情况，是否为突发突止或渐发渐止，是否可以通过特殊动作如屏气、按压眼眶、刺激咽后壁等终止心悸。

（2）心悸时患者可能自测脉率或心率，也可能通过血压计、穿戴式设备等计数心率或脉率，心悸时心率可快可慢，也可有心律不齐。由于患者就诊时可能心悸症状已经缓解，无心律失常发作，体格检查不能直接发现心律失常情况，因此患者自测脉率或心率情况及该情况持续时间有助于判断是否可能存在心律失常及其可能类型。

（3）有无器质性心脏病史，如冠心病、瓣膜性心脏病、心肌炎、心肌病、先天性心脏病、肺源性心脏病等均可引起心律失常，产生心悸症状。有无心律失常史，心动过速和心动过缓均可引起心悸，期前收缩、心房颤动、窦房传导阻滞或房室传导阻滞等心律失常也可引起心律不齐而导致心悸。

（4）有无循环系统以外的疾病，如甲状腺功能亢进症、低血糖、各种原因的贫血、急性失血、发热、缺氧及交感神经兴奋等均可引起心律失常，从而导致心悸。

（5）有无心理疾病或自主神经功能紊乱史，心理疾病可表现为心悸等躯体症状，自主神经功能障碍可以表现为不适当的心动过速或心动过缓，引起心悸症状。

（6）有无吸烟、过度饮酒、饮浓茶或咖啡史，烟碱、乙醇和咖啡等均可增强心肌收缩力及加快心率或引起期前收缩，产生心悸。

（7）有无特殊药物应用史，有些药物有致心律失常作用，如硝苯地平等二氢吡啶类钙通道阻滞剂、沙丁胺醇等 β 受体激动剂均可致心率加快，洋地黄中毒可引起各种心律失常等。

（8）伴随症状

1）伴心前区疼痛：见于冠心病、心肌炎、心包炎；也可见于心脏神经官能症。

2）伴发热：体温升高 1℃，心率通常加快约 15 次/分，除了伤寒可出现相对缓脉等少数情况外，大多数发热如急性传染病、风湿热、心肌炎、心包炎、感染性心内膜炎等均可引起心悸症状。

3）伴晕厥或抽搐：见于高度房室传导阻滞、病态窦房结综合征、心室颤动或阵发性室性心动过速。

4）伴贫血：见于各种原因引起的急性失血，此时常有出汗、脉搏细弱、血压下降或休克；慢性贫血者心悸多于劳累后明显。

5）伴消瘦及食欲亢进：可见于甲状腺功能亢进症。

6）伴阵发性高血压：见于嗜铬细胞瘤等交感神经亢进状态。

（二）体格检查重点

1. 口唇及球结膜　贫血患者可有苍白，右向左分流的先天性心脏病患者可伴有中心性发绀；严重的心力衰竭患者可伴有周围性发绀；动脉导管未闭患者可伴有差异性发绀。

2. 面部 有无二尖瓣面容（见于肺动脉高压），有无突眼等眼征（见于甲状腺功能亢进症）。

3. 颈部 有无颈静脉怒张或颈动脉搏动增强，前者见于右心衰竭、心脏压塞，后者见于主动脉瓣关闭不全；有无甲状腺肿大，有无血管杂音。

4. 心脏 有无心脏增大，有无心脏杂音，心音有无异常，有无附加音，心率有无过速或过缓，心律是否整齐，有无期前收缩或心房颤动。

5. 四肢 杵状指通常提示存在右向左分流的先天性心脏病或慢性缺氧。Janeway 损害、Osler 结节及甲床片状出血提示感染性心内膜炎。右心衰竭者可有体循环淤血、下肢水肿。了解上肢血管有无水冲脉，主动脉瓣关闭不全者脉压增大，可出现水冲脉。

（三）辅助检查

1. 必须要做的检查 心电图，了解有无心律失常、房室肥大等异常改变。

2. 应选择做的检查 动态心电图（Holter ECG）、血常规、甲状腺功能测定、超声心动图。必要时可行胸部或腹部 CT、24 小时尿儿茶酚胺与香草扁桃酸测定，以及病毒中和抗体及肠道病毒 RNA 检查。

二、思维程序

第一步 是否为心律失常

心律失常常表现为 3 种形式：①期前收缩，最为常见，频繁的期前收缩应与心房颤动相鉴别；②心动过速，如阵发性室上性心动过速、室性心动过速及窦性心动过速；③心动过缓，如窦性心动过缓、房室传导阻滞。通过心电图检查可以明确。

第二步 有无引起心脏收缩力增强的原因

引起心脏收缩力增强的原因：剧烈活动或精神紧张、吸烟、饮酒、饮浓茶或咖啡，应用某些对心脏有兴奋作用的药物，如肾上腺素、去甲肾上腺素、异丙肾上腺素、麻黄碱、沙丁胺醇（舒喘灵）、阿托品、甲状腺素等。

第三步 有无器质性心脏病

主动脉瓣关闭不全、二尖瓣关闭不全及先天性心脏病（如动脉导管未闭、室间隔缺损）等均可导致左心室肥厚和扩张，出现心悸。

第四步 有无引起心悸的全身性疾病

常见引起心悸的全身性疾病有贫血、发热、甲状腺功能亢进症。

第五步 有无自主神经功能紊乱

若排除上述原因，应考虑自主神经功能紊乱所致，但有时可与器质性心脏病合并存在。

疑有 β 受体功能亢进者，可做普萘洛尔（心得安）试验。

第六步 如何处理

心律失常引起者，应根据心律失常性质给予相应处理。自主神经功能紊乱引起者，可试用 β 受体阻滞剂或镇静药。器质性心脏病引起者，应同时给予基础心脏病治疗。全身性疾病引起者，应以治疗全身性疾病为主。

（周京敏 崔 洁 杨 茗 著）

第六节 晕 厥

晕厥（syncope）又称昏厥，是一种急起而极短时失去知觉与行动能力的状态。

一、临床思维的必要前提

（一）病史询问要点

1. 在何种情况下发作

（1）发作起始时的体位：血管迷走性晕厥、颈动脉窦或其他反射性晕厥一般均发生于坐位或立位；直立性低血压晕厥主要在患者从平卧位起立时发生；颈动脉窦过敏的患者有时可因头忽然转动而产生晕厥；心肌病变、高血压脑病及血糖过低等引起的晕厥发作与体位无关。

（2）与劳动及饮食的关系：主动脉瓣狭窄、法洛四联症及直立性低血压等患者常在劳累后发生晕厥；血糖过低所产生的晕厥常于饥饿时出现。

（3）与情绪激动的关系：血管迷走性晕厥多在情绪异常紧张的情况下发作；癔症性发作常与激动情绪的特殊环境和人物有关。

（4）其他：应注意有无出血、创伤、剧烈咳嗽或呼吸过度等情况；颈动脉窦综合征者发生晕厥常与穿高领、硬领衣服及突然转颈有关。

2. 发作的缓急及持续时间长短 心律失常引起的晕厥最为突然；血糖过低的症状常在几分钟内逐渐发展；癫痫发作之前多伴有特殊先兆。大多数晕厥的发作仅几秒之久，血糖过低、癔症及主动脉瓣狭窄则能引起较长时间的知觉丧失。

3. 伴随症状 面色苍白、出冷汗、恶心、乏力等主要见于血管迷走性晕厥及血糖过低。显著的四肢抽搐在癫痫最为常见，亦发生于心室停搏或心室颤动、癔症及血糖过低时。换气过度常引起四肢麻木甚至抽搐。

（二）体格检查重点

1. 发作时的检查

（1）一般情况：心源性晕厥常同时有面色苍白、发绀、呼吸困难及周围静脉扩张；血管迷走性晕厥患者面色苍白更显著，但无发绀、呼吸困难等现象。

（2）心脏情况：发作时心率每分钟超过 150 次者，提示异位性心动过速；在短时间内心音听不到者，可能为心室停搏或心室颤动。

（3）血压：心源性晕厥者均伴有血压过低；高血压脑病发作时，血压显著升高。

（4）如疑有血糖过低，应立即测定血糖，并考虑试用葡萄糖溶液静脉注射。

2. 发作之前的一般情况

（1）注意有无急性感染、慢性消耗性疾病、其他容易诱发血管迷走性晕厥的情况及有无出血现象。

（2）心脏检查：特别注意房室传导阻滞、主动脉瓣病变及发绀型先天性心脏病，必要时做心电图检查。

3. 特殊检查　在获得初步线索后需要进一步调查病因者，可试用各种旨在诱导发作的检查方法，以观察是否产生类似自发性发作时的症状。

（1）颈动脉窦过敏试验：患者取坐位，在右侧颈部与甲状腺软骨上缘同一水平找到颈动脉分叉处，即搏动最显著处，用两个手指压颈椎 10～15 秒，先试右侧，再试左侧。注意有无心率减慢、血压降低及知觉改变。

（2）让患者坐直时做深呼吸 2 分钟，观察是否出现症状。

（3）比较平卧时与起立 1 分钟后的脉搏、血压及自觉症状。

（4）直立倾斜试验有助于神经源性晕厥的诊断。

（三）辅助检查

1. 必须要做的检查　心电图，了解有无心律失常等异常改变；如考虑有癫痫可能，应做脑电图检查。

2. 应选择做的检查　如有发绀型先天性心脏病，应做血气分析；如有心脏病史而心电图无心律失常表现，则应进行 24 小时动态心电图检查；如晕厥发作时无心律失常表现，则应做脑电图检查以除外癫痫；各种器质性心脏病均应做超声心动图、正侧位胸部 X 线检查。

二、思 维 程 序

第一步　是否为晕厥

晕厥是一种急起而极短时失去知觉与行动能力的状态，与持久而不易迅速逆转的知觉丧失——昏迷有区别。

第二步　确定晕厥的病因

晕厥包括心源性晕厥、血管迷走性晕厥（又称血管抑制性晕厥）、直立性低血压晕厥（又称体位性低血压晕厥）、颈动脉窦晕厥、生理反射性晕厥（如排尿晕厥、排便晕厥、咳嗽晕厥等）、脑血管晕厥[如脑血管病变或血管受压而致血流不畅或阻塞，可引起脑血流减少而导致晕厥，如短暂性脑缺血发作（TIA）]、代谢性疾病引起的晕厥（如过度换气综合征、低血糖晕厥、高原或缺氧晕厥）、精神神经疾病（如癔症、癫痫、偏头痛）所致的晕厥。

第三步　是否是心源性晕厥（阿–斯综合征）

心源性晕厥是心排血量突然减少引起脑血管缺血所致的晕厥，常见于严重心律失常，亦见于急性心脏排血受阻。广义上说，阿–斯综合征可由任何机制导致心脏突然发生异常缓慢或显著增速心率，使心排血量突然锐减，导致脑血供不足引起。病因如下。

1. 心律失常

（1）缓慢性心律失常：①完全性或高度心脏传导阻滞，可见于急性病毒性心肌炎、扩张型心肌病、原发性心脏传导阻滞、急性心肌梗死、先天性心脏传导阻滞、急性风湿性心脏病、药物中毒或电解质紊乱；②病态窦房结综合征，包括严重窦房传导阻滞、持久性窦性静止、慢–快综合征、双结病变等。

（2）快速性心律失常：①阵发性室上性心动过速；②心房扑动伴 1∶1 房室传导；③预激综合征合并快速心房扑动或心房颤动，心室率极快者；④阵发性室性心动过速；⑤尖端扭转型室性心动过速。

（3）长 QT 间期综合征：①特发性长 QT 间期综合征；②继发性长 QT 间期综合征。

2. 急性心脏排血受阻　包括严重主动脉瓣狭窄、梗阻性肥厚型心肌病、心房黏液瘤、严重二尖瓣狭窄、急性心肌梗死、法洛四联症、原发性肺动脉高压等。

第四步　如何处理

1. 尽快完善必要的检查　包括监测心率、血压及进行心电图检查，有条件的医院应进行心电监护。

2. 针对病因处理　心源性晕厥按心搏骤停和心肺复苏原则抢救。血管迷走性晕厥患者出现头晕、恶心等症状时应立即平卧，可避免发作；如已晕厥，则尽快使患者卧于通风处，抬高下肢，去除或治疗病因，患者常迅速恢复。直立性低血压晕厥患者平卧后意识即可恢复。颈动脉窦综合征者，对迷走神经性发作可根据病情缓急采取阿托品皮下注射、肌内注射或静脉注射；血管迷走性晕厥可应用麻黄碱或苯丙胺，也可应用异丙肾上腺素；药物疗效不佳者，可进行颈动脉窦局部普鲁卡因封闭；发作过于频繁、心率经常缓慢者，亦可考虑人工心脏起搏治疗。生理反射性晕厥发作时，患者应立即平卧、抬高下肢，患者常迅速恢复。脑血管病晕厥治疗应改善脑血流。代谢性疾病及精神疾病所致的晕厥均应针对病因治疗。

（范　薇　汪　昕）

第七节　水　　肿

人体组织间隙有过多的液体积聚使组织肿胀，称为水肿（edema）。液体在人体组织间隙呈弥漫性分布时，表现为全身性水肿，常为凹陷性；液体积聚于局部组织间隙时，表现为局限性水肿。"水肿"这一术语，不包括内脏器官局部水肿，如脑水肿、肺水肿等。体腔内积液，如胸腔积液、腹水、心包积液等有专节叙述，也不包括在本节内。

一、临床思维的必要前提

（一）病史询问要点

（1）水肿的程度、时间和发展情况：是全身性还是局限性，是持久性还是间歇性，以及目前是在好转还是恶化。

（2）有无心脏病、肾脏病及慢性肝病史：心肾功能不全及肝硬化肝功能失代偿期患者可出现水肿。

（3）营养情况：各种原因的营养不良、低白蛋白血症患者均可因胶体渗透压降低而出现水肿。

（4）最近有无接受过量或过速的液体输注及肾上腺皮质激素制剂：水钠潴留是水肿的重要原因之一。

（5）如系局部性水肿，应询问局部有无外伤、肿块压迫或炎症情况，有无可引起该区域静脉和（或）淋巴系统回流受阻、压力升高等情况，有无药物或食物过敏史，如有，可能出现局部血管神经性水肿。注意是否两侧对称。

（6）注意疏松结缔组织区域的水肿史：以毛细血管通透性增加为特点的水肿，可在颜面部疏松结缔组织处形成水肿，且以清晨显著，勿误认为一般的局部性水肿，如急性肾炎。

（7）注意询问水肿与体位的关系：由于重力的缘故，水分常积聚于低位处，如卧位时积聚于背部和臀部，立位时积聚于下肢等。

（8）注意询问水肿是否为凹陷性：非凹陷性水肿以黏液性水肿最多见，常见于甲状腺功能减退。水肿严重时，可呈现为紧张性水肿，压迫皮肤常为非凹陷性，应注意区分；水肿区域伴皮肤显著增厚时，亦可呈现为非凹陷性水肿，如象皮腿。

（二）体格检查重点

（1）皮肤水肿：水肿分布于全身或限于局部。全身性水肿常见于低蛋白血症或心、肾、肝的严重病变或功能不全及内分泌功能紊乱等；局限性水肿见于局部静脉或淋巴回流受阻、炎症或变态反应等；凹陷性水肿提示程度比较严重，非凹陷性水肿提示严重水肿或系淋巴系梗阻性水肿；水肿局部有压痛和红肿者，常属炎症性。

（2）有无颈静脉怒张：颈静脉怒张见于右心衰竭、上腔静脉受压（如纵隔肿瘤、动脉瘤、血栓）等患者。

（3）有无心脏病理性杂音、心脏扩大、心律不齐等，应除外心源性水肿。

（4）肺部有无啰音：应除外肺淤血及心脏病性水肿。

（5）肝脾有无增大、腹壁静脉有无曲张、有无蜘蛛痣和肝掌，应除外肝硬化。

（6）下肢水肿：双侧对称性水肿多见于心、肝、肾疾病或低蛋白血症，也可为大量腹水、巨大卵巢囊肿及妊娠子宫等压迫静脉所致；单侧下肢水肿者，应除外静脉血栓、淋巴回流受阻、静脉曲张或感染等。

（三）辅助检查

1. 必须要做的检查 血常规、尿常规及肝功能、肾功能、血白蛋白测定。

2. 应选择做的检查 24 小时尿蛋白定量、尿浓缩和稀释试验或血/尿渗透浓度测定、BNP、pro-BNP 测定、内生肌酐清除率测定，以及甲状腺功能、胸部 X 线片及超声心动图、胸部及腹部 CT、下肢血管超声、浆膜腔超声等检查。

二、思 维 程 序

第一步 是全身性水肿还是局限性水肿

全身性水肿多见于心源性、肾源性、肝源性、营养不良性及内分泌性五大类。

（1）心源性水肿：各种原因的心脏病患者当出现心功能不全，特别是右心功能不全或全心功能不全时，由于体循环淤血可出现水肿。水肿通常从下肢开始，逐渐向上蔓延，严重者可有体腔积液，如出现胸腔积液、腹水等。

（2）肾源性水肿：各种原因的肾脏疾病患者当出现肾功能不全时，可出现水肿，水肿可从眼睑开始，逐渐发展为全身性水肿；肾病综合征患者由于大量蛋白尿及低蛋白血症而出现水肿，水肿以体位最低部位为最明显。

（3）肝源性水肿：各种原因的肝病患者由于低白蛋白血症而出现全身性水肿，通常从腹水开始（门静脉高压所致），严重者下肢也有凹陷性水肿。

（4）营养不良性水肿：主要与低蛋白血症有关。如因维生素 B_1 缺乏而出现维生素 B_1 缺乏性心脏病（脚气病性心脏病），则水肿更严重。

（5）内分泌性水肿：如甲状腺功能减退症患者出现非凹陷性黏液性水肿，颜面及下肢胫骨前明显；经前期综合征患者月经前 7~14 天出现眼睑、踝部及手部轻度水肿，伴乳房胀痛及盆腔沉重感，月经后水肿逐渐消退。

（6）其他：尚有药物性水肿及特发性水肿。前者可见于肾上腺皮质激素、性激素、甘草制剂等治疗过程中，与水钠潴留有关；后者几乎只发生于妇女，以身体下垂部分显著，原因未明，一般认为与内分泌功能失调及直立体位有关，立卧位水试验有助于诊断。

局限性水肿多为局部静脉、淋巴回流受阻或毛细血管通透性增加所致，原因包括局部炎症、肢体静脉血栓形成及血栓性静脉炎、上腔或下腔静脉阻塞综合征、丝虫病、创伤或过敏等。

第二步 水肿并非主要征象的其他全身性疾病的鉴别

结缔组织病，如系统性红斑狼疮、硬皮病、皮肌炎，以及妊娠高血压综合征和血清病所致的水肿，因有各自的特征性临床表现不难识别。

第三步 如何处理

（1）治疗原发病。

（2）对症处理：主要是利尿。低白蛋白血症患者可输注白蛋白。利尿剂可依据血清电解质情况选用：保钾利尿剂包括螺内酯（安体舒通）、氨苯蝶啶；排钾利尿剂包括氢氯噻嗪、呋塞米（速尿）及布美他尼（丁尿胺）等。严重水肿利尿效果不佳或不宜使用利尿剂者可行血液透析。

（徐元钊）

第八节　呼吸困难

呼吸困难（dyspnea）既是主观症状，即患者感到呼吸费力或空气不足，又是客观体征，表现为呼吸深度或频率改变、节律不规则、辅助呼吸肌参与呼吸运动或端坐呼吸等。

一、临床思维的必要前提

（一）病史询问要点

1. 年龄、性别　如为儿童，要考虑呼吸道异物、支气管哮喘和先天性心脏病；如为老年人，要考虑慢性阻塞性肺疾病、心力衰竭和肿瘤等；孕妇产后要考虑羊水栓塞。

2. 起病急缓　急性起病的见于呼吸道异物、张力性气胸、肺栓塞、急性呼吸窘迫综合征（ARDS）、左心衰竭、癔症；缓慢起病者常见于心肺和胸膜的慢性病变。

3. 诱发因素

（1）劳动或活动后出现，常是心力衰竭的早期表现，或是慢性阻塞性肺疾病、间质性肺病等。

（2）剧烈咳嗽后出现并伴胸痛者，应除外气胸。

（3）长期卧床、手术后、持续性心房颤动、细菌性心内膜炎患者，突然出现胸痛伴气急、呼吸困难，要注意肺栓塞。

（4）吸入有害、有毒气体，过多、过快输血或输液，或登高后出现者，要考虑急性肺水肿。

（5）精神刺激后出现者，要考虑癔症。

4. 呼吸困难特点

（1）吸气性呼吸困难：见于喉水肿、喉异物、白喉、喉癌、咽后壁脓肿和气管肿瘤等大气道阻塞、狭窄。

（2）呼气性呼吸困难：见于慢性阻塞性肺疾病和支气管哮喘等周围气道阻塞疾病。

（3）混合性呼吸困难：见于大量胸腔积液、气胸、间质性肺病、大片肺不张等。

5. 伴随症状

（1）伴发热者，应考虑肺部感染、胸膜炎和心包炎等。

（2）伴咳痰者，应考虑慢性支气管炎、肺炎和肺水肿等。

（3）伴胸痛者，应考虑自发性气胸、胸膜炎、肺栓塞和急性心肌梗死等。

（4）伴咯血者，应考虑肺部肿瘤、支气管扩张、肺脓肿、肺栓塞和肺结核空洞等。

（5）伴意识障碍、肌力减退、病理反射征阳性者，应考虑神经肌肉病变。

6. 相关病史

（1）气管、支气管和肺部疾病，如支气管哮喘、慢性阻塞性肺疾病、肺结核和间质性肺病等，常以呼吸困难为主要临床表现。

（2）各种心血管疾病，如风湿性心脏病、高血压心脏病、冠心病、心肌炎、心肌病、心包积液、缩窄性心包炎、先天性心脏病等可引起呼吸困难。

（3）严重胸膜肥厚粘连、胸膜肿瘤、胸腔积液和气胸等，以及胸部外伤、胸廓畸形、硬皮病、严重肌无力、过度肥胖症均可引起呼吸困难。

（4）影响胸廓运动的疾病也可引起呼吸困难。

（5）糖尿病或尿毒症引起的代谢性酸中毒也是呼吸困难的重要原因。

（6）严重感染、创伤、手术、胃内容物误吸、重症急性（坏死性）胰腺炎等患者出现呼吸困难，要警惕 ARDS。

（7）颅脑疾病，如脑炎、脑血管病变、脑肿瘤、脑外伤，可出现呼吸困难。

7. 职业和工作环境 有无接触化学毒物，如一氧化碳、氰化物、亚硝酸盐和苯胺等；有无职业性接触某些有机或无机物质，如矽尘、棉尘、霉草和蘑菇等。

8. 相关药物治疗史或其他治疗史

（1）胸部放射治疗者，要考虑放射性肺炎。

（2）胸部手术后要考虑肺不张或肺部感染。

（3）胸腔抽气抽液后，要考虑气胸或复张性肺水肿。

（4）输血、输液过快、过量，要考虑肺水肿。

（5）气管插管者拔管后，要考虑喉部水肿。

（6）用药后发生呼吸困难，要考虑药物过敏反应引起喉水肿或哮喘发作。

（7）食管病变内镜下有创诊疗后，如黏膜剥离术、纵隔超声内镜穿刺检查术等应考虑气胸。

（二）体格检查重点

1. 体位姿态 端坐呼吸，见于左心衰竭、重症支气管哮喘；向患侧卧，常见于胸腔积液；缩唇呼气，见于慢性阻塞性肺疾病；惊恐躁动，见于肺水肿；突然惊呼，见于肺栓塞；扪胸、痛苦表情，见于急性心肌梗死。

2. 神志状态 重度一氧化碳或氰化物中毒、重度酸中毒或肺性脑病患者常出现不同程度意识障碍。

3. 皮肤、黏膜 有无皮下气肿或贫血貌；心肺病变引起低氧血症，常出现发绀；亚硝酸盐中毒可引起肠源性发绀；一氧化碳中毒者，口唇呈樱桃红色；癔症者无发绀。

4. 咽喉部 有无脓肿、水肿或肿瘤等。

5. 颈部 有无颈淋巴结肿大、颈静脉怒张、甲状腺肿大和气管移位等。

6. 胸廓、胸壁 有无胸廓畸形、胸廓不对称或胸壁压痛、胸壁静脉曲张。

7. 肺部 有无胸腹矛盾呼吸或双侧呼吸运动不对称，有无叩诊浊音或鼓音，有无干湿啰音，有无异常呼吸音。呼吸深慢，见于糖尿病或尿毒症酸中毒；呼吸表浅，见于肺气肿、呼吸肌麻痹或镇静药过量；潮式呼吸，见于麻醉药或催眠药过量及脑动脉硬化或颅内压升高等。

8. 心脏血管　有无心界扩大、心音异常如奔马律和病理性杂音等，血压是否异常。

9. 腹部　大量腹水、腹部胀气、腹腔巨大肿瘤（如卵巢肿瘤）、妊娠后期，均可引起呼吸困难。

10. 神经系统　有无脑膜刺激征、偏瘫、病理反射，肌张力、肌力和腱反射是否正常。

（三）辅助检查

1. 必须要做的检查　血常规和尿常规、电解质、胸部 X 线检查、血气分析、心电图。
2. 应选择做的检查
（1）疑为贫血者，应查血常规。
（2）疑为呼吸衰竭者，应查动脉血气。
（3）疑为糖尿病酮症酸中毒者，应查尿糖、血糖、血酮体和动脉血气。
（4）疑为肾衰竭者，应查尿常规及血清肌酐、尿素氮。
（5）疑为心脏病者，应做心电图、超声心动图检查，以及测血清脑钠肽（BNP）、静脉压，必要时进行心导管检查等。
（6）疑为肺部病变者，应做肺功能、胸部 CT 和纤维支气管镜等检查。
（7）疑为毒物引起者，应测血清毒物浓度。
（8）疑为颅脑病变者，应做头颅 CT、头颅 MRI、脑脊液等检查。
（9）疑为电解质紊乱者，应查血清电解质。

二、思 维 程 序

第一步　是否为精神性呼吸困难

由于焦虑、紧张和恐惧等因素，患者出现呼吸浅速、过度通气和呼吸性碱中毒，可伴有胸痛和手足搐搦。女性多见，以往可有类似发作，无器质性病变。呼吸快慢和深浅不规则，可有叹息样呼吸，入睡后呼吸转为正常。

第二步　呼吸困难起源于何种原因

肺源性呼吸困难常有呼吸系统症状，如咳嗽、咳痰或气喘，常有慢性呼吸系统疾病史或吸烟史，胸部 X 线片可发现异常，肺功能或动脉血气也常异常。心源性呼吸困难多有心血管疾病史，查体心脏扩大、心脏杂音或奔马律等，X 线检查显示心影扩大或肺水肿，超声心动图检查显示心脏扩大、室壁增厚或肺动脉压升高等，静脉压可升高，右心导管测压显示肺毛细血管楔压升高，BNP 升高，强心和利尿一般有效。其他原因包括严重贫血、休克或大出血，应考虑血源性呼吸困难。有糖尿病或慢性肾炎史，血清生化检查有相应改变，血气分析为代谢性酸中毒，应考虑酸中毒引起的呼吸困难。有毒物接触史或血清毒物浓度升高者，应考虑中毒性呼吸困难。有神经系统症状和体征或脑脊液有异常者，应考虑神经肌肉疾病引起的呼吸困难。腹部或横膈病变影响呼吸运动也可引起呼吸困难。

第三步 呼吸困难与病症的关系

明确呼吸困难是由何病症引起的：肺部 CT 见双肺间质性改变，则考虑肺间质性病变引起；肺部 CT 见慢性炎症，则需考虑是否由所合并的其他疾病如神经肌肉疾病引起。

第四步 如何处理

（1）明确病因，积极治疗基础病变。

（2）吸氧，依据不同状态和病因，选择不同的给氧方式。

（3）如为呼吸器官本身病变，则应针对不同病因，采取抗感染、解痉、平喘、吸氧及胸腔抽气、抽液等措施。发生呼吸衰竭者，根据病情可先行无创机械通气治疗，如治疗效果不佳或患者病情危重，则行气管插管或切开，进行有创机械通气治疗。

（4）如为心源性呼吸困难，则应采取强心、利尿、扩血管等综合治疗。

（5）如为中毒性呼吸困难，则尽量选择相应的解毒剂，必要时行血液透析治疗，清除毒物。

（金美玲 叶 伶）

第九节 吞 咽 困 难

吞咽困难（dysphagia）是指正常吞咽功能发生障碍，通常表现为吞咽费力，食物或水从口腔到胃运送过程中受到阻碍而产生的咽部、胸骨后或剑突部位的梗阻或疼痛症状；严重者不能咽下食物。主要原因有食管的机械性梗阻、支配吞咽功能的神经肌肉功能失常，以及口腔、咽、喉等处的疼痛或梗阻性病变。

一、临床思维的必要前提

（一）病史询问要点

1. 发病年龄 出生后即出现吞咽困难，频繁吐奶者，应考虑先天性食管疾病；儿童突然出现吞咽困难，需考虑食管异物；老年人出现吞咽困难，应考虑食管肿瘤。

2. 病情进展 中老年患者出现进行性吞咽困难，病程较短，首先考虑食管恶性肿瘤；病情进展缓慢，应考虑良性狭窄；病程较长，吞咽困难症状时轻时重，应考虑贲门失弛缓症。

3. 梗阻部位 如患者能明确指出食物咽下时自觉梗阻位于胸骨后某一点，可能就是相应部位食管病变所在；询问有无疼痛。

4. 前驱症状 发病前发热、咽痛，可考虑扁桃体周围脓肿、咽后壁脓肿；有胃灼热、反酸、胸痛者，应考虑反流性食管炎；询问有无吞服腐蚀剂或异物史，特别是强酸、强碱史；如有接受放射治疗史，要考虑放射性食管炎。

5. 饮食情况 由进食固体食物发生吞咽困难逐渐发展至进食流质食物出现吞咽困难者，常见于食管机械性梗阻；进食液体出现呛咳、鼻腔反流见于食管气管瘘或中枢神经麻痹。

6. 伴随症状

（1）伴反酸、上腹灼热或胸痛：可能有胃食管反流病。由食管痉挛或运动紊乱导致的吞咽困难为固体和液体食物通过均困难，呈间歇性；而食管狭窄引起的吞咽困难呈持续性，对干食明显。

（2）伴声音嘶哑：可能为食管癌侵犯喉返神经；或主动脉瘤、纵隔肿瘤、纵隔淋巴结结核压迫喉返神经所致。

（3）伴呃逆：见于食管下端病变，如食管癌、食管裂孔疝、贲门失弛缓症等。

（4）伴呛咳、构音困难、食物反流到鼻腔者：见于中枢神经麻痹、食管支气管瘘等。

（5）伴咀嚼无力、发音障碍、呼吸困难者：可能是各种原因引起的双侧舌咽-迷走神经麻痹，或重症肌无力，或结缔组织病如多发性肌炎、皮肌炎、硬皮病，或肉毒杆菌中毒等疾病。

（6）伴全身阵发性肌肉痉挛：见于破伤风、狂犬病等。

（二）体格检查重点

（1）有无锁骨上淋巴结肿大，有无甲状腺肿大、颈部肿块。

（2）有无口咽部病变，如口咽炎、扁桃体周围脓肿、咽后壁脓肿；有无舌和软腭麻痹；有无味觉障碍。

（3）四肢皮肤有无硬皮病特征性改变；有无四肢肌力下降等提示神经肌肉疾病的表现，并检查有无肌肉压痛、病理征阳性。

（三）辅助检查

1. 必须要做的检查　胸部 X 线片可提示纵隔占位性病变与主动脉瘤的可能。X 线食管吞钡/碘水造影可确定食管病变为梗阻性或蠕动失常所致。内镜检查及病变活检对食管癌确诊有价值。

2. 应选择做的检查

（1）疑为食管癌者，需行食管胃十二指肠镜检查。胸腹部 CT 检查可确定肿瘤是否存在及病灶大小、部位、侵犯范围和有无淋巴结转移。

（2）疑为胃食管反流病者，可做食管下括约肌压力测定、24 小时食管 pH 与阻抗监测。

（3）疑为食管运动功能障碍者，可行食管测压或 X 线食管吞钡检查。

（4）疑为咽喉部疾病者，可行喉镜检查。

二、思　维　程　序

第一步　是否为吞咽困难

确定是否为吞咽困难时，应除外假性吞咽困难。假性吞咽困难在不进食时也感到咽、颈部或胸骨后团块样梗阻感，俗称"癔症球"，但实际上吞咽通畅，并无困难；患者常不能明确描述梗阻的部位，进食无困难，甚至进食时梗阻感反而消失。

第二步 判断吞咽困难的部位，是口咽性还是食管性

如为食管性，吞咽后 2～5 秒发生吞咽困难，应注意胸段食管病变；吞咽后 5～15 秒发生吞咽困难，提示病变在食管下段或腹部食管。

第三步 确定吞咽困难的性质

判断吞咽困难是先天性、狭窄性、炎症性、异物性、溃疡性、肿瘤性、神经性还是功能性。如婴儿出生后或哺乳期出现间歇性或经常性食后呕吐与吞咽困难，应考虑食管先天性疾病，如食管蹼、先天性食管过短或狭窄等；有吞咽强酸、强碱史者，吞咽困难可能为食管狭窄所致；先有反酸烧心症状，之后逐渐加重发展为吞咽困难，提示胃食管反流病出现炎症性狭窄。中年以上出现的吞咽困难并进行性加重者，首先应考虑食管癌。青壮年尤其是女性出现间歇性吞咽困难，与精神因素有关，反复检查无器质病变者，应考虑功能性吞咽困难。内镜检查及病变活检可以明确或排除器质性病变。

第四步 有无食管病变以外的因素

引起吞咽困难的食管病变以外因素包括纵隔病变、心血管疾病、甲状腺肿大、脊柱疾病、中枢神经系统病变、自身免疫性疾病累及肌肉（如重症肌无力）、结缔组织病（如皮肌炎、多发性肌炎或硬皮病）及全身性感染（如破伤风、狂犬病）。肉毒杆菌中毒者也可出现吞咽困难。

第五步 功能性吞咽困难的诊断

功能性吞咽困难的诊断标准：①固体和（或）液体食物通过食管有黏附、滞留或通过异常的感觉；②无胃食管反流导致该症状的证据；③没有以组织病理学为基础的食管运动障碍（诊断前症状至少存在 6 个月；近 3 个月必须满足以上所有条件）。

第六步 如何处理

（1）病因治疗，包括药物治疗、内镜治疗（如食管扩张术、经口内镜下肌切除术、支架治疗）和手术治疗等。

（2）对于功能性吞咽困难患者，可给予胃肠动力药；也可根据病情给予抗抑郁药物治疗；食管痉挛者可给予硝苯地平 10mg，每日 3 次，也可适当给予镇静药。

（3）贲门失弛缓症可采用内镜下球囊扩张术、肉毒素注射和可回收覆膜支架治疗；依据高分辨率食管测压（HRM）结果，Ⅱ型和Ⅰ型贲门失弛缓症采用经口内镜下肌切开术（POEM）治疗效果好，这是一种通过隧道内镜进行肌切开的微创新技术；还有外科 Heller 术（胸腔镜下食管下段贲门肌层切开术）。

（蔡 瑜 董 玲）

第十节 恶心与呕吐

呕吐（vomiting）是胃或部分小肠内容物反流入食管，经口吐出的一种反射动作。恶心

（nausea）为上腹部不适、紧迫欲吐的感觉，常伴有迷走神经兴奋的表现，常为呕吐的前奏，但有些呕吐可无恶心的先兆。恶心和呕吐均为复杂的反射动作，可由多种原因引起。

一、临床思维的必要前提

（一）病史询问要点

1. 诱因　有无不洁饮食及误服药物、毒物和酗酒史；育龄期妇女有无停经史；有无慢性肝肾疾病史、腹部手术史及糖尿病病史；有无颅脑疾病、外伤、精神创伤史；起病前具体用药史（如红霉素、非甾体抗炎药、抗肿瘤药等）。

2. 呕吐发生的时间与进食的关系　精神性呕吐常在餐后即刻发生；餐后短时间内呕吐，如为骤起和集体发病，应怀疑食物中毒；育龄期妇女晨间呕吐应想到早孕反应，也见于尿毒症及慢性酒精中毒；如刷牙时恶心，则可能有慢性咽炎；夜间呕吐常见于幽门梗阻。

3. 呕吐的特点　不伴恶心的喷射状呕吐伴头痛多见于颅内高压、颅内肿瘤，呕吐后头痛可短暂缓解；呕吐量大伴大量宿食常见于幽门梗阻引起的胃潴留或胃扩张；呕吐伴眩晕、耳鸣者，需考虑晕动病或迷路疾病；吐泻交替发作者，需注意细菌性食物中毒；精神性呕吐常无恶心，呕吐并不费力。

4. 呕吐物的性质　胃流出道梗阻者，呕吐宿食并伴腐酵气味；呕吐物含多量胆汁者，提示胆汁逆流入胃，常为较顽固性呕吐，可见于高位小肠梗阻；大量呕吐者，见于急性胃扩张；呕吐物有粪臭，提示小肠低位梗阻；还应注意呕吐物中有无蛔虫、胆石或吞入的异物。

5. 伴随症状

（1）伴腹痛：多见于与急腹症有关的疾病，如急性胰腺炎、急性阑尾炎、急性胆囊炎、胆道蛔虫病、消化性溃疡穿孔、肠梗阻、幽门梗阻、泌尿系结石等。

（2）伴腹泻：多见于胃肠道感染或急性中毒。

（3）伴剧烈头痛：除需考虑引起颅内高压的疾病外，应想到偏头痛、鼻窦炎、青光眼、屈光不正等。

（4）伴眩晕、眼球震颤：应考虑迷路炎、前庭病变、晕动病，也应除外链霉素、卡那霉素、庆大霉素等药物所致前庭功能障碍。

（5）伴发热、黄疸：应想到急性胆囊炎、急性胆管炎。急性病毒性肝炎黄疸前期常有恶心、呕吐及发热。

（二）体格检查重点

（1）注意咽部有无充血或淋巴滤泡增生、扁桃体有无肿大、鼻窦有无压痛、眼球有无震颤，并注意瞳孔大小和眼压。

（2）注意颈部有无抵抗，有无病理征阳性。

（3）腹部是检查重点：注意有无肝大、鼓肠、胃肠型、蠕动波、腹部振水声、气过水声、腹部肿块及压痛，特别要注意上腹部、左上腹部及右下腹部，因为急性胃炎、急性胰腺炎和急性阑尾炎大多伴有呕吐；须注意有无肾区叩痛及输尿管压痛，因为肾和输尿管结石、肾绞痛发作时常伴呕吐。

（三）辅助检查

1. 必须要做的检查　血常规、尿常规、粪常规及血电解质、血糖、肝肾功能、血清淀粉酶测定。

2. 应选择做的检查

（1）疑有食物或毒物中毒者，应将可疑食物和呕吐物送检（毒物鉴定或细菌培养）。

（2）疑有胃十二指肠病变者，应行内镜检查或胃肠钡餐/碘水造影。贲门失弛缓症、十二指肠壅积症时内镜检查不易发现问题，钡餐/碘水造影可以明确或排除相应诊断，临床怀疑时应首先选择。

（3）腹部 CT 和（或）X 线检查：对空腔器官穿孔、肠梗阻、急性胃扩张的诊断有重要价值。

（4）疑有胆囊、胆道、肝脏、胰腺疾病者，应做腹部 B 超、CT 或 MRI 检查。

（5）疑有心肌梗死者，应做心电图，并检测心肌肌钙蛋白和心肌酶谱。

（6）疑有颅内病变者，应做头颅 CT 或 MRI 检查；必要时还应进行腰椎穿刺和脑脊液检查，包括常规检查、生化检查、细菌培养、真菌检查等。

（7）疑有眼、耳、鼻等部位病变者，应请眼科和五官科进行相应检查。疑为早孕者，应测血尿 HCG，并做盆腔 B 超检查。

（8）疑有糖尿病酮症酸中毒、甲状腺功能亢进症、肾上腺功能减退者，应测血糖、酮体、甲状腺激素水平和皮质醇等。

二、思　维　程　序

第一步　是否为呕吐

正常人进食后，可吐出少量胃内容物，经口排出或再咽下，但不伴恶心，称反刍或反食，不属呕吐。食管性反流可发生于餐后一段时间内，无恶心前兆，反流物不含胃酸和胃蛋白酶。

第二步　是否为反射性呕吐

引起反射性呕吐的疾病如下。

（1）消化系统疾病：如胃十二指肠疾病（如胃黏膜刺激或炎症、各种原因引起的幽门梗阻、功能性消化不良、肠系膜上动脉综合征、输出袢综合征、肠梗阻等）、腹腔器官急性炎症（如急性腹膜炎、急性阑尾炎早期、胆囊炎、胆道蛔虫病、急性胰腺炎等），咽部刺激也可诱发呕吐。

（2）泌尿生殖系统疾病：如泌尿系结石、急性肾盂肾炎、肾功能不全、盆腔炎、异位妊娠破裂、卵巢囊肿蒂扭转等。

（3）心血管疾病：如急性心肌梗死、心力衰竭及低血压伴晕厥/休克的早期、主动脉夹层动脉瘤等；应该强调以呕吐为首发症状的心肌梗死并不罕见，值得注意。

（4）眼部疾病：如青光眼、屈光不正。

（5）急性传染病：如急性传染性肝炎、伤寒、霍乱、食物中毒等。

第三步　是否为中枢性呕吐

引起中枢性呕吐的原因如下。

（1）中枢神经系统疾病：如中枢神经系统感染、脑血管疾病、颅脑损伤、颅内肿瘤。

（2）药物或化学毒物作用：如洋地黄、吗啡、抗肿瘤药、雌激素、甲睾酮、硝基呋喃类或磺胺类抗菌药及砷、有机磷、急性乙醇中毒等。

（3）妊娠、糖尿病酮症酸中毒、尿毒症、低钠血症、甲状腺危象、甲状旁腺危象、肾上腺危象、放射性损害等。

第四步　是否为前庭障碍性呕吐

引起前庭障碍性呕吐的疾病包括迷路炎、梅尼埃病、晕动病等。

第五步　是否为功能性恶心和功能性呕吐

（1）慢性特发性恶心：诊断前症状出现至少 6 个月，近 3 个月满足以下所有条件。①每周至少发生数次恶心；②不经常发生呕吐；③胃镜检查无异常或不存在可以解释恶心的代谢性疾病。

（2）功能性呕吐：诊断前症状出现至少 6 个月，近 3 个月满足以下所有条件。①呕吐平均每周发生 1 次或 1 次以上；②不存在进食障碍、反刍或主要精神疾病（依据《精神障碍诊断与统计手册》（第四版，DSM-Ⅳ）；③不存在自行诱导或长期应用大麻素，且不存在可以解释反复呕吐的中枢神经系统疾病或代谢性疾病。

（3）周期呕吐综合征：诊断前症状出现至少 6 个月，近 3 个月满足以下所有条件。①同样的呕吐症状反复急性发作，每次发作持续不超过 1 周；②前 1 年有 3 次或多次间断发作；③发作间期无恶心或呕吐。支持诊断的标准是有偏头痛病史或家族史。

第六步　如何处理

（1）病因治疗：感染引起的呕吐应积极控制感染；胃肠梗阻者，应胃肠减压，根据病因选择内镜或外科手术治疗；脑血管意外者，应根据病变性质采取相应措施；如恶心、呕吐为药物所致，应立即停用相关药物；肿瘤化疗后呕吐可用中枢止吐剂等。

（2）对症治疗：阿托品、山莨菪碱、甲氧氯普胺、多潘立酮、莫沙必利等均有止吐作用；有颅内高压者，应用甘露醇脱水；水电解质失衡者，应予以纠正。

（3）心因治疗：适用于精神性呕吐，除稳定情绪外，可给予舒必利、维生素 B_6、氯丙嗪、地西泮等。

（蔡　瑜　董　玲）

第十一节　腹　痛

腹痛是临床上最常见的症状之一，病因复杂，病变多来自腹腔内器官，但腹腔外器官或全身病变也可引起腹痛；多为器质性病变，也可为功能性腹痛。按病情腹痛可分为急性腹痛和慢性腹痛。急性腹痛具有起病急、病情严重、转变快的特点，其中需紧急处理的又称急腹症；慢性腹痛诊断困难，与急性腹痛的病因可能会相互交叉，在诊断时需要相互参考。及时而正确地对腹痛做出病因诊断并进行合理治疗，有特别重要的意义。

一、临床思维的必要前提

（一）病史询问要点

1. 年龄与性别　小儿以肠套叠、肠寄生虫病、肠系膜淋巴结炎多见；青壮年以胃肠炎、消化性溃疡、胰腺炎、胆道疾病、阑尾炎多见；中老年需要考虑胆石症、胆囊炎、胃肠道肿瘤、肝癌与心肌梗死的可能；泌尿系结石、肾绞痛多见于男性；卵巢囊肿蒂扭转、黄体破裂是女性急腹症的常见病因；育龄期女性应考虑异位妊娠。

2. 职业　应特别注意铅接触史；铅中毒者可因平滑肌痉挛出现腹绞痛。

3. 既往史　有无与本次发病情况类似的腹痛史，有无腹部外伤史；肠结核或结核性腹膜炎及腹部手术史者应想到肠粘连或粘连性肠梗阻；有糖尿病者须考虑糖尿病酮症酸中毒引起的腹痛；有心房颤动史的患者需警惕肠系膜动脉栓塞；有过敏史者需考虑变态反应性腹痛。

4. 起病方式与诱因　起病急骤的多见于胃肠道穿孔、胆道结石、输尿管结石、肠系膜动脉栓塞、卵巢囊肿蒂扭转、异位妊娠破裂等；消化性溃疡、慢性胆囊炎、肠系膜淋巴结炎起病较隐匿。酗酒和进食油腻食物可诱发急性胰腺炎和胆道疾病；暴饮暴食可导致急性胃扩张和消化性溃疡穿孔；不洁饮食可导致急性胃肠炎；有腹部外伤史者需想到内脏破裂。

5. 腹痛的部位与规律　腹痛部位多数与内脏解剖部位一致。胃、十二指肠、肝、胆、胰发病时多为上腹部疼痛；小肠到结肠脾区病变的腹痛多发生于腹中部；降结肠、乙状结肠、直肠上段病变多引起下腹部疼痛。但也应注意转移性腹痛，如急性阑尾炎；还应注意有些腹外器官疾病如心肌梗死、胸膜炎等也可表现为腹痛。持续性疼痛阵发加剧多提示梗阻与炎症同时存在。

6. 腹痛的性质与程度　胀痛常为器官包膜张力增加、系膜牵拉或肠管胀气扩张所致。实质性器官病变引起的慢性腹痛多为持续性隐痛或钝痛；阵发性绞痛提示空腔器官痉挛或阻塞性病变；消化性溃疡穿孔则呈刀割样锐痛；节律性中上腹痛可能为消化性溃疡；反复出现不定位的腹痛应想到肠蛔虫病及腹型过敏性紫癜。结直肠疾病引起的腹痛排便后常可缓解；直肠疾病引起的腹痛多伴里急后重。疼痛常可放射至固定区域，肝胆疾病向右肩放射，输尿管疾病向会阴部放射，胰腺炎向后腰背部放射，子宫或直肠病变向腰骶部放射等。疼痛程度在一定意义上反映了病情的轻重，但与痛阈的高低及耐受性有关：胆绞痛、肾绞痛、肠绞痛剧烈难忍；老年人则因对疼痛耐受性大，病情虽重，疼痛可能轻微，应予以重视。

7. 腹痛与体位的关系　膝胸位或俯卧位可使肠系膜上动脉综合征腹痛缓解；胰体癌患者取仰卧位时腹痛重，前倾位或俯卧位时腹痛轻；反流性食管炎患者在躯体前屈时，剑突下灼烧痛加重，直立位时减轻；胃下垂患者常在站立过久或运动后腹痛加剧。

8. 腹痛的伴随症状 在鉴别诊断中尤为重要。

（1）伴发热、寒战，提示炎症性病变。

（2）伴黄疸，提示可能有肝胆疾病或胰腺疾病；急性溶血时亦可有腹痛与黄疸。

（3）伴血尿，提示可能为泌尿系统疾病（如泌尿系结石或感染）。

（4）伴呕吐，提示食管、胃或胆道疾病。急性阑尾炎、胰腺炎大多伴呕吐。呕吐量大提示胃肠道梗阻。

（5）伴腹泻，提示肠道或盆腔炎症，慢性胆胰疾病常伴腹泻。

（6）伴消化道出血，提示可能有消化道溃疡、炎症、肿瘤或肠系膜血管栓塞。

（7）伴休克，应考虑重症急性胰腺炎、麻痹性肠梗阻、肠扭转、腹腔内脏破裂，也可见于中毒性肺炎、心肌梗死。

（8）伴腹部包块，炎性包块如阑尾周围脓肿、克罗恩病、肠结核，以及肠套叠、腹腔肿瘤、慢性器官扭转等。

（二）体格检查重点

在全面体格检查的情况下，要特别注意下列各项内容。

1. 腹部情况

（1）腹壁有无疱疹（带状疱疹）；有无腹壁静脉曲张，其血流方向如何；有无肋间神经压痛；有无胃肠型及蠕动波。

（2）压痛及包块的部位：最好用指点法明确疼痛的位置。注意腹部包块的部位、大小、质地、压痛、表面是否光滑及活动度。有无腹膜刺激征（腹肌紧张、压痛、反跳痛）。注意肝脾大小及有无触痛。注意胆囊能否触及。判断墨菲征（Murphy sign）、麦氏征（McBurney sign）是否阳性。观察有无疝囊。还应鉴别是腹壁痛还是腹内器官痛。

（3）肝、脾有无叩痛：肝区叩痛有助于肝胆疾病的诊断，如肝炎、肝脓肿、胆道感染、胆道蛔虫病等；脾区叩痛可能为炎症或梗死所致；肝浊音界缩小或消失，须考虑空腔器官穿孔的诊断；注意有无移动性浊音。

（4）肠鸣音（消失、活跃、亢进、伴气过水声）及血管杂音。

2. 腹部以外情况 注意体温、脉搏、血压、心肺听诊有无异常。注意有无贫血和黄疸，初步判断病情的轻重缓急。判断锁骨上淋巴结是否肿大，腹股沟有无疝囊。直肠阴道检查不可遗漏。

（三）辅助检查

1. 必须要做的检查

（1）血常规：白细胞计数升高及中性粒细胞增多，提示炎症；嗜酸性粒细胞增多，可能与寄生虫感染有关，也可见于腹型过敏性紫癜。

（2）尿常规及尿卟啉测定：尿中红细胞增多提示可能为泌尿系结石、结核或肿瘤。卟啉病及铅中毒时尿卟啉阳性。

（3）粪常规及粪便隐血试验：应重视寄生虫卵的检查及粪便隐血试验。

（4）血液生化检查：血清淀粉酶升高提示急性胰腺炎。血糖和血酮的测定可用于排除糖尿病酮症酸中毒引起的腹痛。血清胆红素水平升高提示肝胆疾病或溶血。

（5）腹腔穿刺液检查：不明原因腹痛伴腹水时，应行腹腔穿刺检查腹水性质。

（6）腹部 X 线片：观察有无膈下游离气体及阶梯状液平，前者提示空腔器官穿孔，后者提示肠梗阻。输尿管钙化点和结石影提示尿路结石；腰大肌影模糊或消失提示后腹膜炎症或出血。膈肌异常通常提示肝脾大、占位或膈疝及食管裂孔疝等。胸部 X 线片：观察有无肺炎及胸腔积液，肺大叶炎症可表现为上腹痛。胃肠钡餐造影及钡灌肠检查可了解胃肠道有无器质性病变（疑有空腔器官穿孔者，不宜做该项检查）。

（7）腹部 B 超、CT、MRI：腹部 B 超可初步判断肝、胆、脾、胰、肾大小，有无占位性病变，有无腹水，以及胆总管、肝内胆管有无扩张和有无结石等。腹部 CT 对急性腹痛具有很高的诊断价值，可根据影像学表现初步判断有无空腔器官穿孔、幽门梗阻、肠梗阻、急性胰腺炎、急性胆道炎症、急性阑尾炎等。对于 D-二聚体明显升高伴剧烈腹痛者，还应行主动脉 CTA 检查以排除腹主动脉瘤、主动脉夹层及肠系膜动脉血栓性疾病等。

（8）内镜（胃镜及结肠镜）对胃及结肠器质性病变有确诊价值（疑有空腔器官穿孔者，不宜做该项检查）。

（9）其他：心电图检查有助于鉴别心绞痛、心肌梗死引起的腹痛。脑电图检查可用于诊断腹型癫痫。妇科急腹症患者有时需要做阴道后穹隆穿刺，其有助于诊断异位妊娠破裂或黄体破裂出血。

2. 应选择做的检查

（1）疑有糖尿病者，应进行空腹血糖及血酮体测定。糖尿病酮症酸中毒时患者可有腹痛，低血糖有时也可引起剧烈腹痛。

（2）疑有电解质紊乱者，应检测血钠、钾、钙、氯及 pH。低钙血症、低钠血症患者可有腹痛。

（3）疑有铅中毒者，检查血点彩红细胞计数，进行尿铅或发铅定量检测。铅中毒者，血点彩红细胞明显增多，铅定量增高，尿卟啉可阳性。

（4）疑有腹水者，腹腔穿刺腹水送常规、生化、腺苷脱氨酶（ADA）、找抗酸杆菌、细菌培养及肿瘤脱落细胞检查。抽得不凝血或浑浊液体对腹腔器官破裂及空腔器官穿孔有确诊价值。ADA 升高有助于结核性腹膜炎的诊断。

（5）疑有肿瘤者，可检测肿瘤标志物如甲胎蛋白（AFP）、糖类抗原（CA19-9）、癌胚抗原（CEA）等，有助于肝癌、胰腺癌、胃癌、结肠癌等肿瘤的诊断。

（6）疑有泌尿系结石者，可做腹部 X 线片、腹部 B 超、计算机体层摄影尿路造影（CTU）或膀胱镜检查，有助于泌尿系结石、结核及肿瘤的诊断。

（7）疑有腹型癫痫者，可做脑电图检查，癫痫患者有放电波。

（8）疑有胆管病变者或有阻塞性黄疸者，可行磁共振胰胆管成像（MRCP）检查，进一步选择经皮穿刺肝胆道成像（PTC）或内镜逆行胰胆管造影（ERCP）进行诊断和治疗。

（9）疑有腹腔血管病变者，可做血管多普勒超声、CTA/磁共振血管成像（MRA）或选择性血管造影检查。

（10）原因不明的腹水，可行腹腔镜检查，必要时进行腹膜活检。

（11）疑有结缔组织病变者，可做抗核抗体、ds-DNA、抗链球菌溶血素 O 滴度、抗 ENA 抗体（抗 RNP 抗体、抗 Sm 抗体、抗 SS-A 抗体、抗 SS-B 抗体等）及类风湿因子测定，必要时还应测总补体活性（CH50）、补体 C3、血免疫球蛋白及进行血狼疮细胞检查。

（12）疑为血卟啉病者，发作期尿中尿卟啉原与尿卟啉检查阳性。

（13）疑为妇科病变者，请妇科会诊，必要时行阴道后穹隆穿刺。如抽得血液，有助于异位妊娠破裂或黄体破裂出血的诊断。

（14）疑为急腹症者，请外科会诊，以免贻误手术时机。

二、思 维 程 序

第一步　是急性腹痛还是慢性腹痛

急性腹痛起病急、变化快、病情重，有些属急腹症范围，如急性阑尾炎、急性胆囊炎、肠梗阻等常需急诊手术治疗；慢性腹痛起病隐匿，变化缓慢，病情相对较轻。

第二步　是腹部疾病还是腹外疾病，腹外疾病包括哪些

（1）胸部疾病：如心肌梗死、肺炎、胸膜炎、心包炎。

（2）中毒代谢性疾病：如糖尿病酮症酸中毒、铅中毒、尿毒症、卟啉病等。

（3）变态反应或结缔组织病：如过敏性紫癜、大动脉炎、系统性红斑狼疮等。

（4）神经、精神性疾病：如腹型癫痫、中枢介导的腹痛综合征（GAPS）等。

第三步　如为腹部疾病，判断是腹壁还是腹内器官病变

带状疱疹早期可表现为腹壁局部疼痛，常不超过腹中线。腹壁肌肉病变可通过收腹试验证实，如肌肉劳损、肌肉挫伤等。还应注意剑突及第 11、12 肋软骨有无压痛。软骨炎常被误诊为腹腔器官病变，长时间不能确诊，应予以鉴别。

第四步　如为腹内器官病变，判断具体器官

一般病变器官与腹痛部位相关。例如，上腹痛考虑胃及十二指肠、胆囊及胰腺病变；右上腹痛考虑肝胆及结肠肝曲病变；左上腹痛考虑脾、胰尾及结肠脾曲病变；右下腹痛考虑回盲部、阑尾及右侧卵巢病变；左下腹痛考虑乙状结肠及左侧卵巢病变；下腹痛考虑直肠、乙状结肠、膀胱及子宫病变；中腹痛考虑小肠、肠系膜、大网膜病变。还要特别注意腹主动脉有无压痛、肿块及血管杂音。双侧腹痛应考虑肾、输尿管病变等。阑尾炎早期为上腹痛，然后转移至右下腹，但由于阑尾有 6 种解剖位置，因此腹痛部位可以不同，如上腹痛、下腹痛、腰痛等，但压痛多固定于右下腹。

第五步　查找腹痛的可能病因

病因包括创伤、炎症、溃疡、结石、肿瘤、器官破裂及血管病变等。罗马Ⅳ标准提出了功能性胃肠病的原因是"脑–肠互动异常"的观点，故提出了中枢介导的腹痛综合征，其症状产生与动力紊乱、内脏高敏感性、黏膜和免疫功能改变、肠道菌群改变及中枢神经系统功能异常有关。

第六步　如何处理

处理包括病因治疗和对症处理。但诊断未明确之前禁用镇痛麻醉药，以免掩盖症状，延误诊断。

（蔡　瑜　董　玲）

第十二节　腹　泻

腹泻（diarrhea）是指排便次数增加（>3 次/日），粪便量大于 200g；粪便稀薄，水分增加（含水量>85%），常伴有排便急迫感及腹部不适或失禁等症状。每日排便量>1000g 称为严重腹泻，可伴有黏液、脓血。急性腹泻发病急，常呈自限性，多为病毒或细菌感染引起，病程多在 2 周之内；慢性腹泻是指病程超过 4 周的腹泻，或间歇期在 2~4 周的复发性腹泻。

一、临床思维的必要前提

（一）病史询问要点

1. 年龄、性别　乳糖酶缺乏和先天性失氯性腹泻多从儿童期起病，溃疡性结肠炎和炎性肠病多见于青壮年，结肠癌多见于男性老年人，甲状腺功能亢进症多见于女性。

2. 起病情况与病程　起病急、病程短而排便次数多者，应考虑各种肠道急性感染或急性食物中毒；急性细菌性痢疾常在夏秋季发病，可有细菌性痢疾患者接触史。食物中毒、化学毒物中毒常在集体中暴发或同餐者在短期内先后发病。小儿夏秋季流行性腹泻，多次粪便培养未发现致病菌者，需考虑病毒性腹泻。起病慢、病程长而排便次数相对较少者，多见于慢性炎性肠病、肠道慢性感染（如血吸虫病、结核）、吸收不良综合征或肿瘤等。结肠癌引起的腹泻很少超过 2 年。长期应用广谱抗生素者应考虑抗生素相关性假膜性肠炎。功能性腹泻病程可长达数十年，但患者一般情况较好。

3. 腹泻次数与粪便性状　急性腹泻的水样泻常系细菌毒素引起，痢疾样腹泻可见于细菌性痢疾、阿米巴痢疾、急性溃疡性结肠炎等。直肠或乙状结肠病变的患者多有便意频繁、里急后重表现，每天排便量少，可伴有血液和黏冻。小肠病变引起腹泻者无里急后重表现，粪便稀烂；慢性胰腺炎和小肠吸收不良者粪便油腻，多泡沫，含食物残渣，有恶臭。霍乱所致腹泻患者的粪便呈米泔水样；肠道细菌感染者，粪便有黏液或带脓血；阿米巴感染者，粪便为暗红色；炎性肠病者，粪便呈果酱色；结肠、直肠癌患者，可有血便。粪便中有黏液而无病理成分者，常见于肠易激综合征。

4. 伴随症状和体征
（1）伴发热者，常见于感染、小肠恶性淋巴瘤、溃疡性结肠炎或克罗恩病。
（2）伴脱水者，见于分泌性腹泻，如霍乱、血管活性肠肽瘤（VIP 瘤）等。
（3）伴消瘦或营养不良者，见于肠结核、肠道恶性肿瘤、吸收不良综合征、甲状腺功能亢进症。

（4）伴腹部肿块者，应考虑肠结核、克罗恩病、肿瘤及血吸虫病肉芽肿。

（5）伴里急后重者，提示病变在直肠，可能为细菌性痢疾或直肠肿瘤。

（6）伴皮疹、皮下出血者，见于败血症、伤寒、副伤寒或过敏性紫癜。

（7）伴关节痛或关节肿胀者，见于炎性肠病、肠结核、Whipple 病。

（8）伴腹痛者，腹泻伴脐周疼痛多为小肠病变，伴下腹痛多为结肠病变，肠易激综合征者便后疼痛缓解。

5. 其他

（1）应询问食物过敏史，如有些人食用木耳或鸡蛋后会发生腹泻，多与食物过敏有关。

（2）服药史：某些药物的不良反应即为腹泻。长期应用大量广谱抗生素也可导致腹泻。

（3）放疗或化疗史：宫颈癌或前列腺癌放疗后，可致放射性肠炎。

（4）失眠、多梦、焦虑史：常与肠易激综合征并存。

（5）甲状腺功能亢进症史：甲状腺功能亢进症患者可因肠蠕动增强而发生腹泻。

（6）进食牛奶后腹泻，见于乳糖酶缺乏或乳糖不耐受。

（7）近期外出旅游史。

（8）饮酒史：酒精相关性腹泻可能与饮酒后肠道内容物快速通过、胰腺分泌减少及酒精相关性肠病相关。

（二）体格检查重点

（1）体格检查的重点是腹部，应特别注意腹部压痛及腹部肿块的部位。小肠病变时腹部压痛在脐周，结肠病变时压痛在下腹或左（右）下腹。腹部肿块应与痉挛的结肠鉴别。小肠病变者肠鸣音活跃。

（2）必须进行直肠指检，以除外直肠肿瘤性病变。

（3）全身状况包括生命体征、营养、贫血、恶病质、淋巴结肿大、突眼和甲状腺肿大等。肝脾大、肛周病变、关节肿痛、皮疹等对鉴别诊断有帮助。

（三）辅助检查

1. 必须要做的检查　血常规、粪常规：外周血白细胞增多及中性粒细胞增多提示感染；粪常规中白细胞增多或找到吞噬细胞提示肠道炎症；粪便隐血试验阳性有助于消化道出血、炎症及肿瘤的诊断；粪便细菌培养及艰难梭菌毒素测定、寄生虫卵和真菌检查有助于病原诊断。鉴别分泌性腹泻和渗透性腹泻需检查粪便电解质浓度和渗透压。

2. 应选择做的检查

（1）疑有结肠病变者，应做钡剂灌肠或纤维结肠镜检查；疑为直肠病变者，应做直肠镜检查。

（2）疑有小肠吸收不良者，应做粪便脂肪滴苏丹 III 染色、24 小时粪便脂肪定量、脂肪平衡试验、D-木糖耐量试验、核素标记维生素 B_{12} 吸收试验等。

（3）疑有胰腺病变者，应做血淀粉酶、脂肪酶、CA19-9 测定及胰功肽试验（BT-PABA试验）和血糖测定，必要时做腹部 CT 或 MRI 检查。

（4）疑有萎缩性胃炎者，应行内镜检查及胃黏膜活检；疑有胃泌素瘤（又称佐林格-埃利森综合征）者，还要做血清胃泌素测定。

（5）疑有甲状腺功能亢进症者，应测 T_3、T_4、FT_3、FT_4、促甲状腺激素（TSH）及做甲状腺 B 超。

（6）疑有肾上腺皮质功能减退者，应进行 24 小时尿 17-羟类固醇、17-酮类固醇测定。

（7）疑有肝胆疾病者，应做肝功能、肝胆 B 超或腹部 CT 或 MRI 检查。

（8）疑为消化道功能紊乱者，应做胃肠钡餐检查，观察消化道运动功能，并除外胃肠器质性病变。

（9）对分泌性腹泻诊断有重要价值的包括血管活性肠肽（VIP 瘤）、胃泌素（胃泌素瘤）、降钙素（甲状腺髓样癌）、5-羟色胺（类癌）。

（10）小肠黏膜活检：如热带口炎性腹泻、乳糜泻、Whipple 病、小肠淋巴瘤（重链病）等进行小肠黏膜活检有助于诊断。

二、思　维　程　序

第一步　是急性腹泻还是慢性腹泻

急性腹泻发病急，常呈自限性，病程一般不超过 3 周，多为病毒或细菌感染引起。病因有急性肠道感染、急性食物中毒、肠道变态反应、过敏性紫癜、甲状腺功能亢进危象、肾上腺皮质功能减退危象及应用某些药物。持续腹泻或反复发作超过 4 周者为慢性腹泻。慢性腹泻常为非感染性因素引起，原因有胃源性、肠源性、炎症性、胰源性、肝胆源性、肿瘤性及全身性疾病（如糖尿病、尿毒症）等。

第二步　是何部位病变引起的腹泻

（1）直肠或乙状结肠病变：便意频繁，里急后重；粪便有黏液和脓血；腹部压痛，尤其是下腹或左下腹部压痛。

（2）结肠病变：粪便有黏液，可能有脓血；腹痛发生于下腹或左（右）下腹，常为持续性，便后可稍缓解。

（3）小肠病变：有脐周疼痛及压痛，疼痛常为绞痛，间歇发作，肠鸣音活跃；粪便色淡、量多、水样、恶臭，无肉眼脓血，无里急后重。

（4）全身性疾病：如甲状腺功能亢进症、肾上腺皮质功能减退危象、肝硬化、尿毒症、糖尿病、神经官能症等。

第三步　确定是什么性质的腹泻

（1）渗透性腹泻：肠腔内含有大量不能被吸收的溶质，使肠腔内渗透压升高，大量液体被动进入肠腔而引起腹泻。其分为两大类：一类是摄入无法被吸收的溶质；另一类为小肠吸收不良综合征。原因：乳糖不耐受症；胃大部切除术后、萎缩性胃炎和胃癌、慢性胰腺炎、胰腺切除、严重肝病或胆管梗阻，其导致消化不良致使高渗肠内容物增多造成腹泻。渗出性腹泻的粪便特点：禁食后腹泻停止或减轻，肠腔内渗透压高于血浆渗透压，粪便中含有大量未消化和吸收的食物或药物。

（2）分泌性腹泻：是胃肠分泌过多水分和电解质或吸收受到抑制而引起的腹泻，原因包括各种肠毒素（如霍乱弧菌、沙门菌）引起的食物中毒，以及胰性霍乱综合征（血管活性肠肽瘤，即 VIP 瘤）、甲状腺髓样瘤、胃泌素瘤、类癌综合征等。其特点如下：①大量水样粪便，每日多达数升；②粪便和血浆的渗透压相同；③禁食后腹泻仍不停止；④一般无腹痛；⑤肠黏膜组织学基本正常。

（3）渗出性腹泻：为炎症引起的腹泻，肠黏膜炎症、糜烂和溃疡等病变导致炎症渗出物进入肠腔可导致腹泻，包括感染性和非感染性两类。前者又包括肠道感染，如病毒、细菌、真菌、寄生虫感染及全身性感染（如伤寒、败血症）等；后者包括炎性肠病、嗜酸性细胞增多性胃肠炎及肿瘤等。渗出性腹泻的粪便特点：粪便含有渗出液和血液，结肠尤其左侧结肠病变多有肉眼可见的黏液脓血便。小肠病变渗出物和血液均匀地与粪便混在一起，一般无肉眼可见的脓血便。

（4）动力性腹泻：指胃肠蠕动过快以致食糜没有足够的时间被消化吸收而排出，原因包括甲状腺功能亢进症、肠易激综合征、肾上腺皮质功能减退危象等。其特点如下：①粪便稀烂或水样，镜检无病理成分；②排便次数增加而粪便总量增加不明显；③可伴有腹痛和肠鸣音活跃。

第四步　腹泻的病因是什么

（1）感染性：肠道病毒、细菌、真菌、寄生虫等感染及全身性感染。

（2）炎症性：指原因不明的肠道炎性疾病，主要指溃疡性结肠炎和克罗恩病。慢性溃疡性结肠炎，也称倒灌性结肠炎，病变通常从肛门直肠开始向降结肠、横结肠、升结肠蔓延，病变呈连续性、黏膜充血、水肿、质脆、易出血，急性活动期有溃疡，早期则无，晚期有多发性炎性息肉。克罗恩病也称节段性肠炎、肉芽肿性肠炎及末端回肠炎，好发于回肠末端，病变为节段性，病理为全壁性炎症、非干酪性肉芽肿，病变不仅局限于肠道，自食管到肛门均可发生。

（3）胃源性：如萎缩性胃炎及胃大部切除术后胃酸缺乏。

（4）肝胆源性：肝硬化、肝内胆汁淤积性黄疸、慢性胆囊炎和胆石症。

（5）胰源性：慢性胰腺炎、胰腺癌、胰腺囊性纤维化、胰腺广泛切除等。

（6）肿瘤性：大肠癌、结肠腺瘤病、小肠恶性淋巴瘤等。

（7）内分泌代谢性障碍性疾病：胃泌素瘤、血管活性肠肽瘤、甲状腺髓样癌、甲状腺功能亢进症、慢性肾上腺皮质功能减退等。

（8）药物性：泻药、抗生素、降压药、乳果糖等。

（9）饮食性：麦麸、酒精、发酵性碳水化合物（FODMAP）等。

（10）功能性：最常见的为肠易激综合征。肠易激综合征的罗马Ⅳ标准：诊断前症状出现至少 6 个月，最近 3 个月内每周至少 1 天反复发作腹痛，且伴有以下两条或两条以上。①与排便相关；②发作时伴排便次数改变；③发作时伴排便性状改变。腹泻型肠易激综合征稀/水样便＞25%，且块状/硬便＜25%。功能性腹泻的罗马Ⅳ标准：诊断前症状出现至少 6 个月，近 3 个月至少 25% 以上排便为松散便或水样便，且不伴有明显的腹痛或腹部不适。

第五步　如何处理

（1）病因治疗：是治疗腹泻的关键，如感染性腹泻应用有效的抗菌药物或抗寄生虫药；炎性肠病腹泻应用美沙拉嗪、肾上腺皮质激素或其他免疫抑制剂（如硫唑嘌呤）等。

（2）调整饮食（减少 FODMAP 的摄入）。避免以下因素：过度饮食、大量饮酒及摄入咖啡因、高脂饮食、某些具有产气作用的蔬菜和豆类等、精加工面粉和人工食品、山梨糖醇及果糖。

（3）对症治疗

1）止泻药的应用：在病因未明确之前或腹泻急性期不宜应用止泻药，只有在病因治疗同时或患者因严重腹泻导致脱水时方可应用。常用止泻药有复方地芬诺酯（复方苯乙哌啶）、洛哌丁胺（易蒙停）。轻症者可选用吸附剂，如双八面体蒙脱石等。

2）解痉药的应用：腹泻伴痉挛性腹痛时可应用。常用解痉药有匹维溴铵、奥替溴铵、屈他维林、曲美布汀等。在未明确病因之前慎用镇痛药。

3）纠正水与电解质、酸碱平衡失调。

4）对于长期大量应用广谱抗生素导致假膜性肠炎引起的腹泻，可给予口服甲硝唑、万古霉素及微生态制剂。

5）抗抑郁药：对于腹痛症状严重而上述治疗无效，特别是伴有较明显精神症状者，可试用。

6）重建肠道菌群（如肠道菌群移植）。

（方　颖　董　玲）

第十三节　便　秘

便秘（constipation）是指粪质干燥坚硬、排便不畅、排便频率减少（每周排便少于 3 次）。便秘的原因包括功能性和器质性两种。

一、临床思维的必要前提

（一）病史询问要点

（1）进食的质与量：进食少及食物过于精细、少渣可导致便秘。

（2）服药史：长期滥用泻药如番泻叶、双醋酚丁等可造成泻药依赖性便秘，抗胆碱能药、神经阻断药、抗抑郁药及硫糖铝、氢氧化铝等也可造成便秘。

（3）有无直肠、肛门器质性疾病，如痔疮、肛裂、肛门瘢痕性狭窄及结肠病变。

（4）有无甲状腺功能减退、腺垂体功能减退、糖尿病神经病变、铅中毒、血卟啉病等内分泌代谢性疾病及截瘫、多发性神经根炎等。

（5）有无干扰排便习惯的因素，如精神刺激、生活环境及规律改变、长途旅行未能及时排便等。

（6）观察粪便性状、粪便量，便意情况，排便是否用力，排便时间是否延长，是否需要用手协助排便等。

（7）伴随症状

1）伴呕吐、腹痛：应想到肠梗阻。

2）伴腹部包块：应考虑克罗恩病、结肠肿瘤、肠结核等。

3）腹泻、便秘交替：提示肠功能紊乱，如肠结核、肠易激综合征等。

4）伴便血：需考虑直肠肿瘤可能。

（二）体格检查重点

（1）了解有无导致控制排便的肌肉肌力减弱的疾病，如慢性肺气肿、严重营养不良、多次妊娠、肠麻痹、全身衰竭等。

（2）判断有无腹部肿块，并注意肿块大小、部位、活动度，左下腹肿块应与降结肠、乙状结肠粪块和痉挛肠管相鉴别。观察有无肠型、蠕动波，肠鸣音是否活跃，有无气过水声。

（3）检查肛门、直肠，包括直肠指检。注意有无粪便嵌塞、痔疮、直肠脱垂、肛门狭窄或直肠肿瘤，以及盆底肌群协调障碍。

（4）妇科检查：注意有无子宫肌瘤、卵巢囊肿及慢性盆腔炎等。

（三）辅助检查

1. 必须要做的检查 血常规、粪常规与粪便隐血试验、血清电解质、甲状腺功能、血糖等。

2. 应选择做的检查

（1）疑有结肠病变者，应做结肠镜检查及肠黏膜活检，除外结肠炎症、肿瘤等。

（2）疑有结肠形态及运动功能障碍者，应做X线钡灌肠检查，可发现巨结肠、乙状结肠冗长、结肠张力减低。气钡双重造影对结肠肿瘤诊断有帮助。

（3）疑有肠梗阻者，应拍摄腹部X线片，肠梗阻者腹部X线片可见阶梯状液平。

（4）疑有铅中毒者，应做血点彩红细胞计数及尿铅或发铅定量、尿卟啉检查。

（5）疑有甲状腺、肾上腺疾病及糖尿病、肾衰竭、硬皮病者，应进行相关检查。

（6）为明确便秘类型，可行肛门直肠测压、肠道传输试验、球囊逼出试验、排便造影。

二、思 维 程 序

第一步　是否为便秘

多数健康人每日排便1次，但隔日甚至2～3日排便1次并无不适者，也属正常习惯的频率，不能视为便秘。

第二步　是何种类型的便秘

（1）慢传输/通过型（slow transit/constipation，STC）：排便次数减少，便意少，粪质

坚硬，因而排便困难；直肠指检时无粪便或触及坚硬粪块；而肛门外括约肌的缩肛和用力排便功能正常。全胃肠或结肠传输时间延长，缺乏出口梗阻型便秘的证据。假性肠梗阻、乙状结肠冗长、巨结肠、老年性便秘、泻药性便秘、神经精神疾病患者均可能出现此型便秘。

（2）出口梗阻型（outlet obstruction constipation，OOC）：指粪便排出障碍如排便费力、不尽感或下坠感，排便量少，有便意或无便意，直肠指检时，直肠内有不少泥样粪便，用力排便时肛门外括约肌可能呈矛盾性收缩，全胃肠或结肠传输时间正常，肛门直肠测压显示用力排便时肛门外括约肌呈矛盾性收缩或直肠壁的感觉阈值异常等。直肠内脱垂、直肠膨出、盆底痉挛综合征、坐骨直肠肌综合征、内括约肌失弛缓症、直肠内套叠患者均可能出现此型便秘。

（3）混合型：具备上述 STC 和 OOC 的特点。

以上 3 种分型适合于功能性便秘，也适合于其他病因引起的慢性便秘。糖尿病、硬皮病合并的便秘及药物引起的便秘多属慢传输型便秘；便秘型肠易激综合征可能为出口功能障碍合并慢传输型便秘。

第三步 是否为器质性便秘

器质性便秘常有报警症状如便血、贫血、消瘦、发热、腹痛等。

（1）有无直肠、肛门病变：直肠炎、直肠内脱垂、直肠内套叠、直肠膨出、痔疮、肛裂、肛周脓肿可引起肛门疼痛和痉挛而抑制排便；肛门瘢痕性狭窄、肿瘤可妨碍排便。

（2）有无结肠病变：良性、恶性肿瘤及肠梗阻、肠粘连、肠腔狭窄、先天性巨结肠、硬皮病等，由于影响粪便的推进而造成便秘。

（3）是否为腹腔或盆腔内肿瘤压迫。

第四步 是否为功能性便秘

功能性便秘的罗马Ⅳ标准：在排除器质性疾病导致的便秘后，在诊断前症状出现至少6个月，近 3 个月满足以下标准。

（1）必须满足以下 2 条或多条：①排便费力（至少每 4 次排便中有 1 次）；②粪便为块状硬便（至少每 4 次排便中有 1 次）；③有排便不尽感（至少每 4 次排便中有 1 次）；④有肛门直肠梗阻和（或）阻塞感（至少每 4 次排便中有 1 次）；⑤需要用手操作（如手指辅助排便、盆底支撑排便）以促进排便（至少每 4 次排便中有 1 次）；⑥排便少于每周 3 次。

（2）不应用缓泻药几乎没有松散粪便。

（3）诊断肠易激综合征的条件不充分。

在诊断功能性便秘时，还须排除可能加重或导致便秘的因素，具体包括：①一般健康状况较差；②应用药物（如阿片剂、抗精神病药、抗惊厥药、钙通道阻滞剂、抗胆碱能药、多巴胺类药）；③精神障碍（抑郁、精神痛苦）；④低纤维素饮食；⑤其他疾病（如糖尿病、甲状腺功能减退症、卟啉病、淀粉样变、假性肠梗阻、高钙血症）等。

第五步 如何处理

（1）一般治疗：加强排便的生理教育，坚持良好的排便习惯，避免滥用泻药，适当增加体育活动，经常做提肛运动，强化盆底肌肉，增加膳食纤维的摄入量，治疗原发病和伴随病。

（2）泻药

1）容积性泻药：常为首选，主要包括可溶性纤维素和不可溶纤维，促肠分泌药鲁比前列酮可以增加排便次数、改善性状，减少排便困难。

2）润滑性泻药：能润滑肠壁，软化粪便，使粪便易于排出，使用方便，如开塞露、矿物油或液状石蜡，每次 10～30ml。

3）渗透性泻药：常用的药物有乳果糖、山梨醇及聚乙二醇 4000 等。聚乙二醇 4000 适用于粪块嵌塞或作为慢性便秘者的临时治疗药物。此类药物是容积性轻泻药疗效差的便秘患者的较好选择。

4）刺激性泻药：长期使用可出现依赖，造成结肠黑变病，产生不可逆的肠神经系统损害。其包括大黄、番泻叶、芦荟、酚酞、双醋酚丁、蓖麻油等。刺激性泻药应在容积性泻药和盐类泻药无效时短期使用。

5）软化性泻药：如二辛基硫琥珀酸钠，用量为 50～250mg/d。

（3）促动力药：用于慢传输型便秘，如莫沙必利、伊托必利、普卡必利，可改善粪便性状、频次和排便困难等症状。

（4）微生态制剂：对缓解便秘和腹胀有一定的作用。

（5）清洁灌肠：粪便嵌塞或严重排出道阻塞性便秘患者需采用清洁灌肠，或应用栓剂（甘油栓）。

（6）生物反馈治疗：常用于出口梗阻型便秘。

（7）手术治疗：肿瘤、梗阻、狭窄所致的便秘必须采取手术或内镜下扩张、放置支架治疗。继发性巨结肠、结肠无力、重度直肠膨出、直肠内套叠、直肠黏膜内脱垂可考虑手术治疗。

（董 玲 方 颖）

第十四节 黄 疸

黄疸（jaundice）指血清中胆红素浓度升高，导致皮肤、巩膜、黏膜及体液发生黄染的症状和体征。正常血清总胆红素浓度为 1.7～17.0μmol/L（0.1～1mg/dl），当超过 34μmol/L（2mg/dl）时，临床出现黄疸（显性黄疸），如血清总胆红素浓度为 17.1～34.0μmol/L，肉眼看不出黄疸，称为隐性黄疸。

一、临床思维的必要前提

（一）病史询问要点

（1）有无肝病史（尤其是病毒性肝炎史）、饮酒史、输血史及手术史。

（2）发病年龄及起病情况：先天性黄疸多于幼年起病；胆道蛔虫病常见于青少年；胆石症、胆囊炎多见于成年人；胆囊癌、壶腹周围癌多见于老年人。同时注意黄疸时有无发热、腹痛、肝脾大和腹水。

（3）有无进行性贫血及酱油色尿史：溶血性黄疸有贫血及酱油色尿。

（4）有无服用损伤肝脏药物：如利福平、氯丙嗪、苯乙双胍（降糖灵）、甲睾酮等。有些药物尤其是中草药可引起药物性肝损伤而导致黄疸，肝血窦阻塞可导致腹痛、黄疸和腹水，常见于肝窦阻塞综合征（HSOS）。

（5）皮肤瘙痒程度及粪便、尿液颜色：胆汁淤积性黄疸常有剧烈皮肤瘙痒，粪便颜色变淡，甚至呈白陶土色，尿液颜色加深呈浓茶样。溶血性黄疸患者皮肤黏膜一般呈浅柠檬黄色，不伴皮肤瘙痒。

（6）有无黄疸家族史。

（7）伴随症状

1）伴发热：见于急性胆管炎、肝脓肿；也见于钩端螺旋体病、败血症、大叶性肺炎、病毒性肝炎、急性溶血，可先有发热，后出现黄疸。肝癌、胆管癌引起的黄疸也可伴有低热。

2）伴上腹或右上腹痛：见于肝胆系统感染、肿瘤；绞痛者见于胆道结石、胆道蛔虫病。右上腹疼痛、寒战高热和黄疸为 Charcot 三联征，提示急性化脓性胆管炎。

3）伴肝大：急性肝炎时肝脏可轻到中度增大，质地软而有轻度触痛，表面光滑；肝癌时肝大常明显，质地硬，表面高低不平。

4）伴胆囊肿大：伴有触痛并且墨菲征阳性者，提示急性胆囊炎；胆囊肿大但无压痛，要考虑癌性梗阻性黄疸（如胰头癌、胆总管肿瘤、壶腹周围癌等）。

5）伴脾大：可见于病毒性肝炎、肝硬化、钩端螺旋体病、败血症、疟疾、各种原因引起的溶血性黄疸、淋巴瘤等。

6）伴腹水：见于重症肝炎、肝硬化失代偿期、肝癌等。

（二）体格检查重点

（1）观察皮肤、黏膜尤其是巩膜有无黄染。药物（如米帕林）或食物（如胡萝卜、南瓜等）引起假性黄疸时，皮肤、黏膜可以发黄，但巩膜不黄（血中胆红素浓度正常）。询问尿色变化。

（2）注意有无肝掌、蜘蛛痣、面部毛细血管扩张等肝功能损害体征。

（3）注意有无腹壁静脉曲张、脾大及腹水等门静脉高压体征。

（4）注意肝脾大小、表面是否光滑，有无触痛及叩痛。

（5）认真触诊胆囊，触到胆囊肿大，提示为肝外阻塞性黄疸。

（三）辅助检查

1. 必须要做的检查

（1）血常规及网织红细胞计数：溶血性黄疸可有贫血及网织红细胞计数增高。

（2）尿常规：溶血性黄疸时尿胆原阳性，而尿胆红素阴性；胆汁淤积性黄疸时尿胆红素阳性，而尿胆原阴性；肝细胞性黄疸时两者可能皆阳性。

（3）粪常规：溶血性黄疸时粪胆原增加，胆汁淤积性黄疸时粪胆原减少。

（4）肝肾功能、腹部 B 超。

2. 应选择做的检查

（1）疑为溶血性黄疸者，应做尿隐血检查、尿含铁血黄素试验（Rous 试验）、骨髓检查、Coombs 试验、Ham 试验。

（2）疑为肝细胞性黄疸者，应加做凝血酶原时间、胆碱酯酶、靛氰绿（ICG）滞留试验、甲胎蛋白（AFP）及病毒性肝炎标志物、自身抗体等检查。必要时行肝穿刺活组织检查。

（3）疑为胆汁淤积性黄疸者，应加做 MRCP 检查，特别注意有无胆管及肝内外胆管扩张，有无肝内占位及胆管结石；还应做血清总胆固醇定量（肝内外胆汁淤积性黄疸者胆固醇均增高）、CT 或 MRI 检查；必要时须做 ERCP 或 PTC。

二、思 维 程 序

第一步　是否有黄疸

皮肤黏膜发黄不一定有黄疸（假性黄疸），可能为摄入大量含胡萝卜素的食物或某种药物所致。皮肤黏膜不黄，不一定没有黄疸（隐性黄疸），因此时血清总胆红素＞17.1μmol/L 但＜34.2μmol/L，肉眼不易察觉。黄疸的有无取决于血清总胆红素浓度，凡血清胆红素＞17.1μmol/L 者均认为有黄疸。

第二步　何种类型黄疸

（1）先了解有无溶血性黄疸，溶血性黄疸者有贫血、网织红细胞计数增高；以非结合胆红素增高为主，尿胆原阳性，尿胆红素阴性；骨髓中红系增生明显活跃。严重急性溶血者可有急性肾衰竭；慢性溶血常有脾大。

（2）如为肝细胞性黄疸，必有肝功能异常，特别是转氨酶升高；非结合胆红素与结合胆红素均增高。尿胆红素和尿胆原均阳性；肝细胞性黄疸早期，可因肝细胞肿胀压迫毛细胆管，影响胆汁排出，可表现为胆汁淤积性黄疸。严重者有出血倾向。

（3）如为胆汁淤积性黄疸，则以结合胆红素增高为主；血中胆固醇、丙氨酸转氨酶（ALT）增高伴皮肤瘙痒及粪便白陶土色；尿胆红素阳性，而尿胆原阴性。

（4）除上述三种类型以外的黄疸可考虑为先天性非溶血性黄疸。

第三步　如为胆汁淤积性黄疸，应鉴别是肝内性还是肝外性

鉴别是肝内性还是肝外性胆汁淤积性黄疸最简单而准确的方法是进行肝脏 B 超或腹部 CT 检查，胆总管或肝内外胆管扩张者为肝外性胆汁淤积性黄疸，反之为肝内性胆汁淤积性黄疸。苯巴比妥试验及肾上腺皮质激素试验对鉴别肝内外性胆汁淤积性黄疸有重要价值。苯巴比妥试验是口服苯巴比妥 0.06g，每日 3 次，1～2 周后黄疸明显消退，其机制为苯巴比妥是药酶诱导剂，可诱导肝细胞内葡萄糖醛酸转移酶活化，促使肝细胞内结合胆红素从细胞内排至细胞外，使黄疸消退。肾上腺皮质激素试验是口服泼尼松 10mg/次，每日 3 次，4～7 日，检测血清胆红素，如较用药前降低 50% 以上，为阳性结果。

第四步　鉴别先天性黄疸

（1）Dubin-Johnson 综合征：是肝细胞对结合胆红素及某些阴离子（如磺溴酞钠、造影剂）的运输和向毛细胆管排泄障碍，致使血清结合胆红素反流入血液而发生的黄疸。肝活检提示肝内棕褐色颗粒沉积。

（2）Rotor 综合征：是由于肝细胞摄取非结合胆红素和转运、排泄结合胆红素存在先天性障碍，血清胆红素增高而出现黄疸，为常染色体隐性遗传病，呈良性过程，预后良好。

（3）Gilbert 综合征：是由于肝细胞二磷酸葡萄糖醛酸转移酶不足，不能有效将非结合胆红素转化为结合胆红素；也可能涉及肝细胞从血液摄取胆红素功能障碍；一般预后良好。

（4）Crigler-Najjar 综合征：是由于肝细胞缺乏葡萄糖醛酸转移酶，使得非结合胆红素不能形成结合胆红素，从而血清中非结合胆红素增多而出现黄疸。其多见于新生儿，可产生核黄疸，预后极差。

第五步　黄疸的原因是什么

（1）溶血性黄疸的原因：先天性溶血性贫血，如地中海贫血、遗传性球形红细胞增多症；后天获得性溶血性贫血，如自身免疫性溶血性贫血、新生儿溶血、不同血型输血后溶血、蚕豆病及伯氨喹、蛇毒、毒蕈中毒和阵发性睡眠性血红蛋白尿等。

（2）肝细胞性黄疸的原因：如病毒性肝炎、自身免疫性肝炎、肝硬化、钩端螺旋体病、败血症、药物性肝炎、酒精性肝炎、中毒性肝炎等。

（3）胆汁淤积性黄疸的原因：有两大类。一类为肝内性胆汁淤积性黄疸，如淤胆型肝炎、药物性胆汁淤积、原发性胆汁性胆管炎、妊娠期特发性黄疸、术后良性黄疸、进行性家族性肝内胆汁淤积、良性复发性肝内胆汁淤积等可引起肝内胆汁淤积；如原发性硬化性胆管炎、肝内胆管结石、先天性肝内胆管扩张症、华支睾吸虫病等可引起肝内阻塞。另一类为肝外性胆汁淤积性黄疸，临床上又称肝外阻塞性黄疸，如胆总管结石、肿瘤、血凝块或蛔虫阻塞胆道；胆总管炎症、瘢痕狭窄或胆管癌等导致胆汁排出不畅；还有胆管外因素如胰腺癌、肝门区淋巴结转移癌的压迫等导致肝外阻塞性黄疸。

第六步　如何处理

（1）病因治疗：肝外性胆汁淤积性黄疸多需手术治疗；不能手术者可采用经皮肝穿刺胆道引流（PTCD）或经内镜放置胆管支架减轻黄疸。先天性黄疸一般不必治疗。

（2）对症治疗：肝内性胆汁淤积性黄疸可用苯巴比妥 0.06g，每日 3 次口服，或泼尼松 30～40mg，每日 1 次口服，也可用亲水性熊去氧胆酸 250mg，每日 3 次口服，或腺苷甲硫氨酸 1000mg 静脉滴注，每日 1 次；茵陈冲剂、片仔癀、消炎利胆片等也可应用。对于 HSOS 者，早期使用低分子肝素有助于改善疾病。胆汁淤积性黄疸患者还应补充维生素 K_1，以免凝血酶原时间延长。临床上用于退黄的药物很多，必须强调的是，如病因未去除，黄疸消退是短暂和困难的。

（蔡　瑜　董　玲）

第十五节　消化道出血

消化道出血是指胃肠道及其相关消化腺如肝、胆、胰出血。临床表现为呕血（hematemesis）、便血（hematochezia）。根据出血部位的不同，一般将十二指肠屈氏（Treitz）韧带以上消化器官的出血称上消化道出血，包括食管、胃、十二指肠、肝、胆、胰疾病引起的出血；将十二指肠悬韧带以下消化器官的出血称下消化道出血，如小肠、结肠、直肠、肛管疾病引起的出血。随着内镜技术的发展，目前也可以将消化道出血分为上、中、下消化道出血。消化道出血多数与消化器官疾病有关，但也可能是全身性疾病的消化道表现。

一、临床思维的必要前提

（一）病史询问要点

（1）是否是呕血，应注意排除口腔、鼻咽部出血及咯血。

（2）是呕血还是便血，颜色如何。

（3）有无腹痛：消化性溃疡是上消化道出血最常见的原因。典型的消化性溃疡表现为慢性、周期性、节律性中上腹痛，出血后腹痛减轻。上腹绞痛伴黄疸、便血者，应考虑肝、胆道出血。腹痛伴排血便、脓血便，便后腹痛减轻，见于细菌性痢疾、阿米巴痢疾或溃疡性结肠炎。腹痛伴便血还见于急性出血性坏死性肠炎、肠套叠、肠系膜血栓形成等。

（4）有无慢性肝病：肝硬化门静脉高压食管静脉曲张破裂出血是上消化道出血第二常见原因，20%的肝硬化出血并非食管静脉破裂所致，可能与消化性溃疡或急性胃黏膜病变有关。食管静脉曲张破裂出血常以呕血为主，色鲜红或暗红，出血量较多者可有黑便或柏油样便。

（5）有无近期严重创伤及手术史、过量饮酒史及服用非甾体抗炎药、局部放射治疗史，上述情况均可导致急性胃肠黏膜病变。急性胃肠黏膜病变是上消化道出血第三常见原因。

（6）有无频繁呕吐：剧烈呕吐可导致食管贲门黏膜撕裂综合征（Mallory-Weiss 综合征）。

（7）有无里急后重：如有，提示肛门、直肠疾病，见于痢疾、直肠炎、直肠癌。

（8）有无胃肠道外出血：如皮肤黏膜出血、齿龈出血、鼻出血等。消化道出血可能是全身性疾病的消化道表现，如血小板减少性紫癜、白血病、尿毒症、弥散性血管内凝血等。

（9）腹部肿块：便血伴有腹部肿块者，应考虑肠道淋巴瘤、结肠癌、肠结核、肠套叠、炎性肠病。

（10）出血前及出血后有何症状，如腹痛、出汗、心悸、头晕、口渴、发热等，据此可估计出血量。

（二）体格检查重点

（1）左锁骨上淋巴结有无肿大：胃、肠、胰腺肿瘤转移常致左锁骨上淋巴结肿大，质地硬，彼此粘连固定，无压痛。

（2）面部、头部、指端及黏膜有无毛细血管扩张：出现以上症状提示遗传性出血性毛细血管扩张症。

（3）口唇及口腔黏膜有无色素沉着：以上症状见于 Peutz-Jeghers 综合征（皮肤黏膜色素沉着–肠道多发息肉综合征）。

（4）有无肝掌、蜘蛛痣、黄疸、腹壁静脉曲张、脾大及腹水：肝硬化合并门静脉高压时有腹壁静脉曲张、脾大及腹水。急性大量失血时脾脏可能暂时缩小。

（5）腹部压痛及腹部肿块部位：上腹部局限性压痛可能为胃溃疡；脐右上方局限性压痛可能为十二指肠球部溃疡；脐周包块移动度较大者应考虑小肠肿瘤；右下腹包块应考虑回盲部病变，如肿瘤、慢性阑尾炎、肠结核或克罗恩病形成的炎性包块等。

（6）有无胆囊肿大：胆囊肿大合并黄疸常提示胆总管下端阻塞或壶腹周围癌。

（7）有无肝大，性质如何：肝大，质硬，表面不光滑，应想到肝癌。

（8）直肠指检：除外直肠及其周围器质性病变。

（9）密切监测血压、心率及肠鸣音变化：有活动性出血者血压波动、心率加快、肠鸣音活跃。

（三）辅助检查

1. 必须要做的检查

（1）血常规：消化道出血早期由于血液浓缩，红细胞及血红蛋白可无明显异常甚至升高，如出血继续，则下降。

（2）粪常规及粪便隐血试验：特别注意粪便颜色。色黑成形为黑便，色黑又亮、黏而稀为柏油样便。不能将咖啡色便误认为黑便或柏油样便。否则可能将下消化道出血误认为上消化道出血。临床医生应该亲自观察新鲜粪便的颜色。

（3）血小板计数及出凝血时间、凝血酶原时间：了解有无凝血障碍性疾病。

2. 应选择做的检查

（1）疑为上消化道出血者，应做急诊内镜检查，即在出血后 48～72 小时行内镜检查。

（2）疑为下消化道出血者，应做结肠镜、小肠镜或胶囊内镜检查。

（3）放射性核素显像起到初步定位作用，对梅克尔（Meckel）憩室合并出血有较大的诊断价值，可进一步指导选择血管造影的时机。

（4）出血停止后，X 线胃肠钡餐检查或钡剂灌肠有助于病因诊断，但出血时不宜行此检查。

（5）腹部 B 超、CT 检查可发现肝、胆、胰腺病变。

（6）磁共振血管成像（MRA）及选择性腹腔血管造影有助于肠道肿瘤、血管畸形的诊断。

（7）剖腹探查、术中肠管透视或术中内镜检查适用于上述检查阴性的病例。

二、思 维 程 序

第一步　是否为消化道出血

（1）鼻咽部出血或咯血咽下后可刺激胃黏膜引起呕吐，常被误认为呕血。咽下血量较多者甚至可有黑便，应予以鉴别。

（2）进食含铁的食物（如猪肝、动物血等），粪便隐血试验可呈阳性。

（3）口服某些药物如硫酸亚铁、铋剂、活性炭等，可使粪便呈黑色；但粪便隐血试验除铁剂外均为阴性，不可误认为消化道出血。

第二步　是上消化道出血还是下消化道出血

（1）上消化道出血：常以呕血为主，粪便可为黑色成形，称为黑便。柏油样便必须具备稀、黏、黑、亮 4 个特点。

（2）下消化道出血：常以血便为主，粪便可为咖啡色、棕黑色（水冲后带红色）。直肠、肛门出血呈鲜红色。

注意：上消化道出血量大时，肠蠕动增快，粪便可呈暗红色或咖啡色；下消化道出血时，血液如在肠道内停留时间较长，粪便也可呈黑色。

第三步　确定是何部位出血

出血部位可为食管、胃、十二指肠、胰腺、胆道、空回肠、结肠、直肠、肛门。

第四步　确定病变性质

消化道出血的原因包括胃肠道外伤、异物、炎症（感染性或非感染性）、溃疡、肿瘤、寄生虫感染、血管病变（静脉曲张、血栓形成、血管畸形）、息肉、憩室等；胆囊、胆管结石或肿瘤及胰腺炎症或肿瘤、乏特壶腹肿瘤等。以消化道出血为主要临床表现的全身性疾病多有各自的临床特点，不难鉴别。

第五步　判断出血量

每日出血量 $>5\sim10ml$ 时，粪便隐血试验可呈现阳性反应；每日出血量达 $50\sim100ml$ 以上时，可出现黑便。胃内积血量达 250ml 时，可引起呕血。短时间出血量超过 1000ml，提示消化道大出血，可出现周围循环衰竭。对上消化道出血的估计，主要是动态观察周围循环状态，特别是血压、心率。如果患者由平卧位改为坐位时血压下降（$>15\sim20mmHg$）、心率加快（>10 次/分），提示血容量明显不足，是紧急输血的指征。

第六步　目前有无活动性出血

以下提示有活动性出血。

（1）症状：头晕、出冷汗、心悸、口渴、呕血、便血等。

（2）体征：血压下降、心率增快、肠鸣音活跃。

（3）实验室检查：红细胞计数及血红蛋白下降、粪便隐血试验持续阳性及血清尿素氮持续升高。

（4）上消化道出血者，胃管抽吸有鲜红色血液。

第七步 如何处理

（1）酌情尽快完善必要的各种检查，如监测生命体征，测血压、脉搏，保证呼吸道通畅，查血常规，进行粪便隐血试验，进行内镜检查等。内镜检查最好在出血后 24～48 小时内完成，因为有些病变（如急性胃黏膜出血）48～72 小时后已修复。

（2）消化道大量出血的紧急处理

1）补液、输血以补充血容量，补充凝血因子，维持生命体征稳定。

2）止血

A. 食管静脉曲张破裂出血：奥曲肽 0.1mg 静脉注射，然后静脉滴注维持 24 小时，每小时 25μg，或生长抑素每小时 250μg 持续静脉滴注；三腔双囊管压迫止血；内镜止血，如食管静脉曲张硬化剂注射、皮圈套扎、胃底静脉曲张组织黏合剂注射等；也可采用经皮经肝冠状静脉栓塞疗法；急诊行经颈静脉肝内门腔内支架分流术（TIPS）。

B. 急性非静脉曲张上消化道大出血的处理：以消化性溃疡多见。

a. 抑制胃酸分泌和保护胃黏膜：急性期静脉给予质子泵抑制剂，使胃内 pH>6.0，有助于消化性溃疡和急性胃黏膜病变的止血。无效时可加用生长抑素及其类似物，收缩内脏血管，控制急性出血。同时给予抗幽门螺杆菌治疗。

b. 内镜直视下止血治疗：经内镜直视下局部喷洒 8%去甲肾上腺素液、凝血酶，也可在出血病灶注射 1%乙氧硬化醇、1∶10 000 肾上腺素或组织胶。内镜直视下采取高频电灼、激光、热探头、微波、止血夹等方法止血也是可以选择的方案。

C. 下消化道大量出血的处理：如有条件，可采取内镜下止血治疗。对于弥散性血管扩张病变所致的出血，内镜下治疗或手术治疗有困难，或治疗后仍反复出血者，可考虑试用沙利度胺治疗。选择性动脉造影术后动脉内输注血管加压素可以控制 90%的憩室和血管发育不良的出血，但有心血管方面的毒副反应。动脉内注入栓塞剂可能引起肠梗死，对拟进行肠段手术切除的病例，可作为暂时止血用。

3）外科或介入治疗：内科积极治疗后仍大量出血危及患者生命时，需考虑外科手术治疗。少数患者因严重消化道出血，无法进行内镜治疗，又不能耐受手术治疗时，可考虑选择性肠系膜动脉造影并血管栓塞治疗。

（3）明确病因，针对病因进行治疗。

（董 玲）

第十六节 贫 血

贫血（anemia）指外周血单位体积中血红蛋白浓度、红细胞计数和（或）血细胞比容低于参考值的低限。如成年男性血红蛋白浓度低于 120g/L、成年女性低于 110g/L，或血细胞比容分别低于 0.40、0.35，即可诊断贫血。贫血不是一个独立疾病，而是很多疾病引起的一个共同症状或体征。

一、临床思维的必要前提

（一）病史询问要点

1. 饮食习惯和嗜好　长期以素食为主易造成维生素 B_{12} 缺乏，食用新鲜绿色蔬菜少或过度烹调易造成叶酸缺乏，因此这些人群易出现巨幼细胞贫血；咖啡、植物纤维素抑制铁吸收，茶叶中含有鞣酸，其与铁形成难溶性复合物而随粪便排出体外，因此，长期饮咖啡、浓茶易引起缺铁性贫血；进食蚕豆后发生贫血，提示为葡萄糖-6-磷酸脱氢酶（G6PD）缺乏引起溶血性贫血；长期饮用含铅的锡壶盛的酒或泡的茶易引起慢性铅中毒性贫血。

2. 职业史　长期接触 X 线、γ 射线的医技工作者或科学研究人员及长期接触苯者易发生再生障碍性贫血；从事印刷、排字、蓄电池生产、油漆行业的工人如发生贫血，则应考虑与慢性铅中毒有关。

3. 服药史　对氨基水杨酸、异烟肼、利福平、磺胺类药物、氯丙嗪、甲基多巴、奎尼丁、氯霉素、保泰松、甲苯磺丁脲等可引起再生障碍性贫血或药物性溶血性贫血；服用伯氨喹后发生贫血，要考虑 G6PD 缺乏所致溶血性贫血。

4. 感染史　病毒性肝炎后发生贫血，多为再生障碍性贫血。此外，风疹病毒、EB 病毒及流感病毒感染亦可引起再生障碍性贫血。支原体肺炎、传染性单核细胞增多症、疟疾、产气荚膜杆菌或溶血性链球菌败血症后出现的贫血，常为溶血性贫血。

5. 家族史　患者幼年出现贫血，父母或兄弟姐妹中有同样病史者，常见于遗传性球形红细胞增多症、G6PD 缺乏症及地中海贫血，此类贫血均为常染色体显性或不完全显性遗传。

6. 既往病史　既往有消化性溃疡、钩虫病、痔疮、子宫肌瘤、月经过多史，有助于缺铁性贫血的诊断；慢性淋巴细胞白血病、淋巴瘤、多发性骨髓瘤患者的贫血，主要考虑为骨髓病性贫血和自身免疫性溶血性贫血；系统性红斑狼疮、类风湿关节炎、溃疡性结肠炎患者的贫血，常为自身免疫性溶血性贫血；有慢性肾炎者，则为肾性贫血。

7. 手术史　有胃大部切除、胃-空肠吻合或上段空肠切除史者因铁吸收受到影响常出现缺铁性贫血；胃体部或回盲部切除者因维生素 B_{12} 吸收受到影响可出现巨幼细胞贫血。

8. 急性失血史　包括急性外出血与内出血。前者包括急性创伤性出血、溃疡病引起的出血、食管胃底静脉曲张破裂出血、贲门黏膜撕裂等引起的呕血及急性出血性坏死性肠炎的大量便血等，不难诊断；急性内出血，如输卵管妊娠破裂出血、闭合性胸腹腔创伤出血等，尤其在出血早期（3～4 小时），红细胞计数与血红蛋白浓度测定均无明显变化，使早期诊断较为困难，此时，必须详细询问病史，进行全面体格检查及必要的辅助检查（如胸腔穿刺、腹腔穿刺、阴道后穹隆穿刺等），才能做出急性失血性贫血的诊断。

9. 伴随症状

（1）贫血伴易怒、兴奋、烦躁、吞咽困难及异食癖等，为含铁酶缺乏引起，有助于缺铁性贫血的诊断。

（2）贫血伴末梢神经炎、四肢麻木、共济失调、锥体束征阳性等及脊髓亚急性联合变性，见于维生素 B_{12} 缺乏引起的巨幼细胞贫血或恶性贫血。

（3）贫血伴黄疸、浓茶样尿，提示为慢性溶血性贫血。

（4）贫血伴反复发作的不明原因腹痛，结合患者有铅接触史，提示慢性铅中毒。

（5）短期内贫血进行性加重，伴发热及出血倾向，提示为急性再生障碍性贫血、急性白血病。

（6）贫血伴发热、关节痛、脱发、口腔溃疡、鼻腔溃疡、光过敏及面部皮疹等，提示风湿性疾病如系统性红斑狼疮、类风湿关节炎等。

（7）老年人出现贫血进行性加重，伴发热（高热或低热）、骨骼疼痛，无其他原因可以解释，要警惕恶性肿瘤骨髓转移及多发性骨髓瘤。常见骨髓转移癌的原发肿瘤有甲状腺癌、乳腺癌、肺癌、胃肠道癌及前列腺癌等。

（8）贫血伴高血压、血尿、蛋白尿、肾功能不全，提示为肾性贫血；伴肝掌、蜘蛛痣、男性乳房发育、腹水等，提示慢性肝病、肝硬化所致的贫血；伴表情呆滞、反应迟钝、面部非凹陷性水肿等，提示甲状腺功能低下性贫血；伴消瘦、低血压、皮肤黏膜色素沉着等，提示肾上腺皮质功能减退性贫血。

（二）体格检查重点

1. 皮肤、黏膜检查　皮肤、黏膜及巩膜轻度黄染，多为柠檬色，提示溶血性贫血；面颊部水肿性蝶形红斑、甲周红斑、皮肤网状青斑、口腔黏膜溃疡，提示系统性红斑狼疮所致的贫血；皮肤干燥、角化、萎缩，毛发易断、无光泽，指（趾）甲扁平，甚至呈反甲（匙形甲），是由外胚叶组织营养缺乏引起的，提示缺铁性贫血；皮肤黏膜有散在的或密集的瘀点、紫癜、瘀斑，提示再生障碍性贫血、急性白血病引起的贫血；皮肤大片瘀斑提示出凝血异常所致贫血，如弥散性血管内凝血；牙龈游离缘出现蓝灰色点线，提示为铅中毒性贫血。

2. 肝、脾、淋巴结检查　贫血伴肝和（或）脾大，提示慢性溶血性贫血（先天性或获得性）、脾功能亢进、骨髓纤维化等；贫血伴肝大、脾大、淋巴结肿大，提示恶性淋巴瘤、急性白血病、结缔组织病及传染性单核细胞增多症；贫血不伴肝大、脾大、淋巴结肿大，提示再生障碍性贫血、缺铁性贫血、巨幼细胞贫血。

3. 四肢、脊柱检查　指间关节呈梭形肿胀、掌指关节半脱位（尺侧倾斜）、天鹅颈样畸形，提示类风湿关节炎引起的贫血；贫血伴杵状指（趾），提示肺脓肿、支气管扩张症、感染性心内膜炎等慢性炎症及慢性感染所致的贫血，亦可提示肺癌骨髓转移引起的骨髓病性贫血。

4. 直肠指检　是直肠癌、前列腺癌简单而有效的诊断方法。

（三）辅助检查

1. 必须要做的检查

（1）血液一般检查：包括外周血白细胞、红细胞、血小板及网织红细胞计数，血红蛋白浓度测定，外周血涂片检查，血细胞比容测定，以及红细胞指数[包括平均红细胞体积（MCV）、平均红细胞血红蛋白含量（MCH）、平均红细胞血红蛋白浓度（MCHC）]测定，对确定有无贫血及贫血的鉴别诊断有十分重要的意义。

（2）尿液检查：包括尿常规，尿中出现红细胞、白细胞、蛋白及管型对诊断肾性贫血、多发性骨髓瘤及系统性红斑狼疮有重要帮助。

（3）粪便检查：包括粪便隐血试验、寄生虫虫卵检查及粪胆原测定等，有助于贫血原因的确定。

（4）骨髓检查：对贫血的诊断与鉴别诊断至关重要，为贫血性疾病必不可少的检查。骨髓涂片镜检观察骨髓有核细胞增生程度；粒系、红系、巨核系三系细胞增生情况；粒细胞、红细胞比例；各系细胞形态有无异常；有无异常细胞出现，如白血病细胞、转移癌细胞等；必要时还要进行细胞化学检查，如骨髓细胞铁染色等。

2. 应选择做的检查

（1）疑为缺铁性贫血，应做血清铁、总铁结合力、转铁蛋白饱和度、血清铁蛋白测定。如需与慢性疾病引起的贫血鉴别，需要做可溶性转铁蛋白受体测定，在做骨髓涂片时，应做细胞铁染色检查，了解细胞外铁（含铁血黄素）及细胞内铁（铁粒幼细胞）的含量。

（2）疑为巨幼细胞贫血，除做骨髓涂片检查外，观察红系有无巨幼样变及其所占百分比，注意幼红系细胞核质发育情况，以及有无巨杆状核粒细胞、巨晚幼粒细胞。血清叶酸及维生素 B_{12} 水平测定有重要诊断价值。

（3）疑为再生障碍性贫血，应做骨髓涂片及骨髓活检。

（4）疑为溶血性贫血，应做网织红细胞计数、骨髓涂片、红细胞寿命测定、尿胆红素及尿胆原测定以确定有无溶血。为确定溶血的病因，可选做 Coombs 试验、外周血 CD55 和 CD59 测定、红细胞渗透脆性试验、自体溶血试验及其纠正试验、酶活性测定、血红蛋白电泳及相关基因检测等。

（5）疑为慢性疾病引起的贫血，包括慢性炎症、慢性感染、慢性肝肾功能不全、内分泌功能低下、恶性肿瘤及骨髓病性贫血等，应进行肝功能、肾功能及脑垂体、甲状腺和肾上腺皮质功能检查，以及胃肠道钡餐摄片或内镜检查、纤维支气管镜检查及骨髓穿刺涂片检查等。必要时进行甲状腺、肺、胃肠及骨髓活组织检查。

二、思 维 程 序

第一步　是否为贫血

面色苍白、头晕、情绪改变、异食癖、直立性低血压、末梢神经炎、四肢麻木等都提示可能存在贫血，血常规进行红细胞计数与血红蛋白定量可以确定是否存在贫血。

第二步　是何种性质的贫血

常见的贫血有缺铁性贫血、巨幼细胞贫血、再生障碍性贫血、溶血性贫血、骨髓病性贫血及失血性贫血。

（1）缺铁性贫血：是最常见的贫血，为小细胞低色素性贫血。据统计，缺铁性贫血发病率极高，占成年男性 10%、育龄期女性 20%、孕妇 40%，在儿童中则高达 50%。因此，应首先考虑。其思维程序如下。

1）根据血细胞计数仪的检验报告，通常红细胞计数为 $1.0×10^{12}$/L，相当于血红蛋白30g/L，若不成比例下降，以后者下降为主，提示为低色素性贫血。

2）根据红细胞平均指数计算，若 MCV、MCH、MCHC 都明显降低，提示为小细胞低色素性贫血；此时，进行有关铁代谢检查，如血清铁、血清铁蛋白及转铁蛋白饱和度降低，而总铁结合力升高，可溶性转铁蛋白受体升高，则可诊断为缺铁性贫血；如能进行骨髓细胞外铁及内铁检查，且两者都呈阴性或明显降低，不仅可确诊为缺铁性贫血，还有助于与非缺铁性贫血鉴别。

（2）巨幼细胞贫血

1）血细胞计数仪检查，可以是单纯红系减少，也可以表现为全血细胞减少，红细胞与血红蛋白不成比例下降，而以红细胞下降为主，提示为大红细胞性贫血。若 MCV 及 MCH 明显高于正常，而 MCHC 仍在正常范围，则进一步证实为大红细胞性贫血。

2）血清叶酸及维生素 B_{12} 测定，其中之一或两者都降低，可证实为巨幼细胞贫血。

3）如行骨髓涂片检查，可见幼红细胞巨幼样变，并见巨杆状核粒细胞及巨晚幼粒细胞，成熟中性粒细胞分叶过多，出现核右移，此时与骨髓病态造血很难区分，需要通过骨髓染色体检查和分子遗传学检查排除骨髓克隆性造血，以排除骨髓增生异常综合征。

（3）再生障碍性贫血

1）外周血检查显示全血细胞减少、网织红细胞减少或网织红细胞绝对计数值减少。

2）MCV、MCH 及 MCHC 均在正常范围，表现为正常细胞正常色素性贫血。

3）骨髓涂片显示有核细胞增生低下或严重低下，如有局灶性造血但巨核细胞显著减少或缺如，非造血细胞则相对增多，巨核细胞缺如是再生障碍性贫血骨髓涂片的特征性表现。

4）骨髓活检显示造血组织减少，非造血组织如脂肪明显增多。

（4）溶血性贫血

1）临床上，贫血伴轻度黄疸、伴或不伴酱油色尿者，首先考虑为溶血性贫血；贫血伴脾大和胆石症者，提示为慢性溶血可能。

2）外周血检查通常只有红细胞减少，红细胞和血红蛋白成比例减少，MCV、MCH、MCHC 大多在正常范围，网织红细胞计数明显增多，通常＞5%，外周血涂片可见较多有核红细胞及嗜多色性红细胞。

3）骨髓检查显示红系明显增生，常出现粒红比例倒置。

4）血清胆红素检查显示总胆红素升高，但一般≤85.5μmol/L，以间接胆红素升高为主。

（5）骨髓病性贫血：临床上患者伴有发热、骨痛及骨髓涂片找到肿瘤细胞，即可明确诊断，可以是骨髓自身肿瘤（如白血病、骨髓瘤等），也可以是骨髓转移癌。

（6）失血性贫血：慢性失血性贫血，如溃疡病出血、钩虫病、月经过多、痔疮出血等引起的贫血，属于缺铁性贫血；急性失血中外出血引起的贫血不难诊断，如食管胃底静脉破裂出血、功能性子宫出血等；创伤引起的内出血常不易被发现，可进行诊断性腹腔穿刺、阴道后穹隆穿刺等。

第三步 确定是何种原因引起的贫血

了解贫血原因对合理治疗十分重要。

（1）缺铁性贫血：成人缺铁性贫血最常见的原因为育龄期女性月经过多，需要妇产科判断是病理性原因还是生理性原因；消化道慢性失血是第二常见原因，需要内镜检查排除消化道疾病（如消化性溃疡、肿瘤、血管畸形、结肠炎等）；痔疮出血也是常见的慢性失血原因；胃及十二指肠切除、慢性腹泻等因影响铁吸收而引起体内缺铁；生长发育的儿童、妊娠期及哺乳期妇女由于对铁需要量增加，如铁摄入不足，则可造成体内缺铁。其他少见的情况：吸收铁部位的胃肠道手术切除、减肥造成摄入不足、饮食习惯不良造成吸收铁不足等。大部分患者的缺铁原因通过详细病史询问即可明确。

（2）再生障碍性贫血：有半数以上患者未能发现原因，称为原发性再生障碍性贫血。继发性再生障碍性贫血应仔细询问服药史，尤其是抗癌药、氯霉素及磺胺类药物等。电离辐射和病毒感染也是引起再生障碍性贫血的常见原因。

（3）溶血性贫血

1）血管内溶血：包括阵发性睡眠性血红蛋白尿（PNH）、G6PD 缺乏症及血型不合的输血等，临床上有酱油样尿（血红蛋白尿），实验室检查显示血浆游离血红蛋白增加，血清结合珠蛋白降低，Rous 试验阳性等。外周血 CD55、CD59 表达减少及 Ham 试验阳性有助于 PNH 诊断。高铁血红蛋白还原试验阳性，或进食蚕豆后出现贫血，可诊断 G6PD 缺乏症。

2）血管外溶血：包括自身免疫性溶血性贫血（AIHA）、遗传性球形红细胞增多症、地中海贫血等。Coombs 试验阳性首先考虑为 AIHA；血涂片中见大量球形红细胞，要考虑为遗传性球形红细胞增多症，应进一步做红细胞渗透脆性试验及酸化甘油溶血试验，有条件者可行 SDS-PAGE 电泳或基因检查确诊；若怀疑为地中海贫血，可行血红蛋白电泳及基因检测。

（4）其他：尿素氮（BUN）及肌酐（Cr）升高者提示为肾性贫血；肝功能损害、白球比例倒置提示为慢性肝病贫血；T_3、T_4 降低，TSH 升高，提示为甲状腺功能减退性贫血；ANA、RF、抗 ds-DNA 抗体、抗 Sm 抗体等阳性，提示为结缔组织病性贫血；血清铁蛋白、血清铁、转铁蛋白饱和度升高，总铁结合力降低，骨髓外铁增加，骨髓环状铁粒幼细胞≥15%，提示为铁粒幼细胞贫血；血清铁蛋白正常或升高，血清铁、总铁结合力及骨髓内铁粒幼细胞减少，血清可溶性转铁蛋白受体降低，提示为慢性病贫血。

第四步　诊断性治疗

临床上怀疑为缺铁性贫血或巨幼细胞贫血，而无法进一步明确诊断时，可给予诊断性治疗，前者给予铁剂，后者给予叶酸及维生素 B_{12}。若用药 4～5 天后网织红细胞计数升高，2 周左右血红蛋白上升，而网织红细胞计数逐渐下降，则有助于诊断。

第五步　如何处理

针对病因进行治疗。严重贫血，如血红蛋白＜60g/L 或有头晕、心悸、呼吸困难者，应给予输血。

（蔡则骥　庄静丽）

第十七节 出 血 倾 向

出血倾向（bleeding tendency）是指皮肤、黏膜自发性或损伤后的出血现象。皮肤、黏膜出血倾向表现为皮肤瘀点、紫癜、瘀斑、血肿，也可表现为鼻出血、牙龈出血或月经过多，少数可表现为内脏出血。引起出血倾向的原因很多，但就其发病机制而言，主要包括血管壁结构和功能异常、血小板数量和功能异常、凝血功能障碍（凝血因子异常或血中有抗凝血物质）及纤溶过强或亢进四大主要因素，它们可以单独存在或合并发生，其特点大多是多部位、多器官出血。局部病变引起的反复出血如肺结核咯血、溃疡病引起的呕血等不属于出血倾向。

一、临床思维的必要前提

（一）病史询问要点

1. 出血家族史　家族中有同样出血倾向的患者，提示为遗传性出血性疾病，应详细询问遗传方式，父母、兄弟、姐妹及子女每一代亲属中都可出现为常染色体显性遗传，如血管性血友病、遗传性毛细血管扩张症、巨大血小板综合征。凝血因子XI缺乏症常呈不完全显性遗传。若父母正常，疾病隔代出现，男女均可发病，则为常染色体隐性遗传，父母大多为近亲结婚，属于这种方式遗传的疾病有血小板无力症、血小板释放反应缺陷，以及凝血因子Ⅰ、Ⅱ、Ⅴ、Ⅶ、Ⅹ、Ⅻ缺乏症。若为女性传递，男性发病，兄弟、外祖父及外甥中有同样发病者，则为性染色体隐性遗传，如血友病 A、血友病 B。

2. 发病年龄　一般说来遗传性出血性疾病发病年龄较小，获得性发病年龄较大。血友病患者偶在成年后发病。

3. 出血方式　皮肤出血点和紫癜、鼻出血、牙龈出血，见于血管和（或）血小板量和质异常；妇女月经过多，如能除外妇科疾病（如子宫肌瘤、功能性子宫出血等），最常见于血小板减少症；消化道持续性出血，如能除外局部因素（如溃疡病、慢性胃炎、胃黏膜脱垂、胃癌等），提示为遗传性毛细血管扩张症；拔牙后出血不止或轻微外伤后持续出血，提示为凝血障碍性疾病，如血友病及血管性血友病。

4. 服药史　有些药物可直接损害血管壁或通过免疫机制使血管壁通透性增加，引起药物性血管性紫癜，这类药物有砷、铋、金盐、氯霉素、磺胺类药物、异烟肼、对氨基水杨酸等；有些药物通过抗体形成引起免疫性血小板减少，如奎宁、奎尼丁、氯噻嗪、利福平等；有些药物影响血小板功能，如阿司匹林、双嘧达莫（潘生丁）等；有些药物抑制骨髓造血，或选择性抑制巨核细胞生成，如抗癌药、氯霉素、保泰松、乙醇、甲苯磺丁脲等；有些药物则可通过抑制凝血引起出血，如门冬酰胺酶、肝素、香豆素等；尿激酶、链激酶则是通过使纤溶酶原转变为纤溶酶引起纤维蛋白溶解，从而溶解血栓，但若使用过量，也会引起出血。不少药物是通过多种机制引起出血的。

5. 既往史　既往有慢性肝炎、肝硬化史或有胆道阻塞史，提示为凝血因子缺乏；既往有恶性肿瘤、自身免疫性疾病、近半年新增口服药物、疫苗接种史及前驱有上呼吸道感染病史等情况，提示为继发性免疫性血小板减少症；既往有再生障碍性贫血的患者，可能是疾病所致血小板减少；如既往有真性红细胞增多症、原发性血小板增多症、早期慢性粒细胞白血病等骨髓增生性疾病，则出血倾向可能与血小板增多及功能障碍有关。

（二）体格检查重点

1. 皮肤黏膜 下肢皮肤反复出现瘀点、瘀斑，对称分布，分批出现，瘀点大小不等，呈紫红色，可融合成片状或略高出皮肤表面，见于过敏性紫癜；手掌、甲床、耳部、口腔及鼻黏膜毛细血管扩张、扭曲，病变呈斑点（片）状、小结节状或血管瘤状，可高出皮肤表面，加压后消失，提示为遗传性毛细血管扩张症；下肢皮肤反复发作瘀点、瘀斑，大小不等、分布不均，伴有鼻出血、牙龈出血及月经量增多，见于血小板减少性紫癜；口腔黏膜血疱、眼底出血，提示为重度血小板减少（血小板计数常小于 $20×10^9$/L）；肌肉血肿、关节腔内出血，伴关节肿胀、畸形及功能障碍，提示为出凝血系统异常引起的出血，如血友病，严重者如弥散性血管内凝血，同时有出凝血异常和血小板减少，可表现为自发性广泛出血或伤口及注射部位渗血呈大片瘀斑。

2. 浅表淋巴结 肿大，质地中等或偏硬，无压痛，见于淋巴瘤及急性白血病、慢性白血病、结缔组织病。

3. 胸部 胸骨中下段压痛见于急、慢性白血病。

4. 腹部 腹壁静脉曲张、腹水征、脾大提示为肝硬化，其出血与肝功能损害、凝血因子合成障碍有关；肝脾大见于恶性淋巴瘤、急性白血病、慢性白血病、骨髓纤维化、系统性红斑狼疮，若合并继发性脾功能亢进，则出血倾向加重；不明原因的脾大伴出血倾向，应考虑为原发性脾功能亢进症。

（三）辅助检查

1. 必须要做的检查

（1）血液检查：外周血细胞计数及分类，包括白细胞、红细胞及血小板计数。若全血细胞减少，分类中无幼稚细胞，见于再生障碍性贫血、脾功能亢进、非白血性白血病、系统性红斑狼疮等；分类中有幼稚细胞，见于白血病、骨髓增生异常综合征（MDS）、骨髓纤维化、PNH 等；若计数中血小板及红细胞减少、网织红细胞增多，要考虑为 Evans 综合征；若只有血小板减少，主要见于血小板减少性紫癜。此类出血主要由血小板数量减少引起，血小板数量增多亦可引起出血，这是血小板功能缺陷引起的。

（2）出血及凝血时间测定：是出血性疾病的过筛试验。出血时间延长表示血小板的质和量缺陷和（或）毛细血管壁的结构或功能异常，凝血时间延长表示凝血因子缺陷或血中有抗凝物质。

2. 应选择做的检查

（1）疑为原发性免疫性血小板减少症（immune thrombocytopenia，ITP），除血小板计数减少外，需要排除继发性血小板减少的原因，如感染（包括病毒疫苗接种后继发）、药物、肿瘤及风湿性疾病、脾功能亢进等。骨髓涂片可表现为巨核细胞明显增多、减少或正常，但伴有成熟障碍，骨髓检查可作为排除其他骨髓疾病的检查手段。

（2）疑为毛细血管壁结构与功能异常，应做毛细血管抵抗力试验（束臂试验）及出血时间测定。这类疾病有遗传性毛细血管扩张症、过敏性紫癜、单纯性紫癜、感染性紫癜及其他血管性紫癜。

（3）凝血功能障碍性疾病，有遗传性和获得性凝血因子缺陷两种，前者以血友病类出血性疾病最为常见，后者以严重肝病、维生素 K 依赖性凝血因子缺乏症较为常见。

1）疑为血友病类出血性疾病，应做白陶土活化部分凝血活酶时间（APTT）、血清凝血酶原时间测定及简易凝血活酶生成试验等，再做纠正试验，即可鉴别血友病 A、B。亦可直接测定血浆凝血因子Ⅷ、Ⅸ含量。

2）疑为严重肝病引起的出血，除查肝功能及白蛋白、球蛋白外，应测定血浆凝血酶原时间（PT）。PT 延长表示凝血因子Ⅰ、Ⅱ、Ⅴ、Ⅶ、Ⅹ多种凝血因子合成减少。测定血浆凝血因子Ⅷ活性可帮助鉴别肝病造成凝血因子合成减少（凝血因子Ⅷ因子非肝脏合成，活性正常或升高）和 DIC 造成凝血因子耗竭（凝血因子Ⅷ活性降低）的出血。

3）疑为维生素 K 依赖性凝血因子缺乏症，应进行 PT 及 APTT 测定。维生素 K 依赖性凝血因子包括凝血因子Ⅱ、Ⅶ、Ⅸ、Ⅹ，因此 PT 及 APTT 均延长。

4）凝血时间、复钙时间、APTT、PT 等均延长，加入正常人新鲜血浆均不能得到纠正，提示循环血液中有抗凝物质，可做抗凝血酶Ⅲ、纤维蛋白原降解产物（FDP）及肝素样物质测定等。

5）弥散性血管内凝血（DIC）是多种凝血机制障碍引起的出血性疾病，疑为 DIC 时，应进行血小板计数、纤维蛋白原测定及 PT 检查等过筛试验，必要时加做 3P 试验、凝血酶凝固时间及纤溶酶原活性测定等确诊试验。疑为早期 DIC，应做 D-二聚体、纤溶酶–纤溶酶抑制物复合体、纤维蛋白肽 A、β-血小板球蛋白（β-TG）、血小板第 4 因子（PF4）、血栓烷 B_2（TXB_2）、可溶性纤维单体复合物（SFMC）的含量测定。

二、思　维　程　序

第一步　是否为血管性紫癜

（1）遗传性毛细血管扩张症：以反复、相对固定部位出血如鼻出血、牙龈出血及内脏出血为特征，并不表现为皮肤出血点、紫癜或瘀斑。体格检查：在口腔、鼻黏膜、手掌及甲床等处见毛细血管扩张、扭曲，呈斑点状、斑片状、结节状或蜘蛛痣样，束臂试验阳性，出血时间延长，甲床毛细血管镜检见血管袢异常扩张。

（2）过敏性紫癜：临床上除皮肤紫癜外，部分患者有腹痛、关节痛、肾损害，上述症状可单独或合并存在。实验室检查显示血小板计数及凝血试验正常、束臂试验阳性、出血时间延长有助于诊断。

（3）单纯性紫癜：多见于女性，发作与月经周期有关，血小板计数及凝血试验结果正常，束臂试验可阳性，部分患者血小板对二磷酸腺苷（ADP）、肾上腺素聚集率降低。

（4）感染性紫癜：见于流行性脑脊髓膜炎、出血热、败血症、感染性心内膜炎等，确诊原发病是诊断的主要依据。

第二步　是否为血小板因素引起的出血

（1）继发性血小板减少症：包括再生障碍性贫血、白血病、骨髓瘤、脾功能亢进症、结缔组织病、DIC、血栓性血小板减少性紫癜及药物引起的血小板减少症等。临床上患者有相关病史及相应表现，如再生障碍性贫血患者可表现为贫血、发热，白血病患者可伴有贫血、发热、牙龈肿胀、肝脾淋巴结肿大，骨髓瘤可伴有肾功能损害、贫血、骨痛，脾功能亢进患者有脾大，结缔组织病患者表现为多系统受累，DIC 有原发疾病表现，血栓性血小板减少患者表现为五联征：发热、血小板减少、肾损害、意识障碍、外周血破碎红细胞。骨髓检查对原发病诊断有重要价值。

（2）血小板减少排除继发因素考虑为原发性免疫性血小板减少症（ITP）：其外周血检查仅表现为血小板减少，血涂片中可见巨大血小板，骨髓检查显示巨核细胞增多、减少或数量正常，但合并产血小板障碍。

（3）骨髓增殖性肿瘤：外周血细胞计数中血小板 $>1000 \times 10^9$/L 多见于原发性血小板增多症，此症常伴有红细胞增多、白细胞增多、脾大，实验室检查表现为出血时间延长，血管性血友病因子（vWF）活性异常，血小板形态和功能异常（黏附功能及聚集功能降低）。血小板计数为 300×10^9/L～400×10^9/L，通常为反应性血小板增多症，需检查原发病。

第三步　是否为凝血因子异常

（1）是否为血友病类凝血因子缺陷：血友病 A、B 患者见于男性，罕见于女性，是 X 连锁隐性遗传病。凝血因子Ⅺ缺乏症为不完全显性遗传病，男女均可发病。患者自幼即有出血倾向，表现为肌肉血肿、关节腔内出血伴关节肿胀、畸形及功能障碍。实验室检查中 APTT 比正常对照延长 10 秒以上，提示为凝血因子Ⅷ、Ⅸ或Ⅺ缺乏症。通过纠正试验以鉴别是哪种凝血因子缺乏，若能被硫酸钡吸附血浆纠正而不被储存血清纠正，则为凝血因子Ⅷ缺乏症；相反，不能被吸附血浆纠正，而能被储存血清纠正，为凝血因子Ⅸ缺乏症；两者均能纠正，为凝血因子Ⅺ缺乏症。亦可直接测定血浆中凝血因子Ⅷ、Ⅸ、Ⅺ含量。

（2）是否为血管性血友病（vW 病）：vW 病也是一种遗传性出血性疾病，为常染色体显性遗传病。其主要由血浆中 vWF 缺乏或分子结构异常引起。vWF 是凝血因子Ⅷ的高分子量部分，与血小板功能有关。因此，本病临床表现为皮肤瘀斑、鼻出血、牙龈出血、月经过多及手术后出血不止等，关节及肌肉出血较血友病少见。实验室检查表现为出血时间延长，或阿司匹林耐量试验异常，血小板黏附功能降低，对瑞斯托霉素诱导血小板不聚集，APTT 延长，血浆因子Ⅷ：C 和 vWF：Ag 降低，而血友病 A 只是凝血因子Ⅷ降低，而 vWF：Ag 正常。

（3）是否为严重肝病引起的出血：如果是，则临床上有肝硬化或重症肝炎的症状和体征，实验室检查显示所有肝脏合成的凝血因子均减少，PT 延长超过正常对照 3 秒，纤维蛋白原测定明显降低，APTT、凝血酶时间（TT）均可延长。

（4）是否为维生素 K 依赖性凝血因子缺乏症：实验室检查 PT、APTT 延长，但 TT 正常。如静脉补充维生素 K，可纠正延长的 PT 及 APTT，但不能纠正严重肝病引起的 PT 及 APTT 延长。凝血因子Ⅱ、Ⅶ、Ⅸ、Ⅹ活性测定对确诊有较大帮助。

（5）是否为 DIC 引起的出血：DIC 是很多疾病过程中的一种病理生理现象，涉及小血管内皮细胞损害、血小板减少、凝血因子消耗、纤溶亢进和血中抗凝物质增多的多种凝血机制异常。临床上除大片皮肤瘀斑及内脏出血外，还有原发病的症状及体征，实验室检查见血小板计数减少、PT 延长、纤维蛋白原降低、3P 试验阳性、TT 比正常对照延长 3 秒以上、血中 FDP 含量增加等。

（6）是否为血中有抗凝物质引起的出血：血中有抗凝物质时，表现为所有凝血试验异常，如凝血时间（CT）、血浆复钙时间（PRT）、APTT、血清凝血酶原时间（SPT）、PT 均延长，且不能被正常人新鲜血浆纠正，但能被抗凝物质拮抗物纠正，如血中有肝素样物质，则可被鱼精蛋白中和。

第四步　如何处理

（1）治疗原发病：适用于引起继发性血小板减少性疾病和获得性凝血因子缺乏症。

（2）肾上腺皮质激素：适用于 ITP、Evans 综合征、过敏性紫癜及系统性红斑狼疮等。

（3）替代治疗：如血友病 A，可给予抗血友病球蛋白（AHG）、凝血因子Ⅷ制剂、冷沉淀物；血友病 B 应给予凝血酶原复合物（PPSB）；血管性血友病应给予凝血因子Ⅷ制剂、新型 vWF 制剂；严重肝病可输新鲜血浆、全血及 PPSB 等。

（4）止血药物：血管性紫癜可给予维生素 C、维生素 P、卡巴克洛（安络血）、肾上腺皮质激素，通过降低血管脆性和通透性而减少出血；纤溶亢进引起出血可用抗纤溶药物；胆道阻塞性疾病除解除阻塞外，可给予维生素 K。

（5）DIC 治疗：在治疗原发病和去除病因同时开始应用肝素治疗，并补充凝血因子。

（6）各种出血性疾病在出血期间均应避免使用抗血小板药物，因其抑制血小板功能，可加重出血。

（蔡则骥　庄静丽）

第十八节　少尿与无尿

健康成人每 24 小时排尿量为 1000～2000ml［日尿量与夜尿量之比为（3～4）：1］，约相当于每分钟排尿 1ml。若 24 小时内尿量少于 400ml 或每小时尿量少于 17ml，称为少尿；24 小时内尿量少于 100ml，或 12 小时内完全无尿，称为无尿或尿闭。持续少尿或无尿的患者随之出现体内氮质潴留、血尿素氮及血清肌酐升高、水与电解质紊乱及代谢性酸中毒等现象，临床上称肾衰竭。尿量通常通过询问排尿次数、间隔时间及每次尿量多少进行估计，也可用量筒收集尿液进行精确测量。

一、临床思维的必要前提

（一）病史询问要点

（1）有无导致血容量不足的病史，如饮水少、出汗多、失血、严重腹泻、过度利尿等，上述因素均可因循环血容量减少、肾灌注不足导致尿量减少。

（2）有无严重心、肝疾病，严重心脏疾病伴心功能不全时，可因心力衰竭、体循环淤血导致少尿；严重肝病，特别是伴有门静脉高压时，可因低蛋白血症、腹水或肝肾综合征导致尿量减少。

（3）有无肾实质疾病史，如肾小球肾炎、肾小管坏死、肾间质病变及肾内血管疾病等导致肾实质损害、肾功能不全引起少尿或无尿，应特别注意有无应用损害肾脏的药物（如庆大霉素、卡那霉素）、食用有毒食物（如青鱼胆）及蛇咬伤史等。

（4）有无尿路梗阻病史，如尿路结石、肿瘤及截瘫和糖尿病神经病变等。结石、肿瘤可直接阻塞尿路，肿瘤可因压迫输尿管导致排尿受阻；神经病变可因膀胱逼尿肌功能障碍导致尿潴留。

（5）少尿或无尿的持续时间、演进过程及有无体液潴留和代谢产物积聚的相关病史。

（二）体格检查重点

（1）有无体液潴留的体征包括皮肤黏膜和结膜下水肿、浆膜腔积液及心功能不全的体征。

（2）有无低血容量的体征，包括皮肤黏膜湿润度、皮肤弹性、血压、脉压、心率，以及末梢循环状态，如四肢末梢温度、色泽等。

（3）耻骨上区有无膨隆，叩诊是否有浊音，能否扪及膀胱或其他腹部肿块（必要时进行直肠和妇科检查）；肾区有无压痛、叩痛，输尿管区有无压痛，能否扪及肾脏等。

（三）辅助检查

1. 必须要做的检查

（1）尿量的精确记录和观察：用量筒或量杯（必要时留置导尿管）收集尿液进行测量并记录，这对判定是否少尿极为重要。病程和治疗干预后的变化则对诊断有极大的提示价值。

（2）血常规：有贫血者，有助于慢性肾脏病及失血性贫血或溶血的诊断；白细胞增多者，有助于感染性疾病的诊断。

（3）尿常规：对少尿的病因诊断有帮助。如蛋白尿及有形成分增多，则提示少尿可能与肾脏疾病有关，如结合尿比重、尿钠、尿氮质水平，有助于肾前性和肾实质性少尿的鉴别。

（4）血液生化和尿液生化检测：血、尿渗透浓度及其比值，尿钠及尿钠排泄分数和肾衰竭指数，血、尿氮质水平及其有关比值，对肾前性和肾实质性少尿有鉴别价值。

（5）心功能、肝功能、肾功能检查。

2. 应选择做的检查

（1）疑为血容量不足造成的肾前性少尿，应监测中心静脉压（CVP）。CVP $<50 mmH_2O$ 者，提示血容量不足，观察扩容后的反应对诊断有帮助。

（2）疑为肾实质性少尿者，应做 B 超或 CT 检查，了解肾脏大小。必要时应做肾穿刺活检术行病理诊断。

（3）疑为肾后性少尿者，应摄尿路平片，行 B 超或 CT 等影像学检查，了解尿路及其周围结构状况，包括尿路有无结石、肿瘤，肾盂及输尿管有无积水，膀胱有无积尿，腹膜后有无肿瘤等，还应做直肠指检以了解有无前列腺肥大等。

（4）相关疾病的检查：如疑有溶血性疾病，应做尿隐血和含铁血黄素、血游离血红蛋白和网织红细胞计数及骨髓检查；疑有多发性骨髓瘤，应进行尿本周蛋白、血清蛋白电泳、血清免疫球蛋白轻链定量及骨髓等检查；疑有糖尿病，应进行血糖检测等。

二、思维程序

第一步　是否为少尿或无尿

通过尿量测定即可明确。

第二步　属于哪一类少尿或无尿

（1）肾前性少尿或无尿：系各种原因的肾灌注不足所致，其特点为尿钠降低，尿比重常大于 1.020，尿渗透压升高，可伴中心静脉压降低。

（2）肾性少尿或无尿：由各种肾实质性（器质性）疾病所致，包括肾小球性、肾小管性、肾间质性及肾血管性疾病等，大部分有尿常规异常，特别是尿蛋白和尿有形成分增多及肾功能明显损害。

（3）肾后性少尿或无尿：主要由尿路梗阻所致。B 超或 CT 显示肾盂积水者，为上尿路梗阻，膀胱积尿者为下尿路梗阻。

第三步　确定少尿或无尿的病因

（1）肾前性少尿或无尿：主要见于休克、严重脱水或电解质紊乱、心力衰竭、肾动脉栓塞、血栓形成或肿瘤压迫，以及各种原因的大量失血，如创伤及手术失血、消化道大出血等。

（2）肾性少尿或无尿：病因较为复杂，具体如下。

1）肾小球疾病：如重症急性肾小球肾炎、各型急进性肾小球肾炎、慢性肾小球肾炎及其急性发作。

2）肾小管-间质疾病：如急性肾小管坏死、双侧肾皮质坏死、急性间质性肾炎、肾乳头坏死、急性高尿酸血症肾病等。

3）肾血管疾病及肾脏血液循环障碍性疾病：如恶性肾小动脉性肾硬化、急性双侧肾动脉阻塞、肾静脉血栓形成、肝肾综合征，以及有微血管病性溶血的溶血性尿毒症综合征和血栓性血小板减少性紫癜等。

4）其他慢性肾脏病所致慢性肾衰竭。

（3）肾后性少尿或无尿：如尿路结石、炎症、肿瘤或瘢痕性狭窄、血块阻塞、腹腔肿瘤对尿路的压迫及前列腺肥大、肿瘤等。

第四步　明确少尿或无尿的诱因

肾前性及肾后性少尿和无尿的诱因较易寻找，肾性少尿和无尿的诱因较为复杂，如能找到诱因并能及时去除，有望迅速恢复。常见的诱因有感染、创伤、利尿或降压不当等。

第五步　如何处理

处理原则是标本兼治，急则治其标。

（1）去除诱因：视具体情况而异。

（2）病因治疗：肾前性少尿或无尿应针对其原因给予治疗，如纠正休克、补充血容量（如输血、补液）、治疗心力衰竭等；肾后性者，应请泌尿外科会诊，如有手术指征，又无手术禁忌，应在血液净化技术支持下尽早手术治疗；对于肾实质性疾病，应根据其原发病予以相应处理。

（3）对症治疗：少尿或无尿系肾实质因素引起，又无明显水过多时，可尝试在适当补充血容量的前提下给予利尿剂，使用足量利尿剂后仍未获利尿效果时，应立即停用；有高钾血症者，应及时处理；此外，应对各项代谢紊乱予以纠正；注意防治可能出现的并发症。积极保守治疗无效，有透析指征者，应尽早施行充分的血液净化疗法；如因腹主动脉瘤手术，有出血倾向等，血液透析和腹膜透析均难以实施时，则应加强保守治疗，可适度推迟使用血液净化疗法和改用无肝素血液净化技术，以保证安全。

（徐元钊）

第十九节　多　　尿

多尿（polyuria）是指每日尿量超过 3L（亦有认为超过 2.5L 者），或每分钟尿量超过 2ml。

一、临床思维的必要前提

（一）病史询问要点

1. 尿量　除询问每日排尿次数、每次排出量多少，并由此估计以外，常需要收集和测量尿量以证实。

2. 利尿因素

（1）询问每日饮水量并注意有无心理性或强迫性多饮症状，尤其是 20～50 岁女性，呈发作性多尿者，更应予以重视。

（2）询问有关可能引起中枢性尿崩症的症状，包括血管升压素（ADH）的合成、分泌障碍和引起 ADH 分泌障碍的因素，如颅脑外伤、炎症、先天性异常等，并注意症状是暂时的还是永久的、局部的还是全身的。

（3）肾脏原因是排尿增多最常见的病因，故应特别重视，包括有无药物、代谢、炎症和机械性肾小管损伤，先天性对 ADH 缺乏或无反应，急性肾衰竭的多尿期，高钙血症，低钾血症，肾小管酸中毒，慢性肾小管间质性肾炎，肾髓质囊肿病等多种情况，以及精神疾病患者服用碳酸锂等。

3. 溶质性因素

（1）有机物排出过多：主要询问有无尿糖或尿素排泄过多的病史。前者包括糖尿病的症状和病史、肾性糖尿的症状和病史；后者包括有无过量高蛋白饮食、高热量鼻饲或全静脉营养及高分解状态等。

（2）尿电解质排出过多：主要询问有无梗阻解除后利尿、急性肾衰竭恢复期利尿、肾移植后利尿等情况，这些情况常与滤过恢复而重吸收滞后伴原先潴留于体内的大量水和代谢物迅速排出等有关。严重者可引起血容量下降，并出现相关症状和体征。

（3）心房钠尿肽（ANP）释放过多：常见于阵发性室上性心动过速。发作时心房压力增大，心房钠尿肽释放增多，使尿钠、氯排出增多。

（4）溶质性利尿：如注射甘露醇、山梨醇或高渗葡萄糖等。

4. 混合性因素 兼有上述利尿因素、溶质性因素的特点。

5. 多尿的持续时间和严重程度

6. 伴随多尿的其他症状

（二）体格检查重点

（1）机体水平衡状态，包括血压、脉率、血管充盈时间、皮肤弹性、体重变化、皮肤与黏膜有无水肿或脱水等。

（2）前述有关疾病的特有体征。

（三）辅助检查

1. 必须要做的检查

（1）尿比重及血/尿渗透压测定：水利尿引起多尿者，常见低渗性尿；溶质性因素引起者，多为等渗或高渗性尿；而混合性者，多为低渗尿而且尿溶质量增多。

（2）血常规、尿常规：如血液检查中的血细胞比容与平均红细胞体积可反映血液高渗或低渗，结合尿低渗或高渗结果，对诊断有提示作用。尿常规对大多数肾脏疾病有提示意义。尿常规中诸项结果异常可提示有无肾脏疾病，甚至有助于区分肾小球疾病、肾小管间质疾病、尿路感染等，对糖尿病和肾性糖尿等病症的诊断意义则是不言而喻的。

2. 应选择做的检查

（1）对疑有高渗性多尿的患者，应做血和尿电解质、糖或其他溶质的浓度定量检查。

（2）对疑有低渗性多尿的患者，应进行限水试验、高渗盐水试验和垂体后叶素试验及ADH测定等，以区分神经性多尿、垂体性或肾性尿崩症。

（3）怀疑某些病症为多尿的原因时，应加做与该病症有关的检查。

二、思 维 程 序

第一步 明确有无多尿及该病例的特点

第二步 明确多尿的严重程度

第三步 区分是高渗性多尿还是低渗性多尿

前者尿比重常大于 1.020，尿渗透浓度大于 800mmol/L。后者尿比重常低于 1.005，尿渗透浓度低于 200mmol/L。

第四步　如为高渗性多尿，则应测定血/尿尿素氮、尿钠、尿糖等

血尿素氮升高较常见于高蛋白饮食、高热量鼻饲时。尿钠升高多见于慢性肾上腺皮质功能不全者。尿糖升高伴血糖升高者为糖尿病；尿糖升高不伴血糖升高者为肾性糖尿；如伴有妊娠，应疑为妊娠性糖尿；如伴有其他肾小管损伤特点，多见于范科尼综合征，否则应考虑近曲小管重吸收糖功能障碍所致肾性糖尿。

第五步　如为低渗性多尿，首先可通过限水试验、垂体后叶素试验和高渗盐水试验将神经性多尿和尿崩症区别开

神经性多尿，限水试验时可出现尿比重升高和血压不下降，高渗盐水试验为正常反应，垂体后叶素试验亦敏感；而尿崩症则为限水试验时尿比重不升高，血压可下降，高渗盐水试验无反应，垂体后叶素试验敏感。对垂体后叶素无反应的尿崩症样表现者，应考虑肾性尿崩。

第六步　有类似肾性尿崩表现的，要寻找病因

在肾性尿崩的原因中，尤其要注意有无慢性中毒性肾病、慢性小管间质性肾病、高钙性肾病、尿酸性肾病、肾小管酸中毒、慢性肾盂肾炎、失钾性肾炎和慢性肾功能不全等。

第七步　如何治疗

首先应进行适当的水和电解质补充，防治脱水。在进行有关试验时，也要特别注意，一旦出现脱水征象或血压下降，则应停止试验。对于已找出病因者，应针对病因进行治疗。

（徐元钊）

第二十节　血　尿

正常人尿液中无红细胞或仅有极少量红细胞存在。若取新鲜尿液 10ml，离心沉淀（1800r/min，5 分钟）后涂片镜检，每高倍视野超过 3 个或非离心尿液超过 1 个，或 1 小时尿红细胞计数超过 10 万个，或 12 小时尿红细胞计数超过 50 万个，则可认为是血尿（hematuria）。血尿时如尿液颜色无变化，仅显微镜下见到红细胞，则称为镜下血尿。每 1L尿液中含有 1ml 或更多血液时，尿液可呈红色或洗肉水样，甚至含有血凝块，此时称肉眼血尿。尿呈明显酸性时，肉眼血尿可呈酱油色。

一、临床思维的必要前提

（一）病史询问要点

1. 近期有无呼吸道感染史　呼吸道感染 1 周内出现血尿者，常考虑慢性肾炎急性发作；数小时至 3 日内发病者，应想到 IgA 肾病；感染后 10～14 日出现血尿者，应多考虑急

性链球菌感染后肾炎。

2. 有无引起血尿的全身性疾病史

（1）血液病史：血小板减少性紫癜、过敏性紫癜、再生障碍性贫血、白血病、血友病等，均可出现血尿。

（2）感染性疾病史：感染性心内膜炎、败血症、流行性出血热、猩红热、钩端螺旋体病、丝虫病等，亦可有血尿。

（3）风湿病史：系统性红斑狼疮、结节性多动脉炎等结缔组织病可有血尿。

（4）心血管病史：高血压肾病、慢性心力衰竭（淤血肾）等亦可有血尿。

（5）内分泌代谢性疾病史：痛风肾病患者可出现血尿，糖尿病肾病患者罕有血尿。

3. 有无尿路邻近器官疾病史　如前列腺炎或肿瘤、急性阑尾炎、盆腔炎、输卵管炎、直肠癌、结肠癌、宫颈癌等病变累及泌尿系统时均可有血尿。

4. 有无应用可致血尿的药物史　磺胺类药物、甘露醇、抗凝药、环磷酰胺、斑蝥等药物可导致血尿。

5. 有无肾区外伤史　肾挫伤、挤压伤或尿道损伤可有血尿。

6. 有无泌尿系统结石、结核和肿瘤等泌尿外科疾病　以上疾病是引起血尿的常见原因。

7. 血尿是否与剧烈运动有关　运动后血尿称特发性血尿。

8. 伴随症状

（1）伴肾绞痛者，常为泌尿系统结石，血尿常发生于肾绞痛发作后。

（2）伴排尿痛、尿流突然中断或排尿困难者，常提示膀胱或尿道结石。

（3）伴尿频、尿急、尿痛等症状者，提示尿路感染，如肾盂肾炎或膀胱炎、尿道炎等。泌尿生殖系结核为特异性尿路感染，亦常见血尿。

（4）伴寒战、高热及腰痛者，可能为肾盂肾炎。

（5）伴高血压、水肿者，多见于肾炎。

（6）伴肾肿块者，应想到肾肿瘤、多囊肾。肾肿瘤患者常为无痛血尿，且常有贫血。

（7）伴皮肤、黏膜出血，见于血液病、传染病及其他全身性疾病。

（8）伴乳糜尿者，应首先考虑丝虫病。

（二）体格检查重点

（1）注意体温、血压：发热者，多考虑感染性疾病；血压高者，应想到慢性肾炎等。

（2）注意皮肤、黏膜有无出血。

（3）肾区、输尿管区和膀胱区压痛及叩痛有助于泌尿系统疾病的诊断。

（4）疑及相关疾病的体征，如病史中有系统性红斑狼疮可能者，应注意有无脱发、面部蝶形红斑、雷诺现象等。

（三）辅助检查

1. 必须要做的检查

（1）尿常规：不仅可明确有无血尿，还可通过蛋白尿、管型等推测有无肾脏实质损害。

（2）血常规：了解有无贫血及有无感染。

（3）尿红细胞形态分析：包括相差显微镜、微粒容积自动分析仪检测，以区分肾小球源性和非肾小球源性血尿。

（4）尿三杯试验：有助于大体确定血尿的来源。全程血尿以上尿路及膀胱出血可能性大；初始血尿以尿道出血可能性大；终末血尿则以膀胱颈部、三角区和后尿道出血可能性大。

2. 应选择做的检查

（1）尿细胞学检查：怀疑泌尿系肿瘤者，可通过尿沉渣检查观察病理细胞。

（2）尿病原学检查：细菌学检查有助于泌尿系统特异性（如结核）和非特异性感染的诊断。其他特殊病原体有寄生虫、病毒、衣原体和支原体、螺旋体等。

（3）影像学检查：B超对肾脏大小、肾盂积水及泌尿系结石的诊断有帮助；X线平片可发现泌尿系结石、肾钙化；X线静脉肾盂造影对结石、结核、肿瘤、畸形及了解肾功能和肾外形有帮助；CT对肾脏占位性病变和钙化敏感性高；肾血管造影有助于肾血管疾病的诊断。

（4）膀胱镜检查：除对膀胱病变的诊断有相当重要的价值外，还可通过输尿管插管进行分侧肾功能测定及了解血尿的来源和进行逆行肾盂造影，通过膀胱镜还可进行病理活检。

（5）肾活检：肾小球源性血尿的病因鉴别很困难。肾活检可提示肾小球病理类型，具有确诊价值，对揭示预后和选择治疗亦有帮助。

二、思 维 程 序

第一步　是否为血尿

尿液颜色变红不一定是血尿。尿路以外部位的血液（如月经血、内痔出血）污染尿液或人为将血液混入尿液，称假性血尿。某些药物、食物或化学物质，如安替比林、酚酞、利福平、甜菜、卟啉、胆色素等可使尿液呈红色；另外，溶血性疾病形成的血红蛋白尿和挤压伤等产生的肌红蛋白尿亦呈红色，均不属血尿，可统称为红色尿。

第二步　是否为源自泌尿系统的血尿

血尿原因：全身出血性疾病、邻近器官病变累及泌尿系统和泌尿系统疾病。临床上血尿绝大多数与泌尿系统疾病有关，根据病史、体格检查及实验室检查排除了前两种原因后，才可确定为源自泌尿系统的血尿。

第三步　血尿是上尿路还是下尿路病变所致

尿三杯试验有助于大体确定血尿的来源。相差显微镜检查有助于区分是否为肾小球源性血尿。

（1）肾脏病变的血尿的特点

1）血尿为全程性、均匀；肾实质性疾病患者的尿液中蛋白质含量常多，可超过与血尿程度相对应的蛋白量。

2）可伴肾区钝痛或肾绞痛。

3）有时可发现红细胞管型等。

4）一般无排尿不适（伴膀胱病变时除外）。

（2）膀胱或膀胱颈部病变时血尿的特点

1）常有排尿不适，但肿瘤出血者例外。

2）尿液颜色较鲜红，可为终末血尿，血块也不规则。

3）有膀胱刺激征。

（3）前列腺、尿道病变引起的血尿特点

1）尿液呈鲜红色，前列腺及后尿道出血为终末血尿，前尿道出血可呈尿道滴血或初始血尿。

2）多伴尿路刺激征

第四步　判断是肾小球源性还是非肾小球源性血尿

取患者的新鲜尿液，用相差显微镜或光学显微镜进行尿红细胞形态分析，若结果为多形型（尿中红细胞数为 $3.0 \times 10^6/L \sim 8.0 \times 10^6/L$，变形红细胞 $>80\%$），常提示肾小球源性血尿，也称内科性血尿；若结果为均一型（尿中红细胞数 $>8.0 \times 10^6/L$，变形红细胞 $<20\%$），常提示为非肾小球性血尿，也称外科性血尿。前者多见于原发性或继发性肾小球肾炎、薄基底膜肾小球病、遗传性肾炎等，后者多见于泌尿系统炎症、创伤、结石、肿瘤及先天性畸形、肾下垂等。但尿红细胞形态分析只能作为一种初步筛选血尿来源的方法，需结合临床和其他检查结果，两者鉴别困难时进行肾活检可达到确诊目的。

第五步　如何处理

根据病因进行治疗。肾小球源性血尿的本质并非血管破裂所致，多与肾小球基底膜通透性增加有关，常可用肾上腺皮质激素、细胞毒性药物及抗凝药治疗；非肾小球源性血尿多为毛细血管、小血管破裂出血所致，治疗上可使用止血剂，必要时采取手术治疗。

（徐元钊）

第二十一节　尿路刺激征

一般尿路刺激征是指尿频、尿急、尿痛和尿意不尽感，通常合并存在，偶有单独表现者。尿急是指一有尿意即要排尿，可出现尿失禁。尿频是指排尿次数明显增多。尿痛是指排尿时产生疼痛或烧灼感。这些症状是膀胱、尿道和前列腺区炎症的特征性表现。

一、临床思维的必要前提

（一）病史询问要点

1. 有无感染及与感染相关的病史　尿路感染，如为急性肾盂肾炎，可有发热、寒战、一侧或双侧腰痛、尿液浑浊等，膀胱炎和尿道炎则常缺乏这类病史；不洁性生活史对性病（如淋病）的诊断有帮助；常有盗汗、潮热及其他部位结核病史，对泌尿系结核的诊断有帮助；对于中老年男性患者，要询问前列腺增生症或前列腺炎的病史，包括排尿困难、尿线中断或滴沥状等；女性患者有无白带增多、外阴瘙痒等感染性阴道炎的症状也应加以区别；便秘或腹泻亦可诱发尿路感染，也应询问相关病史。

特殊人群的尿路感染应予注意，应询问相关病史。例如，儿童多伴膀胱输尿管反流和反流性肾病；性活跃期青年女性多患细菌性、衣原体或支原体尿路感染，伴结石尤其是铸状结石者与变形杆菌性尿路感染和梗阻性肾病密切相关；妊娠期妇女亦多有尿路感染；老年人因括约肌和逼尿肌功能改变或盆底肌张力降低也易罹患尿路感染，因各种原因留置导尿管者更易发生尿路感染；截瘫和糖尿病时发生神经源性膀胱也常伴尿路感染。

2. 非感染炎性刺激的相关病史　包括女性的非感染性阴道炎、慢性间质性膀胱炎（常为尿充盈时疼痛明显，排尿后减轻）；理化因素（如环磷酰胺、放射线等引起的炎症）、肿瘤（如尿路及尿路周围肿瘤）和异物（包括结石、组织块和血凝块等）刺激也可引起炎症；部分患者可因尼龙内裤过紧等原因出现"尿道综合征"，也可造成尿路刺激征。

3. 膀胱容量减少的病史　包括机械性（如引起部分尿路梗阻的前列腺增生症，使残余尿增多）和功能性的（如神经源性膀胱），可有尿频，伴充溢性尿失禁时亦可有尿急，当合并感染时，患者可出现典型的尿路刺激征。

4. 其他　如寒冷、恐惧、紧张、癔症时患者也可出现尿频甚至尿急，但常无尿痛。此类病史亦应留意。

（二）体格检查重点

（1）泌尿系体征：有无肾区、输尿管区、耻骨上区压痛和叩痛。
（2）有无感染体征，如发热等毒血症体征。
（3）有无其他相关疾病的体征。

（三）辅助检查

1. 必须要做的检查
（1）尿常规：白细胞尿、脓尿、白细胞管型尿有助于尿路感染的诊断，但部分女性下尿路感染可以血尿为表现。
（2）尿病原学检查：包括清洁中段尿、耻骨上膀胱穿刺尿和引流尿尿液培养、厌氧菌培养及尿沉渣涂片检查等；如疑为结核杆菌感染，应做尿浓缩找抗酸杆菌甚或结核杆菌培养；疑为尿路衣原体感染者，可用荧光标记的抗衣原体单抗直接检测尿沉渣中的衣原体抗原（DFA 法）。

2. 应选择做的检查
（1）X线检查（如腹部平片、静脉肾盂造影）：对泌尿系结石、金属异物、结核、肿瘤及尿路畸形等有重要诊断价值。
（2）B超及CT检查：对泌尿系结石、占位性病变及有无尿潴留等有确诊价值。
（3）直肠指检：了解有无直肠、前列腺病变。直肠、前列腺病变如炎症、肿瘤等可累及膀胱。
（4）妇科检查：除外盆腔炎症、肿瘤等病变。

（5）膀胱镜检查：不仅可了解膀胱炎症、结石，还可对息肉、肿瘤等病变进行活检，达到确诊目的。

二、思 维 程 序

第一步　是否为尿路刺激征

尿频、尿急、尿痛和尿意不尽感为尿路刺激征，如饮水过多、精神紧张或气温降低所致尿频，属生理性尿频，如尿频同时伴尿量增多，可能为糖尿病或尿崩症所致。

第二步　是感染性还是非感染性

尿常规检查有白细胞尿、脓尿、白细胞管型或尿细菌学检查阳性者，为感染性，但阴性不能除外感染，应重复多次进行尿常规及细菌学检查，以除外假阴性。

（1）如为感染性，应考虑：①病原体是什么，有赖于病原学检查确诊。②是何部位感染，是上尿路还是下尿路。③病原体对何种药物敏感。病原体药敏试验为药物治疗提供依据。④尿路感染的基础疾病是什么。常见的基础疾病有尿路梗阻，尤其是下尿路梗阻，如尿道狭窄、前列腺肥大、结石和神经源性膀胱等；非尿路梗阻性尿路感染，如膀胱输尿管反流；尿路畸形，如肾发育不全、多囊肾、海绵肾、双肾盂或双输尿管畸形、巨大输尿管等。

（2）如为非尿路感染性，查明原因是什么？反复多次尿细菌学、真菌学等检查阴性者，为非感染性尿路刺激征。其常见原因有理化因素，如肥皂或泡沫浴、性生活等刺激，尿道周围腺体炎症、结肠炎或阴道炎所致等。

第三步　如何处理

（1）感染性尿路刺激征，明确病原体者可根据药敏试验结果选用敏感抗菌药物治疗。在药敏试验结果尚未明确之前，可采取经验性治疗，即尿路感染的最常见病原为革兰氏阴性菌，故可根据经验选用对革兰氏阴性菌敏感的抗菌药物，如呋喃类、喹诺酮类抗菌药或第三代头孢菌素，常用药物有呋喃妥因、复方新诺明、诺氟沙星或氧氟沙星及头孢曲松等。

（2）非感染性尿路刺激征，应去除病因，并对相关疾病给予相应治疗。

（3）对症治疗：为减轻尿频、尿急、尿痛等症状，可给予颠茄合剂、山莨菪碱等。多饮水、增加尿量有利于细菌及其毒素排出，亦可缓解症状。

（4）治疗基础疾病。

（徐元钊）

第二十二节　排 尿 困 难

排尿困难（dysuria）系指排尿不畅，如排尿时尿液超过 2 秒不能排出，或射尿无力、尿流细小不均匀，甚至尿流中断及排尿后继续有尿液滴出等。尿液潴留于膀胱不能排出（尿潴留）或尿液不自主流出（尿失禁）不列入本节叙述的范围。

一、临床思维的必要前提

（一）病史询问要点

（1）有无膀胱颈以下机械梗阻的疾病及其相关病史，包括前列腺增生症、尿道或尿道口狭窄、膀胱癌、子宫肌瘤或子宫脱垂压迫膀胱颈等。

（2）有无中枢或周围神经损害或功能失调的病史，包括颅脑和脊髓疾病或损伤、糖尿病神经病变、直肠癌或宫颈癌手术损伤盆腔神经或阴部神经及脊柱裂、脊膜膨出等。

（3）有无尿线中断、变动体位可改善排尿等病史，可见于膀胱结石、异物、输尿管囊肿和膀胱颈带蒂肿瘤等。

（4）排尿困难的程度：轻者通常有排尿延迟、尿线无力、射程短；重者有尿线变细、滴沥不成线，要用力或用手挤压下腹才可排尿，呈间歇性排尿不尽感。

（5）有无继发感染的病史。

（二）体格检查重点

（1）排尿不畅不一定有明显的体征，偶尔因残余尿增多可在耻骨上叩及浊音区。

（2）上述相关疾病的体征，如前列腺炎、前列腺增生症和尿道异常等。

（三）辅助检查

1. 必须要做的检查

（1）尿常规：了解有无尿路感染。

（2）膀胱及下尿路 B 超：了解有无尿潴留、膀胱或下尿路结石等。

（3）膀胱镜检查：有助于膀胱疾病的诊断。

2. 应选择做的检查

（1）尿流动力学检查

1）尿流率测定：诸参数中以最大尿流率意义最大，可提示有无排尿功能异常，但不能区分梗阻或神经源性膀胱。尿流率曲线是尿流率时间变化的曲线。这些曲线在性别、年龄和尿量多寡时各有一些特征。根据曲线特点可得出一系列参数，运用这些参数，诊断的敏感度可达 90%～95%，特异度可达 90%～100%。

2）膀胱压力容积测定：通过插管测定膀胱压力和容积间关系反映膀胱功能。此检查可得出膀胱顺应性、最大容积和充盈初感觉、逼尿肌稳定性和膀胱收缩压等，可判断膀胱功能障碍是神经源性还是肌源性损害所致。应用该方法尚可做某些药物抑制试验和去神经超敏试验。

3）排尿时压力/尿流率测定：可对逼尿肌收缩能力和下尿路梗阻做出准确判断。

4）尿道压力分布测定：用以了解尿道功能。

5）括约肌肌电图：用于尿道外括约肌功能检查。

（2）相关疾病的检查：包括 B 超、X 线、CT 等检查，对有无梗阻及其性质、有无神经系统疾病或损伤可做出判断。尿细胞学检查对泌尿系肿瘤的诊断亦具有价值。其他如妇科检查、前列腺检查等也对某些疾病有诊断意义。

二、思维程序

第一步　判断是否存在排尿困难

排尿困难要与尿潴留、尿失禁等其他排尿异常相鉴别。

第二步　明确排尿困难的原因

判断是机械性梗阻还是神经源性或肌源性所致。

第三步　明确引起排尿困难的具体疾病

引起排尿困难的具体疾病包括尿道炎症、外伤、肿瘤及尿道结石、异物；前列腺增生症和前列腺肿瘤；尿道憩室、尿道口狭窄；膀胱结石或肿瘤；神经源性膀胱等。

第四步　如何处理

针对引起排尿困难的基础疾病进行治疗，并应对排尿困难及其引起的合并症进行治疗。

（徐元钊）

第二十三节　肥　　胖

体内脂肪储存量显著超过正常人的一般平均量称为肥胖（obesity）。通常以体重指数（BMI）$\geq 25 kg/m^2$ 为超重，$\geq 30 kg/m^2$ 为肥胖（1998 年世界卫生组织标准）。肥胖者体重增加是由于脂肪组织增多，以肌肉发达为主者不属于肥胖范畴。诊断肥胖的方法和标准尚不统一，仅供参考。

一、临床思维的必要前提

（一）病史询问要点

1. 肥胖出现的时间　体质性肥胖者自童年起即较肥胖，间脑损害所致的肥胖大多发生较晚，肥胖性生殖无能症（或称脑性肥胖）患者的肥胖多发生于少年期。

2. 食欲及饮食习惯　多数肥胖者食欲良好，有意或无意地进食过多，尤其喜食甜食或油腻食物。

3. 有无性功能减退　女性患者应询问月经周期及经期情况。性腺功能减退可导致肥胖，女性在闭经期或绝经后容易发生肥胖。

4. 有无长期使用氯丙嗪、胰岛素或促蛋白合成制剂及肾上腺皮质激素等药物史 上述药物可使患者食欲亢进而导致肥胖。

5. 有无颅脑外伤及脑炎史 如有，应考虑间脑性肥胖。

6. 伴随症状

（1）伴月经紊乱、溢乳，见于垂体催乳素瘤。

（2）伴低血糖发作，可见于胰岛 B 细胞瘤。

（3）伴嗜睡、通气功能不良，见于肥胖低通气综合征（Pickwichian 综合征）。

（4）伴智力低下，见于性幼稚–色素性视网膜变性–多指（趾）畸形综合征（Laurence-Moon-Biedl 综合征）。

（二）体格检查重点

（1）身高、体重、腰围、臀围、皮下脂肪厚度。

（2）注意脂肪分布情况：是均匀性还是向心性。单纯性肥胖、间脑性肥胖及胰岛 B 细胞瘤患者的脂肪分布呈均匀性；肥胖性生殖无能症、库欣综合征（Cushing syndrome）及肥胖低通气综合征患者的脂肪分布呈向心性；性腺功能低下性肥胖，脂肪主要在腰部以下、臀部与大腿等处；痛性肥胖病者，常在肥胖基础上形成病理性皮下脂肪结节。

（3）有无高血压：肥胖伴高血压，提示库欣综合征可能。

（4）有无满月脸、水牛背、多血质面貌及皮肤紫纹等，以上为库欣综合征的特征性表现。

（5）注意性器官发育情况：肥胖性生殖无能症、性幼稚–色素性视网膜变性–多指（趾）畸形综合征患者可出现生殖器官发育不良；多囊卵巢综合征（polycystic ovary syndrome）可有双侧卵巢对称性增大伴多囊样改变。

（三）辅助检查

1. 必须要做的检查

（1）血糖、血脂、血浆胰岛素、C 肽及性激素测定。

（2）血浆促肾上腺皮质激素（ACTH）、皮质醇节律测定。

（3）24 小时尿游离皮质醇测定。

（4）肾上腺、垂体–下丘脑 CT 或 MRI 检查。

2. 应选择做的检查

（1）向心性肥胖者：进行血 ACTH 和皮质醇节律测定、24 小时尿游离皮质醇测定、地塞米松抑制试验（包括小剂量、大剂量地塞米松抑制试验）。

（2）均匀性肥胖者：进行血浆皮质醇节律测定及小剂量地塞米松抑制试验。

（3）伴低血糖发作者：测定空腹血糖、胰岛素水平，计算胰岛素释放指数。必要时行饥饿试验及胰腺 CT 或 MRI、经皮肝穿刺门静脉插管分段采血或选择性动脉钙刺激静脉采血检查等。

（4）伴睡眠呼吸暂停者：行多导睡眠监测。

（5）伴性功能障碍者：进行性腺相关激素测定。

二、思　维　程　序

第一步　是否为肥胖

国际上通用体重指数（BMI）来衡量肥胖。计算方法：BMI=体重（kg）/[身高（m）]^2。通常规定 BMI≥25kg/m^2 为超重，BMI≥30kg/m^2 为肥胖。

第二步　肥胖的形态及原因如何

（1）均匀性肥胖者：见于单纯性肥胖、间脑性肥胖及胰岛 B 细胞瘤患者。单纯性肥胖包括体质性肥胖和过食性肥胖。前者常有家族史，后者也常有致胖的体质因素。

间脑性肥胖为间脑器质性病变的后果，间脑损害引起自主神经-内分泌功能障碍。患者常有食欲波动、睡眠节律反常，体温、血压、脉率易变，性功能减退，尿崩症等。

胰岛 B 细胞瘤因胰岛素分泌过多，致食欲亢进、皮下脂肪丰满，可有反复低血糖发作。

（2）向心性肥胖者：见于库欣综合征、肥胖性生殖无能症及肥胖低通气综合征。

库欣综合征除向心性肥胖外，常见满月脸、水牛背、皮肤紫纹、高血压、女性月经紊乱、男性阳痿、糖耐量异常（少数有糖尿病）及骨质疏松。

肥胖性生殖无能症除向心性肥胖外，常有膝外翻或膝内翻畸形、生殖器官不发育或发育不良。如成年后发病，患者还存在性器官功能丧失、精子及性欲缺乏、不育等。

肥胖低通气综合征主要表现为肥胖、肺通气功能减退、嗜睡、发绀、杵状指、继发性红细胞增多甚至心力衰竭。

（3）肥胖伴性功能障碍者：除考虑肥胖性生殖无能症外，还要考虑其他疾病。①性腺性肥胖，发生于性腺切除或放射线照射致性腺损毁后，脂肪主要分布于腰部以下、臀部与大腿等处；②颅骨内板增生综合征（Morgagni-Stewart-Morel 综合征），主要表现为肥胖伴头痛、多毛、闭经，X 线颅骨检查显示颅骨内板增厚；③性幼稚-色素性视网膜变性-多指（趾）畸形综合征，主要表现为多指（趾）畸形、视网膜色素变性、智力低下、性幼稚；④多囊卵巢综合征，主要表现为肥胖伴闭经、多毛、不育、双侧卵巢增大及多囊样改变；⑤其他，肥胖伴多发性皮下脂肪瘤局部疼痛者，为痛性肥胖。

第三步　如何处理

主要针对病因治疗。如确诊为单纯性肥胖，其治疗以改善生活方式为主；如疗效不佳，可以考虑药物或手术治疗，但须严格掌握指征。

（凌　雁　高　鑫）

第二十四节　消　瘦

人体因疾病或其他因素导致体内脂肪储量减少、肌肉消耗增加而体重下降，体重指数<18.5kg/m^2 时，称为消瘦（emaciation）。

一、临床思维的必要前提

（一）病史询问要点

1. 消瘦发生的时间及速度　缓慢发生的消瘦可能与慢性器质性疾病有关；近期迅速发生的消瘦，可能为严重感染性疾病或恶性肿瘤所致。

2. 消瘦是否与应用某些药物有关　某些药物如甲状腺制剂、苯丙胺等可促进分解代谢，某些药物如抗菌药物、雌激素等可导致食欲减退，食物摄入减少，产生能量负平衡而消瘦。

3. 消瘦伴随症状

（1）伴食欲亢进：见于甲状腺功能亢进症和糖尿病。前者常有高代谢综合征，后者常有"三多一少"表现，如多尿、多饮、多食、体重减轻。

（2）伴食欲减退：见于全身严重感染，如结核杆菌感染、败血症等，以及恶性肿瘤，如胃癌、肝癌等；慢性肾上腺皮质功能减退症，产后大出血致垂体缺血坏死引起的希恩综合征（Sheehan syndrome）；神经性厌食症，其有时表现为厌食与暴饮暴食交替。

（3）伴发热：多为感染性疾病，特别是全身性严重感染；也可能伴有某些恶性肿瘤，如淋巴瘤等。

（4）伴腹泻：见于肠道感染性疾病、炎性肠病，以及吸收不良性疾病，如慢性胰腺炎、吸收不良综合征等。

（5）伴精神、神经症状：如长期失眠、焦虑、精神紧张、抑郁等。抑郁症和神经性厌食可因长期摄食少而消瘦，该类患者常有精神创伤史。

（二）体格检查重点

（1）有无皮肤、黏膜色素沉着，原发性肾上腺皮质功能不全患者常有以上体征，而且以皮肤皱褶处、口腔黏膜、齿龈及关节伸面明显。

（2）有无面容虚肿、精神萎靡、毛发稀疏、少动懒言等表现及心动过缓、血压偏低、第二性征消失的体征，以上为腺垂体功能减退症的典型表现。

（3）有无甲状腺肿大、突眼、手抖等甲状腺功能亢进症的体征。

（4）有无浅表淋巴结肿大。左锁骨上淋巴结肿大常提示胃、胰腺等部位恶性肿瘤；右锁骨上淋巴结肿大与肝胆肿瘤有关；全身浅表淋巴结肿大时应除外恶性淋巴瘤。

（三）辅助检查

1. 必须要做的检查

（1）血常规、尿常规、粪常规：了解有无感染性血象、贫血，有无尿糖阳性，以及有无粪便隐血试验阳性、肠道寄生虫感染。

（2）红细胞沉降率：增快有助于结核及肿瘤的诊断。

（3）胸部 X 线片：除外肺结核及肿瘤。

（4）血糖、甲状腺激素水平和肿瘤标志物检测：糖尿病、甲状腺功能亢进症及恶性肿瘤是引起消瘦的最常见而重要原因，应进行常规检查。

（5）B超：除外肝、胆、胰等器官肿瘤性病变。

2. 应选择做的检查

（1）疑有垂体病变者，应进行甲状腺、肾上腺及性腺功能测定。

（2）疑有败血症者，应进行血液病原菌培养。

（3）疑有血液系统肿瘤者，应进行骨髓检查和（或）淋巴结活检。

二、思　维　程　序

第一步　确定是否为消瘦

生活状态如常人，体型纤细，有家族史者，常为体质性消瘦；有明确的体液丢失病史如剧烈呕吐、腹泻及大量利尿者，常为脱水，不属于消瘦范畴。

第二步　消瘦的原因如何

（1）内分泌代谢疾病：如甲状腺功能亢进症、糖尿病、慢性肾上腺皮质功能减退症、腺垂体功能减退症等。

（2）慢性消耗性疾病：如慢性活动性感染（如结核病、血吸虫病、慢性痢疾等）；恶性肿瘤，尤以胃癌、原发性肝癌者消瘦明显；血液病（如淋巴瘤）。

（3）导致消化与吸收障碍的疾病：如消化道炎症、肠道吸收不良、慢性肝炎、肝硬化、慢性胰腺疾病，特别是胰腺癌（胰腺癌常以消瘦作为主要症状而就诊）。

（4）药物因素所致的消瘦。

（5）神经、精神性疾病：如神经性厌食、抑郁症等。

第三步　如何处理

本病主要是针对病因治疗。

（凌　雁　高　鑫）

第二十五节　头　　痛

头痛（headache）是最常见的症状之一，一般泛指头颅上半部至枕下部（发际以上）范围内的疼痛。其病因及分类十分复杂，临床上通常缺乏客观体征，给临床医生诊断和治疗造成困难，且有些严重的疾病常以头痛为先发症状。因此，详细的病史采集、体格检查及正确的临床思维十分重要。

一、临床思维的必要前提

（一）病史询问要点

1. 年龄　典型偏头痛一般发生于青春期，常伴有视觉先兆症状，如闪光等；丛集性头痛多发生于 30～50 岁；动脉硬化性血管源性头痛和高血压性头痛通常发生于年龄偏大者。

2. 起病 急性头痛首先考虑颅内感染和蛛网膜下腔出血，头痛通常很剧烈；丛集性头痛和偏头痛等起病较急；而颅内占位性病变所致头痛一般隐匿起病，逐渐加重，常伴有恶心、呕吐。头痛伴发热、咽痛、流涕常为急性病毒性上呼吸道感染。

3. 部位 偏头痛常为一侧或双侧颞部搏动性头痛；眼部疾病所致头痛以前额部多见；而脑膜炎和枕大神经性头痛以后枕部常见。

4. 性质 偏头痛的性质常为跳痛、胀痛；颞动脉炎性头痛为持续性搏动痛，伴有烧灼感；而肿瘤所致头痛开始为间歇性钝痛，逐步演变为持续性胀痛；描述为重压感或紧箍感的头痛通常是肌紧张性头痛的表现。

5. 头颅外伤史 头颅外伤后通常有急性头痛，可伴有神经系统体征，亦可以出现外伤后慢性头痛而无明确体征。

6. 与月经周期或停经的关系 许多女性月经前后或停经后，由于内分泌改变，常出现头痛。

（二）体格检查重点

1. 头颅检查
（1）有无颅骨内陷、头皮血肿及局部压痛。
（2）头面部各鼻窦投射区是否有压痛。
（3）双颞部是否有压痛。

上述检查的目的是了解颅骨、头皮和鼻窦等是否有病变。颞部压痛通常提示有颞动脉炎可能。

2. 眼部检查
（1）视力检查：屈光不正通常是儿童头痛的常见原因。
（2）结膜炎、角膜炎常有眼部疼痛，并放射至前额部，引起前额部疼痛。
（3）青光眼是头痛重要且严重的病因，如有怀疑，则应询问有无虹视并需要测量眼压。
（4）眶部组织炎症可造成剧烈头痛并向额部放射，双眼突出，有压痛。
（5）视盘水肿，要注意是否存在颅内高压可能。

3. 神经系统检查
（1）视力突然下降，要注意是否有视神经炎所致头痛。
（2）有局限性体征时，提示有颅内病变，要高度重视，通常存在较严重的病因：①脑膜刺激征，提示蛛网膜下腔出血、脑膜炎等；②一侧动眼神经麻痹、上睑下垂，可能有动脉瘤；③逐渐出现一侧肢体无力者，有脑瘤可能。
（3）突发精神症状伴肢体抽搐，要注意脑炎可能。

4. 血压检查 血压升高或波动较大，头痛通常是一个显著症状。

5. 体位影响 体位改变引起头痛，通常是低颅压（腰椎穿刺后常见）所致，表现为坐起时头痛加剧，躺下后改善。需要特别说明的是，临床常见的头痛患者，体格检查时通常无阳性发现，一旦遗漏阳性体征，通常会造成误诊、贻误诊断和治疗，造成严重后果。

（三）辅助检查

1. 必须要做的检查

（1）有感染史的患者，必须做血常规、脑电图（EEG）检查。

（2）有外伤史者，必须进行头颅 X 线或 CT 检查。

（3）有长期头痛病史且持续加重者，要进行头颅 CT、MRI 增强检查，查明是否有颅内占位病变。

2. 应选择做的检查

（1）疑有颅内感染者，应行腰椎穿刺检查脑脊液。

（2）疑有颈椎病者，应进行颈椎 X 线检查。

（3）疑为癫痫发作者，或有中枢神经系统感染者，应做脑电图（EEG）检查。

二、思 维 程 序

第一步　头痛是何性质

头痛是一个很笼统的名称，各患者反映的头痛症状与实际情况很可能不同。明确患者头痛症状的实际性质是诊断头痛的第一步，详细的病史采集是完成第一步的保障。如是发作性还是持续性，是剧痛还是钝痛，是否与月经有关等。

第二步　头痛部位

不同部位的头痛与头痛鉴别诊断密切相关。例如，枕大神经痛局限于后枕部；偏头痛以一侧或双侧颞部多见；颅内高压引起的头痛以全头部多见。头痛大体分为头面部病变和全身性病变引起的头痛，其中头面部病变又可分颅内、颅外病变两方面。思维程序上，首先考虑神经科范围各种颅内病变；其次考虑眼科、耳鼻科范围的颅外病变。

第三步　是原发性头痛还是继发性头痛

继发性头痛是指有明确病因，且通常伴有神经系统定位体征的一组头痛，主要包括颅内占位性病变、脑血管病、颅内感染、颅脑外伤及眼科和耳鼻科疾病引起的头痛。其他无明确病因及神经系统阳性特征的头痛称为原发性头痛，主要包括偏头痛、紧张性头痛及丛集性头痛。临床上大部分头痛属原发性头痛，继发性头痛所占比例很少，但从疾病的严重后果考虑，这些相对较少的头痛却不容忽视。

第四步　如何处理

（1）明确病因，针对病因进行治疗。

（2）偏头痛的治疗

1）颅外动脉收缩药物如麦角胺必须在头痛开始发作时服用。

2）5-羟色胺受体拮抗剂及激动剂，如苯噻啶、舒马曲坦，新型 5-羟色胺 1F 受体激动剂、降钙素基因相关肽受体拮抗剂和抗降钙素基因相关肽抗体为偏头痛的治疗提供了新的选择。

3）钙通道阻滞剂，如尼莫地平。

4）β 受体阻滞剂，如普萘洛尔等。

5）预防偏头痛：抗降钙素基因相关肽抗体。

（3）源于精神性疾病头痛的治疗：对一部分精神因素所致的慢性每日头痛，可使用抗抑郁药物。

（汪 昕 范 薇）

第二十六节　抽搐与癫痫发作

抽搐泛指随意肌不自主短促而快速抽动，多特指随意肌重复、刻板抽动，除病理性症状外，亦可见于正常人情绪紧张时。癫痫发作（epileptic seizure）主要是以肢体抽搐为特点，是由大脑神经元过度放电导致神经功能暂时紊乱的一组临床症状。

一、临床思维的必要前提

（一）病史询问要点

1. 有无发热　高热本身会引起肢体抽搐，特别是婴幼儿多见；成年人要注意是否有颅内感染征象，如脑膜炎、脑炎等。

2. 年龄　年龄与各种不同抽搐有着特殊关系，如儿童以习惯性抽动、原发性癫痫及抽动秽语综合征常见；儿童良性中央回癫痫，青春期后自愈；20 岁以上青壮年癫痫发作所致抽搐需考虑继发性可能，即存在脑器质性病变；老年人则多见于低钙血症和心脑血管疾病。

3. 难产、脑外伤史　有难产史（如宫内缺氧时间过长、出生后窒息、产钳损伤等）的儿童癫痫发作的比例明显增高。有明确颅脑外伤的患者易出现癫痫发作。

4. 抽搐部位　对癫痫发作分类和定位诊断有重要意义，特别是最先开始抽搐的部位，通常提示相应皮质功能损害区。局限性抽搐的患者多数有病因，需仔细查找致病因素。成年人出现局限性抽搐伴持续性头痛，考虑颅内肿瘤。

5. 抽搐方式　判断是阵发性抽搐还是频繁发作。频繁全身抽搐有致命危险，需重点询问、快速处理。

6. 诱因　包括过度疲劳、大量饮酒、精神紧张、妊娠、缺氧及外伤等，了解诱因对预防发作有积极意义。

7. 精神刺激史　有些癔症患者表现为四肢不自主抽搐，多数无规律，暗示会加重或减轻抽搐，无意识丧失。

（二）体格检查重点

癫痫发作是多种因素引起的临床综合征，本章虽主要描述抽搐，但癫痫发作形式具有多样性，针对此类患者体格检查须全面、仔细。

1. 有无意识障碍　癫痫发作的类型不同，意识丧失程度不同，患者可以出现短暂意识丧失或无意识障碍。发作后仍有意识障碍者，病情较重，预后较差。有无意识障碍对癫痫发作的分类亦有帮助。

2. 有无局限性神经系统体征　如失语、偏瘫等。大多数癫痫患者无明显的局限性神经系统体征，而症状性癫痫发作常有局限性体征。

3. 不同年龄患者查体的重点不同　如婴幼儿，要注意头颅是否有产伤（如头皮下血肿等）、头颅发育情况（如头围过小或过大）；青少年要注意头颅是否有外伤瘢痕，有无感染（如中耳炎）征象；成年患者要注意是否伴高血压和颅内高压等，以及有无局限性神经系统体征，以上症状通常提示脑血管病和脑瘤。

4. 神经系统以外的体格检查　因为癫痫发作是临床综合征，做许多全身性疾病患者均可出现癫痫发作。

（1）皮肤、黏膜有无黄染、发绀或特殊颜色改变，如氨基酸代谢障碍患者会出现肤色、发色偏浅，一氧化碳中毒患者口唇出现樱桃红色等。

（2）有无体重明显下降：甲状腺功能亢进症、糖尿病及恶性肿瘤均可引起症状性癫痫，同时伴有明显消瘦及原发病体征。

（3）心、肝、肾及肺部检查：这些器官的某些病变均能导致癫痫发作，如心脏栓子脱落引起的脑栓塞常以癫痫发作为首发症状。

（三）辅助检查

1. 必须要做的检查

（1）血常规、血糖、血钙及肝肾功能均为临床常规检查，对除外全身代谢性疾病所致癫痫发作有帮助。

（2）脑电图（EEG）：在各种检查方法中，EEG 是最重要的辅助检查。发作时记录的 EEG 诊断价值最大。随着技术发展，24 小时视频脑电记录、睡眠脑电图及数字化脑电图的临床应用使 EEG 诊断价值更大。需要注意的是，并非每名癫痫发作的患者均有 EEG 异常改变（有一定比例的假阴性）。同样，EEG 异常不一定代表癫痫发作，还要注意避免药物或人为因素所造成的 EEG 改变。

2. 应选择做的检查

（1）疑有中枢神经系统感染的患者，要做腰椎穿刺及脑脊液检查。

（2）疑有脑血管畸形者，要进行脑血管造影。

（3）疑有脑寄生虫病者，要做寄生虫方面的检查，如粪便找虫卵、皮内试验等。

（4）癫痫疑有婴幼儿产伤、大脑发育不全及成年人脑肿瘤、脑血管病、脑变性疾病等，应做头颅影像学检查，如头颅 CT、MRI、单光子发射计算机断层成像（SPECT）、正电子发射计算机断层扫描（PET）。

二、思　维　程　序

第一步　是否为癫痫发作

有人一生中都会有癫痫样的发作，但如果终身只发作 1～2 次，这种情况不能诊断为癫痫，只有反复发作肢体抽搐，才考虑癫痫可能。前者称为抽搐发作（seizure），后者称为癫痫（epilepsy）。还需要注意并非大脑功能一过性失常均是神经元痫性放电所致，要与下列情况鉴别。

（1）晕厥：是脑部一过性供血不足所致，其特点详见第二章第六节"晕厥"。

（2）假性发作：为心因性发作，常因情绪紧张、暗示而发作。全身抽搐多样化，且不对称。部分癫痫患者合并假性发作时诊断较难，常需可视脑电图监护加以鉴别。

（3）短暂性脑缺血发作（TIA）：指脑局部供血不足所致脑功能异常，中老年人常见，并有明显脑血管疾病表现。

第二步　是何种形式发作

癫痫发作的表现形式千变万化。了解何种发作形式对病因诊断及治疗极有帮助。目前2017年国际抗癫痫联盟将癫痫发作分为局灶性起源、全面性起源和起源不明三大类（表2-2）。

表2-2　癫痫发作形式

局灶性起源	全面性起源	起源不明
知觉正常/知觉障碍	运动性	运动性
运动性	强直-阵挛	强直-阵挛
自动症	强直	癫痫样痉挛
失张力	肌阵挛	非运动性
阵挛	肌阵挛-强直-阵挛	行为中止
癫痫样痉挛	肌阵挛-失张力	无法分类
过度运动	癫痫样痉挛	
肌阵挛	非运动性	
强直	典型失神	
非运动性	不典型失神	
自主神经	肌阵挛失神	
行为中止	伴眼睑肌阵挛的失神	
认知性		
情绪性		
感觉性		
局灶进展为双侧强直阵挛		

第三步　有无先兆或诱因

很多患者发作前有先兆，先兆可以是各种各样的。有些先兆通常是临床定位诊断的主要依据。了解发作前有无相对固定的诱因如闪光、饥饿、疲劳及饮酒等对临床预防发作有指导意义。

第四步　寻找病因

既往称的原发性癫痫又称隐源性癫痫，这类患者指目前科学技术无法发现脑部产生症状的形态结构改变或代谢异常，儿童及青少年多见。发作间期神经系统检查正常。因基因检测的普及，目前已不再沿用上述概念。

国际抗癫痫联盟将癫痫病因分为遗传性、感染性、代谢性、免疫性、结构性病因和未知病因。其中，感染性、代谢性、免疫性、结构性癫痫等都是有特定原因导致的继发性癫痫。必须通过检查明确病因，针对病因进行治疗。

第五步　如为继发性癫痫，须进一步考虑是颅内病变所致还是全身代谢性疾病所致

常见颅内病变有脑外伤、肿瘤、炎症、变性及脑血管病等；常见全身代谢性疾病有低血糖、低血钙、缺氧、中毒及营养障碍等。

第六步　如何处理

（1）预防措施

1）预防已知能导致癫痫发作的疾病，如脑外伤、产伤等。

2）避免发作诱因。

（2）病因治疗。

（3）对症治疗：即控制癫痫发作，主要原则如下。

1）长期定时服药，何时停药要经专科医生指导。

2）开始为单药治疗，无效再考虑联合用药。

3）药物选择：不同抗癫痫药物对不同的发作类型疗效不同，必须在专科医生指导下用药。

4）血药浓度监测：对掌握用药剂量、防止药物引起的不良反应及提高疗效等有重要参考价值，有条件者应定期复查。

（汪　昕　范　薇）

第二十七节　眩　晕

眩晕（vertigo）是机体对空间位置关系的定向或平衡感觉障碍，是一种主观的幻觉症状，患者感到周围环境或自身在旋转、晃动，常伴恶心、呕吐、面色苍白、出汗及眼球震颤等。头晕是一种头重脚轻，不伴周围环境或自身旋转的感觉。根据病变部位不同，临床将眩晕分成前庭神经系统性眩晕（又称真性眩晕）及非前庭神经系统性眩晕（又称头晕、假性眩晕）。

一、临床思维的必要前提

（一）病史询问要点

1. 是眩晕还是头晕　前面已叙述眩晕和头晕的临床表现，区分两者的要点是询问眩晕病史。

2. 眩晕的程度 不同患者对眩晕感受不同。轻者仅感晃动，不影响工作；严重者有天旋地转的感觉，无法站立，不能工作。

3. 有何诱因 有些眩晕发作有明确诱因，如体位改变、屈光不正及近期有应用链霉素等药物史。

4. 伴随症状及体征 多数眩晕伴恶心、面色苍白，严重时出现呕吐、出汗及心悸等迷走神经兴奋症状。此外，还需要询问是否伴有神经科、耳鼻喉科及内科疾病的其他症状和体征。

（1）神经科：要询问是否有头痛、步态不稳、听力障碍及颈椎病变等。

（2）眼、耳鼻喉科：要询问是否有屈光不正、复视、中耳炎、耳鸣等。

（3）内科：要询问是否有血压变化（如过高或过低）、心律失常、动脉硬化、药物中毒及感染病史，特别要注意是否有严重贫血。

（二）体格检查重点

1. 神经科方面

（1）自发性眼球震颤：眩晕是否伴眼球震颤对判断是否是真性眩晕很有价值，并且可以根据不同方向的眼球震颤判别病变侧，推断是周围性还是中枢性前庭病变。周围性前庭病变多见水平眼球震颤，持续时间短；中枢性前庭病变眼球震颤方向不一。垂直眼球震颤多提示中枢性，且持续时间较长。

（2）共济失调：因前庭系统、脑干、小脑三者之间有广泛的纤维通路联系，这三个部位出现病变时，如炎症、肿瘤及血管病等，除易引起眩晕外，时常会引起共济运动障碍。

（3）颅内压升高：小脑、脑干病变患者易出现颅内高压及眼底水肿。

2. 五官科方面 应检查外耳道、鼓膜、中耳结构。特别要注意检查听力，了解听力障碍的性质（是神经性耳聋还是传导性耳聋）及程度。

3. 内科方面

（1）有无心血管疾病方面体征：如血压异常、心律不齐等。

（2）有无贫血征象。

（3）有无药物中毒：链霉素中毒所致第Ⅷ对脑神经损害最常见，其他包括卡那霉素、庆大霉素等。

（三）辅助检查

1. 必须要做的检查 前庭功能试验、眼震电图、电测听、头颅平片。有神经体征者，要做头颅 CT/MRI 及血常规、头颅多普勒超声。做前庭功能试验及眼震电图时，可能会诱发或加重眩晕，需给患者做解释工作。

2. 应选择做的检查 高度怀疑颅内病变者要行头颅 MRI 检查；有颅内炎症者，行腰椎穿刺及脑脊液检查；中老年疑有颈椎病变者，应进行颈椎 X 线检查或 CT 检查；听力障碍者可做脑干听觉诱发电位检查。

二、思 维 程 序

第一步 是否为眩晕

判断是真性眩晕还是假性眩晕（即头晕）。假性眩晕常是躯体疾病表现为神经功能障碍综合征之一，一般无自发性眼球震颤，前庭功能检查无明显异常，常伴有躯体疾病的其他表现；真性眩晕可出现运动幻觉、眼球震颤、耳鸣、耳聋、恶心、呕吐、神经系统阳性体征、前庭功能检查异常等表现。

第二步 假性眩晕是何种因素引起的

多种躯体疾病均会引起眩晕症状。临床常见的原因如下：①眼性眩晕，如眼肌麻痹、屈光不正；②心血管疾病，如高血压、心律不齐等；③贫血；④神经官能症，经仔细检查未发现明显躯体疾病者应考虑该病，在临床工作中并不少见，但必须除外器质性疾病。

第三步 真性眩晕是周围性还是中枢性

周围性眩晕是指内耳前庭至前庭神经颅外段之间的病变，其特点为眼球震颤呈水平兼或不兼有旋转，常伴有耳鸣、听力减退及恶心、呕吐等迷走神经反射亢进的表现。一般无其他神经系统阳性体征。常见疾病有梅尼埃病、迷路炎和发作性位置性眩晕，后者常见的有前庭神经炎及药物中毒等。中枢性眩晕是指前庭神经核及其纤维联系小脑、大脑和脑干发生病变。其特点为眼球震颤多为垂直性，持续时间长，不伴或部分伴耳鸣、耳聋，迷走神经反射不剧烈；可有其他神经系统体征。常见于以下疾病：①脑血管病，如后循环缺血、脑桥和延髓梗死；②颅内占位病变，如听神经瘤、脑干肿瘤及小脑肿瘤等。

第四步 如何处理

（1）一般处理：眩晕患者须卧床休息，呕吐明显者应注意维持水电解质平衡；紧张焦虑患者须给予适量镇静药物，如地西泮等。

（2）对症治疗：常用于治疗眩晕的药物包括三类。①血管扩张剂，如地巴唑、山莨菪碱、盐酸氟桂利嗪（西比灵）等；②抗组胺药，如茶苯海明；③抗胆碱能药，如东莨菪碱等。

（3）病因治疗：针对不同病因给予相应药物或进行手术治疗。

（汪 昕 范 薇）

第二十八节 昏 迷

意识障碍（disturbance of consciousness）根据严重程度分为嗜睡（somnolence）、昏睡（sopor）、昏迷（coma）。昏迷是最严重的意识障碍，泛指对外界的一切刺激无自主反应。其中浅昏迷可以出现肢体简单防御反射，而深昏迷无任何反应。

一、临床思维的必要前提

（一）病史询问要点

1. 昏迷是否为首发症状　明确昏迷是首发症状还是在某些疾病过程中逐渐产生的对分析病因极有帮助。如果是后者，在昏迷之前必定有其他疾病的表现。

2. 是否服毒、服药或接触有毒物质　有些平素健康者，突然出现昏迷，一定要详细询问。对发病前有无强烈精神刺激史、儿童或老年痴呆患者及职业可能接触有毒物质的患者，更要提高警惕。及时明确服用何种毒物、药品或接触何种有毒物质，对明确诊断和采取针对性治疗有决定性意义。

3. 是否有脑外伤　脑外伤患者可以受伤后即刻出现昏迷，如重型脑挫裂伤；也可以无意识障碍，或短暂昏迷后清醒，再逐渐出现昏迷（多见于颅内血肿）。

4. 起病方式　是急性发生，还是逐步产生。了解起病方式，对区分病因、判断预后有一定的帮助。

5. 既往是否有高血压、糖尿病、癫痫及心、肝、肾等器官疾病　这些疾病均可引起昏迷，如脑血管意外、肝昏迷、糖尿病酮症酸中毒昏迷、尿毒症昏迷等。必须详细询问，逐一排除。

6. 是否有化脓性中耳炎等五官慢性感染　这类疾病通常可以侵犯颅内，造成颅内感染，引起昏迷。

7. 是否伴有发热　发热伴昏迷时首先要考虑是否存在颅内严重感染，如化脓性脑膜炎、结核性脑膜炎等，其次应考虑急性肝炎、中暑等原因。昏迷后出现发热，可能是继发性感染或中枢性发热，分清两者前后次序非常必要。

（二）体格检查重点

1. 一般检查

（1）头颅有无伤痕、血肿或脑脊液漏。

（2）皮肤及黏膜有无黄染、发绀、出血点和色素沉着等。出现黄染，要考虑肝昏迷；出现发绀，可能有大脑严重缺氧；有出血点，要考虑出血热等急性传染病或血液病；有色素沉着，可考虑慢性肾上腺皮质功能减退；口唇呈樱桃红色是一氧化碳中毒的特征。

（3）患者出现呕吐时，要检查呕吐物颜色、气味，必要时送毒理检验。

2. 体温

（1）体温升高预示有严重全身感染、颅内感染或中枢性高热。

（2）体温正常提示为非发热性昏迷。

（3）体温过低要考虑内分泌疾病，如甲状腺功能减退症（简称甲减）、低血糖、艾迪生病（Addison disease）等，还要注意是否有低血压或发生休克。

3. 生命体征

（1）脉搏：如脉搏变慢，须考虑是否存在心脏疾病或颅内压升高。

（2）呼吸：要注意患者呼吸频率、节律及呼吸深浅等，还须留意患者呼气的气味，有些特殊气味通常可以帮助快速明确病因，如糖尿病酮症酸中毒患者呼气中带有烂苹果味，肝昏迷时呼气带有肝臭味等。不同脑部受损，呼吸节律不同，如脑桥病变表现为叹气样呼吸等。

（3）血压：脑血管病变和颅内高压患者血压通常升高，而药物中毒、内分泌危象和心肌梗死等患者的血压通常下降。

（4）瞳孔：昏迷患者瞳孔检查极其重要，是必不可少的检查，特别要注意瞳孔的大小和对光反应。如瞳孔明显缩小（形如针尖），提示巴比妥类药物中毒或脑桥病变；而瞳孔散大提示阿托品、乙醇类中毒；一侧瞳孔进行性散大，光反应消失，通常提示脑疝发生，随时会出现呼吸、心搏骤停。

4. 神经系统检查　作为神经内科临床医生，应迅速判断昏迷是否原发于颅脑病变，以及明确病变的部位和性质。神经系统检查对做出上述判断尤为重要。昏迷患者神经系统检查相对较难，但通过细致观察和检查仍能从患者若干表现中发现神经系统损害的局灶体征，如压眼眶（强刺激），观察双侧肢体活动是否对称。观察瞳孔大小、位置，双眼凝视病灶侧提示皮质破坏性损害；双眼凝视病灶对侧提示脑桥损害。四肢强直性伸直，提示去大脑强直，为脑干上段（中脑）损害引起；而双上肢屈曲、双下肢强直性伸直提示去皮质强直，为皮质广泛损害所致；仰卧位时，瘫侧下肢呈外旋位；屈曲双膝使其双足立于床面时，瘫肢迅速外倒。

（三）辅助检查

1. 必须要做的检查　血常规、尿常规、粪常规及血气分析、肝肾功能、血电解质、血糖和心电图等。

2. 应选择做的检查　头颅 CT、MRI、脑电图；无颅内压升高迹象者，应行腰椎穿刺了解压力及进行脑脊液常规、生化及细菌学检查；发热患者应做血细菌培养、胸部 X 线片检查。

二、思 维 程 序

第一步　是否为昏迷

何谓昏迷已有明确定义，一般不难判断。但临床上有些貌似昏迷的情况须进行鉴别。

（1）癔症：常见于强烈精神刺激后，患者对外界刺激无反应、双目紧闭、用力拨开眼睑时眼球有躲避现象、瞳孔对光反应灵敏、无神经系统阳性体征，这在神经科急诊工作中并不少见。

（2）晕厥：指大脑一过性供血不足引起短暂意识障碍，通常数秒或数分钟恢复，心源性因素多见。

（3）失语：严重的混合性失语（运动性和感觉性失语）伴肢体瘫痪时，失去对外界刺激的反应能力。但一般这类患者对疼痛刺激的反应是灵敏的，对表情、示意性动作仍能领会。

（4）木僵：见于精神分裂症患者，患者不言、不食、不动，对刺激无反应，极似昏迷。此类患者常有蜡样屈曲、违拗症和空气枕头等体征，或有兴奋躁动病史。

（5）去皮质综合征：又称醒状昏迷，是由于大脑皮质广泛抑制，而皮质下网状结构（如脑干）功能已经恢复，出现皮质与脑干功能分离。患者可出现睁闭眼睛、吞咽等功能，亦有疼痛刺激反应和对光反射等，但无皮质功能，即无自主有目的的活动。这种状态可能是患者由深昏迷逐步清醒的中间期，亦可能是植物状态。

第二步　是脑部疾病还是脑部以外器官病变或全身代谢性疾病

（1）脑部病变：分为局限性病变和弥漫性病变。

1）局限性病变：幕上结构引起的昏迷多为天幕裂孔疝，主要病因为颅内肿瘤、脑脓肿、脑寄生虫囊肿和慢性硬膜下血肿等。急性局限性病变常见于外伤后硬膜外、硬膜内和脑内血肿及高血压脑出血、大面积脑梗死。这组病变的共同特点是，绝大多数有神经系统局限性定位体征，易引起颅内压升高，形成脑疝，出现昏迷。结合昏迷前的病史，一般不难诊断。幕下结构主要是脑干和小脑，脑干病变引起昏迷的常见病因是影响脑干网状结构的脑干出血或梗死，通常有较明显的定位体征。小脑病变引起急性昏迷的原因主要是小脑出血，且无明显的肢体瘫痪，但大多有明显颅内压升高，易发生枕骨大孔疝。

2）弥漫性病变：主要的病因为颅内感染（如脑炎、脑膜炎）、广泛性脑挫裂伤、癫痫大发作后昏迷和脑部变性疾病。其临床特点是多数无局限性神经定位体征；常有颅内高压，但一般不很严重，发生脑疝概率较局限性病变低；发病前常有感染、外伤、肢体抽搐和精神症状等病史。这组疾病常需依据脑脊液检查判断病因。

（2）脑部以外器官病变或全身性疾病：这组疾病主要指心、肺、肝、肾和内分泌器官病变，以及中毒、缺氧、水电解质和酸碱平衡紊乱等疾病。其共同临床特点如下：脑部损害是弥漫性的，多数不表现明显神经定位体征，不产生急性颅内高压症状，而表现为上述疾病的病史、体征和实验室检查依据，大多病因属内科学范畴，又统称为代谢性脑病。

第三步　如何处理

昏迷患者一般病情危重，必须争分夺秒，抓住主要矛盾，先行抢救，同时抓紧检查，尽快明确病因，针对病因治疗。不可片面追求明确诊断而忽视当前主要矛盾的处理（如低氧血症、低血糖、脑水肿等），否则将贻误时机，造成严重后果。

（1）急诊处理

1）解除上呼吸道梗阻：将患者头部偏向一侧以利于口腔分泌物引流；口腔放置咽导管，减轻舌后坠对呼吸道的影响；加强吸痰、吸氧；应用呼吸兴奋剂如洛贝林、尼可刹米等；气管插管或切开、人工或机械辅助呼吸等。

2）维持循环功能：收缩压<80mmHg、尿量少于20ml/h者，应给予升压药以保证重要器官血液供应，如间羟胺、多巴胺等。

3）降低颅内压：常用20%甘露醇溶液、呋塞米（速尿）等脱水及地塞米松减轻脑水肿。

4）其他：如降温、抗感染、控制抽搐，维持水电解质和酸碱平衡等。

（2）针对病因治疗。

（汪　昕）

第二十九节　偏　　瘫

偏瘫是指一侧肢体瘫痪（paralysis），由大脑皮质运动区、皮质脊髓束及脊髓（颈膨大以上）受损引起。

一、临床思维的必要前提

（一）病史询问要点

1. 起病前有无外伤　首先须排除外伤造成的偏瘫，有助于进一步分析病因。

2. 患者的年龄　发病年龄不同，其病因往往不同。例如，儿童或青年人出现偏瘫，首先考虑肿瘤或炎症；而老年人偏瘫，则考虑脑血管病可能性大。

3. 偏瘫是逐渐发生还是突然出现的，症状有无波动性　一般而言，颅内占位病变引起的偏瘫多数渐进起病（脑卒中除外）；而脑血管意外、脑外伤引起的偏瘫多数突然起病；脱髓鞘疾病引起的偏瘫在病程间歇期可有部分恢复或完全恢复。

4. 偏瘫持续时间　多数偏瘫持续时间较长或不能完全恢复，但局限性癫痫所致偏瘫、癔症性偏瘫的患者通常恢复很快，不留后遗症。

5. 有无伴随其他症状和疾病　除偏瘫外，了解有无其他伴随症状有助于定位、定性诊断，具体如下。

（1）伴有精神症状、言语障碍或癫痫发作提示大脑皮质受损；如出现感觉障碍平面，则脊髓损伤可能性大。

（2）伴有中耳炎：中耳炎常为颅内感染的病因。

（3）伴有高血压、高血脂：有高血压、高血脂者易患动脉硬化，而动脉硬化患者易引发脑血管病变。

（4）伴有心脏疾病：应进一步询问心脏疾病的病因，如冠心病、风湿性心脏病或先天性心脏病等；是否合并心律失常，尤其应明确是否有心房颤动，因为心房颤动易造成心内膜附壁血栓脱落导致脑血管栓塞。

6. 伴有感觉障碍　根据病变部位和程度不同，可伴有不同类型的感觉障碍，如内囊病变可伴偏身感觉障碍等。

（二）体格检查重点

1. 一般检查　头颅及颈部有无外伤痕迹（如骨折、血肿等）；口角有无白沫、血沫；角膜有无老年环（老年环为脂质沉积于角膜所产生，出现老年环提示患者可能存在动脉硬化）；有无外耳道流脓及乳突压痛；有无高血压、心房颤动、血管杂音及发热等。

2. 神经系统检查

（1）有无意识障碍：无意识障碍者，应进行皮质功能检查，包括智力、记忆、情感、语言等。

（2）脑神经检查：了解有无面瘫、舌肌瘫痪及视野缺损等。如出现脑神经损伤，则为脑部病变。

（3）肌力：检查患侧肢体的肌力大小、肌张力、腱反射情况，并与健侧比较，以确定偏瘫的严重程度。

（4）有无感觉障碍：如有，则明确是否为传导束型，了解有无感觉障碍平面。脑部病变的感觉障碍为传导束型，而脊髓病变可出现分离型、节段型及传导束型（有感觉障碍平面）感觉异常。

（三）辅助检查

1. 必须要做的检查　血常规、尿常规、粪常规及肝肾功能、血糖、血脂、血黏度、心电图、胸部 X 线片。

2. 应选择做的检查　头颅 CT、MRI、MRA、脑电图、脑血管多普勒超声、腰椎穿刺等。

二、思 维 程 序

第一步　应明确是否为偏瘫

骨关节病变、失用、小脑病变均可引起随意运动障碍，造成偏瘫的假象。还应注意患者有无癔症性格和既往发作史。癔症性偏瘫常程度不等，时轻时重，暗示后可减轻，无其他神经系统体征。

第二步　明确病变部位

大脑和脊髓病变引起上运动神经元性偏瘫。如为大脑病变，可伴有精神症状、言语障碍、偏盲、偏身感觉障碍；如为颈膨大以上的脊髓病变，则患者出现节段型、分离型或传导束型感觉障碍。

第三步　病因如何

脑血管意外（如出血、梗死）、肿瘤、感染（包括炎症、脓肿）、脱髓鞘疾病（如多发性硬化）、癫痫、先天性疾病、偏头痛等都可引起程度不等、持续时间长短不一的偏瘫症状，应根据这些疾病的临床特点逐一考虑。

第四步　如何处理

（1）病因治疗：偏瘫是一种神经系统体征，应明确病因，针对病因治疗。

（2）一般治疗：偏瘫肢体由于不能活动而易发生压伤，特别是关节部位须注意护理。早期肢体关节尽可能保持在功能位，防止关节畸形，患肢早期加强被动活动。针灸、推拿等有利于功能恢复。

（范　薇）

第三十节 截 瘫

截瘫（paraplegia）是指双下肢瘫痪，可由脊髓病变、肌肉病变或脑部病变引起。

一、临床思维的必要前提

（一）病史询问要点

1. 起病前有无外伤，是隐匿起病还是突然发生 隐匿起病时须考虑肿瘤、变性疾病等，而突然发生多考虑为脊髓炎症、出血等。还应注意病程中症状有无波动。

2. 有无发热、心律失常、贫血、胃病 急性脊髓炎时，患者可出现发热；而低钾性麻痹时，患者有时可出现心律失常；有贫血、胃部疾病（如萎缩性胃炎或胃大部切除术后）者，应考虑是否为亚急性联合变性。

3. 有无肌肉震颤、感觉异常、精神症状、自主神经功能紊乱等 肌肉震颤多出现于运动神经元病患者；脊髓病变多伴感觉异常；亚急性联合变性者常有深感觉障碍。

4. 发病前有无诱因 如低钾麻痹性截瘫可出现在饱餐、寒冷、酗酒或剧烈运动后；癔症性截瘫发病前常有强烈精神刺激史。

5. 既往有无类似发作史，有无家族史 如低钾性麻痹，常可反复发病。遗传性共济失调可有家族史。

（二）体格检查重点

1. 一般检查 观察有无外伤痕迹（如骨折、血肿等）、有无发热、有无恶病质、有无精神症状，毛发、皮肤是否光泽（有无营养障碍），有无关节肿胀。

2. 神经系统检查

（1）确定是上运动神经元性还是下运动神经元性瘫痪：腰膨大以上脊髓病变引起上运动神经元性瘫痪；双侧矢状窦旁病变亦可产生双下肢上运动神经元性瘫痪；腰膨大或马尾病变则引起下运动神经元性瘫痪。

（2）有无感觉异常表现：如有，则为脊髓病变。

（3）有无括约肌功能障碍：如有，则提示病变位于脊髓内，损伤脊髓侧角或其通路而致。

（4）是否存在肌肉萎缩。

（5）有无共济失调：共济失调可见于亚急性联合变性或遗传性共济失调。

（三）辅助检查

1. 必须要做的检查 血常规、尿常规、粪常规、肝肾功能、血电解质、血糖及心电图、胸部 X 线片。

2. 应选择做的检查 腰椎穿刺、肌电图（EMG）、CT、MRI。查血清叶酸和维生素 B_{12} 及血清肌酶谱如天冬氨酸转氨酶、肌酸激酶（CK）等。

二、思维程序

第一步　明确是否为截瘫

骨关节病变、失用、癔症等可能造成瘫痪假象，应予以鉴别。

第二步　确定病变的部位

可根据瘫痪的性质（上、下运动神经元）确定病变的部位，大脑病变引起的截瘫仅局限于矢状窦旁。

第三步　确定病变的性质

对脑和脊髓病变引起的上运动神经元性截瘫，根据有无感觉障碍、感觉障碍的类型、有无括约肌功能障碍、有无共济失调及实验室检查的发现进行定位、定性诊断。如无感觉障碍，考虑可能为大脑矢状窦旁病变或肌肉病变。如存在感觉异常平面，则考虑可能为脊髓横贯性损害。如血清叶酸、维生素 B_{12} 水平下降，则考虑可能为亚急性联合变性等。对腰膨大病变引起的下运动神经元性截瘫，可根据感觉障碍的不同和有无括约肌功能障碍确定是脊髓病变还是马尾病变。而对于实验室检查发现低钾或肌酶谱异常者，则应考虑为肌源性截瘫。

第四步　如何治疗

（1）病因治疗。
（2）对症治疗：①肢体关节尽可能保持功能位，防止畸形；②加强患肢被动活动。

（范　薇）

第三十一节　震　颤

　　震颤（tremor）是指人体的一部分或全部出现的不自主节律性运动现象。静止时发生的震颤称为静止性震颤；运动时出现的震颤称为运动性震颤；保持某一姿势时出现的震颤称为姿势性震颤。

一、临床思维的必要前提

（一）病史询问要点

1. 震颤发生时间　在静止时出现，考虑可能为帕金森病、帕金森综合征、老年性震颤或多发性硬化；在运动时出现，考虑可能为小脑病变、中毒等引起，也可能是生理性震颤。静止性震颤合并运动性震颤多并发于全身因素，如中毒、感染、代谢性疾病等。

2. 震颤开始部位　如帕金森病，震颤多从一侧上肢的远端开始，随病情进展逐渐扩展到同侧下肢及对侧上下肢；老年性震颤以下颌、唇部、头部多见，而癔症性震颤多限于一侧肢体或波及全身。

3. 震颤的频率和幅度　生理性震颤和功能性震颤的频率一般为 6~10Hz，但前者震颤幅度较小，肉眼难以觉察，后者震颤幅度较大；老年性震颤的频率为 6~7Hz，幅度虽然较小，但一般肉眼可见；帕金森病的震颤频率为 4~6Hz，幅度大小根据病情轻重而异；中脑红核或齿状核–红核通路病变时，震颤频率为 3~5Hz，振幅明显。

4. 有无遗传史　原发性震颤、肝豆状核变性和遗传性小脑性共济失调患者均有遗传史。

5. 有无其他疾病　如甲状腺功能亢进症患者可出现震颤表现，癫痫患者过量服用苯妥英钠致药物中毒时亦可出现震颤。

（二）体格检查重点

（1）是否伴有其他神经系统阳性体征。如无，则为生理性震颤或功能性震颤；如有，则为病理性震颤。

（2）病理性震颤者，应检查震颤肢体肌张力的高低，如肌张力增高，可见于帕金森病、张力障碍性震颤（如痉挛性斜颈引起的震颤）；肌张力降低可见于小脑病变；老年性震颤、原发性震颤等则无肌张力异常。

（3）震颤有无特征，如搓丸样震颤为帕金森病所特有，而扑翼样震颤则为肝昏迷的早期表现或中脑病变。

（4）有无运动徐缓的表现，如慌张步态、面具脸，如有，则为帕金森病或帕金森综合征。

（5）有无共济失调，如有，则考虑并发于周围神经病变的震颤或遗传性小脑性共济失调。

（6）有无肌无力，伴肌无力的震颤通常是周围神经病变所致。

（7）有无脑神经受损表现，如伴动眼神经麻痹，提示病变位于中脑。

（三）辅助检查

1. 必须要做的检查　血常规、尿常规、粪常规及胸部 X 线片、心电图、肝肾功能、血电解质。

2. 应选择做的检查

（1）疑为颅脑病变者，应进行头颅 CT 或 MRI 检查。

（2）疑有甲状腺功能亢进症者，应测 T_3、T_4、FT_3、FT_4、TSH 等。

（3）疑有肝豆状核变性者，应测血清铜蓝蛋白等。

二、思　维　程　序

第一步　应判断是否为病理性震颤

非病理性震颤指生理性震颤、功能性震颤（包括癔症性震颤）；病理性震颤是以器质性病变为基础的震颤。

第二步　如为病理性震颤，应区分是脑部病变还是周围神经病变

脑部病变者，应根据临床特点进一步分清病变部位。静止性震颤伴肌张力增高、运动

减少，考虑为黑质纹状体受损；运动性震颤伴肌张力降低，考虑为小脑病变；粗大震颤伴动眼神经麻痹，考虑为中脑病变。周围神经病变除震颤外，尚有肌张力降低、肌力减退。

第三步　根据临床特点确定病因

全身性疾病：代谢性疾病，如肝豆状核变性、肝昏迷、尿毒症、甲状腺功能亢进症，中毒，如乙醇中毒、药物中毒；局限性病变，包括小脑和中脑炎症、肿瘤、外伤及血管病变、黑质纹状体变性等；遗传性疾病，包括原发性震颤、遗传性共济失调等；尚有些震颤目前病因不明，如老年性震颤。

第四步　如何治疗

（1）病因治疗。

（2）对症治疗：对于较严重的生理性震颤，可应用β受体阻滞剂（如普萘洛尔）、抗焦虑药（如地西泮）等治疗，亦可适量饮酒减轻症状；癔症或其他功能性震颤可给予安慰剂及进行心理治疗；黑质纹状体变性、中脑红核病变可以应用复方多巴胺、盐酸苯海索（安坦）等治疗；小脑性震颤无特殊处理，可试用氯硝西泮治疗。

（汪　昕　范　薇）

第三十二节　感　觉　障　碍

人体的感觉系统是机体感受环境作用的结构，通常感觉分为特殊感觉（指视觉、听觉、前庭觉、嗅觉和味觉）和一般感觉，本文讨论的感觉障碍为一般感觉障碍。感觉障碍主要表现为疼痛和其他不适，如麻木、灼热、蚁行感等。感觉异常是临床检查中最冗长又最易发生偏差的部分。

一、临床思维的必要前提

（一）病史询问要点

1. 起病方式　通常与病因有关。急性脑卒中、外伤引起的感觉障碍出现快；代谢性疾病如维生素缺乏、慢性中毒等引起的感觉障碍逐渐出现加重。

2. 感觉障碍的部位　确定感觉障碍分布对指导临床检查、分析判断可能的病因有一定的帮助。

3. 是感觉过敏还是感觉减退　感觉系统异常兴奋性增高时，可出现感觉过敏、疼痛和感觉异常等；相反，则出现感觉减退或缺失。

4. 疼痛的性质　疼痛是常见的一种感觉障碍，有自发性疼痛和轻微刺激产生的疼痛，需要进一步询问是局部疼痛、放射痛，还是烧灼痛、闪电样疼痛。

5. 是否有肢体外伤史　肢体外伤的同时通常会损伤周围神经，从而引起感觉障碍。

6. 是否有各种化学因素 常见于药物（如异烟肼）、有机磷农药及重金属中毒。

7. 是否有代谢性或内分泌疾病 常见的有糖尿病、尿毒症、甲状腺功能减退症等。

8. 是否有营养障碍 B族维生素缺乏、慢性乙醇中毒及胃肠道手术后均易引起感觉障碍。

9. 其他 如脑卒中、肿瘤及脊髓外伤、炎症及变性等。中枢神经系统病变引起感觉障碍通常是传导束型，且伴有其他神经系统受损表现。

（二）体格检查重点

1. 是何种感觉障碍 一般感觉包括浅感觉（如痛温觉、触觉）、深感觉（如音叉振动觉、关节位置觉）和复合感觉（如定位觉、图形觉、两点辨别觉等）。

2. 感觉障碍的部位和范围 损伤部位不同，感觉障碍部位和范围也不同。常见的类型有传导束型、后根型、神经干型及末梢型。

3. 感觉障碍的性质 通过查体可以进一步明确病史中提示的是感觉过敏（轻微外界刺激引起强烈反应）还是感觉减退或缺失。

4. 共济运动的检查 深感觉障碍患者会出现步态不稳，特别是在闭眼或天黑时明显，Romberg 征阳性。

5. 伴随的体征 是否同时存在运动系统障碍，如合并肌肉萎缩、无力等，其通常是周围神经损伤的表现；如合并上运动神经元损伤，出现病理反射时，要考虑锥体束病变。

（三）辅助检查

感觉障碍的辅助检查不多，主要是针对病因进行检查。

（1）疑为药物中毒者，可行药物浓度监测。

（2）疑为营养障碍者，可行 B 族维生素浓度测定。

（3）疑为周围神经损伤者，主要行肌电图检查，尤其是神经传导速度检测。

（4）疑为外伤、中枢神经病变者，可行头颅 CT、MRI 检查。

（5）体感诱发电位（SEP）是通过对机体感觉器（主要是疼痛觉）不同刺激，在大脑相应皮质记录其电活动，用来判断传入神经通路功能状态的客观检查。

另外，在临床上，常借助音叉检查深感觉的振动觉；借助各种实物进行复合感觉检查。

二、思 维 程 序

感觉障碍缺乏精确客观指标及方法，且不同人群、不同部位，痛觉阈值不一，在判断感觉障碍时须综合分析。

第一步 是感觉敏感还是感觉减退

感觉敏感和感觉减退是两种不同程度的感觉障碍。感觉敏感是感觉系统受刺激所致，包括感觉过敏、麻木感、针刺感、疼痛等表现；感觉减退是感觉系统受到破坏所致。

第二步 是何种性质感觉障碍

前文已提到感觉障碍有 3 种类型，临床思维中要考虑是何种感觉障碍。不同种类的感觉，信号传递通路不同，因此定位及病变性质也有所不同。

第三步　确定感觉障碍部位

确定感觉障碍部位对判断神经受损部位有极大帮助。

第四步　判断是否存在诱因

了解是否有服药史、饮酒史及外伤感染等。

第五步　有无其他症状、体征

如偏身感觉障碍者通常有运动障碍、自主神经功能障碍；慢性乙醇中毒通常有肝功能异常等。

第六步　是否有感觉分离现象

所谓感觉分离即一部分感觉障碍，另一部分感觉保留。例如，浅感觉分离表现为痛温觉障碍而触觉保留，常见于脊髓空洞症患者；深浅感觉分离，即深感觉障碍而浅感觉保留，常见于维生素 B_{12} 缺乏所致脊髓亚急性联合变性。

第七步　如何处理

（1）病因治疗。

（2）因感觉障碍易引起烫伤、跌伤，对这类患者要注意防护，如避免热水袋直接接触皮肤等。

（3）神经营养药物：常用 B 族维生素，如维生素 B_1、维生素 B_6 和维生素 B_{12}；改善微循环的药物，如地巴唑、丹参等；神经营养剂，如胞二磷胆碱等。

（4）对于脱髓鞘性疾病，部分患者早期可考虑使用肾上腺皮质激素治疗。

（汪　昕　范　薇）

第三十三节　关　节　痛

关节痛（arthralgia）是关节局部和邻近组织病变或全身疾病累及关节所致的临床症状。关节组成包括软骨、关节囊和关节腔 3 个部分，周围软组织包括韧带、肌腱、滑囊、筋膜等。外力牵拉、挤压、撕裂或肿瘤压迫，炎症产生化学物质的刺激，或关节腔积液产生的机械压迫等均可引起关节痛。

一、临床思维的必要前提

（一）病史询问要点

1. 起病方式　突然发生关节痛见于外伤、Reiter 综合征、关节腔内出血（如血友病性关节炎）、痛风等。急性痛风常在夜间发生疼痛，损伤、手术、过度进食富含嘌呤食物或饮酒常可诱发。骨关节炎、类风湿关节炎、结核性关节炎、大骨节病等起病缓慢，病程较长。银屑病关节炎、风湿性多肌痛起病可急可缓。

2. 受累关节的特征　明确受累关节是单关节还是多关节，是大关节还是小关节，有助于诊断。化脓性关节炎、结核性关节炎、关节肿瘤、外伤性关节炎常累及单关节，而风湿热、类风湿关节炎、其他结缔组织病引起的关节炎、关节炎型过敏性紫癜、骨关节炎常累及多关节。痛风患者初发时，90%侵犯单一关节，慢性期常发展为多关节炎。风湿热主要侵犯大关节，呈游走性疼痛。外伤性关节炎、骨关节炎好发于负重大的关节，如髋关节、膝关节。类风湿关节炎主要累及四肢小关节，尤其是腕关节、掌指关节和近端指间关节。痛风性关节炎好发于足趾和第 1 跖趾关节。

3. 疼痛范围和程度　局限性剧烈疼痛见于外伤、关节内骨折、韧带撕裂、痛风、成骨肉瘤、尤因肉瘤等；局部轻度疼痛见于陈旧性关节外伤。弥漫性剧烈疼痛见于急性化脓性关节炎、关节内大血肿；弥漫性轻度疼痛见于关节结核、类风湿关节炎、红斑狼疮关节炎、骨关节炎等。

4. 影响疼痛因素　对于风湿热和类风湿关节炎，寒冷、潮湿可使关节疼痛加剧；对于化脓性关节炎、结核性关节炎、急性外伤、骨关节炎等，活动时疼痛加剧，静止或休息后好转；恶性肿瘤引起的关节痛与活动或休息无关；儿童关节结核常有痛醒史；痛风性关节炎常在夜间发作；类风湿关节炎、血清阴性脊柱关节病的关节症状休息时加重，活动后缓解。

5. 既往史　外伤性关节炎患者常有关节外伤史；风湿热患者常有呼吸道链球菌感染史；关节炎型过敏性紫癜患者起病前 1～3 周常有上呼吸道感染史；Reiter 综合征患者发病前可有消化道或尿路感染史；炎症性肠病性关节炎患者常有克罗恩病或溃疡性结肠炎病史；银屑病关节炎患者常有银屑病史；怀疑化脓性关节炎时应注意询问有无糖尿病史及近期关节腔内注射史等。

（二）体格检查重点

1. 皮肤、黏膜　面部蝶形红斑、盘状红斑、指端或甲周红斑、下肢网状青斑、口腔和鼻腔溃疡等均提示系统性红斑狼疮；睑结膜充血、水肿，如伴有尿道炎，提示为 Reiter 综合征；如有银屑病，提示为银屑病关节炎；皮肤环形红斑、皮下结节伴游走性大关节红、肿、热、痛，提示为急性风湿热；关节隆突部或受压部皮下出现质硬、无压痛、对称分布的皮下结节，提示类风湿关节炎；耳郭、跖趾、指间和掌指关节处出现黄色赘生物，质硬、无压痛、大小不等，考虑为痛风石，提示痛风性关节炎；口腔、外阴部溃疡及结膜炎或其他眼病、皮肤注射部位出现小脓疱或毛囊炎，提示为白塞病关节炎。

2. 淋巴结　发热、浅表淋巴结肿大提示全身性疾病引起的关节病变，如系统性红斑狼疮、急性白血病、多发性骨髓瘤等。

3. 关节局部表现　疼痛关节局部有红、肿、热和压痛者，多为急性、亚急性炎症，如化脓性关节炎、痛风性关节炎、风湿热等；中等度发红，见于结核性关节炎、关节外伤、类风湿关节炎和部分关节肿瘤；局部无红、肿、热，见于骨关节炎、大骨节病。

4. 关节形状　若关节明显肿大，浮髌试验阳性，提示为关节腔内积液，根据积液性质分为浆液性、浆液纤维素性、化脓性和出血性关节炎；指间关节增生、肿胀呈梭状畸形称为梭形关节，见于类风湿关节炎，后期指间关节僵硬、活动受限，手腕及手指向尺侧偏斜；

血友病关节炎因关节腔内反复出血，引起滑膜炎、滑膜增厚、关节囊纤维增生、软骨变性及坏死，导致关节僵硬、畸形及挛缩，附近肌肉萎缩而使关节功能丧失。

（三）辅助检查

1. 必须要做的检查

（1）血液检查：外周血白细胞及中性粒细胞增多，红细胞沉降率增快，见于化脓性关节炎、急性风湿热、急性痛风性关节炎及白血病关节疼痛；如白细胞正常或减少、红细胞减少，则要考虑为系统性红斑狼疮、类风湿关节炎及结核性关节炎。

（2）尿液检查：蛋白尿、血尿、管型尿见于系统性红斑狼疮、痛风性肾病和紫癜性肾炎或 IgA 血管炎。

（3）关节 X 线检查：对受累关节进行 X 线检查以了解关节端有无骨质疏松、骨质硬化，关节内有无骨折、骨质破坏，关节间隙是否狭窄，关节面是否完整，有无关节半脱位及纤维性和骨性强直等，其对类风湿关节炎、痛风性关节炎、强直性脊柱炎、骨关节炎和骨关节肿瘤均有一定的诊断价值。

2. 应选择做的检查

（1）疑为风湿热，应查红细胞沉降率、抗链球菌溶血素 O 抗体滴度、C 反应蛋白及黏蛋白等。

（2）疑为类风湿关节炎，应查类风湿因子、抗环瓜氨酸肽（CCP）抗体。如有关节腔积液，可行关节腔穿刺，可见滑液中白细胞增多。

（3）疑为系统性红斑狼疮关节痛，应查 ANA、抗 ds-DNA 抗体、抗 Sm 抗体、抗核小体抗体，在活动期应查补体、红细胞沉降率和 C 反应蛋白。

（4）疑为痛风性关节炎，应查血尿酸。

（5）疑为化脓性关节炎，应行关节穿刺，抽出脓性积液有诊断价值，并送细菌培养及药敏试验。

（6）疑为血清阴性脊柱关节病，包括强直性脊柱炎、Reiter 综合征、银屑病关节炎及炎症性肠病性关节炎，应查类风湿因子及 HLA-B27。其中，怀疑强直性脊柱炎时应摄双侧骶髂关节 X 线片。

（7）疑为血友病关节炎，应做 APTT 测定及纠正试验，亦可直接测定血浆凝血因子Ⅷ、Ⅸ含量。

（8）疑为白血病关节病变，应做骨髓穿刺涂片。

二、思 维 程 序

第一步　是否为弥漫性结缔组织病性关节病变

（1）风湿热：临床上表现为大关节游走性疼痛，局部有红、肿、热及压痛。急性期有发热、红细胞沉降率增快、抗链球菌溶血素 O 抗体滴度升高。

（2）类风湿关节炎：临床上以小关节对称性受累为特点，关节呈梭形肿胀，活动期有晨僵现象，晚期关节畸形，实验室检查类风湿因子阳性，关节 X 线检查对本病诊断、关节病变的分期均很重要。

（3）系统性红斑狼疮相关关节病：临床常见于育龄期女性，面部有蝶形红斑，伴有脱发、雷诺现象及光过敏，辅助检查至关重要（见本节"辅助检查"），活动期常有发热。

第二步　是否为血清阴性脊柱关节病

辅助检查见本节"必须要做的检查"。此外，强直性脊柱炎好发于青壮年男性，早期患者为骶髂关节痛，部分有下肢关节痛，脊柱受累影响腰部活动，早期X线检查改变为双侧骶髂关节炎，晚期脊柱呈竹节样变。Reiter综合征除发热及多发性大关节疼痛外，还有尿道炎及葡萄膜炎或结膜炎。银屑病关节炎有银屑病表现。炎症性肠病性关节炎有溃疡性结肠炎或克罗恩病病史。

第三步　是否为痛风性关节炎

痛风性关节炎好发于40岁以上中老年男性，病变大多累及足趾及第1跖趾关节，常在午夜突然发作剧烈疼痛，饮酒、劳累或进食富含嘌呤食物可诱发关节痛，晚期可累及多关节，可伴有尿路结石及高尿酸血症肾病。实验室检查中血尿酸增高，痛风石活检为尿酸盐结晶，受累关节摄片可见骨质有穿凿样透亮缺损。

第四步　是否为化脓性、结核性关节炎

化脓性、结核性关节炎常为大的单个关节受累，患者有发热、消瘦、乏力、食欲缺乏等毒性症状，关节腔穿刺抽液检查有助于诊断。结核性关节炎PPD试验呈强阳性反应。

第五步　是否为血液病引起的关节痛

血友病关节炎几乎见于男性，自幼患病，部分患者有家族史，常有反复关节腔出血及肌肉血肿史，辅助检查见本节"应选择做的检查"。关节炎型过敏性紫癜同时或先后有下肢皮肤紫癜。白血病性关节疼痛在儿童若出现在白血病诊断之前，常易误诊为风湿热，如进行血象和骨髓检查，则不难诊断。

第六步　是否为关节肿瘤或外伤性关节炎

根据外伤病史、突发性单关节疼痛，结合受累关节X线摄片容易做出诊断。

第七步　如何处理

（1）针对病因治疗：如系统性红斑狼疮关节痛、关节炎型过敏性紫癜可应用肾上腺糖皮质激素治疗；类风湿关节炎、血清阴性脊柱关节病应选用非甾体抗炎药和改善病情的抗风湿药（DMARD）联合治疗；痛风急性期选用非甾体抗炎药或秋水仙碱治疗，慢性期根据血尿酸水平及尿尿酸排泄情况选用别嘌醇、苯溴马隆等药物进行降尿酸治疗；感染性关节炎应选用有效的抗菌药物治疗；结核性关节炎给予抗结核治疗；白血病关节痛应首选化疗；血友病关节痛给予新鲜血浆及补充所缺乏的凝血因子；外伤性关节炎、关节肿瘤、晚期类风湿关节炎及大骨节病等可采用手术治疗。

（2）对症治疗：非甾体抗炎药如布洛芬、双氯芬酸（扶他林）、昔布类（塞来昔布、艾

瑞昔布等）等可用于各种原因引起的关节痛。

（姜林娣　蔡则骥）

第三十四节　肢　痛

　　肢痛（pain in extremity）原因很多，可由四肢皮肤、皮下脂肪、肌肉、筋膜、韧带、肌腱、腱鞘、滑囊、骨关节、血管、淋巴管、神经等病变引起。肢痛可累及多个肢体、一个肢体、肢体的局部或肢端。疼痛又可分为表浅性、深在性与放射性。表浅性疼痛是由皮肤及其附属器的病变引起，常伴局部压痛与感觉过敏，定位明确。深在性疼痛常来源于肌肉、血管、关节及其邻近组织、骨膜等，疼痛较弥散，定位常不明确，可伴肌肉强直与深部压痛。放射痛常来源于深部器官或神经根受刺激，较好定位。

一、临床思维的必要前提

（一）病史询问要点

　　1. 起病因素　颈神经根炎、急性感染性多发性神经炎（吉兰-巴雷综合征，Guillain-Barré syndrome）常由病毒感染引起，发病前多有上呼吸道感染史；颈椎间盘突出症、腰椎间盘突出症大多有急性颈部外伤或急性腰部负重扭伤史；幻肢痛与残肢痛均有截肢史；热痉挛性下肢痛主要发生于高温下作业人员，并有大量出汗而又未能及时补充氯化钠者；人旋毛虫病常引起全身肌肉酸痛，尤以腓肠肌为甚，患者常有摄食半熟肉或生肉习惯；脊髓痨（神经梅毒）患者有不洁性生活史等。

　　2. 肢痛部位　要询问是单侧还是双侧肢痛，是上肢还是下肢，并尽可能问明肢痛的起始部位、扩展范围、有无放射痛及放射方向等。如疼痛从颈肩部开始向同侧上臂、前臂和手指放射，提示为臂丛神经痛；疼痛从一侧腰骶部开始，然后出现一侧臀痛，向同侧大腿后面、小腿外侧及足背部放射，提示为根性坐骨神经痛；疼痛起始于大腿后面而向同侧大腿前面和小腿扩展，进行直腿抬高试验时疼痛程度比根性坐骨神经痛显著，但交叉性直腿抬高试验阴性，提示为干性坐骨神经痛；双侧坐骨神经痛提示为正中型腰椎间盘突出；初始为一侧肢痛，继而发展为双侧肢痛，应想到脊髓颈段或腰骶段肿瘤，疼痛常突然发作，又突然消失，变换体位可使疼痛减轻或加剧；脊髓马尾或圆锥肿瘤常表现为双侧神经根性痛，以后出现脊髓压迫症状，在病灶以下有运动和感觉障碍及大小便功能紊乱；血栓闭塞性脉管炎常累及单侧下肢，首发和常见症状是小腿和足部疼痛，常伴有间歇性跛行；雷诺病主要表现为双侧手指疼痛；红斑肢痛症起病急，表现为双侧足趾或足前部胀痛或烧灼样剧痛，少数呈跳痛，局部可有潮红及皮温升高；痛风性关节炎开始常侵犯跖趾关节和趾关节，以后可侵犯踝关节、肘关节、腕关节、膝关节等大关节；多发性神经炎疼痛主要发生于四肢，多为对称性分布；多发性肌炎与皮肌炎常表现为对称性四肢肌肉疼痛，近端较重。

　　3. 肢痛性质和特点　神经根痛是神经根本身或毗邻组织病变累及神经根所引起的，如臂丛神经痛、坐骨神经痛、脊髓颈段或腰骶段肿瘤、脊髓蛛网膜炎等。疼痛特点多为发作性尖锐痛，较剧烈，有时呈电击样、刀割痛或持续性，伴阵发性加剧，夜间尤甚。多发性神经炎主要表现为四肢远端呈手套、袜子型感觉障碍，如肢端麻木、感觉异常（如蚁行感、触电感）、刺痛或灼痛、感觉减退或感觉过敏，可同时伴有运动及自主神经功能紊乱表现；血管病变引起肢痛多有皮肤颜色、温度改变，如雷诺病双手遇寒冷刺激时，首先发生动脉痉挛性疼痛，此时皮肤变白，继之发绀，随后出现潮红；红斑性肢痛发作时，由于血管扩张，皮肤发红，皮温升高，伴出汗、足背动脉与胫后动脉搏动增强；血栓闭塞性脉管炎患者行走后小腿和足部疼痛，皮肤发凉、苍白，被迫停止行进，需小憩后才能继续行走，称为间歇性跛行；肌肉病变引起的肢痛主要表现为受累肌肉有自发性酸痛或剧痛，可伴有肌萎缩和肌力减退，如多发性肌炎；肌肉痉挛性疼痛好发于小腿腓肠肌，如夜间痛性痉挛、热痉挛；关节和骨骼病变引起的肢痛部位明确、固定，疼痛呈持续性，伴关节肿胀和功能障碍。

4. 激发、加重或减轻肢痛因素 神经根痛可由于促使腹内压增高的动作如咳嗽、喷嚏、排便、弯腰等牵拉神经，诱发或加重肢痛；血栓闭塞性脉管炎可由行走诱发或加重肢痛，休息后疼痛减轻或消失；雷诺病可由寒冷诱发手指疼痛；红斑性肢痛双足遇热或下垂时可使疼痛加剧，抬高患肢或浸冷水或将足露出被外，均可使疼痛减轻；触动残肢、残肢位置不当或假肢不合适、气候突变、精神刺激等均可诱发或加重幻肢痛与残肢痛。

（二）体格检查重点

1. 神经系统检查

（1）臂丛神经痛：常见原因有颈椎病、颈神经根综合征、胸廓出口综合征（包括颈肋、前斜角肌综合征、肋锁综合征）及肺上沟肿瘤综合征。体格检查时牵引患肢向外后上方活动，疼痛加剧，手臂内收或屈肘时疼痛减轻。此外，可见患肢腱反射减弱及轻度肌萎缩。颈椎病患者颈椎棘突或椎旁有压痛，头顶加压试验或颈神经根紧张试验（患肩下压、头向对侧推移）可使患侧颈、肩及上肢发生疼痛。前斜角肌综合征患者头部向对侧强度旋转或深吸气时，可使患肢疼痛加剧及桡动脉搏动消失（锁骨下动脉受压）；肺上沟肿瘤综合征也称 Pancoast 综合征，由于颈胸神经节受压可出现霍纳（Horner）征。

（2）坐骨神经痛：根性坐骨神经痛在腰椎旁及骶髂点有显著压痛，直腿抬高试验、交叉性直腿抬高试验及颏胸试验多呈阳性；干性坐骨神经痛压痛点有臀点、腘点、腓肠肌点及踝点，进行直腿抬高试验时疼痛程度比根性坐骨神经痛更显著，但交叉直腿抬高试验及颏胸试验常为阴性，小腿外侧及足背痛觉减退比根性坐骨神经痛显著。

（3）灼性神经痛：有患处皮肤菲薄光亮、发红或发紫，轻度发热、多汗，指甲粗糙、指骨萎缩等血管舒缩与营养障碍表现。

（4）脊髓痨：由于脊髓后索及后根损害，患者常出现下肢感觉性共济失调，膝与踝反射消失，出现阿-罗瞳孔（表现为瞳孔缩小、对光反射消失、调节反射存在）。

2. 周围血管检查

（1）血栓闭塞性脉管炎：患肢股动脉搏动减弱、腘动脉和足背动脉搏动减弱或消失。检查时将患者下肢下垂，患肢皮肤先潮红后发绀；将下肢高举，足部皮肤变苍白、发凉；小腿肌肉萎缩和感觉障碍，后期足部或足趾出现溃疡及坏疽，坏疽足趾可以脱落，溃疡创面长期不愈。

（2）动脉硬化性血管闭塞、动脉栓塞或血栓形成：动脉不完全闭塞时，可闻及收缩期血管杂音；完全闭塞时，患肢动脉搏动消失，肌肉萎缩，足趾坏疽或溃疡。此类疾病常有动脉硬化的其他表现（如脑动脉硬化、冠状动脉硬化、眼底动脉硬化）及原发病的症状和体征（如系统性红斑狼疮、风湿性心脏病等）。

（3）大动脉炎：多发生于上肢，表现为桡动脉搏动减弱或消失，血压低或测不出。

（4）红斑肢痛症：发作时患肢潮红，皮温升高，患部出汗，足背动脉与胫后动脉搏动增强。

3. 关节及关节周围组织检查　见第二章第三十三节"关节痛"。

4. 肌肉检查　肌肉疾病引起肢痛时，患肌多有明显压痛，常伴有肌力减退和肌萎缩。

（三）辅助检查

1. 必须要做的检查

（1）X线检查：脊柱、四肢及骨关节X线检查是肢痛的过筛检查。颈椎X线正、侧位片对颈椎病诊断有重要价值，颈肋综合征只有X线摄片才能发现；对于骨质疏松、骨肿瘤、骨髓炎、骨折、嗜酸细胞肉芽肿、跟骨骨质增生，X线摄片有重要诊断意义。

（2）血液检查：外周血白细胞计数升高提示感染性疾病，如化脓性骨髓炎、化脓性关节炎等。嗜酸性粒细胞增多见于嗜酸细胞肉芽肿及人旋毛线虫病。

2. 应选择做的检查

（1）疑为臂丛神经痛，除颈椎X线摄片外，还应选择颈椎CT及MRI检查。

（2）疑为腰椎间盘突出症、骨质疏松、脊髓肿瘤引起肢痛及风湿性关节炎、类风湿关节炎、痛风性关节炎、化脓性关节炎及结核性关节炎、系统性红斑狼疮等疾病引起肢痛时，应选择做的检查见第二章第三十五节"腰背痛"和第二章第三十三节"关节痛"。

（3）疑为周围血管、淋巴管疾病，应做多普勒血管超声及MRI检查。

（4）疑为皮肌炎、多发性肌炎，应做红细胞沉降率、尿肌酸、肌酶谱、肌电图、肌活检等检查及抗Jo-1抗体等抗肌炎抗体测定。

（5）疑为脊髓痨，应做快速血浆反应素试验（RPR）及梅毒螺旋体血凝试验（TPHA）。腰椎穿刺检查显示脑脊液中有细胞-蛋白分离现象。

（6）疑肢痛性癫痫，应做脑电图检查。

（7）疑为吉兰-巴雷综合征，应做脑脊液检查。

（8）疑为骨嗜酸细胞肉芽肿，应做血清碱性磷酸酶测定及骨髓涂片检查。

二、思维程序

第一步　是否为腰椎间盘突出症、骨质疏松、脊髓肿瘤引起的肢痛

第二步　是否为关节及关节周围组织病变引起的肢痛

第三步　是否为臂丛神经痛

臂丛神经分布于肩部和上肢，颈椎病、颈神经根综合征、胸廓出口综合征（颈肋综合征、前斜肌综合征、肋锁综合征）、肺上沟肿瘤综合征及臂丛神经炎等均可刺激或压迫臂丛神经，引起肩部和上肢疼痛。临床上疼痛常从颈根部或肩部开始，向同侧上臂、前臂及手指放射，疼痛呈麻刺样、电击样或刀割样，头颈或患肢活动时疼痛加剧。肺上沟肿瘤综合征常有霍纳征出现，颈椎及上胸部 X 线、CT、MRI 等检查有助于病因诊断。

第四步 是否为其他神经病变性肢痛

（1）多发性神经炎：临床特点为四肢远端对称性感觉、运动和自主神经功能障碍，表现为手套、袜套型四肢末端麻木、刺痛、灼痛及感觉异常，肌力、肌张力减退，肌肉萎缩，腱反射减弱或消失，肢端苍白或发绀，皮肤多汗或汗闭，触之较热或较冷等。

（2）股外侧皮神经炎：表现为大腿前外方下 2/3 感觉异常，以麻木多见，部分患者有刺痛或灼痛，痛觉和温度觉减退，触觉与压痛觉正常。

（3）灼性神经痛：表现为手掌、足底和指端异常剧烈的持续性烧灼样疼痛，可因轻微刺激或情绪激动而加剧，常伴有血管舒缩和营养障碍。

（4）腕管综合征：主要表现为手的第 1～4 指桡侧半疼痛和麻木，可放射至手掌、前臂远端及腕部，伴手指无力及自主神经营养障碍表现。在腕横韧带近侧加压，患指有刺痛。腕横韧带远端的正中神经运动传导速度减慢。

（5）脊髓痨：患者有冶游史，临床症状以下肢疼痛最常见，突然发作，数秒即可消失，体格检查发现阿–罗瞳孔，RPR 或 TPHA 阳性，脑脊液蛋白升高，细胞数仅轻度升高。

（6）肢痛性癫痫：表现为阵发性肢痛或关节痛，历时数秒至数小时，可自行缓解，脑电图有典型癫痫样放电，抗癫痫药物治疗有效。

第五步 是否为周围血管病变性肢痛

（1）血栓闭塞性脉管炎：以 20～40 岁青壮年多见，患肢行走时疼痛，休息后好转，发生间歇性跛行，随后休息时亦有疼痛，晚期足部或足趾出现溃疡或坏疽，足趾脱落。患肢动脉和足背动脉搏动减弱或消失。

（2）闭塞性动脉硬化症：下肢疼痛表现与血栓闭塞性脉管炎相似，但本病发病年龄一般＞60 岁，有全身动脉硬化表现，血脂升高。

（3）雷诺病和雷诺现象：好发于女性，是对称性肢端小动脉阵发性痉挛，常在寒冷或情绪激动时发作，表现为手指苍白、疼痛，随后发绀，继之潮红而恢复正常。反复发作可出现肢端营养障碍。

（4）红斑性肢痛：临床上青年女性多见，表现为遇热（33～34℃）时双足或双手立即发生疼痛，多为烧灼痛，患部潮红充血，皮温升高，足背动脉搏动增强，浸冷水、抬高患肢或足露出被外时，疼痛缓解。

第六步 是否为四肢肌肉疾病引起的肢痛

（1）皮肌炎或多发性肌炎：表现为四肢肌肉酸痛、肌无力，以近端为重。随病情进展，患者可出现肌萎缩。实验室检查表现为血肌酸激酶（以 CK-MM 为主）、醛缩酶、ALT、AST、LDH 升高；肌电图显示肌源性损害；肌内活检显示肌纤维变性、坏死，间质有炎性细胞浸

Something

润；部分患者伴有抗 Jo-1 抗体阳性。

（2）手足搐搦症：由痉挛性肌肉收缩引起肢痛，发作时手呈"助产士"手，实验室检查可见血钙降低。

（3）其他：钩端螺旋体病以腓肠肌痛为主，热痉挛以腓肠肌和腹直肌痉挛性疼痛为主，职业性肌痉挛发生于某些特定职业人员，如打字员、挤奶员、抄写员，过度疲劳引起手部肌肉痉挛性疼痛，停止操作后疼痛消失。

第七步　如何处理

（1）牵引治疗：适用于颈椎病、腰椎间盘突出症等。

（2）对症治疗：如解热镇痛药，雷诺病给予血管扩张剂。

（3）原发病药物治疗：如脊髓痨应治疗梅毒；皮肌炎、多发性肌炎可给予肾上腺皮质激素治疗；钩端螺旋体病应给予青霉素治疗等。

（4）手术治疗：适用于骨折、骨肿瘤、骨髓炎及保守治疗无效的颈、腰椎间盘突出症。

（姜林娣　蔡则骥）

第三十五节　腰 背 痛

腰背痛包括腰痛和背痛，两者之间并无明确界限。腰背痛是由多种原因引起的一组常见临床综合征。有学者统计因腰背痛就诊者占门诊人数的 4.2%～7.3%。腰背部的组织自外向内包括皮肤、皮下组织、肌肉、韧带、脊椎、肋骨、脊髓膜和脊髓等。上述任何一种组织发生病变都可引起腰背痛，其中以脊椎疾病（包括脊椎骨、韧带、椎间盘等部位的疾病）为引起腰背痛的最常见原因。内脏疾病也可引起腰背痛，但以腰背邻近器官（胸膜、肺、肾、胰、直肠、前列腺、子宫等）病变引起的放射性腰背痛较多见。

一、临床思维的必要前提

（一）病史询问要点

1. 起病方式　询问是急性起病还是慢性起病。急性腰背痛最常见的原因为外伤，如日常生活中猛力搬移重物、高处跌下或体育运动中的意外等，均可造成棘上韧带损伤、腰椎横突撕脱性骨折、急性腰扭伤及脊柱压缩性骨折，从而导致腰背痛。此外，急性胰腺炎、急性肾盂肾炎、肾结石发作，以及抗凝治疗引起腹膜后血肿等也可导致内脏反射性急性腰痛。慢性腰背痛起病隐匿，疼痛时重时轻，时愈时发，常见于老年性骨质疏松、脊柱关节炎、强直性脊柱炎、腰骶部肌肉劳损、先天性隐性脊柱裂、原发性或转移性脊柱肿瘤及慢性胰腺炎、胰腺癌、慢性前列腺炎等。

2. 疼痛部位和性质　女性腰骶部酸痛大多为泌尿生殖系统疾病所致；如出现两侧肋脊角钝痛，不应忽视腹膜后疾病；疼痛从下腰部开始，呈钝性酸痛，经臀部、大腿后向小腿肌腹甚至足部放射，同时伴有感觉异常或麻木，常提示坐骨神经痛；强直性脊柱炎早期仅有晨起腰部僵硬感，腰骶部疼痛可向双腿放射，逐渐产生脊柱活动受限；十二指肠后壁穿透性溃疡常引起右下背部疼痛；腹膜后肿瘤引起的腰痛通常向下腹部、腹股沟及大腿前侧放射；肾绞痛引起的腰痛向同侧下腹部及会阴部放射。

3. 加重与减轻因素　急性腰扭伤、腰筋膜或棘上韧带损伤等引起的疼痛剧烈，卧床休息可使疼痛改善，有些患者行局部封闭后，腰背痛立即解除；骨关节炎、纤维组织炎引起的腰部酸痛，休息后或晨起时加重，活动后缓解或减轻；脊柱结核或化脓性脊柱炎时脊柱活动受限，活动时疼痛加剧（拾物试验阳性），但卧床休息并不能使之减轻，震动脊柱（即用足跟走路）可使疼痛加剧；椎间盘突出症引起的腰腿痛，卧床轻，站立重，弯腰轻，直腰重，咳嗽、打喷嚏、排便等增加腹内压时疼痛加重；肿瘤引起的腰背疼痛持续而部位模糊，休息不能改善，夜间可能更严重；内脏疾病引起的腰痛范围模糊，边界不清，疼痛不因腰椎活动而增减，但与原发病治疗相关；肾下垂引起的腰痛与体位关系密切，站立或久坐后症状加重，平卧后疼痛缓解或消失。

4. 既往史与职业　既往有无外伤、负重、摔倒及突然姿势改变等动作，若在此类动作当时或以后出现腰痛，可能为腰筋膜破裂、棘上韧带扭伤、腰椎横突撕脱性骨折及椎间盘突出症等。铸工、矿工、演员、运动员、搬运工等虽有时无明确外伤史，但腰痛也可能与筋膜、肌腱、韧带等慢性损伤有关。长期弯腰或坐位工作，可因慢性肌肉劳损而引起腰背痛。

（二）体格检查重点

1. 视诊　脊柱有无侧弯，生理弯曲是否存在，有无前凸或后凸，有无旋转畸形。腰椎间盘突出症可见腰椎侧弯，生理性前凸消失，腰椎运动受限；脊柱结核可见椎旁肌肉痉挛，脊柱活动受限，后期脊柱呈后凸畸形甚至椎旁局限性隆起，但无红、热表现（冷脓肿）；强直性脊柱炎早期可见生理前凸减少，腰部僵硬，伸屈活动受限，晚期可出现驼背畸形，脊柱强直；脊柱侧弯时由于脊柱失去力平衡，易产生疲劳或腰肌劳损而腰痛，常见原因有习惯性姿势不良性侧弯，疼痛肌痉挛性侧弯（见于急性腰扭伤、腰椎间盘突出症等），静力性侧弯（由于一侧下肢缩短或骨关节疾病使一侧骨盆下降）及结构性侧弯等。

2. 腰背部触诊与叩诊　从颈椎、胸椎、腰椎至骶髂关节，逐步按压与叩击棘突、关节、横突、竖脊肌、骶髂关节、臀部及坐骨神经干等，压痛或叩痛显著部位即为病变之所在。背部软组织病变应触诊压痛点及有无波动感，注意皮肤温度改变及双侧肌肉硬度比较。腰椎间盘突出症于棘间韧带、棘突或棘突旁及坐骨神经行径有压痛点，相应神经支配的下肢有皮肤感觉过敏或麻木区，直腿抬高试验（Lasegue 征）阳性，腰椎过伸试验阳性，病变位于 $L_5 \sim S_1$ 者，80%患侧跟腱反射消失。急性腰扭伤痛点以下腰部、骶髂关节附近多见，局部常有肌痉挛，触诊棘突时若相邻棘突左右移位，提示骨折，若前后偏移，提示脊柱滑脱。纵轴叩击痛检查也是检查脊柱疼痛的方法之一。检查时患者取坐位，医生用左手掌平放于患者头顶，右手半握拳轻捶左手背，如患者感到背痛，说明脊柱疾病可能性大，疼痛部位即为病变之所在。

3. 全身系统检查　因为不少内脏疾病可引起腰背痛，通过心、肺、腹部检查可明确是否为胸腔、腹腔疾病引起的反射性腰背痛。例如，中上腹局限性压痛可能为溃疡病；墨菲征阳性，提示胆囊炎；肋脊角叩击痛，提示肾脏或肾上腺病变；当怀疑为直肠或前列腺病变时，应做直肠指检；女性应做妇科检查，以排除子宫位置异常、附件炎或子宫肿瘤。

（三）辅助检查

1. 必须要做的检查 X 线检查：包括脊柱正、侧位 X 线平片检查，几乎为所有腰背痛患者的过筛检查，对诊断脊柱畸形、隐性脊柱裂、腰椎骶化、椎弓根不连、不对称骶髂关节、椎体骨折、椎弓根及附件骨折、脊柱结核、骨质疏松、多发性骨髓瘤、脊柱原发性或转移癌等疾病均有重要意义。

2. 应选择做的检查

（1）疑为脊柱结核者，除进行脊柱 X 线摄片外，还应做胸部 X 线检查及红细胞沉降率和 PPD 试验。

（2）疑为化脓性脊柱炎者，应查白细胞及进行血液及脓液培养。

（3）疑为腰椎间盘突出症者，应做脊柱 CT 和肌电图检查，有条件者还可做 MRI 检查。

（4）疑为多发性骨髓瘤者，应查尿常规、尿本周蛋白定性、血清免疫球蛋白测定，进行肋骨、胸骨、锁骨、头颅及骨盆 X 线平片检查，以及骨髓穿刺涂片检查。

（5）疑为脊柱转移癌者，除进行脊柱 X 线摄片外，还应查血钙、血清碱性磷酸酶、骨髓穿刺涂片。若疑为前列腺癌转移，应检测血清酸性磷酸酶和 PSA。

（6）疑为椎管内肿瘤者，应选择 CT、脊髓造影和脑脊液等检查。

（7）疑为骨质疏松者，应做骨密度及血清钙、磷测定。

（8）疑为内脏疾病引起的反射性腰痛者，应根据临床线索选择如下检查：①胸部 X 线检查；②内镜或胃肠钡餐摄片；③胆、胰、肾 B 超或 CT 检查；④直肠镜或钡剂灌肠检查。

二、思 维 程 序

第一步　是否为脊柱结核

脊柱结核时临床上患者常有低热、盗汗、消瘦等结核中毒性症状。查体时患者脊柱强直（拾物试验阳性），病灶处脊柱有成角后凸畸形，有冷脓肿时一侧腰部饱满，触之有波动感。活动期红细胞沉降率增快，PPD 试验强阳性，脊柱 X 线平片检查见椎体边缘模糊，椎间隙消失，椎体楔形压缩，两个椎体互相融合，溶骨区内有死骨，腰大肌影界消失。

第二步　是否为化脓性脊柱炎

化脓性脊柱炎急性起病，表现为突然寒战、高热，腰背部剧烈疼痛，常合并其他部位化脓性感染。外周血白细胞计数升高，尤其是中性粒细胞计数升高，红细胞沉降率增快，血培养阳性，椎骨穿刺有脓液。X 线平片见椎体破坏，椎弓棘突破坏，椎间隙变狭窄，骨质增生硬化显著，通常仅累及相邻的 1～2 个椎体。

第三步　是否为腰椎间盘突出症

2/3 的腰椎间盘突出症患者有外伤史，多在扭伤后发病。典型临床症状是腰痛伴单腿放射痛及坐骨神经支配区皮肤痛觉减退。检查时患侧直腿抬高试验阳性，肌电图出现纤颤电位、多相电位，脊柱 CT 或 MRI 能确定椎间盘突出部位和程度。

第四步　是否为多发性骨髓瘤

多发性骨髓瘤（MM）引起腰背痛十分常见，误诊率很高，临床上好发于 40 岁以上的中老年人。当出现不明原因腰痛、贫血、红细胞沉降率增快及球蛋白升高时，要高度怀疑为 MM。诊断除骨骼疼痛部位 X 线摄片外，应查免疫球蛋白和骨髓涂片，出现单克隆免疫球蛋白升高，纸上电泳出现 M 蛋白，骨髓异常浆细胞超过 10%时，可确诊为 MM。

第五步　是否为脊柱肿瘤或椎管内肿瘤

脊柱肿瘤多数为转移性的，原发肿瘤多位于前列腺、甲状腺、乳腺、肺和肾脏等，脊柱摄片可见成骨和溶骨两种表现，可见椎体破坏，血清碱性磷酸酶升高。若为前列腺癌转移，血清酸性磷酸酶也升高，前列腺特异性抗原检测阳性，骨髓涂片发现转移癌细胞有确诊价值。椎管内肿瘤临床上常有脊髓压迫症状，脑脊液检查蛋白升高，白细胞数正常，即所谓细胞–蛋白分离现象。脊髓造影、CT 检查有确诊及定位价值。

第六步　是否为骨质疏松

骨质疏松常因脊柱压缩性骨折引起腰背痛。骨质疏松好发于老年人，尤其是绝经期妇女，据统计在 60 岁以上腰背痛患者中，女性骨质疏松者占 38%，男性仅为 5%。诊断依据 X 线片见骨透亮度增加，骨皮质变薄，骨小梁变细，数量减少，光学骨密度测定显示骨量丢失。此外，肾上腺皮质功能亢进、甲状旁腺功能亢进症、MM、脊椎转移癌可引起继发性骨质疏松，可根据原发病进行鉴别诊断。

第七步　是否为慢性腰肌劳损

慢性腰肌劳损常为急性腰扭伤未获得适当治疗或治疗不彻底，或长期工作姿势不良导致腰部组织劳损导致。慢性腰肌劳损多为腰骶部酸痛或钝痛，休息时轻，劳累后重。拳叩、推拿、按摩腰部或仰卧时腰部垫小枕头均能使腰痛缓解，脊柱 X 线摄片排除骨骼疾病，可诊断为慢性腰肌劳损。

第八步　如何处理

（1）卧床休息：适用于急性腰扭伤、腰椎间盘突出症发作时，必要时可行局部封闭治疗。

（2）理疗、推拿、压痛点封闭：适用于慢性腰肌劳损、棘上韧带损伤。

（3）牵引治疗：适用于坐骨神经痛、急性腰扭伤、慢性腰肌劳损等。

（4）药物治疗：化脓性脊柱炎给予抗菌药物治疗；结核性脊柱炎进行抗结核治疗；老年妇女骨质疏松给予雌激素、钙剂等药物治疗；多发性骨髓瘤需采取化学治疗。

（5）手术治疗：适用于保守治疗无效的腰椎间盘突出症、椎弓崩裂与脊柱滑脱、原发性椎管内肿瘤、椎旁脓肿、脊柱结核及脊柱侧弯等。

（姜林娣　蔡则骥）

第三章 体 征

第一节 毛 发 增 多

毛发增多是指毛发过多、过长和生长部位异常。

一、临床思维的必要前提

（一）病史询问要点

（1）毛发增多的发病年龄。

（2）毛发增多前是否应用某种特殊药物，如糖皮质激素、雄激素、某些降压药（如可乐定）及动物性腺制剂等。

（3）询问月经周期、停经史、闭经史及是否应用避孕药物等。

（4）是否伴有全身其他症状，如不明原因的高血压、向心性肥胖、头痛、视力减退等；库欣综合征常有高血压及向心性肥胖；垂体肿瘤可有头痛及视力减退。

（二）体格检查重点

（1）多毛的部位：局部多毛还是全身性多毛。普通黑痣表面有毛发生长，称为毛痣。某些部位如经常摩擦、瘙痒刺激，也可引起局部多毛或毛发粗硬，检查时很容易区分。

（2）有无色素沉着：垂体 ACTH 腺瘤和异位 ACTH 综合征时，通常有全身性多毛伴皮肤色素沉着。部分多囊卵巢综合征患者也有皮肤色素加深的表现。

（3）有无性征异常：主要是女性男性化表现。对于女性男性化表现者，部分患者为卵巢男性化肿瘤引起，亦有部分为多囊卵巢综合征所致。幼年男性性早熟可伴多毛。假性性早熟男性或假两性畸形的女性，应考虑先天性肾上腺增生性疾病。

（4）有无毳毛增多伴痤疮：女性患者口唇周围胡须增多伴皮肤痤疮，可能与雄激素增多或雌激素减少有关。

（5）有无多毛伴肢端肥大粗厚、肢端肥大面容等，并了解视力减退情况，有无视野缺损。肢端肥大症患者可有全身性多毛。

（6）有无血压升高、满月脸、水牛背、多血质面容及皮肤紫纹等表现，如有，则提示库欣综合征。

（三）辅助检查

1. 必须要做的检查

（1）血钾、血钠浓度测定。

（2）相关激素水平测定：血清睾酮、硫酸脱氢表雄酮、生长激素、ACTH、皮质醇测定，以及 24 小时尿游离皮质醇测定。

（3）血糖测定。

2. 应选择做的检查

（1）疑为卵巢肿瘤者，应做盆腔 B 超或 CT 检查。

（2）疑为肢端肥大症或垂体肿瘤者，应做垂体 MRI 检查。

（3）疑为肾上腺病变者，应做肾上腺 CT 检查。

（4）疑为异位 ACTH 综合征者，应做胸部 CT 或 PET/CT 检查。

二、思维程序

第一步 是局部多毛还是全身性多毛

局部多毛可能为毛痣或由局部刺激所致，全身性多毛常与内分泌功能紊乱或药物有关。

第二步 有无男性化表现

（1）全身多毛伴男性化表现：均系内分泌功能障碍所致，如卵巢男性化肿瘤或多囊卵巢综合征等。若多毛发生于绝经期妇女，伴头痛、肥胖、精神神经症状，颅骨 X 线片显示颅骨内板增厚，即可诊断 Morgagni-Stewart-Morel 综合征。若多毛发生于假性性早熟的男性，或发生于假两性畸形的女性，应考虑先天性肾上腺增生性疾病。

（2）全身多毛不伴男性化表现：根据有无内分泌功能异常分为两组。①有内分泌功能异常者，如库欣综合征、肢端肥大症等患者。②无内分泌功能异常者，见于药物所致多毛。青春期或青春期后的女性在除外肾上腺、卵巢肿瘤及其他内分泌紊乱的原因后，可考虑特发性多毛症。

第三步 如何处理

针对病因治疗：局部多毛如毛痣可手术切除；药物所致多毛可停用相关药物；内分泌肿瘤导致多毛者多需要手术治疗。

（凌 雁 高 鑫）

第二节 毛 发 稀 少

毛发稀少是指毛发稀疏、减少或脱落。

一、临床思维的必要前提

（一）病史询问要点

1. 毛发减少的发生时间 伤寒、败血症、重症肺炎恢复期及慢性肾炎、严重肝病、硬皮病及系统性红斑狼疮患者常有毛发脱落。

2. 有无营养缺乏史　如早产、喂养不当、慢性腹泻等可致毛发稀少。

3. 有无分娩时大出血及休克史　产后大出血可导致垂体缺血坏死，发生希恩综合征，阴毛、腋毛等毛发脱落减少。

4. 有无应用抗肿瘤药物史　如环磷酰胺等抗肿瘤药物可导致头发脱落。

5. 伴随症状

（1）伴畏寒、倦怠、淡漠者，可能有甲状腺功能减退症。

（2）伴手足搐搦者，可见于甲状旁腺功能减退症及小儿佝偻病等。

（3）伴性功能低下者，若同时有甲状腺、肾上腺功能低下的表现，可见于垂体功能减退，如希恩综合征等。

（二）体格检查重点

（1）毛发稀少的部位：是全身性还是局部性。全身性毛发稀少是指眉毛、头发、腋毛、阴毛稀少；局部性毛发稀少是指某一部位毛发稀少，多数指头发稀少或眉毛脱落。

（2）毛发的色泽：有无干枯或油腻。由营养不良或低钙引起毛发稀少时，毛发常干枯、萎黄；脂溢性脱发者，头皮常油腻伴头屑增多。

（3）注意体温、脉搏、血压：甲状腺功能减退症或垂体功能减退者常见体温偏低、缓脉及血压偏低。

（4）注意毛发稀少部位的局部病变，如头痛、脂溢性脱发、斑秃、烧伤等。

（5）小儿应注意有无方颅、串珠肋、手镯征及 O 形腿、X 形腿等。

（三）辅助检查

1. 必须要做的检查　如血常规、尿常规，以及血电解质测定，特别是血钙、血磷测定。

2. 应选择做的检查

（1）疑有头癣者，应做头屑真菌检查。

（2）疑有甲状腺功能减退症者，应做 T_3、T_4、FT_3、FT_4、TSH 测定。

（3）疑为性功能低下者，应做性激素测定，以及 B 超或 CT 检查，以了解卵巢或睾丸大小。

（4）疑为腺垂体功能减退者，除了解甲状腺、性腺功能外，还应测定血 ACTH 和皮质醇水平，并做垂体 MRI 检查。

（5）疑有佝偻病者：除测血钙、血磷外，可测血碱性磷酸酶（ALP），并拍摄头颅、肋骨、腕部 X 线片。

（6）疑有甲状旁腺功能减退症者，应做血钙、血磷及甲状旁腺激素（PTH）测定。

（7）疑有麻风病者，应在病变部位切口刮取组织涂片，进行病原菌检查。

二、思　维　程　序

第一步　是局部性还是全身性毛发稀少

毛发稀少发生于某一部位，称局部性毛发稀少，如头癣、斑秃、脂溢性脱发、脓皮病及烧伤等；眉毛外 1/3 脱落应疑及甲状腺功能减退症和瘤型麻风；女性患者头发脱落，应疑及系统性红斑狼疮。毛发稀少发生于全身许多部位，称全身性毛发稀少，常由全身因素所致。

第二步 有无内分泌功能低下的表现

（1）有内分泌功能低下者，应考虑下列疾病：①甲状腺功能减退症（简称甲减），患者早期即出现毛发稀少，以眉毛及前额毛发稀少显著，严重者腋毛、阴毛也可脱落。②性功能减退症，患者腋毛、阴毛稀少。男性可无胡须，常有性器官发育不全或不育。③腺垂体功能减退，患者可有甲状腺、肾上腺及性腺功能低下的表现。④甲状旁腺功能减退，患者毛发稀少、脱落，常伴低钙性手足搐搦。

（2）无内分泌功能低下者，应考虑：①二期梅毒，可发生毛发稀少，全身毛发广泛脱落，以头发稀少为主，RPR 及 TPHA 阳性，部分损害视野。找到梅毒螺旋体有助于确诊。②药物所致毛发稀少。③急性传染病恢复期或某些慢性疾病可有毛发脱落。④麻风病，特别是瘤型麻风初期，有眉毛脱落（从眉梢开始），以后睫毛脱落，后期头发脱落。⑤有家族史，毛发普遍稀疏，无任何不适，也无原因可寻者，可考虑为特发性毛发稀少。

第三步 如何处理

针对病因治疗。

（凌 雁 高 鑫）

第三节 色 素 沉 着

色素沉着是指皮肤或黏膜颜色加深和色素量增加。皮肤色素有两大类：一类为内源性色素，如黑色素、胆色素、含铁血黄素、还原血黄素、脂色素等；另一类为外源性色素，如胡萝卜素、某些药物（如米帕林、四环素）、重金属及异物等。其中黑色素沉着常见，是本节介绍的重点。

一、临床思维的必要前提

（一）病史询问要点

1. 色素沉着出现的时间 出生时或幼年出现者，特别是有家族史者，多为先天性、遗传性疾病。

2. 色素沉着的部位 局限性色素沉着多与局部皮肤病变有关；多部位或弥漫性色素沉着常为全身性疾病引起。

3. 职业及重金属接触史 由于职业及各种意外，某些粉末状异物以高速溅射入正常皮肤或随外伤进入皮肤，导致各种粉末沉着症，如煤粉沉着、沙沉着、火药沉着等。长期接触焦油者，暴露部位常呈弥漫性色素沉着伴痤疮样炎性反应，称焦油黑变病。重金属如金、银、铋、汞等因职业接触或作为药品长期应用，可使其微粒通过血液循环吸收，或通过皮肤直接自外部渗透而沉积于皮肤，引起皮肤颜色改变，多为全身性，主要见于光暴露区，如面部、手部等。

4. 有无慢性肝病、小肠吸收不良、肾上腺疾病史　慢性肝病患者常有面部灰褐色色素沉着，称慢性肝病面容；小肠吸收不良患者由于烟酸缺乏导致光暴露部位如面部和手背突然出现典型的边缘清楚的鲜红斑，继发皮肤角化、过度粗糙、变黑；艾迪生病患者早期可有皮肤色素沉着，常被误认为皮肤晒黑，以暴露、易摩擦及受压部位最显著，如乳晕、指甲根、面部、关节附近、齿龈、四肢、腋窝、会阴、肛周、阴道等处明显；由 ACTH 分泌增多所致的肾上腺皮质增生患者也常有皮肤色素沉着。

5. 有无妊娠及妇科疾病史　妊娠及子宫、卵巢病变患者常于面部出现黄褐斑，尤以颧突、前额部皮肤明显，也可见于眼眶周围、颊部和鼻部皮肤。

（二）体格检查重点

（1）注意色素沉着的部位及范围。
（2）有无慢性肝病体征。
（3）有无高血压或低血压。

（三）辅助检查

1. 必须要做的检查　血常规、尿常规、粪常规、肝功能、肾功能、血电解质测定。

2. 应选择做的检查

（1）疑有慢性肝病者，应做肝炎病毒标志物及肝功能检测。
（2）疑有肾上腺病变者，应做血 ACTH 及血、尿皮质醇测定，必要时还应做垂体及肾上腺 CT 或 MRI 检查。
（3）疑有血色病者，应做血清铁、尿含铁血黄素测定，必要时应做皮肤活检（可见铁染色阳性）。
（4）疑有卟啉病者，应做血、尿卟啉测定。
（5）疑为黑色素斑-胃肠多发息肉综合征（Peutz-Jeghers 综合征）者，应做胃镜及肠镜检查。
（6）疑为妊娠或妇科疾病者，应做相应检查。

二、思维程序

第一步　根据色素沉着出现的时间及家族史，判别是否为先天性、遗传性疾病

该类疾病包括黑色素斑-胃肠多发息肉综合征、色素失调症、遗传性对称性色素异常症、网状肢端色素沉着症、多发性神经纤维瘤等。

第二步 根据色素沉着的部位判断是否有全身性疾病

黑色素斑–胃肠多发息肉综合征的色素沉着，好发于唇、口腔黏膜及指（趾）端的掌面；血卟啉病及理化因素所致的色素沉着，以暴露部位皮肤、黏膜最明显；黑棘皮病的色素沉着，多位于皱襞部位、颈部、腋窝，有细小茸毛，常伴有高胰岛素血症和糖代谢异常；雀斑及黄褐斑主要在面部。

弥漫性色素沉着见于艾迪生病、血色病、血卟啉病、慢性黑热病及慢性疟疾。

对于局限性色素沉着，发生于暴露部位者的有黄褐斑、雀斑、药物性色素沉着；发生于非暴露部位的有黑棘皮病、神经纤维瘤、炎症后色素沉着、色素痣、老年性色素沉着等。

第三步 根据伴随症状及体征判断病变的性质

弥漫性色素沉着伴低血压、低血糖者，可能为艾迪生病；弥漫性色素沉着伴肝大及糖尿病者，应考虑为血色病；口腔黏膜黑色素斑伴发作性腹痛或反复消化道出血者，可能为黑色素斑–胃肠多发息肉综合征；色素沉着伴黑色尿者，可能为褐黄病（又称尿黑酸尿症，Ochronosis），该病为一种罕见的先天性或药物引起的代谢酶缺陷性疾病，由于缺乏尿黑酸氧化酶而使尿黑酸沉积全身所致；伴皮肤过度角化呈棘皮样变和乳头状增生者，可考虑黑棘皮病；伴肝掌、蜘蛛痣及肝功能异常者，提示肝硬化。

第四步 如何处理

针对病因治疗。

（凌 雁 高 鑫）

第四节 发 绀

发绀（cyanosis）又称紫绀，是指血液中还原血红蛋白增多，使皮肤、黏膜呈青紫色的现象，常见于口唇、甲床等黏膜和皮肤较薄的部位。广义的发绀包含少数由异常血红蛋白衍化物（如高铁血红蛋白、硫化血红蛋白）所致的皮肤黏膜青紫现象。

发绀根据发生机制不同，可分为两种类型：中心性发绀和周围性发绀。当全身动脉血液中还原血红蛋白增加，血氧饱和度降低时，患者会出现中心性发绀。

一、临床思维的必要前提

（一）病史询问要点

1. 发绀出现的时间 自幼即发现的发绀绝大多数见于发绀型先天性心脏病，偶见于先天性肺部动静脉瘘或先天性高铁血红蛋白血症等血红蛋白异常相关的疾病，另一些先天性心脏病也可在幼年时表现为左向右分流，随着肺动脉压逐渐升高出现右向左分流而逐渐出现发绀；中年以后出现者多见于肺部疾病、心力衰竭等引起的发绀；突然起病的急性发绀常见于急性心力衰竭的低灌注表现、呼吸衰竭患者严重低氧血症等情况，也可见于药物或化学性急性中毒等情况。

2. 既往病史 有无广泛而严重的肺部疾病，如肺气肿、肺实变或肺纤维化，其可引起动脉血氧含量不足而导致发绀。有无先天性心脏病史，以及其他心脏病史，特别是慢性心力衰竭、慢性缩窄性心包炎，可致周围性发绀。

3. 有无药物或化学品接触史 有些可产生异常血红蛋白，引起发绀。药物或化学物质中毒所致高铁血红蛋白血症，由于血红蛋白分子的二价铁被三价铁所取代，致失去与氧结合的能力，即可出现发绀。

4. 有无周围血流障碍疾病 局部静脉病变时，如血栓性静脉炎、下肢静脉曲张、上腔静脉综合征，可以出现周围性发绀。

（二）体格检查

（1）观察口唇、结膜、口腔黏膜、鼻尖、面颊、耳垂、指甲床有无发绀，发绀在皮肤较薄、色素较少和毛细血管丰富的部位最明显。

（2）有无杵状指（趾），显著杵状指（趾）主要见于发绀型先天性心脏病、肺动静脉瘘等。轻度杵状指（趾）常见于慢性肺部疾病者，无杵状指（趾）者见于急性起病者、变性血红蛋白或硫化血红蛋白血症及原发性红细胞增多症。

（3）有无急慢性肺部疾病表现，如大气道梗阻、支气管哮喘、肺炎、肺栓塞、肺气肿、肺动静脉瘘。

（4）有无先天性及获得性心脏病表现，如法洛四联症、艾森门格综合征、风湿性心脏病、慢性缩窄性心包炎等。有无周围循环衰竭表现，如休克等。

（5）有无四肢末端循环障碍表现，应除外血栓闭塞性脉管炎、雷诺病、循环衰竭。

（6）有无变性血红蛋白血症、硫化血红蛋白血症、原发性红细胞增多症等表现。

（三）辅助检查

1. 必须要做的检查 血常规、心电图、胸部 X 线检查和 CT 检查、血气分析及血氧饱和度测定。

2. 应选择做的检查 肝功能、血自身抗体、超声心动图、心导管检查及心血管造影、异常血红蛋白测定、肺功能检查、支气管镜检查。

二、思 维 程 序

第一步 是否为发绀

发绀在用力加压时颜色即消退，皮肤异常色素沉着者加压颜色不变。

第二步 是何种类型的发绀，原因如何

发绀分为两大类。

（1）血液中还原血红蛋白增多所致发绀

1）中心性发绀：是心、肺疾病致动脉血氧饱和度降低所致。发绀特点为全身性，但皮肤是暖和的，见于肺性发绀、心性混血性发绀。

2）周围性发绀：是由周围循环血流障碍所致。发绀常出现于肢体的末端部位与下垂部分，如肢端、耳垂与口唇处明显，这些部位的皮肤发凉，如使之温暖，发绀可消退。

周围性发绀包括淤血性周围性发绀，见于右心功能不全、慢性缩窄性心包炎；缺血性周围性发绀，见于严重休克、肢体动脉闭塞等。

3）混合性发绀，即中心性发绀与周围性发绀并存，见于心功能不全。

（2）血液中存在异常血红蛋白衍化物所致发绀

1）药物或化学品，如伯氨喹、亚硝酸盐、氯酸钾、磺胺类、非那西丁、苯丙砜、硝基苯、苯胺等中毒可引起发绀。进食大量含有亚硝酸盐的变质蔬菜后出现发绀，称为肠源性发绀。

2）先天性高铁血红蛋白血症患者自幼即有发绀，而无心、肺疾病存在，分光镜检查可证明有高铁血红蛋白。

3）硫化血红蛋白血症的特点是发绀持续时间长，血液呈蓝褐色，分光镜检查可证实。

第三步 如何处理

（1）病因治疗。针对引起发绀的原因给予处理。病因可纠正的先天性心脏病，宜择期手术治疗。

（2）重度发绀伴呼吸困难者，须立即吸氧；合并呼吸道感染者，须用抗菌药物控制感染；合并心力衰竭者，须纠正心力衰竭。

（3）变性血红蛋白血症者（如肠源性发绀），应给予静脉注射亚甲蓝溶液或大量维生素 C。

（崔 洁 童步高 杨 著）

第五节 杵状指（趾）

杵状指（趾）是末端指（趾）杵状膨大，呈鼓槌状，也称为槌状指。膨大部分早期为小的静脉和毛细血管扩张，组织水肿，晚期有组织增生。发生机制尚不明确，一般认为与心肺疾病有关，但也见于其他疾病。

一、临床思维的必要前提

（一）病史询问要点

1. 出现体征的年龄 幼儿（2~3 岁）出现杵状指（趾），常见于先天性心脏病，如法洛四联症、法洛三联症、艾森门格综合征、大血管错位和三尖瓣闭锁等；中老年人出现，考虑慢性心肺疾病，如果无慢性心肺疾病史，则要注意恶性肿瘤的可能。

2. 体征发展的急缓 起病后短时间出现，主要见于急性或亚急性细菌性心内膜炎，常在病后2～3周出现，也可见于生长较快的肺内肿瘤。缓慢出现则多见于慢性心肺疾病，并随病情加重更为明显。

3. 伴随症状

（1）伴发热者，考虑肺脓肿、脓胸和感染性心内膜炎等。

（2）伴咳血痰者，考虑支气管扩张、肺脓肿和肺癌等。

（3）伴发绀者，考虑先天性心脏病、慢性阻塞性肺疾病、慢性肺源性心脏病和间质性肺病等。

（4）伴腹痛、腹泻者，应考虑克罗恩病和溃疡性结肠炎。

4. 相关病史

（1）大部分杵状指（趾）见于肺部疾病，如慢性肺脓肿、严重支气管扩张、慢性脓胸、纤维空洞型肺结核、慢性阻塞性肺疾病和间质性肺病等，也可见于支气管肺癌、肺内转移性肿瘤。

（2）杵状指（趾）还可见于心血管疾病，如发绀型先天性心脏病和慢性肺源性心脏病。

（3）杵状指（趾）少见于消化系统疾病，如慢性溃疡性结肠炎、肝硬化、克罗恩病和肠结核。

（4）此外，慢性肾盂肾炎、甲状腺功能亢进症、慢性粒细胞白血病、接触化学物质（磷、砷、乙醇、二氧化硅、铍）也可引起杵状指（趾）。

5. 家族史 家族中有无不明原因的杵状指（趾）。

（二）体格检查重点

1. 皮肤、黏膜 有无皮肤瘀点、黏膜发绀、巩膜黄染和蜘蛛痣等。

2. 颈部 有无颈淋巴结肿大、颈静脉怒张等。

3. 胸部 有无肺部干湿啰音。

4. 心脏 有无心脏扩大和心脏瓣膜杂音。

5. 腹部 有无腹壁静脉曲张、肝脾大、腹部压痛和腹部包块等。

（三）辅助检查

1. 必须要做的检查 血常规、胸部X线检查、心电图、动脉血气分析。

2. 应选择做的检查

（1）疑为支气管扩张或间质性肺病，应做胸部CT检查。

（2）疑为肺癌，应做痰脱落细胞、胸部增强CT和纤维支气管镜检查。

（3）疑为脓胸，应在B超定位后抽胸腔积液做常规和生化检查，并做胸腔积液细菌培养。

（4）疑为慢性阻塞性肺疾病，应做肺功能测定和动脉血气分析。

（5）疑为亚急性感染性心内膜炎，应做血培养、心脏超声检查。

（6）疑为先天性心脏病，应做心脏超声检查和心导管检查。

（7）疑为肝硬化，应做肝功能和B超检查。

（8）疑为克罗恩病和溃疡性结肠炎，应做粪常规检查、肠镜检查。

二、思 维 程 序

第一步 是否为先天性或家族性杵状指（趾）

自幼出现、无原因可查的，应考虑先天性杵状指（趾）。家族中多个成员有不明原因杵状指（趾）者，应考虑家族性杵状指（趾）。

第二步 是什么疾病引起的

常见引起杵状指（趾）的疾病有呼吸系统、心血管系统和消化系统疾病，其他如鼻咽癌、恶性淋巴瘤、甲状腺切除术后及脊髓空洞症等也可引起杵状指（趾）。

第三步 是否是恶性肿瘤引起的

恶性肿瘤引起杵状指的患者预后较差，如胸膜间皮瘤和支气管肺癌；而转移性肺癌和胸腔内其他肿瘤患者少见杵状指。

第四步 如何处理

（1）寻找原发疾病，明确病因，鉴别良性和恶性病变。
（2）良性病变者随着原发病的控制和缓解，杵状指（趾）有可能减轻。

（金美玲 杨 茗）

第六节 淋巴结肿大

淋巴结分布于全身，一般分为浅表淋巴结和深部淋巴结。作为症状或体征的淋巴结肿大通常指浅表淋巴结肿大。正常情况下这些淋巴结很小，直径为 0.2～0.5cm，质地柔软，表面光滑，与邻近组织无粘连，不易触及，亦无压痛。淋巴结质地变硬或体积增大，患者自己能够摸到或医生在体格检查时能够触及者，均称为淋巴结肿大。

一、临床思维的必要前提

（一）病史询问要点

1. 起病方式与病程进展 急性淋巴结肿大常提示急性感染，如颌下淋巴结肿大提示急性扁桃体炎、急性咽炎等；腹股沟淋巴结肿大常由腿部外伤或股癣、足癣感染引起；淋巴结肿大病程较长者，通常提示慢性炎症，如结核、梅毒及艾滋病等；局部淋巴结呈慢性进行性肿大时，应考虑淋巴瘤或肿瘤转移；急性全身淋巴结肿大见于传染性单核细胞增多症、急性白血病。慢性全身淋巴结肿大见于恶性淋巴瘤、结缔组织病、慢性淋巴细胞白血病。

2. 淋巴结有无疼痛　淋巴结肿大伴局部疼痛者，常见于炎症性肿大；无痛性淋巴结肿大常见于肿瘤性疾病。

3. 有无不洁性生活史　性病性淋巴肉芽肿、梅毒、艾滋病与不洁性生活有关，这些疾病常可引起腹股沟或全身淋巴结肿大。

（二）体格检查重点

1. 淋巴结检查　应按一定顺序进行浅表淋巴结检查，以免遗漏。依次为耳前、耳后、枕后、颈后、颌下、颏下、颈前、锁骨上、腋窝、滑车上、腹股沟及腘窝等处。触诊时应注意肿大淋巴结数目、大小、质地、活动度及有无压痛等。急性淋巴结炎时，淋巴结质地软，常有明显触痛；慢性感染所致的淋巴结肿大，淋巴结质地中等，可有轻微触痛，可相互粘连或与邻近组织粘连。淋巴结转移癌可为单个或呈簇状，质地坚硬，无压痛。恶性淋巴瘤淋巴结肿大明显，质硬如软骨，无压痛。淋巴结肿大常与相应引流区器官炎症或肿瘤有关，如颈深淋巴结上群肿大、质硬，应仔细检查鼻咽部；下群肿大应认真触摸甲状腺。腹股沟淋巴结肿大，如能排除下肢及足部感染，必须进行直肠指检。

2. 皮肤黏膜检查　急性淋巴结炎时引流区皮肤可见红、肿、热等急性炎症表现，有时可见淋巴管炎所致的线状皮肤潮红。颈部沿血管分布的淋巴结肿大，呈多发性，大小不等，可互相粘连或与周围皮肤粘连，质地稍硬或有波动感，或皮肤溃破，有干酪样物质流出，有瘘管形成或皮肤瘢痕，提示为颈淋巴结结核。淋巴结肿大伴带状疱疹多见于霍奇金病；淋巴结肿大伴皮肤瘀点、瘀斑见于白血病、噬血细胞综合征；淋巴结肿大伴皮肤黄染见于传染性单核细胞增多症、噬血细胞综合征、淋巴瘤等；淋巴结肿大伴皮疹见于某些传染病、药物热、血清病等；淋巴结肿大伴下肢象皮肿见于慢性丝虫病；淋巴结肿大伴咽部黏膜充血及扁桃体肿大、渗出见于急性化脓性扁桃体炎。

3. 腹部检查　全身淋巴结肿大伴腹部包块，提示腹腔肿瘤；伴肝脾大见于急慢性白血病、噬血细胞综合征、淋巴瘤、传染性单核细胞增多症及系统性红斑狼疮等。

4. 深部淋巴结肿大的间接征象　胸腔及腹腔淋巴结肿大，查体不能触及。但深部淋巴结肿大可压迫邻近器官而出现相应体征，如纵隔淋巴结肿大压迫上腔静脉引起头部、颜面、上肢水肿及颈静脉怒张等上腔静脉压迫综合征，压迫气管可引起咳嗽、气急、发绀，压迫喉返神经可引起声音嘶哑，压迫食管可引起吞咽困难；腹膜后淋巴结肿大压迫输尿管可引起肾盂积水，压迫腰干淋巴管可引起乳糜尿；肝门淋巴结肿大压迫胆总管可引起黄疸等。

（三）辅助检查

1. 必须要做的检查

（1）血液检查：外周血白细胞总数增多伴中性粒细胞增多，提示为细菌性感染；伴淋巴细胞增多且异常淋巴细胞>20%，考虑为EB病毒感染；伴嗜酸性粒细胞增多，提示寄生虫感染或嗜酸细胞肉芽肿。若白细胞总数正常或减少而淋巴细胞百分比增加，应考虑病毒感染。白细胞总数增多或减少伴红细胞及血小板减少，分类中出现原始及幼稚细胞，多为白血病或癌肿骨髓转移。全血细胞减少伴发热及肝脾大，提示为白细胞不增多性白血病、浆细胞病等。

（2）骨髓检查：骨髓细胞形态学检查对急/慢性白血病、浆细胞病、多发性骨髓瘤及脂质沉积病等有重要诊断价值。此外，骨髓涂片检查对疟原虫、利什曼小体的检出率较高。如遇骨髓干抽，应做骨髓活检以协助诊断。骨髓流式细胞术检查、染色体分析、相关基因检查均应列入常规辅助检查，有助于进一步诊断、治疗选择和预后判断。

2. 应选择做的检查

（1）疑为传染性单核细胞增多症，应进行嗜异性凝集试验及 EB 病毒抗体、EB 病毒滴度检查。

（2）疑为艾滋病，应查 T 细胞亚群及人类免疫缺陷病毒（HIV）抗体。

（3）疑为淋巴结结核，应进行红细胞沉降率检查、PPD 试验、T-SPOT 检查，必要时完善淋巴结穿刺涂片。

（4）疑为结缔组织病，应做自身抗体、补体、免疫球蛋白（包括 IgG4）检查。

（5）疑为恶性淋巴瘤、肿瘤骨髓转移及其他原因不明的淋巴结肿大，如噬血细胞综合征、朗格汉斯细胞组织细胞增生症、坏死增生性淋巴结炎、血管免疫母细胞淋巴结病、性病性淋巴肉芽肿等，都应做淋巴结粗针穿刺活检或淋巴结活检及病理检查。

（6）疑为深部淋巴结肿大，可行 B 超、CT、MRI 或 PET/CT 等影像学检查。

（7）深部淋巴结肿大可以采用超声、CT 引导下粗针穿刺病理检查，包括纵隔淋巴结、食管旁淋巴结、胰腺周围淋巴结、腹膜后淋巴结等，必要时可考虑微创手术，如纵隔镜、腹腔镜手术。

二、思 维 程 序

第一步 是否为某器官或组织的急性炎症引起引流区淋巴结肿大

急性扁桃体炎引起颌下、颌下淋巴结肿大，患者常有发热、咽痛，查体见扁桃体肿大，其上有脓性分泌物；下肢丹毒常引起腹股沟淋巴结肿大，患者有发热、患肢疼痛，查体见局部有大片斑疹，肿大淋巴结质软、活动，有明显压痛。血常规见外周血白细胞计数及中性粒细胞计数升高。

第二步 是否为特殊病原体感染，如传染性单核细胞增多症、结核等

传染性单核细胞增多症患者有发热、咽痛、皮疹，查体见肝脾大、淋巴结肿大，血常规白细胞计数升高、分类中淋巴细胞及单核细胞增多，可见较多异形淋巴细胞，嗜异性凝集试验阳性或 EB 病毒抗体检测阳性，EBV DNA 检查可了解病毒滴度。淋巴结结核多见于青年人，好发于颈部。淋巴结可以是单个，也可以是多个互相粘连或与皮肤粘连，质地稍硬。若发生干酪样坏死，触诊有波动感；若出现皮肤溃疡，常有干酪样物质流出，经久不愈或愈合后留有瘢痕。化验红细胞沉降率增快，PPD 试验强阳性，T-SPOT 阳性。淋巴结穿刺涂片有确诊价值。

第三步 是否为结缔组织病

系统性红斑狼疮（见第二章第一节"发热"）、干燥综合征、木村病、IgG4 相关性疾病等

结缔组织病由于自身抗体反复作用于自身抗原，引起非感染性慢性炎症，可引起局部或全身淋巴结肿大。

第四步　是否为血液系统恶性肿瘤

引起淋巴结肿大的血液系统恶性肿瘤有淋巴瘤及急、慢性白血病。淋巴瘤起病可急、可缓，多数有不规则发热，淋巴结呈慢性、进行性、无痛性肿大，多数为全身性，少数为某一结区淋巴结肿大，质地坚韧，无压痛，确诊依靠淋巴结活检。深部淋巴结肿大诊断较为困难。各型白血病以淋巴细胞白血病淋巴结肿大明显，临床上有发热、贫血及出血倾向等表现，化验大多数患者白细胞异常，红细胞及血小板减少，确诊有赖于骨髓检查。

第五步　是否为肿瘤淋巴结转移

部分肿瘤可能以淋巴结肿大为首发临床表现，肿大淋巴结多位于某一淋巴结区，质硬、固定，无压痛，确诊依赖于淋巴结活检。如颈部及锁骨上淋巴结活检显示为转移性腺癌，原发病灶多位于胃、肺、甲状腺等器官；若为转移性鳞癌，原发灶多位于食管、肺及鼻咽部。因此，临床上需注意采用相关检查评估是否存在原发病灶。

第六步　是否为其他疾病引起的淋巴结肿大

朗格汉斯细胞组织细胞增生症、血管免疫母细胞淋巴结病、坏死性淋巴结炎的诊断依靠淋巴结活检。尼曼-皮克病（Niemann-Pick disease）及戈谢病（Gaucher disease）是一类少见的先天性家族性类脂代谢紊乱疾病，大多发生于婴幼儿，临床上以肝脾大为显著特征，少数有淋巴结肿大，确诊依靠骨髓涂片，前者见泡沫细胞，后者有较大的戈谢细胞。

第七步　如何处理

（1）感染性淋巴结肿大：针对可能的致病微生物，选择敏感的抗菌、抗病毒、抗原虫及抗真菌药物。

（2）原发于淋巴组织的恶性肿瘤：选用化疗或放疗。

（3）转移性肿瘤：根据情况可选择原发病灶手术治疗、姑息性化疗或放疗。

（4）原发病治疗：如系统性红斑狼疮引起的淋巴结肿大，给予肾上腺皮质激素治疗；药物热则应停用可疑药物。

（蔡则骥　陈世耀）

第七节　甲状腺肿大

甲状腺肿大是甲状腺疾病常见的体征。一般通过视诊、触诊就可以发现肿大的甲状腺，甲状腺重量超过35g称为甲状腺肿大。甲状腺肿大分为3度：不能看出肿大但能触及者为Ⅰ度；能看到肿大，又能触及，但在胸锁乳突肌内侧者为Ⅱ度；超过胸锁乳突肌外缘者为Ⅲ度。

一、临床思维的必要前提

（一）病史询问要点

（1）何时发现颈前部肿胀或肿块，增大的速度如何。甲状腺突然肿大者，可能有出血；生长突然加速者，可能为良性病变转变为恶性。

（2）是否伴有局部疼痛。痛性甲状腺肿大见于急性化脓性甲状腺炎、亚急性甲状腺炎。甲状腺癌侵犯或压迫神经时也可引起疼痛。

（3）是否伴发热。甲状腺肿大伴发热者，见于急性化脓性甲状腺炎或亚急性甲状腺炎。

（4）是否伴高代谢综合征，如怕热、多汗、心悸、多食善饥、消瘦等。

（5）是否伴低代谢状态，如畏寒、乏力、懒言少动、便秘、体重增加、嗜睡等。

（6）是否来自碘缺乏地区。缺碘地区有地方性甲状腺肿流行。需要注意的是，碘过量也可诱发甲状腺肿大。

（7）有无甲状腺疾病家族史，有无自身免疫性疾病史。

（二）体格检查重点

（1）颈前肿块是否为肿大的甲状腺。确定颈前肿块的部位、形态、与吞咽的关系，可以明确是否为甲状腺肿大。

（2）对甲状腺进行检查时要了解甲状腺肿大的程度、质地、有无压痛及结节、有无血管震颤及血管杂音。如有结节，应了解是单个还是多个，结节的大小、质地、有无压痛、边界是否清晰及活动度。同时还需检查颈部淋巴结的情况。

（3）是否存在格雷夫斯病（Graves 病）时的各种眼征。

（4）是否有双手细震颤。

（5）测定身高和体重，计算 BMI。甲状腺功能亢进症者常有消瘦。

（6）检查皮肤是干燥还是潮湿、多汗。

（7）注意语言多寡、音调高低。

（8）注意面部及胫前有无水肿，格雷夫斯病可有胫前黏液性水肿。

（9）有无肌肉萎缩、压痛。甲状腺功能亢进症伴肌病者，常有肌肉萎缩和压痛。

（10）有无面色㿠白，似"贫血貌"的表现。

（三）辅助检查

1. 必须要做的检查

（1）红细胞沉降率及血常规检查。

（2）T_3、T_4、FT_3、FT_4、TSH。

（3）甲状腺 B 超：了解甲状腺大小、形态、有无结节等。

2. 应选择做的检查

（1）免疫学检查：抗甲状腺球蛋白抗体（TGAb）、抗甲状腺过氧化物酶抗体（TPOAb）、TSH 受体抗体（TRAb）及甲状腺球蛋白（TG）测定。

（2）核素检查：甲状腺吸碘率测定，甲状腺核素扫描。

（3）甲状腺穿刺：穿刺有助于明确甲状腺疾病的性质，包括桥本甲状腺炎、亚急性甲状腺炎、甲状腺淋巴瘤等。甲状腺结节穿刺可以明确结节的良恶性。

二、思 维 程 序

第一步　是否为甲状腺肿大

颈前肿块不一定是甲状腺肿大。肿物呈长条形，轮廓不清，不随吞咽上下移动者为颈前脂肪组织堆积；自幼发现颈中线肿物，有囊性感，握住此肿物，令患者做吞咽动作时，可感觉随舌前伸动作而有上下移动的牵引力，为甲状腺舌骨囊肿；颈前两侧囊性肿物者，可能为腮腺囊肿；消瘦患者可窥及甲状腺轮廓，但无增大者，不属于甲状腺肿，应予以区别。

第二步　甲状腺肿大是弥漫性还是结节性

（1）弥漫性甲状腺肿：见于单纯性甲状腺肿、格雷夫斯病、亚急性甲状腺炎、慢性淋巴细胞性甲状腺炎。

（2）结节性甲状腺肿：应注意是单结节还是多结节，见于结节性甲状腺肿、甲状腺腺瘤、甲状腺癌、甲状腺结核、甲状腺树胶肿等。

第三步　有无甲状腺功能改变，可通过 T_3、T_4、FT_3、FT_4、TSH 测定进行区别

（1）有甲状腺毒症者：考虑格雷夫斯病、多结节性甲状腺肿伴甲状腺功能亢进症（如毒性结节性甲状腺肿）、高功能性甲状腺腺瘤、桥本甲状腺炎早期、亚急性甲状腺炎、分泌 TSH 的垂体瘤所致甲状腺功能亢进症、分泌 TSH 样物质的肿瘤（如绒癌、葡萄胎、睾丸胚胎瘤）所致甲状腺功能亢进症及甲状腺癌伴甲状腺功能亢进症。

（2）有甲状腺功能减退者：考虑黏液性水肿、呆小病（克汀病）、桥本甲状腺炎后期、地方性甲状腺肿。

（3）甲状腺功能大致正常者：考虑单纯性甲状腺肿、甲状腺肿瘤（如甲状腺腺瘤、甲状腺癌）、急性甲状腺炎（细菌性、病毒性）、桥本甲状腺炎。

第四步　甲状腺肿大的病因如何

依据 T_3、T_4、FT_3、FT_4、TSH 和 TGAb、TPOAb、TRAb 等检测，以及 B 超、CT、甲状腺核素扫描和甲状腺吸碘率测定等，大多数病因可以明确。如确诊仍有困难，可行甲状腺穿刺活检。

第五步　如何处理

针对病因进行治疗。

（凌 雁 高 鑫）

第八节　低血压与休克

成人肱动脉血压低于 90/60mmHg 称为低血压。休克经常表现为低血压，但其本质是因组织灌注明显减少，血液输送氧减少，伴或不伴氧耗增加，引起细胞缺氧的病理状态。休克可能为低血容量、体液分布异常、心源性因素等引起，以及各种因素共同存在、相互加重而引起。除了需要采取措施升高血压外，还需要注意基础疾病的诊治。

一、临床思维的必要前提

（一）病史询问要点

（1）基础血压。有些人基础血压经常在 90～100/50～60mmHg，但身体健康，没有组织灌注受损的情况，仍属于正常水平。

（2）是急性低血压还是慢性低血压。急性低血压者血压突然显著降低，可有休克表现，如反应迟钝、面色苍白、四肢湿冷、脉搏细弱及尿量减少等；慢性低血压者可有长期反复出现的血压下降，伴困倦无力、嗜睡、头晕等。

（3）急性低血压者，须询问有无创伤、失血、剧烈呕吐、腹泻、腹痛、胸痛及严重感染病史，有无容易导致血压显著降低的相关急性病，如急性心肌梗死、重症心肌炎、严重心律失常（如严重心动过速特别是室性心动过速、心室颤动、显著心动过缓、心搏骤停等）、心脏压塞、室间隔穿孔或乳头肌断裂等急性心脏结构异常。

（4）慢性低血压者，须询问有无慢性肾上腺皮质功能不全、腺垂体或甲状腺功能不全、结核病或其他慢性感染。消耗性疾病引起恶病质、显著的营养不良也可导致低血压。降压药、利尿剂及血管扩张药可导致低血压，还要询问低血压与体位的关系。了解有无心力衰竭、心脏瓣膜病、心内膜炎等心脏基础疾病。

（二）体格检查重点

（1）血压、心率、脉搏、呼吸、神志及四肢末梢循环。

（2）皮肤与黏膜有无显著苍白、失水、创伤及出血。

（3）有无心脏增大、心律失常、奔马律及瓣膜杂音。

（4）有无颈静脉怒张、有无肝颈静脉回流征及心力衰竭等体循环淤血的表现。

（5）肺部有无啰音，应除外肺部感染。

（6）腹部有无压痛、肿块，有无肝大、黄疸、脾大、肝掌、蜘蛛痣等。

（三）辅助检查

1. 必须要做的检查　血常规、血气分析、血糖、血酮体、肝功能、肾功能、粪常规及粪便隐血试验、血电解质、利钠肽。

2. 应选择做的检查　胸部 X 线检查、腹部 B 超、中心静脉压测定、呕吐物检查（隐血、药物及毒物测定）、细菌培养（血液、渗出物、排泄物）、甲状腺功能等。疑诊内分泌异常时应检查相应激素水平等。

二、思 维 程 序

第一步　是否为病理性低血压或假性低血压

有些人基础血压经常在 90～100/50～60mmHg，并无不适，不属于病理性低血压。若左、右上肢及下肢血压差异明显，桡动脉不能扪及，可能为多发性大动脉炎或主动脉夹层；老年人锁骨下动脉严重硬化、狭窄，左右上肢血压差别＞20mmHg，低血压侧锁骨下部位可闻及血管杂音，也不属于低血压，后两者为假性低血压。

第二步　是否为直立性低血压

直立性低血压者，常从卧位突然坐起或站立时出现头晕、眼花、眩晕等症状。卧位血压正常，站立后每分钟或更短间隔时间测量血压一次，发现血压逐渐下降，收缩压下降＞30mmHg 或舒张压下降＞10mmHg。

第三步　如为急性低血压，判断是否有休克的表现及其他基础疾病的表现

休克表现为血压急性下降，常见的原因有以下 4 类。
（1）低血容量性休克：如严重创伤、出血、大量呕吐、腹泻、过度利尿、烧伤、过度出汗。
（2）感染性休克：特别是革兰氏阴性杆菌败血症。
（3）心源性休克：如急性心肌梗死、急性心力衰竭、恶性心律失常、心脏压塞等。
（4）过敏性休克。

第四步　如为慢性低血压，明确原因是什么

慢性低血压常见原因如下。
（1）心血管疾病：如主动脉瓣、肺动脉瓣、二尖瓣、三尖瓣狭窄，原发性肺动脉高压，梗阻性肥厚型心肌病及法洛四联症，严重心功能不全（如急性心肌梗死后、严重扩张型心肌病等）。
（2）代谢及内分泌疾病：如慢性肾上腺皮质功能不全、腺垂体功能减退症、产后垂体坏死引起的希恩综合征、甲状腺功能减退及各种消耗性疾病、严重营养不良等。

第五步　如何处理

（1）直立性低血压：让患者平卧，症状即可缓解。缓慢改变体位，可防止低血压发作。
（2）慢性低血压：米多君等药物可以升高血压，但主要应根据病因进行相应治疗。
（3）休克的抢救原则：补充血容量，纠正酸中毒，酌情应用血管活性药物（如血管扩张药或血管收缩药）。去除诱因，治疗病因。

（周京敏　崔　洁　杨　茗著）

第九节 高 血 压

根据《中国高血压防治指南（2018年修订版）》，正常血压为收缩压＜120mmHg、舒张压＜80mmHg。收缩压≥140mmHg和（或）舒张压≥90mmHg称为高血压。血压值在上述两者之间，称为正常高值。

一、临床思维的必要前提

评估高血压通常包括以下3个方面：①测量血压，确定血压的水平和分级；②鉴别原发性和继发性高血压；③评估患者的心脑血管危险因素、靶器官损害情况等，以利于评估患者的心脑血管疾病风险。

（一）病史询问要点

（1）询问有无高血压、脑卒中、糖尿病、血脂异常、冠心病或肾脏病家族史，特别是早发的家族史。

（2）了解高血压病程长短。病史长者大多是良性高血压，短于一二年且伴肾功能迅速减退者，恶性高血压可能性大。原发性高血压病程发展呈渐进性；继发性高血压病程常较短，血压升高明显且病情发展快，或在慢性高血压的基础上突然加剧。了解初次发现或诊断高血压的时间、场合、血压最高水平。如已应用降压药物治疗，说明既往及目前使用的降压药物种类、剂量、疗效及有无不良反应。

（3）有无慢性肾脏病史，有无内分泌疾病史，如甲状腺功能亢进症、嗜铬细胞瘤、原发性醛固酮增多症、皮质醇增多症等，有无贫血史，有无打鼾伴呼吸暂停；是否长期应用糖皮质激素、甾体类避孕药及甘草等升高血压的药物等。

（4）有无脑卒中或一过性脑缺血、冠心病、心力衰竭、心房颤动、外周血管疾病、糖尿病、痛风、血脂异常等及其治疗情况。

（5）生活方式：盐、酒精及脂肪的摄入量，吸烟、运动及体力活动、体重变化、睡眠习惯等情况。

（6）心理社会因素：包括家庭情况、工作环境、文化程度及有无精神创伤史。

（二）体格检查重点

仔细的体格检查有助于发现继发性高血压线索和靶器官损害情况。

（1）观察外貌、面容。高血压患者应测量腰围、臀围及BMI；注意有无满月脸、痤疮、向心性肥胖（提示库欣综合征）；肢端肥大症患者有特征性面容及肥大的肢端；面部水肿、贫血者，应考虑肾脏疾病。观察有无库欣面容、神经纤维瘤性皮肤斑、甲状腺功能亢进性突眼征。

（2）测量血压，首次就诊时应测量左、右上臂血压，必要时加测下肢血压，了解双侧肢体血压有无显著差别。上肢血压过高、下肢血压较低者，可能是主动脉缩窄所致；一侧手臂脉搏减弱、血压低，可能是外周血管如锁骨下动脉狭窄所致。

（3）检查颈部，了解有无甲状腺肿大及血管杂音。

（4）全面进行心脏及外周血管查体。测量脉率，听诊颈动脉、胸主动脉、腹部动脉和股动脉有无杂音，主动脉缩窄、肾动脉狭窄等情况均可能引起血管杂音。

（5）了解有无肾脏增大或肿块，有无腹部及背部血管杂音。

（三）辅助检查

1. 必须要做的检查　血常规、尿液分析（如尿蛋白、尿糖和尿沉渣镜检）、血生化（如血钾、血钠、空腹血糖、血脂、血尿酸和肌酐）、心电图等。

2. 推荐项目　超声心动图、颈动脉超声、口服葡萄糖耐量试验、糖化血红蛋白、高敏C反应蛋白、尿蛋白-肌酐比值、尿蛋白定量、眼底检查、胸部X线检查、脉搏波传导速度（PWV）及踝臂血压指数（ABI）等。

3. 选择项目　对于怀疑继发性高血压的患者，根据需要可以选择以下检查项目：血浆肾素活性或肾素浓度、血和尿醛固酮、血和尿皮质醇、血游离甲氧基肾上腺素及甲氧基去甲肾上腺素、血或尿儿茶酚胺、肾动脉超声和造影、肾和肾上腺超声、CT或MRI、肾上腺静脉采血及睡眠呼吸监测等；对于有合并症的高血压患者，应进行相应的心、肾功能等检查。

二、思维程序

第一步　是否有高血压

由于血压一天之内波动很大，不能仅凭一次偶然测定血压值升高（除非很高）即诊断为高血压；在未使用降压药物的情况下，非同日3次测量诊室血压，收缩压≥140mmHg和（或）舒张压≥90mmHg，可诊断高血压。收缩压≥140mmHg和舒张压≤90mmHg为单纯收缩期高血压。如患者既往有高血压病史，目前正在使用降压药物，血压虽然低于140/90mmHg，仍应诊断为高血压。根据血压升高水平，又进一步将高血压分为1级、2级和3级。对于怀疑白大衣高血压、隐蔽性高血压和单纯性夜间高血压的患者，可以进行动态血压监测。根据动态血压诊断高血压的标准如下：24小时平均收缩压/舒张压≥130/80mmHg；白天≥135/85mmHg；夜间≥120/70mmHg。

第二步　是原发性还是继发性高血压

诊断原发性高血压前，必须排除各种继发性高血压。继发性高血压常见于下列情况。

（1）肾实质损害：是继发性高血压的常见原因，特别是急慢性肾小球肾炎、多囊肾、肾小管-间质疾病、代谢性疾病或结缔组织病肾损害等，通过尿常规及肾功能检查，必要时经肾穿刺活检可以明确诊断。

（2）肾动脉狭窄、主动脉缩窄、获得性主动脉狭窄等血管病变：通过听诊、B超、CTA或MRA、数字减影血管造影（DSA）可确诊。

（3）内分泌疾病：嗜铬细胞瘤常表现为阵发性高血压伴头痛、心悸、多汗，特别在肿瘤被挤压时升高明显，胰高血糖素激发试验或高血压状态下的酚妥拉明试验有助于确诊；高血压合并低钾血症常提示原发性醛固酮增多症；满月脸、水牛背、毛发多、皮肤紫纹等常提示库欣综合征；甲状腺功能亢进症患者常有收缩压升高；绝经期出现高血压提示绝经期综合征。

（4）其他：阻塞性睡眠呼吸暂停综合征可引起低氧血症、交感神经过度激活、神经体液调节障碍等，引起血压升高，特别是夜间血压升高。妊娠期出现高血压伴水肿、蛋白尿者，提示妊高征。常见的可引起继发性高血压的药物包括激素类药物、氯胺酮等麻醉药物、麻黄碱、甘草类中药等。

排除引起继发性高血压的情况后，可诊断为原发性高血压。

第三步　根据血压水平、心血管危险因素、靶器官损害情况、临床并发症和糖尿病进行心血管危险分层

根据收缩压和舒张压的水平，将高血压分为 1 级、2 级和 3 级。当收缩压和舒张压分别属于不同级别时，以较高的分级为准（表 3-1）。

表 3-1　高血压分级

分类	收缩压（mmHg）	舒张压（mmHg）
正常血压	<120 和	<80
正常高值	120～139 和（或）	80～89
高血压	≥140 和（或）	≥90
1 级高血压（轻度）	140～159 和（或）	90～99
2 级高血压（中度）	160～179 和（或）	100～109
3 级高血压（重度）	≥180 和（或）	≥110
单纯收缩期高血压	≥140 和	<90

按照心血管风险水平进行分层，高血压患者通常合并其他增加心血管疾病风险的情况，高血压患者的心血管危险分层：低危、中危、高危、很高危（表 3-2）。

第四步　有无高血压急症和亚急症

无论是原发性高血压患者，还是继发性高血压患者，都可能出现高血压急症，血压突然明显升高，伴高血压脑病、颅内出血、心力衰竭、急性冠脉综合征、子痫等急性靶器官损害的情况。如果血压明显升高但不合并严重的急性靶器官损害，则属于高血压亚急症。

第五步　如何处理

（1）继发性高血压主要针对病因治疗，有些需要手术治疗，如肾动脉狭窄、嗜铬细胞瘤等。

表 3-2　高血压患者的心血管危险分层

其他心血管危险因素和病史	血压（mmHg）			
	收缩压 130～139 和（或）舒张压 85～89	收缩压 140～159 和（或）舒张压 90～99	收缩压 160～179 和（或）舒张压 100～109	收缩压≥180 和（或）舒张压≥110
无		低危	中危	高危
1～2 个其他危险因素	低危	中危	中/高危	很高危
≥3 个其他危险因素，靶器官损害，或 CKD 3 期，无并发症的糖尿病	中/高危	高危	高危	很高危
临床并发症，或 CKD≥4 期，有并发症的糖尿病	高/很高危	很高危	很高危	很高危

注：CKD. 慢性肾脏疾病。

（2）原发性高血压遵循优先使用长效药物、根据血压水平和心血管风险选择初始单药或联合治疗的原则，个体化治疗。目前，常用降压药包括钙通道阻滞剂、血管紧张素转换酶抑制剂（ACEI）、血管紧张素Ⅱ受体阻滞剂（ARB）、利尿剂、β受体阻滞剂五大类。

（3）根据患者是否降压达标，长期随访，分级系统化管理。

（周京敏　崔　洁　杨　茗）

第十节　心脏增大

心脏增大可由心脏扩张和（或）心肌肥厚所致。心脏扩张主要由舒张期心脏过度充盈即心脏前负荷加重引起；心肌肥厚主要由收缩期心脏过度负荷即心脏后负荷加重造成。实际上，单纯的心脏扩张或心肌肥厚比较少见，多数病例中两者常同时存在。心脏增大多通过体格检查发现，有时通过常规检查如胸部 X 线检查、心电图等发现。

一、临床思维的必要前提

（一）病史询问要点

（1）有无高血压、心力衰竭、心脏瓣膜病、先天性心脏病、心肌病、慢性肺部疾病等病史。

（2）有无胸闷、胸痛、气促、心悸、运动耐量降低、水肿、体重改变等表现。

（3）有无心外因素影响心界大小。心包积液、大量胸腔积液、肺实变、肺肿瘤等可造成与心脏增大相似的体格检查发现。

（二）体格检查重点

1. 口唇及眼结膜有无发绀　发绀见于发绀型先天性心脏病、艾森门格综合征等。

2. 有无二尖瓣面容（如面颊部皮肤呈暗红色） 如有，考虑二尖瓣狭窄、肺动脉高压。

3. 有无颈静脉充盈或怒张 如有，考虑右心功能不全、缩窄性心包炎、心包积液或上腔静脉综合征。

4. 有无颈动脉异常搏动 如有，考虑主动脉瓣关闭不全、高血压、甲状腺功能亢进症及严重贫血。颈部大血管区若听到血管杂音，应考虑颈动脉或椎动脉狭窄。

5. 有无甲状腺肿大 应除外甲状腺功能亢进症。

6. 心脏

（1）心前区隆起：见于某些先天性心脏病或瓣膜病伴心脏扩大特别是右心室增大的患者；大量心包积液时，心前区可饱满。

（2）心尖搏动位置改变：左心室增大时心尖搏动向左下移位；右心室增大时心尖搏动向左移位而不向下移；胸腔积液、气胸、肺不张、胸膜炎、胸廓或脊柱畸形、大量腹水或腹腔巨大肿瘤等情况引起膈肌明显抬高时，亦可影响心尖搏动位置。

（3）心尖搏动强弱及范围改变。

（4）心尖搏动以外有无异常搏动。

（5）心尖区震颤：提示有器质性心脏病存在。

（6）心音有无增强或减弱，有无心音分裂及额外心音。

（7）有无瓣膜区杂音。

7. 肝大、肝颈静脉回流征阳性 见于右心功能不全、渗出性或缩窄性心包炎。

8. 毛细血管搏动征阳性 常见于脉压增大的疾病（如主动脉瓣关闭不全、甲状腺功能亢进症及严重贫血等）。

9. 脉搏 注意强度、节律及波形有无改变。

（三）辅助检查

1. 必须要做的检查 胸部 X 线检查，可发现心脏增大及肺纹理改变；心电图检查，可发现心脏扩大及心律失常等；超声心动图检查，可评估心脏各个腔室的内径、心肌厚度、室壁收缩活动异常及瓣膜病变等，并评估血流动力学改变。

2. 应选择做的检查 根据初步检查结果，进一步检查通常包括动态心电图、心脏 MRI、冠状动脉 CTA 或造影等，可进一步了解心脏增大的基础疾病及是否合并其他心脏异常。

二、思 维 程 序

第一步 是否为心脏增大

腹腔大量积液或巨大肿瘤可使膈肌上升致心脏呈横位，叩诊心浊音界向两侧扩大，易误诊为心脏增大。心包积液时，心界向两侧扩大，极似双侧心室扩大；坐位时，心浊音界呈三角形（烧瓶形）；仰卧位时，心底部浊音增宽，这种心浊音界随体位改变是其特征，应予以注意。

第二步 是心脏哪一部分增大

（1）左心房增大：叩诊可发现左侧第 3 肋间相对浊音增宽。右前斜位 X 线透视或吞钡检查见增大的左心房压迫食管，使之后移，左心房呈弧形向后突出。

（2）右心房增大：叩诊右侧心界增宽，前后位透视下，右心房几乎构成右心缘的全部轮廓，仅靠近膈肌的一小段是右心室。

（3）左心室增大：视诊发现心尖搏动向左下方移位，触诊见明显的抬举性搏动，叩诊见左心浊音界向左下扩大，心电图检查显示电轴左偏与左心室肥厚的征象。

（4）右心室增大：视诊见胸骨左侧心绝对浊音区弥漫性搏动，右心室增大主要向左和向前扩大，同时由于心脏顺钟向转位，心界仅向左扩大，而不向左下方扩大；X 线透视时在右前斜位较易观察。

（5）双心室增大：心浊音界向两侧扩大，且左界向下扩大。

第三步 判断心脏增大的原因

（1）左心房增大：常见于二尖瓣狭窄、二尖瓣关闭不全、舒张功能障碍及心房颤动等情况。

（2）右心房增大：常见于房间隔缺损、三尖瓣关闭不全及狭窄、肺动脉高压及心房颤动等情况。

（3）左心室增大：见于二尖瓣关闭不全、主动脉瓣关闭不全、冠心病、动脉导管未闭、扩张型心肌病等各种疾病引起的慢性左心衰竭。主动脉瓣狭窄、高血压性心脏病、主动脉缩窄、肥厚型心肌病、限制型心肌病等通常引起左心室心肌肥厚。

（4）右心室增大：见于肺动脉高压、肺动脉瓣狭窄、房间隔缺损、室间隔缺损、法洛四联症等。

（5）双心室增大：见于扩张型心肌病、重症心肌炎等各种疾病引起的急慢性全心衰竭。

第四步 如何处理

（1）针对病因治疗。

（2）改善心功能不全的症状。

（3）治疗心律失常等合并的心脏异常情况。

（周京敏 崔 洁 杨 茗）

第十一节 心 脏 杂 音

心脏听诊可为心脏病的诊断提供极为有力的依据，虽然心脏检查的方法甚多，但均不能替代心脏听诊。心脏杂音是心脏听诊的主要内容之一，是指除心音和额外心音之外，由心室、瓣膜或血管振动产生的异常声音，它的特点是持续时间较长，性质特异，可与心音分开或连续，甚至掩盖心音。由于杂音的不同特性，它对某些心脏病的诊断有重要意义。

一、临床思维的必要前提

（一）病史询问要点

1. 杂音发现时间 自幼发现的心脏杂音常为先天性心脏病所致；发热后新发的心脏杂音需考虑感染性心内膜炎；急性冠脉综合征发生后出现的心脏杂音需考虑乳头肌功能不全和腱索断裂致二尖瓣关闭不全或室间隔穿孔引起收缩期杂音。车祸和其他原因的直接胸部外伤后出现的杂音，提示瓣膜或腱索撕裂。

2. 杂音强度变化 自幼出现的心脏杂音若发生杂音减弱伴发绀，通常提示先天性心脏病合并肺动脉高压，如动脉导管未闭患者通常为连续性杂音，在肺动脉高压逐渐加重后，逐渐出现舒张期主动脉压和肺动脉压接近，舒张期杂音变弱，仅存收缩期杂音，且杂音程度减弱，进一步进展到右至左分流、艾森门格综合征时，收缩期杂音也进一步逐渐减弱甚至消失。感染性心内膜炎患者杂音发生变化，特别是二尖瓣关闭不全或主动脉瓣关闭不全患者，杂音加重或变为高调杂音，需考虑瓣膜穿孔。肥厚型心肌病中，室间隔非对称性肥厚可致流出道狭窄产生杂音，在深蹲后起立时杂音可增强，含服硝酸甘油时杂音也可增强，Valsalva 动作时杂音也有动态改变。

3. 既往史特别是心脏病史 急性心肌梗死患者新发杂音需考虑二尖瓣关闭不全或室间隔穿孔；有风湿热病史者，可能存在风湿性心脏瓣膜病，从而出现杂音。长期发热后出现心脏杂音需考虑感染性心内膜炎。

（二）体格检查重点

1. 皮肤、黏膜 有发绀者考虑发绀型先天性心脏病或艾森门格综合征等。有贫血、瘀点、Osler 结节等考虑感染性心内膜炎。

2. 有无二尖瓣面容 如两颊潮红或青紫，如有，考虑风湿性心脏病二尖瓣狭窄。

3. 有无颈静脉怒张、肝颈静脉回流征 如有，考虑可能为右心衰竭。

4. 有无颈动脉明显搏动 如有，应排除主动脉瓣关闭不全。

5. 有无心前区隆起 心前区隆起常见于先天性心脏病或风湿性心脏病伴右心室增大的患者。

6. 有无心尖搏动移位 左心室增大时，心尖搏动向左下移位；右心室增大时，心尖搏动只向左移而不下移。

7. 除心尖搏动外心前区其他部位见心脏大血管搏动 应除外右心室肥大、肺动脉扩张或肺动脉高压。

8. 心脏触诊有震颤 多出现于某些先天性心脏病及瓣膜狭窄时。

9. 心脏增大 左心室增大常见于主动脉瓣关闭不全及高血压心脏病；右心室增大常见于二尖瓣狭窄或先天性心脏病。

10. 心脏听诊 心脏杂音对瓣膜病的诊断有重要意义。根据其最响部位、出现时期、性质、传导方向、强度，以及杂音与体位、呼吸和运动的关系判断其临床意义。

11. 肺部啰音 左心衰竭时，双肺可闻及湿啰音。

12. 外周血管征　脉压增宽、股动脉枪击音、水冲脉、Duroziez 征、毛细血管搏动征提示主动脉瓣关闭不全或动脉导管未闭等。

（三）辅助检查

1. 必须要做的检查　心电图、超声心动图。
2. 应选择做的检查　胸部 X 线片（正侧位片）、心脏磁共振、心导管检查。

二、思 维 程 序

第一步　是功能性杂音还是器质性杂音

（1）功能性杂音：见于肺动脉瓣区和（或）心尖部，杂音持续时间短，性质柔和，呈吹风样，传导比较局限，强度弱，一般在 2/6 级以下，心脏大小正常。

（2）器质性杂音：见于任何瓣膜听诊区，杂音持续时间长，常占全收缩期，性质粗糙，呈吹风样，传导较广而远，强度常在 3/6 级以上，心房和（或）心室增大。

第二步　杂音最明显的部位

杂音最明显的部位反映相应的病变部位，如心尖部最响提示二尖瓣病变。

第三步　杂音出现于收缩期还是舒张期，是否为连续性

明确杂音出现的时期有助于心脏病的解剖诊断。

第四步　杂音的性质有何特点

二尖瓣区粗糙的吹风样收缩期杂音提示二尖瓣关闭不全，隆隆样杂音是二尖瓣狭窄的特征性杂音；叹气样杂音主要见于主动脉瓣区，为主动脉瓣关闭不全的特征性杂音；连续性机器样杂音主要见于动脉导管未闭；乐音样高调杂音为感染性心内膜炎、梅毒性主动脉关闭不全的特征性杂音。

第五步　杂音的传导方向如何

根据杂音最响部位及其传导方向可判断杂音的来源及其病理性质，如主动脉瓣关闭不全的舒张期杂音以主动脉瓣第二听诊区最响，并向胸骨下端甚至心尖部传导。

第六步　杂音的强度

心脏杂音分为 6 级。收缩期杂音 1～2 级多为功能性，3 级以上大多为器质性病变所致。舒张期杂音均属病理性。

第七步　呼吸、体征、运动及药物对杂音有无影响

运动使大多数器质性杂音增强。深吸气可使三尖瓣或肺动脉瓣的杂音增强。Valsalva 动作使大多数杂音减轻，但使梗阻性肥厚型心肌病的主动脉瓣下狭窄的杂音增强。主动脉瓣关闭不全杂音于前俯位或下蹲位减弱，梗阻性肥厚型心肌病的收缩期杂音于下蹲位减弱。

缩血管药物（即升压药）能使梗阻性肥厚型心肌病的收缩期杂音减弱，相反，扩血管药物如硝酸甘油能使该杂音增强。

第八步　如何处理

（1）针对病因治疗，包括外科手术治疗。

（2）病因不能去除时，针对合并情况给予内科治疗。

（周京敏　崔　洁　杨　茗　著）

第十二节　心 包 积 液

正常人心包中的液体不超过 50ml。心包积液是心包疾病的重要体征，常见于感染、肿瘤、代谢性疾病、免疫介导、创伤、药物、辐射等情况。各种原因的心包炎早期仅在听诊时闻及心包摩擦音，心包内渗出液增多达到一定量时，才出现心包积液的体征。

一、临床思维的必要前提

（一）病史询问要点

1. 有无感染病史　是急性起病还是慢性起病，病毒及细菌感染时均可有发热甚至寒战；多为急性起病。结核杆菌感染时常有午后发热、夜间盗汗等结核毒血症症状，多呈慢性迁延性病程。

2. 有无风湿病病史　风湿性心脏炎包括心内膜、心肌及心包炎症常可引起心包积液。

3. 有无乳腺、肺部或纵隔肿瘤史　肿瘤累及心包时可引起心包积液；心包间皮瘤为心包原发性肿瘤，较少见，可引起心包积液；此外，乳腺癌、肺部或纵隔肿瘤超剂量放射治疗后可导致放射性心包炎，继而出现心包积液。

4. 有无心脏手术或外伤史　各种心脏手术或外伤后由于自身免疫反应可导致心包炎或心包积液。

5. 有无慢性肾炎、肾功能不全史　尿毒症性心包炎多表现为少量心包积液，以心包摩擦音为主；也可能因为低蛋白血症或少尿、水钠潴留出现包括心包积液在内的多浆膜腔积液。

6. 有无心脏压塞表现　如端坐呼吸、气促、发绀、心动过速等。

7. 注意起病急缓　化脓性心包炎常起病急骤；结核性心包炎则起病缓慢；肿瘤性心包积液病情进展快，积液产生速度快且量大。

（二）体格检查重点

（1）有无心脏压塞的体征，奇脉、体位前倾、颈静脉明显怒张等提示心脏压塞。

（2）随体位变化呼吸频率加快，提示心包积液量大或增长迅速，应警惕心脏压塞。

（3）有无颈静脉怒张、肝大及肝颈静脉回流征阳性等体循环淤血的表现。

（4）有无浅表淋巴结肿大，如有，应除外转移性肿瘤或结核。

（5）胸部体格检查时，如有心包积液，则出现心率快，心音遥远，心浊音界向两侧扩大，相对浊音界与绝对浊音界几乎一致，并随体位改变而变化。检查有无 Ewart 征，即左肩胛下角处触诊语颤增强，叩诊呈浊音，听诊有支气管呼吸音，而心脏扩大合并左心衰竭的患者通常表现为双肺特别是肺底细湿啰音。

（三）辅助检查

1. 必须要做的检查　怀疑心包积液或难以鉴别心包积液和心脏扩大的情况下，首选超声心动图检查，特别是怀疑心脏压塞时，床旁超声心动图检查不仅可以显示心包腔内液性暗区，提示心包积液，还可以评估血流动力学改变及是否存在心脏压塞征象，同时，超声也有助于评估是否存在其他结构性心脏异常和是否合并胸腔积液等多浆膜腔积液。胸部 X 线片也可见心包积液和可能合并的胸腔积液，且如果不是心力衰竭所引起，单纯心包积液通常不会出现肺淤血，而心脏扩大如果合并左心衰竭，胸部 X 线片上可以出现肺淤血表现。

心包积液时心电图显示窦性心动过速、低电压及 ST-T 改变。可心包穿刺抽出积液做常规、生化、细菌培养、找病理细胞等检查。

2. 应选择做的检查　如血常规、T-SPOT、PPD 试验、痰涂片找结核杆菌或结核杆菌培养、红细胞沉降率、抗链球菌溶血素 O 试验、病毒中和抗体、肠道病毒 RNA、风湿全套、类风湿因子、肝功能、肾功能、胸部 CT 或 MRI、PET、心包活检等。

二、思维程序

第一步　鉴别心包积液和心脏扩大

体格检查时如果患者心界向两侧扩大，收缩活动减弱，心音低，疑诊心包积液或心脏扩大，需要注意有无合并其他异常体征，如心脏杂音、肺部啰音、外周动脉和静脉体征等，超声心动图等检查有助于鉴别诊断。

第二步　明确病因

心包穿刺液的检查对心包积液的病因诊断有重要价值。引起心包积液的疾病如下。

（1）感染性疾病：如结核性、化脓性、病毒性及寄生虫（阿米巴等）性心包炎。如穿刺液为脓性，则为化脓性心包炎；如为巧克力色脓液，涂片找到阿米巴滋养体，则为阿米巴性心包炎。

（2）结缔组织病及变态反应性心包炎，特别是系统性红斑狼疮性心包炎；代谢障碍性心包炎（如尿毒症性心包炎）。

（3）肿瘤性心包炎：心包积液离心涂片如能找到肿瘤细胞或大量间皮细胞，则对肿瘤性心包炎有确诊价值，但相对胃肠道肿瘤而言，原发性或继发性肿瘤引起的心包积液较少检出脱落的肿瘤细胞。

（4）外伤及主动脉夹层累及主动脉根部时可出现心包积液。

（5）低白蛋白血症、维生素 B_1 缺乏症、充血性心力衰竭、肾病综合征、甲状腺功能减退症等也可引起心包积液。

（6）其他原因引起的心包炎，如特发性心包炎、放射性心包炎、固醇性心包炎。

第三步　判断有无心脏压塞

心脏压塞时，患者表现为端坐呼吸、气促、身体前倾，伴发绀。查体：奇脉，心率加快，静脉压上升，动脉压下降，脉压缩小及心力衰竭。应着重观察有无临床特征出现。

第四步　如何处理

（1）明确病因，针对病因治疗。

（2）如有心脏压塞，应立即行心包穿刺减压，否则会危及生命。

（周京敏　崔　洁　杨　茗　著）

第十三节　胸 腔 积 液

正常人胸腔有少量液体（约30ml），以减少呼吸运动时胸膜的摩擦，这些胸腔积液在体格检查、胸部 X 线检查或 B 超检查时不能检出。胸腔积液由壁胸膜生成，又由脏胸膜回吸收，达到动态平衡。胸膜炎症、肿瘤、淋巴回流或血供等影响胸腔积液动力学，使胸腔积液产生增多或吸收减少时，即可发生胸腔积液。

一、临床思维的必要前提

（一）病史询问要点

1. 年龄、性别　年轻人结核性胸膜炎多见，老年人患癌性胸腔积液的可能性大。女性还应考虑结缔组织病，如系统性红斑狼疮。

2. 结核中毒症状　有无结核中毒症状，如午后低热、盗汗、疲乏、消瘦、食欲减退等。有无与痰结核杆菌阳性患者密切接触史。

3. 相关病史

（1）有无肺炎、气胸、膈下脓肿、胰腺炎等，上述疾病可引起反应性胸腔积液。

（2）有无心力衰竭、肝硬化、肾病综合征、肾衰竭和严重营养不良等，上述疾病是全身水肿合并胸腔积液的常见病因。

（3）有无肿瘤病史，肺癌和乳腺癌胸膜转移是癌性胸腔积液的常见原因。

（4）有无结缔组织病史。

（5）有无外伤、穿刺或手术史。

（6）有无生食蟹、虾等，卫氏并殖吸虫感染可合并胸腔积液。

4. 伴随症状

（1）伴高热者，应考虑化脓性胸膜炎。

（2）咳出大量脓臭痰时，应考虑肺脓肿合并胸腔积液或支气管胸膜瘘。

（3）伴低热、盗汗者，应考虑结核性胸膜炎。

（4）伴痰中带血，应考虑肺癌或肺结核。

（5）伴胸痛严重者，应考虑胸膜间皮瘤或肺癌胸膜转移。

（6）伴皮肤红斑、关节肿痛者，应考虑结缔组织病累及胸膜。

（二）体格检查重点

（1）注意胸腔积液的量。少量胸腔积液时体征不明显，有时可听到胸膜摩擦音。中等量积液时可见患侧胸廓饱满、呼吸运动减弱、肋间隙增宽，触诊语颤减弱或消失，叩诊呈浊音或实音，听诊呼吸音减弱或消失，语音传导减弱。大量胸腔积液时，气管和心脏浊音界向健侧移位。

（2）注意胸腔积液是否引起心肺功能障碍。大量胸腔积液或血胸等可引起心率增快、呼吸急促、发绀或血压下降等。

（3）如浅表淋巴结肿大，则提示结核病、淋巴瘤或恶性转移性肿瘤。

（4）如存在黄疸、肝掌、蜘蛛痣、腹壁静脉曲张和肝大，则提示肝硬化。

（5）如存在颈静脉怒张、肝大压痛和肝颈静脉回流征阳性，则提示右心衰竭。

（6）如出现颜面蝶形红斑、关节肿痛畸形等，应除外结缔组织病，特别是系统性红斑狼疮。

（7）如有乳房包块，应考虑乳腺癌可能。

（8）盆腔检查卵巢有肿瘤见于 Meigs 综合征。

（9）如存在皮肤凹陷性水肿或合并心包积液（心界扩大、心音低远）或腹水（移动性浊音）等体征，提示胸腔积液可能为漏出液。

（三）辅助检查

1. 必须要做的检查 血常规、胸部 B 超、胸腔积液检查［常规、生化、腺苷脱氨酸酶（ADA）、胸腔积液找脱落细胞］、胸部 X 线和 CT 检查。

2. 应选择做的检查

（1）疑有多浆膜腔积液者，应做心超和腹部 B 超检查。

（2）疑有肝硬化肝功能失代偿者，应检查肝炎病毒标志物和肝功能，如血清白蛋白等。

（3）疑有肾功能不全者，应查血清肌酐和尿素氮及尿常规。

（4）疑有结缔组织病者，应查抗核抗体、类风湿因子及抗 RNP 抗体、抗 SM 抗体、抗 SS-A 抗体、抗 SS-B 抗体、抗 ds-DNA 抗体等自身抗体，胸腔积液找狼疮细胞等。

（5）疑有右心衰竭者，应查心脏超声、测静脉压。

（6）疑有癌性胸腔积液者，应查血液肿瘤标志物、胸腔积液肿瘤标志物，以及做胸部增强 CT、胸腔积液脱落细胞检查、胸膜活检或胸腔镜检查，必要时可行 PET/CT 检查。

（7）疑有 Meigs 综合征者，应行盆腔 B 超或 CT 检查。

（8）疑有支气管胸膜瘘者，应在胸膜腔中注入 1%亚甲蓝溶液 1ml，观察咳出痰是否为蓝色。

二、思 维 程 序

第一步 胸腔积液是血性、脓性、乳糜性还是浆液性

血性胸腔积液见于外伤或血气胸；浆液血性胸腔积液见于胸膜间皮瘤、胸膜转移癌、血液病，也可见于结缔组织病或结核性胸膜炎。脓性胸膜炎可由葡萄球菌或肺炎球菌引起，也可由结核杆菌或真菌引起。乳糜性胸腔积液可见于丝虫病、纵隔肿瘤、淋巴结核或胸部外伤，以及肺淋巴管平滑肌瘤病。

第二步 是否为假性乳糜性胸腔积液

假性乳糜性胸腔积液中甘油三酯含量低，胆固醇和磷脂酰胆碱含量较高，加入苏丹Ⅲ乙醇溶液不呈红色，与乙醚混合振荡后不会变清，见于结核性胸膜炎和类风湿关节炎所致胸腔积液。

第三步 胸腔积液是渗出液还是漏出液

（1）渗出液：外观清澈或浑浊，为浆液性、纤维素浆液性、脓性、血性或乳糜性等，常自行凝固。胸腔积液比重＞1.018，李凡他（Rivalta）试验阳性，蛋白定量＞30g/L，葡萄糖低于血液含量，细胞数＞5×10^8/L，胸腔积液乳酸脱氢酶（LDH）＞200IU/L。其以恶性肿瘤、结核性胸膜炎及其他感染性胸膜炎和结缔组织病等为常见病因。

（2）漏出液：外观清澈或微浊，常呈淡黄色，为浆液性，一般不自凝。胸腔积液比重＜1.018，李凡他试验阴性，蛋白定量＜25g/L，积液中葡萄糖含量与血液中含量相近，细胞数＜1×10^8/L，主要为内皮细胞。其见于心力衰竭、门静脉高压、肾病综合征、低蛋白血症等。

第四步 是否为癌性胸腔积液

癌性胸腔积液外观常为血性、浑浊。蛋白定量＞25~30g/L，葡萄糖含量可低或与血糖平行，LDH＞200IU/L，细胞数＞5×10^8/L，胸腔积液肿瘤标志物较高，腺苷脱氨酶（ADA）较低，找到肿瘤细胞可确诊。抽胸腔积液后一般迅速回增，不易控制。

第五步 是否为反应性胸腔积液

胸膜相邻器官病变可引起反应性胸膜炎。胸腔积液量一般不多，随着原发病的好转，胸腔积液自行吸收。其可见于肺炎、膈下脓肿和急性胰腺炎等。

第六步 如何处理

（1）针对病因治疗。

（2）大量胸腔积液对呼吸和循环功能产生明显影响，出现心悸和气急等症状者，应立即抽胸腔积液以减轻症状。

（3）结核性胸腔积液在抗结核治疗的同时应积极抽液。

（4）脓胸，应积极抽液，必要时用生理盐水冲洗脓腔。脓液较多、较稠时，应置管引流。慢性脓胸可考虑外科手术。

（5）对于癌性胸腔积液，可行胸膜粘连术。

（6）血性胸腔积液一般应放置胸腔闭式引流管，并记录引流量，同时给予补充血容量、抗休克和止血等处理。胸腔引流血性胸腔积液多时应考虑外科手术。

（金美玲　杨玎瑜）

第十四节　腹　　水

正常腹腔内含少量液体，一般不超过 200ml。由各种原因导致腹腔内游离液体超过 200ml 时，称为腹水，又称腹腔积液。腹水达 500ml 时，可用叩诊法证实，少量腹水可用超声检查确定。

一、临床思维的必要前提

（一）病史询问要点

（1）有无心、肝、肾疾病及结缔组织病和营养不良史。

（2）腹水产生的速度如何，是逐渐缓慢出现，还是短时间内迅速增多。心、肝、肾疾病及营养不良导致的腹水常缓慢出现；迅速出现腹水常与腹腔感染、门静脉或肠系膜静脉血栓及肿瘤腹膜转移等因素有关。

（3）有无眼睑水肿或下肢水肿，与腹水出现的顺序。肾性腹水患者常先有眼睑水肿，然后出现腹水及下肢水肿；心源性腹水患者则先有下肢水肿，再出现腹水；肝性腹水患者则先出现腹水，然后才出现下肢水肿。

（4）伴随症状

1）伴发热：热型如何，有无寒战、盗汗等毒血症症状。腹水伴发热可能为化脓性腹膜炎、结核性腹膜炎、重症（坏死性）胰腺炎、恶性淋巴瘤，也可能为系统性红斑狼疮合并腹膜炎。

2）伴腹痛：注意疼痛部位、疼痛性质（如钝痛、绞痛、持续性疼痛、阵发性疼痛）等。

3）伴腹泻：可能为炎症、肿瘤或吸收不良。严重腹泻可导致营养不良。重度营养不良时可出现腹水。

4）伴消化道出血：如以呕血为主，应考虑肝硬化门静脉高压造成的食管或胃底静脉曲张破裂出血；如以便血为主，则应考虑胃肠道肿瘤。尿毒症患者也可有消化道出血。

5）伴发绀：应考虑充血性心力衰竭、心包积液，应特别注意有无缩窄性心包炎。

6）伴全身水肿：腹水为全身性疾病的一部分，见于充血性心力衰竭、肾病综合征、重度营养不良等。

7）伴腹部肿块：应考虑胃肠道肿瘤、腹腔结核。女性患者应考虑 Meigs 综合征。

8）伴胸腔积液：肝硬化或充血性心力衰竭时可伴右侧胸腔积液。胰性胸腔积液多在左侧。Meigs 综合征、结核性腹膜炎伴胸膜结核及结缔组织病并发多浆膜腔积液时，均可有胸腔积液。

（二）体格检查重点

（1）是否有全身性水肿，是凹陷性还是非凹陷性。后者常见于甲状腺功能减退症。

（2）有无心力衰竭的体征，如发绀、颈静脉怒张、肝颈静脉回流征阳性、心尖搏动弥散、心界扩大、心瓣膜杂音等。

（3）有无黄疸、肝掌、蜘蛛痣、肝脾大（常因腹水触诊不满意，采取冲击触诊法或 B 超检查）、腹壁静脉曲张等肝病及门静脉高压体征。

（4）腹部检查时，首先注意腹部的外形：蛙状腹，提示腹水；如为球状腹、脐部深凹或局部隆起，则不一定有腹水。注意腹壁静脉曲张血流方向：门静脉高压时，脐以上血流向上，脐以下血流向下；如脐上方、下方血流均向上，可能为下腔静脉阻塞，反之，则应考虑上腔静脉阻塞。移动性浊音检查时，应特别注意"移动"，如平卧位两侧为鼓音，脐周为浊音，而且不随移动而改变，则不是腹水。

（5）有无腹壁柔韧感、腹膜炎三联征（即腹部压痛、肌紧张、反跳痛）及腹部肿块。

（6）注意肋脊角压痛及肾区叩痛。

（7）直肠指检：直肠恶性肿瘤腹膜转移可形成腹水。

（8）有无其他浆膜腔积液，如胸腔积液、心包积液、关节腔积液等。出现多浆膜腔积液可能为结缔组织病或低白蛋白血症。

（9）女性患者应行妇科检查，以除外盆腔肿瘤，如 Meigs 综合征。

（三）辅助检查

1. 必须要做的检查 血常规、尿常规及肝肾功能，腹水常规、生化及腺苷脱氨酶（ADA）、乳酸脱氢酶（LDH）、细菌培养、乳糜定性试验、病理细胞学检查。结核性腹膜炎时 ADA 明显升高。还必须做 B 超检查以了解肝、胆、脾、肾大小及门静脉内径，有无包块、腹水量及是否为包裹性积液。

2. 应选择做的检查

（1）疑为心源性腹水者，应摄胸部正、侧位片（注意心影大小），做心电图、超声心动图检查。

（2）疑为肝源性腹水者，应做食管吞钡造影或胃镜、AFP、腹部 B 超或 CT 检查。

（3）疑为肾源性腹水者，应做尿常规、24 小时尿蛋白定量、血脂、肌酐清除率及肾脏 B 超或 CT 检查。

（4）疑为腹腔血管病变者，应做门静脉或肝静脉造影。

（5）疑为乳糜性腹水者，应进行血丝虫病原体检查（夜间采血，厚血膜涂片找微丝蚴），必要时须做淋巴管造影。淋巴管核素显像应作为乳糜性腹水的必要检查方法，与传统的淋巴系造影方法相比创伤小，利用 ^{99m}Tc 标记的人血白蛋白显示腹腔内淋巴液积聚，同时可以提供淋巴液动力学特点。

（6）怀疑腹水与胰腺病变有关者，须检查腹水淀粉酶及行腹部 CT 检查。

（7）疑为盆腔病变者，应做盆腔 B 超、CT 或 MRI 检查，请妇科会诊。

（8）染色体核型分析：腹水中细胞染色体数目和形态变异者以超二倍体为主，且属非整倍体，有染色体结构异常者，恶性腹水可能性大。

经上述各种检查仍不能确诊者，可行腹腔镜检查及腹膜活检。

二、思 维 程 序

第一步　是否为腹水

巨大卵巢囊肿或其他巨大囊肿（如脾、大网膜、腹膜后或胰腺囊肿）、巨大肾盂积水、肥胖、肠胀气等容易被误为腹水，应予以鉴别。

第二步　是什么性质的腹水，确定是何种病因

（1）漏出液：淡黄色，浆液性，透明或微浊，比重低于 1.018，不自凝，李凡他试验阴性，蛋白定量<25g/L，葡萄糖定量与血糖相近，细胞数<$1×10^8$/L，以淋巴细胞、间皮细胞为主，细菌学检查阴性。腹水为漏出液时，可见于：①门静脉高压，如肝硬化、门静脉血栓形成、布-加综合征、肝内弥漫性病变（如肿瘤）及淋巴瘤等；②低蛋白血症，如肾病综合征、蛋白丢失性胃肠病、重度营养不良；③体循环淤血，如右心功能不全、三尖瓣关闭不全、慢性缩窄性心包炎；④肝静脉或下腔静脉阻塞，如布-加综合征、下腔静脉阻塞综合征；⑤Meigs 综合征。

（2）渗出液：可为血性、脓性、乳糜性，多浑浊。比重>1.018，能自凝，李凡他试验阳性，蛋白定量>30g/L，葡萄糖定量常低于血糖水平，细胞数>$5×10^8$/L，以中性粒细胞或淋巴细胞为主，细菌学检查可能找到病原菌。腹水为渗出液时可见于：①腹膜炎，如结核性、化脓性、胆汁性、红斑狼疮性及急性胰腺炎性腹膜炎；②恶性肿瘤，如腹膜转移癌、腹膜间皮瘤、恶性淋巴瘤等；③乳糜渗出液，可见于丝虫病、腹腔结核、恶性淋巴瘤及乙型肝炎或丙型肝炎肝硬化门静脉高压；④血性渗出液，可见于腹腔肿瘤转移、结核性腹膜炎及乙型肝炎肝硬化门静脉高压形成的腹水。

目前多依据腹水中血清-腹水白蛋白梯度（serum-ascites album gradient，SAAG）将腹水分为门静脉高压性腹水和非门静脉高压性腹水。SAAG 为血清白蛋白浓度与腹水白蛋白浓度之差，根据 SAAG 对腹水进行分类：高梯度性（SAAG≥11g/L），可见于肝硬化、酒精性肝炎、心源性腹水、暴发性肝衰竭、布-加综合征、门静脉血栓、静脉闭塞性疾病、黏液性水肿等；低梯度性（SAAG<11g/L），可见于腹腔恶性肿瘤、结核性腹膜炎、胰源性腹水、胆源性腹水、肾病综合征等。

第三步　如何处理

（1）病因治疗：如抗感染、降低门静脉压、改善心功能等。

（2）对症治疗：主要目的是减轻患者痛苦，方法有多种。

1）利尿剂的应用：可选用排钾利尿剂如呋塞米（速尿）、氢氯噻嗪等，与保钾利尿剂

如螺内酯、氨苯蝶啶等交替或配伍应用，但不应过度利尿，以免造成电解质紊乱。

2）腹腔穿刺放液：可有效治疗顽固性腹水，一般需同时输注白蛋白。

3）腹水浓缩回输：仅适用于肝硬化腹水，且应排除感染、内毒素血症及肿瘤，对于总胆红素＞34μmol/L 及凝血酶原时间延长者，也不宜应用。

4）静脉滴注白蛋白：适用于血浆白蛋白＜30g/L 者。

（陈世耀 李 蕾）

第十五节 肝 大

肝大多为医生给患者查体时经触诊或叩诊发现，或经 B 超、CT 检查发现。正常成年人肝脏上界一般在锁骨中线第 5 肋间，下缘通常不被触及。

一、临床思维的必要前提

（一）病史询问要点

（1）是否生活于血吸虫病、棘球蚴病、疟疾、黑热病及病毒性肝炎流行区；有无生食鱼、蟹史。血吸虫卵在肝内沉积可导致肝纤维化，且常以肝左叶增大为主；肝包虫病必有肝大且以肝右叶增大为主；急性病毒性肝炎常为弥漫性肝大。

（2）有无输血史及病毒性肝炎密切接触史。输血可传播乙型肝炎和丙型肝炎。所谓肝炎密切接触是指与肝炎患者同吃、同住、共同生活。

（3）有无长期饮酒史及服用肝损伤药物史。长期大量饮酒可致酒精性肝炎、酒精性脂肪肝和酒精性肝硬化；肝损伤药物可致药物性肝炎，导致肝大。

（4）有无近期明显消瘦或肥胖。如近期明显消瘦，则应注意有无消耗性疾病，如严重感染或肿瘤；如近期明显肥胖，应考虑脂肪肝。

（5）有无阿米巴病、钩端螺旋体病、结核病病史及慢性心力衰竭史。阿米巴肝脓肿、肝结核可有肝大；右心衰竭或全心衰竭者，肝脏可因淤血而增大。

（6）肝区疼痛为持续性还是阵发性，程度如何，有无放射痛。持续性疼痛多考虑为炎症或肿瘤，阵发性疼痛可能与胆系感染、结石等有关。

（7）伴随症状

1）伴发热：多提示感染。病毒性肝炎可有低热；细菌性感染为高热，且常伴寒战；肝结核则为长期低热。

2）伴黄疸：可表现为溶血性、肝细胞性或胆汁淤积性黄疸。肝内胆汁淤积性黄疸常因肝细胞淤胆而致肝大。

（二）体格检查重点

（1）体型消瘦还是肥胖，有无肺气肿、胸腔积液体征。

（2）有无黄疸、皮肤色素沉着、肝掌、蜘蛛痣等肝硬化体征。

（3）有无颈静脉怒张、肝颈静脉回流征阳性等右心衰竭体征。

（4）肝脏大小（上界及下界，左叶及右叶）、质地、表面和边缘状态、压痛、叩痛、搏动、震颤及有无肝区摩擦感。肝触痛及叩痛在急性肝炎、急性肝淤血、急性梗阻性化脓性胆管炎时常较明显；肝脓肿时常有明确的局限性压痛；肝海绵状血管瘤时可听到血管杂音。

（5）有无腹壁静脉曲张、脾大、腹水等门静脉高压体征。

（6）有无脾大。肝脾同时增大常见于病毒性肝炎、传染性单核细胞增多症、布鲁氏菌病、肝硬化、疟疾、黑热病、血吸虫病、白血病、淋巴瘤、系统性红斑狼疮、全身淀粉样变等。

（三）辅助检查

1. 必须要做的检查　血常规（注意有无异形淋巴细胞）、粪常规（注意有无阿米巴滋养体及寄生虫卵）、肝功能、胸部 X 线检查（注意心影大小、膈肌位置及有无胸腔积液）、B 超、病毒性肝炎标志物检测。

2. 应选择做的检查

（1）疑有肝内占位者，应做腹部 CT 或 MRI 检查、测定 AFP 等。如怀疑继发性肝内占位病变，应做内镜检查等。

（2）疑有脂肪肝者，应检查血脂。确诊有赖于肝穿刺活组织病理检查。

（3）疑有血液系统疾病者，应进行骨髓检查。

（4）疑有结缔组织病者，应查抗核抗体（ANA）、类风湿因子（RF）、抗 ENA 抗体（抗 RNP 抗体、抗 Sm 抗体、抗 SS-A 抗体、抗 SS-B 抗体等），必要时还应查狼疮细胞（LEC）及抗 ds-DNA 抗体。

（5）疑有肝血管瘤者，应做彩色多普勒超声、CT 或 MRI 检查，必要时行肝血管造影。

（6）原因不明的肝大，应做腹腔镜或肝穿刺活检。

二、思 维 程 序

第一步　是否为病理性肝大

肺气肿、右侧胸腔积液时，肝脏位置下移；腹壁松软者，深吸气时右肋下可触及肝脏，但多在 1cm 以内。正常人剑突下触及肝脏 3cm 以内，不属于病理性肝大。

第二步　明确是弥漫性肝大还是局限性肝大

弥漫性肝大见于肝炎、肝淤血、脂肪肝、早期肝硬化、布-加综合征、白血病、血吸虫病、华支睾吸虫病等。局限性肝大见于肝脓肿、肝肿瘤及肝囊肿、肝包虫病等。慢性血吸虫肝病常以肝左叶增大明显。

第三步　是感染性肝大还是非感染性肝大

感染性肝大多伴有发热、周围血白细胞增多、肝区叩痛明显；非感染性肝大则没有上述表现。

第四步　肝大的原因是什么

（1）感染性肝大：病毒性感染有病毒性肝炎急性期、传染性单核细胞增多症、巨细胞病毒感染、Q 热。细菌性感染有细菌性肝脓肿、化脓性胆管炎、肝结核等。寄生虫感染有阿米巴肝病、疟疾、黑热病、血吸虫肝病、肝棘球蚴病、华支睾吸虫病等。

（2）非感染性肝大：包括中毒性（如酒精中毒、砷中毒或氯丙嗪中毒等）、淤血性（如充血性心力衰竭、缩窄性心包炎）、胆汁淤积性、代谢性（如脂肪肝、肝淀粉样变、肝豆状核变性、肝糖原贮积症等）肝大，见于肝硬化早期、肝囊肿、肝肿瘤（原发、转移），也见于某些结缔组织病（如系统性红斑狼疮）及血液病（如白血病、淋巴瘤等）。应强调的是，肝大最常见的原因是急性病毒性肝炎、肝脓肿及肝肿瘤。

第五步　如何处理

根据病因治疗，无须对症处理。

（陈世耀　李　蕾）

第十六节　脾　大

脾脏在正常状态一般触不到。平卧位或侧卧位时能触到脾脏的边缘即表示脾大，一般来说左肋缘下能触到脾脏时脾脏已经比正常脾脏增大一倍。轻度脾大时，肋下虽不能触及脾脏，但 B 超和 CT 均有助于其大小的确定。

一、临床思维的必要前提

（一）病史询问要点

1. 年龄与性别　传染性单核细胞增多症、全身巨细胞病毒感染等好发于青少年；慢性淋巴细胞白血病多见于中年以上；系统性红斑狼疮、原发性血小板减少性紫癜好发于青年女性。

2. 家族史　遗传性球形红细胞增多症、血红蛋白病等多自幼年起病，常有家族史。

3. 生活史和接触史　是否生活于血吸虫病、疟疾、黑热病及病毒性肝炎流行区，是否有病毒性肝炎密切接触史。

4. 有无风湿性心脏瓣膜病史及心力衰竭史　风湿性心脏瓣膜病变合并感染性心内膜炎时，可有脾大。

5. 有无慢性肝炎或其他肝病史　早期肝炎可有脾大，慢性肝炎、肝硬化出现门静脉高压时，脾脏可明显增大。

6. 伴随症状

（1）伴发热：感染性疾病引起的脾大可有特殊热型，如伤寒呈稽留热，疟疾呈发热期与间歇期交替出现的间歇热，布鲁氏菌病呈波状热，急性血吸虫病呈间歇热或弛张热，急性感染性心内膜炎可呈不规则热或持续低热，败血症呈弛张热等。霍奇金病、淋巴瘤、白血病多有不规则热。

（2）伴贫血：见于疟疾、肝硬化、白血病、噬血细胞综合征、溶血性贫血、系统性红斑狼疮等。

（3）伴出血倾向：如皮下出血、鼻出血、齿龈出血等，常见于原发性血小板减少性紫癜、急性白血病、噬血细胞综合征等。

（4）伴消化道出血：应考虑肝硬化门静脉高压，常因食管或胃底静脉曲张破裂出血而出现呕血、黑便。

（5）伴黄疸：常见于肝硬化、病毒性肝炎，也见于溶血性贫血。

（二）体格检查重点

1. 有无浅表淋巴结肿大 脾大伴全身淋巴结肿大者，主要见于传染性单核细胞增多症、淋巴细胞白血病、恶性淋巴瘤。

2. 皮肤表现 皮肤色素沉着，常提示肝硬化或血色病；毛细血管扩张或蜘蛛痣，应考虑肝硬化；皮肤瘀点，见于败血症或感染性心内膜炎。

3. 有无贫血表现 脾大伴贫血，多见于血液系统疾病，如溶血性贫血、白血病、原发性血小板减少性紫癜、噬血细胞综合征。

4. 有无心脏瓣膜杂音 特别是杂音强弱性质有改变者，应警惕感染性心内膜炎。

5. 有无肝大

6. 脾大的情况 包括大小、质地、触叩痛、切迹、表面是否光滑及有无摩擦音等。脾大的程度分为轻、中、重三度。轻度：深吸气时脾下缘在左肋下 2~3cm；中度：脾下缘可超出肋缘下 3cm 至平脐；重度：脾下缘超过脐水平以下。根据脾大的程度推测疾病的诊断并不尽如人意，但也有一定的参考价值。轻度脾大见于病毒性肝炎、细菌感染、早期血吸虫病、急性疟疾、原发性血小板减少性紫癜、系统性红斑狼疮、充血性心力衰竭、缩窄性心包炎等；中度脾大可见于白血病、溶血性贫血、传染性单核细胞增多症、恶性淋巴瘤、肝硬化、布鲁氏菌病、脾结核、脾脓肿、脾淀粉样变、尼曼-皮克病等；重度脾大（巨脾）见于慢性粒细胞白血病、慢性疟疾、黑热病、晚期血吸虫病、戈谢病、真性红细胞增多症、地中海贫血、骨髓纤维化等。

（三）辅助检查

1. 必须要做的检查

（1）血常规：白细胞总数增多伴中性粒细胞增多，胞质中出现中毒颗粒者，提示细菌感染；白细胞总数增多或正常，但出现异形淋巴细胞，提示传染性单核细胞增多症、全身巨细胞病毒感染，也见于急性病毒性肝炎；白细胞总数减少，见于病毒性肝炎、伤寒、疟疾、黑热病等。血小板减少，见于原发性或继发性血小板减少性紫癜、脾功能亢进。红细胞及血红蛋白减少，见于各种病因引起的贫血；红细胞和血红蛋白明显增高，需考虑真性红细胞增多症。全血细胞减少，见于疟疾、血吸虫病、黑热病、肝硬化、急性白血病、噬血细胞综合征、阵发性睡眠性血红蛋白尿、系统性红斑狼疮、脾功能亢进等。血涂片发现疟原虫可确诊为疟疾，出现原始血细胞且百分比明显升高则支持白血病。

（2）骨髓检查：有助于确诊白血病、噬血细胞综合征、溶血性贫血、多发性骨髓瘤等，骨髓活检可帮助诊断骨髓纤维化。骨髓培养对伤寒等感染性疾病的诊断阳性率更高，骨髓涂片对观察是否存在黑热病原虫感染更有意义。

（3）腹部 B 超、CT 或 MRI：不但可清晰显示脾脏形态、大小，还能确定有无门静脉高压或脾静脉血栓。

2. 应选择做的检查

（1）疑有溶血性疾病者，应做网织红细胞计数、抗人球蛋白试验（Coombs 试验）、酸溶血试验（Ham 试验）、游离血红蛋白测定、Rous 试验等。

（2）疑有白血病者，除进行骨髓涂片形态观察外，应加做组织化学染色。

（3）疑有慢性肝炎、肝硬化者，应做肝功能、病毒性肝炎标志物检测。

（4）疑有伤寒者，应进行血液、尿液、粪便、骨髓细菌培养及肥达（Widal）试验和嗜酸性粒细胞计数检查。

（5）疑有传染性单核细胞增多症者，应做嗜异性凝集试验。

（6）疑为血吸虫病者，应做血吸虫抗原皮内试验和粪便孵化毛蚴检查。

（7）疑为结缔组织病者，应检查 ANA、RF、抗 ENA 抗体（如抗 RNP 抗体、抗 Sm 抗体、抗 SS-A 抗体、抗 SS-B 抗体等），必要时查狼疮细胞、抗 ds-DNA 抗体。

（8）X 线检查：可了解心影大小、纵隔有无增宽、骨质有无破坏、脾脏有无钙化，有助于心脏病、淋巴瘤、多发性骨髓瘤、脾结核的诊断；食管吞钡造影可了解有无食管静脉曲张，有助于门静脉高压的诊断。

（9）脾穿刺：可协助诊断黑热病等，但有一定危险，必须从严掌握，并严格遵守操作规程。

二、思 维 程 序

第一步 是否为病理性脾大

立位、内脏下垂、左侧胸腔积液和气胸、肺气肿等可使脾脏下移，但并非脾大。

第二步 是感染性还是非感染性脾大

感染性脾大多有发热、脾脏触叩痛明显、血白细胞增多尤其是中性粒细胞增多（寄生虫感染者嗜酸性粒细胞增多）。疟原虫可在血涂片中找到，黑热病原虫（利-杜小体）可在骨髓涂片中找到。血培养及骨髓培养对伤寒、副伤寒、败血症的确诊有帮助。

第三步 脾大的原因是什么

（1）感染性脾大：包括病毒、立克次体、细菌、螺旋体及寄生虫感染。常见病有病毒性肝炎、传染性单核细胞增多症、疟疾、伤寒、感染性心内膜炎、急性粟粒型结核、败血症、血吸虫病等。

（2）非感染性脾大：包括淤血性脾大、血液病脾大、结缔组织病所致脾大、单核巨噬细胞增多所致脾大。常见病包括肝硬化门静脉高压、布-加综合征、缩窄性心包炎、白血病、淋巴瘤、溶血性贫血、骨髓纤维化等。

第四步　如何处理

（1）主要是针对病因治疗。

（2）严格掌握脾切除适应证：遗传性球形红细胞增多症、区域性门静脉高压伴脾功能亢进有切脾指征，但应注意有无禁忌证，是否会导致脾静脉、门静脉血栓等。有手术指征又有禁忌证者，应权衡利弊决定手术与否。

（陈世耀）

第十七节　腹 部 肿 块

腹腔内脏或组织由于病变而发生肿大、膨胀、增生、粘连与移位，形成腹腔内块状物而被触及或经特殊器械检查而被发现者，称为腹部肿块（简称腹块）。

一、临床思维的必要前提

（一）病史询问要点

1. 年龄与性别　婴儿多考虑先天性疾病，如肾胚胎瘤或肠套叠；青少年多为蛔虫性肠梗阻或增生性肠结核；中老年要警惕恶性肿瘤；女性要排除巨大卵巢囊肿等妇科疾病及妊娠。

2. 腹部肿块形成的过程　腹部肿块生长较快，又有进行性消瘦者，可能为恶性肿瘤；腹部外伤后迅速出现的包块，可能为血肿；缓慢出现的包块，可能为胰腺或肠系膜囊肿；腹部肿块时而增大，时而缩小，且伴有疼痛者，常提示空腔器官的间歇性、部分性梗阻。

3. 伴随症状

（1）伴发热、寒战、疼痛，多为炎性包块。

（2）伴腹痛、便秘、呕吐，可能为肠梗阻、慢性肠道肉芽肿或肿瘤。

（3）伴消瘦、食欲减退和发热，可能为恶性肿瘤，特别是肾脏肿瘤。

（4）伴黄疸，提示肝胆或胰腺疾病。如为进行性黄疸，平卧时腹痛加剧，可考虑胰腺癌。

（5）伴尿路刺激征，可能有泌尿系统肿瘤、肾盂积水。

（6）伴消化道出血，可能有消化道肿瘤；有黏液血便，应注意肠套叠或结肠肿瘤。

（7）伴闭经或阴道出血，应除外妊娠、子宫肌瘤或附件疾病。

（8）伴腹水：多见于结核性腹膜炎、原发性或继发性肝癌、腹膜转移癌、卵巢肿瘤等。

（二）体格检查重点

1. 浅表淋巴结 特别是锁骨上淋巴结有无肿大。注意淋巴结大小、质地、活动度及有无压痛。质硬、无压痛、彼此粘连不易推动者，通常是恶性肿瘤转移的标志。

2. 腹部肿块的部位 常与病变器官部位一致，但肿块过小时不宜被触及，过大时难以确定其起源部位。

3. 腹部肿块的特征 包括大小、形态、质地、活动度、压痛、搏动及腹部肿块与腹壁的关系。右上腹梨形包块并有弹性者，常为肿大的胆囊；双侧上腹部肿块，表面平滑，质硬而有弹性，下极呈半圆形者，提示肾脏。肿块呈香肠形者，多见于肠套叠、蛔虫性肠梗阻；肿块表面平滑，有囊样感者，可能为胰腺、胆总管、肠系膜、网膜及卵巢等器官的囊性肿物，或腹部棘球蚴病、肾盂及胆囊积水；肿块外形不规则，表面呈结节状而坚实者，常提示为腹腔内恶性肿瘤；肿块上缘境界清楚，而下缘模糊不清者，应考虑卵巢肿瘤；肿块如未与周围组织粘连或未蔓延至附近组织，且能随呼吸上下移动者，多起源于肾、横结肠、肝、脾等器官；起源于胰、腹膜后淋巴结及下腹部器官的肿块及腹主动脉瘤等不随呼吸移动；肿块随大量排尿而迅速缩小，尿量减少时则增大，多为巨大肾盂积水；肿块有膨胀性搏动者，常见于腹主动脉瘤或三尖瓣关闭不全所致的肝脏搏动；腹主动脉瘤可有血管杂音。肿块有明显压痛者，多为炎性肿块，如阑尾周围脓肿等。肿块被按压或于某种体位受挤压时，出现心悸、大汗、头痛伴血压升高者，可能为嗜铬细胞瘤。

4. 直肠指检 可为直肠、直肠旁陷凹转移性肿瘤及盆腔脓肿、阑尾脓肿和女性内生殖器病变提供重要线索。

5. 妇科检查 注意子宫和卵巢大小、形态、压痛及盆腔内有无肿块等。

（三）辅助检查

1. 必须要做的检查

（1）血常规中白细胞总数尤其是中性粒细胞增多提示炎症；如嗜酸性粒细胞增多，则可能为寄生虫感染或霍奇金病。尿常规有助于泌尿系统肿瘤的诊断。粪便隐血试验反复阳性提示腹部肿块源于胃肠道；常规检查寄生虫卵有助于寄生虫病的诊断。

（2）内镜检查：胃镜及结肠镜检查，可确定胃及结肠有无肿瘤性病变；腹腔镜检查不仅可直接观察肿块外形，还可做活检。

（3）腹部 B 超、CT 或 MRI：可了解腹腔肿块的部位、性质及腹部肿块与周围器官的关系。

2. 应选择做的检查

（1）疑有肝胆疾病者，应加做肝功能、病毒性肝炎标志物、AFP 及影像学检查。

（2）疑有胃肠道肿瘤者，应查 CEA、CA19-9、CA724 等，做胃肠钡餐造影、钡剂灌肠造影和消化内镜检查。

（3）疑有胰腺病变者，应查 IgG4、CA19-9，行胰功肽（BT-PABA）试验，查血淀粉酶，做腹部 CT 或 MRI 检查，必要时还要进行 ERCP 检查。

（4）疑有胃肠道间质瘤者可进行超声内镜、CT 或 MRI 检查。

（5）疑有肾脏肿瘤、肾盂积水者，应行肾功能检查、静脉肾盂造影。

（6）疑有盆腔疾病患者，应做盆腔或阴道 B 超、CT 或 MRI 检查。

（7）如有腹水，应做常规、生化及病理细胞检查。

（8）腹部肿块穿刺活检：适用于肝、胰等器官的肿块，可在 B 超或 CT 引导下进行细针穿刺，将穿刺液涂片进行病理学检查。

二、思 维 程 序

第一步　是腹壁肿块还是腹腔内肿块

腹壁肿块如脂肪瘤、腹壁脓肿、脐部囊肿等位置较表浅，可随腹壁移动，平卧双腿伸直抬头时，肿块更加明显。

第二步　是腹腔内器官还是病理性包块

正常腹部可触到的包块有腰椎椎体及骶骨岬、乙状结肠、粪块、横结肠、盲肠、右肾下极、腹主动脉、充盈的膀胱、妊娠子宫等，均不属病理性包块，应予以鉴别。

第三步　是哪个器官的包块

一般而言，肿块所在的部位与内脏的解剖部位一致。

1. 右上腹肿块　①肝大，见于肝炎、肝脓肿、肝脏肿瘤等；②胆囊肿大，见于胆囊炎、胆囊积水（或积血）、先天性胆总管囊肿、胆囊癌、胆囊扭转；③肝曲部结肠癌。

2. 中上腹肿块　①胃部肿块，见于幽门梗阻、胃癌及其他胃部良恶性肿瘤；②胰腺肿块，见于胰腺炎、胰腺囊肿、胰腺癌；③肝左叶肿瘤；④肠系膜与网膜肿块，见于肠系膜淋巴结结核、肠系膜囊肿、大网膜囊肿；⑤小肠肿块，见于小肠恶性淋巴瘤、小肠癌或小肠间质瘤；⑥腹主动脉瘤。

3. 左上腹肿块　①脾大；②游走脾；③胰腺肿瘤或胰腺囊肿；④脾曲部结肠癌。

4. 左、右腰腹部肿块　①肾下垂或游走肾；②先天性多囊肾；③巨大肾盂积水；④肾包虫囊肿；⑤肾上腺肿瘤；⑥嗜铬细胞瘤及肾上腺其他肿瘤；⑦原发性腹膜后肿瘤。

5. 右下腹肿块　①阑尾周围脓肿、阑尾类癌；②回盲部结核；③克罗恩病；④盲肠癌；⑤回盲部阿米巴肉芽肿；⑥右侧卵巢肿瘤；⑦大网膜扭转。

6. 下腹部肿块　①膀胱肿瘤、结肠巨大憩室；②子宫肿瘤。

7. 左下腹肿块　①慢性非特异性溃疡性结肠炎；②乙状结肠或直肠癌，血吸虫性肉芽肿；③左侧卵巢肿瘤。

8. 广泛性与部位不定的肿块　①结核性腹膜炎；②腹膜转移癌；③肠套叠；④蛔虫性肠梗阻；⑤肠扭转；⑥腹部包虫囊肿。

第四步　如何处理

主要是病因治疗。如诊断确有困难，可考虑腹腔镜探查。

（陈世耀　李　蕾）

第四章　实验室检查

第一节　血细胞计数

红细胞数异常

红细胞减少：红细胞数低于参考值低限即为贫血，见第二章第十六节"贫血"。

红细胞增多（erythrocytosis）：远没有红细胞减少常见，但并非罕见，是内科医生经常遇到的临床问题。红细胞增多是指单位容积血液中红细胞数、血红蛋白量及血细胞比容高于参考值高限。经多次检查成年男性红细胞≥6.5×10^{12}/L，血红蛋白≥180g/L，血细胞比容≥0.55，或者女性红细胞≥6.0×10^{12}/L，血红蛋白≥170g/L，血细胞比容≥0.50，即认为增多。与贫血一样，红细胞增多症不是一种疾病，而是由多种原因引起的一组病症。根据发病机制，红细胞增多症分为相对性与绝对性两大类。前者系由于血浆容量减少，单位容积血液中红细胞数相对增多，而全身红细胞总量无改变，后者是由于红细胞生成增多，红细胞容量增多，总血容量也增多。

1. 相对性红细胞增多症

（1）血液浓缩性红细胞增多症：见于严重呕吐、腹泻、大量出汗、过度利尿、休克及烧伤等。

（2）应激性红细胞增多症：又称假性红细胞增多症，见于情绪激动、肥胖、高血压、吸烟及饮酒等引起血浆容量减少。

2. 绝对性红细胞增多症

（1）继发性：①组织缺氧，如新生儿红细胞增多症、高原性红细胞增多症、慢性肺脏疾病（如肺气肿、肺源性心脏病等）及心血管疾病（如发绀性心脏病、动静脉瘘）；②肾脏疾病，如肾动脉狭窄、肾积水、多囊肾、肾血管瘤、肾移植后等；③肿瘤性疾病，包括肝癌、肾癌、小脑肿瘤、子宫肌瘤、嗜铬细胞瘤等；④其他，如家族性红细胞增多症、甲状腺功能亢进症伴红细胞增多症、高氧亲和力异常血红蛋白病等。

（2）原发性：真性红细胞增多症（PV）。

一、临床思维必要前提

（一）病史询问要点

1. 血浆容量减少史　近期有无严重呕吐、腹泻，如食物中毒、急性胃肠炎、霍乱等，由于严重呕吐、腹泻引起脱水，血浆容量减少，血液浓缩，引起暂时性红细胞增多。发热时应用退热药引起大量出汗，近期应用大剂量利尿剂或长期服用小剂量利尿剂均使排尿增多，从而使血浆容量减少，红细胞相对增多，此外某些循环衰竭、血浆转移到组织间隙也可导致红细胞增多，如流行性出血热的休克与少尿期。某些内分泌疾病如甲状腺功能亢进症伴甲亢危象时大汗、呕吐、腹泻、厌食等使血浆容量减少，糖尿病酸中毒、慢性肾上腺皮质功能减退及尿崩症等都可引起相对性红细胞增多。

2. 不良嗜好史　长期吸烟、饮酒可引起应激性红细胞增多，此外长期吸烟与肺癌、慢性阻塞性肺疾病（COPD）的关系密切，后者是继发性红细胞增多症的常见原因。

3. 慢性心、肺疾病史　有无支气管哮喘、慢性咳嗽咳痰史，有无心悸、气急、反复咯血史，有无头晕、头痛、晕厥、抽搐史，有无强迫蹲踞体位，如存在以上情况，则提示有慢性肺部疾病或先天性心脏病，如房间隔缺损、室间隔缺损、大血管完全转位，或因血液循环发生短路，使动脉血氧饱和度降低，氧张力降低，红细胞生成素增加，刺激红细胞生成增加。

4. 高组胺综合征　表现为皮肤瘙痒、胃酸过多、胃十二指肠溃疡，此多见于 PV，其为嗜碱性粒细胞增多，分泌过多组胺引起。

5. 血液病家族史　高氧亲和力异常血红蛋白病伴红细胞增多症者，常有家族遗传史，为常染色体显性遗传，患者常无明显症状，多在体检时发现。

6. 肿瘤史　着重询问患者有无肾肿瘤、肝肿瘤及子宫肌瘤史，因为有以红细胞增多就诊，进一步检查确诊为肾癌或肝癌的病例。红细胞增多系肿瘤引起的伴癌综合征。

（二）体格检查重点

1. 皮肤、黏膜　注意口唇、鼻尖、颊部、指（趾）端有无发绀，此多见于慢性心肺疾病患者。PV 患者多表现为面部皮肤、手掌皮肤及黏膜呈紫红色。因脱水引起相对性红细胞增多者皮肤、黏膜弹性降低。

2. 杵状指（趾）　见于 COPD 及发绀性心脏病患者。

3. 心肺检查　桶状胸、肺部弥漫性湿啰音或哮鸣音见于 COPD。心前区隆起、心脏杂音提示发绀性心脏病。

4. 血压测量　PV 患者由于血容量增加，3/5 的病例有高血压，相对性红细胞增多者发生甲亢危象时血压偏低，糖尿病酮症酸中毒、皮质功能减退及尿崩症患者由于血浆容量减少而血压大多偏低。

5. 腹部检查　80% 的 PV 患者有脾大，半数以上有肝大，少数出现巨脾，相对性及继发性红细胞增多症患者的肝脾不增大。

6. 血栓与出血表现　多见于 PV。

（三）辅助检查

1. 必须要做的检查

（1）血常规：包括外周血白细胞、红细胞、血小板计数、血红蛋白定量及血细胞比容测定，这对确定有无红细胞增多症及病因鉴别诊断有十分重要的价值，白细胞计数 $\geq 12 \times 10^9$/L 和（或）血小板计数 $\geq 400 \times 10^9$/L 对诊断 PV 有十分重要的意义，而相对性及继发性者白细胞及血小板计数基本正常。

（2）骨髓检查：由于 PV 属骨髓增殖性肿瘤，骨髓涂片显示全髓增生，即粒系、红系、巨核系三系均增生，故粒红比例大致正常，而继发性者只有红系增生，粒系、巨核系两系无明显异常，故粒红比例减小。骨髓活检除能看到类似变化外，在 PV 患者中约 1/5 的病例有网状纤维增生（骨髓纤维化），继发性者则无。

（3）动脉血氧饱和度测定：PV 及继发于肾脏疾病、肿瘤性疾病的红细胞增多者由于无组织缺氧，血氧饱和度正常。继发于严重心、肺疾病，新生儿，长期居住在高原地区及携氧功能低的异常血红蛋白病患者，血氧饱和度降低。

（4）红细胞生成素（EPO）测定：由于 PV 是克隆性红系自主生成，不依赖 EPO，因而应用酶联免疫吸附（ELISA）或免疫放射（IRMA）方法测定 EPO 常显示减少或正常。继发于缺氧性红细胞增多症时，内源性 EPO 生成增多，继发于非缺氧性红细胞增多症时，由于外源性 EPO 生成，从而检测 EPO 常是增加的。

（5）基因检测：骨髓增殖性肿瘤（MPN）的诊断中强调基因检测，95%的 PV 存在 *JAK2* V617F 异常，3%～5%的患者存在 *JAK2* EXON12 部分位点缺失或插入。在未发现 *JAK2* 异常的患者中，可发现其他基因异常，如 *DNMT3a*、*ASXL1*、*TET$_2$*、*IDH1/2*。染色体异常也可以作为克隆性的依据，MPN-PV 患者可以有染色体异常。

2. 应选择做的检查

（1）疑为血浆容量减少者，应注意尿比重是否明显增加及血电解质变化，甲状腺功能、血糖、血酮体、血清皮质醇检测有助于确诊相应的内分泌疾病。

（2）疑为 COPD 者，宜做呼吸功能检查及动脉血气分析等。

（3）疑为发绀性心脏病者，可选做 X 线摄片、MRI、心电图、超声心动图及多普勒超声检查。必要时可选择进行心导管检查、心血管造影。

（4）疑为肾脏疾病及肿瘤性疾病者：可选做腹盆腔 B 超、CT 检查及肿瘤标志物测定。

（5）疑为家族性红细胞增多症者，宜行家系调查。

（6）疑为 PV 者，应进行 *JAK2*、*CALR*（极少在 PV 中有异常）、*MPL*（*MPL* 是 MPN 常规检查基因，如果 *MPL* 异常可以排除 PV 诊断）、*ASXL1*、*BCR-ABL* 等基因检测，骨髓涂片、骨髓活检是常规检查项目。中性粒细胞碱性磷酸酶（NAP）活性及积分测定、血清维生素 B$_{12}$ 水平测定有助于诊断。有条件者宜做红细胞容量测定，通常用 ^{51}Cr 或 ^{99}Tc 标记法测定红细胞容量，红细胞容量男性＞36ml/kg 或女性＞32ml/kg 有助于 PV 诊断，相对性者红细胞容量正常。

二、思 维 程 序

第一步 是否为红细胞增多症

高血压、情绪激动、红斑狼疮甚至寒冷等均可引起面部红润或面部呈紫红色，必须根据血液检查确定有无红细胞增多症。

第二步 是否为相对性红细胞增多症

（1）是否为胃肠道失水：急性胃肠炎病史很有帮助。患者常有发热、腹痛、严重呕吐和（或）腹泻史。查体发现患者有脱水表现，如口唇干裂、眼球凹陷、皮肤干燥伴弹性降低，严重者可出现血压降低、尿量减少。此外，胃肠减压、造瘘、肠梗阻等由于消化液大量丢失亦可引起脱水，病史和体格检查可提供诊断依据。

（2）是否为胃肠道外失水：胃肠道外失水原因包括大量利尿、尿崩症、急性肾衰竭多尿期、糖尿病酮症酸中毒、肾小管酸中毒、肾上腺皮质功能减退等，高温环境、剧烈运动、高热、甲亢危象等引起大量出汗，以及大面积烧伤、剥脱性皮炎等大量浆液渗出，详细询问病史及进行必要的实验室检查可明确诊断。

第三步　是否为缺氧性红细胞增多症

缺氧性红细胞增多症患者外周血白细胞及血小板正常，血氧饱和度降低，血清 EPO 增多。

（1）是否为新生儿红细胞增多症：正常足月新生儿外周血血红蛋白为 $180\sim195g/L$，红细胞计数为 $5.7\times10^{12}/L\sim6.4\times10^{12}/L$，血细胞比容为 $0.53\sim0.54$，2 周后即恢复正常。如新生儿出生后 48 小时内血红蛋白>220g/L，血细胞比容>0.60，患儿有嗜睡、惊厥、呼吸窘迫，皮肤、黏膜呈红紫色，可诊断为新生儿红细胞增多症。

（2）是否为高原性红细胞增多症：通常移居海拔 3000m 以上地区，生活超过 8 年，红细胞计数 $6.5\times10^{12}/L$，血红蛋白>200g/L，血细胞比容>0.65，并有头痛、头晕、乏力、心悸、气短、失眠、记忆力减退等症状，称为高原性红细胞增多症。患者皮肤黏膜呈红紫色，血压可升高，肝脾不增大，外周血血小板计数及白细胞计数正常。高原生活史是诊断的有力证据。

（3）是否为严重慢性心肺疾病引起的红细胞增多症：包括 COPD、肺源性心脏病、弥漫性肺纤维化、严重脊椎畸形、法洛三联症、法洛四联症、右向左分流的先天性心脏病、大血管完全转位等。患者有心肺疾病的症状与体征，如杵状指（趾），慢性心力衰竭患者可有肝淤血增大、脾大。结合心肺 X 线摄片、CT、MRI、心电图、超声心动图、血气分析等检查可明确诊断。

第四步　是否为非缺氧性红细胞增多症

此类患者血氧饱和度正常，血清 EPO 常增加。

（1）是否为肾脏病变：包括肾囊肿、肾盂积水、多囊肾、肾血管瘤、肾动脉狭窄、肾透析及肾移植者。可通过尿液检查、肾功能检查、肾脏 B 超和肾脏 CT 等影像学检查等可明确诊断，必要时做肾血管多普勒超声、静脉肾盂造影检查。

（2）是否为肿瘤性疾病：肾癌、肝癌、小脑血管母细胞瘤、子宫肌瘤等较为多见，其次为嗜铬细胞瘤、胃癌、肺癌、前列腺癌、卵巢癌、乳腺癌等。通过相应器官超声、CT 及 MRI 检查，结合 AFP、CEA、CA19-9、CA125、PSA 等肿瘤标志物测定，可明确诊断，必要时借助 PET/CT 及病理活检。

第五步　是否为真性红细胞增多症

真性红细胞增多症为原因不明的骨髓增殖性疾病，典型病例皮肤黏膜呈暗红色，脾大，排除继发性红细胞增多症，诊断并不困难；2016 年 WHO 提出的诊断标准如下。主要标准：

①血红蛋白>165g/L（男）或>160g/L（女）；②*JAK2* V617F 突变或有其他功能相同突变如 *JAK2* 第 12 外显子突变。次要标准：①骨髓活检显示年龄校正三系血细胞增生（全骨髓增生），即显著红系、粒系和巨核系增生；②血清 EPO 低于正常参考范围；③骨髓细胞体外培养有内源性红系集落形成。符合两项主要标准，一项次要标准，或第一项主要标准加上两项次要标准，即可诊断。

第六步　是否为家族性红细胞增多性疾病

此类患者有家族遗传史，常有基因突变，具体类型如下：血红蛋白氧亲和力升高，氧解离曲线左移，造成组织缺氧，引起 EPO 增加，导致红细胞增多；也有 EPO 受体基因突变导致 EPO 敏感性增加，极微量 EPO 即可刺激血红蛋白合成。患者脾脏不增大，红细胞及血小板正常，可以通过基因检测明确诊断。此类患者既往认为无临床症状，但随着对疾病认识的深入，这部分患者是否会出现心血管疾病，有待进一步总结。

第七步　如何处理

（1）相对性或应激性红细胞增多症：相对性红细胞增多症以治疗原发病为主，必要时静脉补充一定量液体和电解质。应激性红细胞增多症应控制饮食，调整饮食结构，多运动，戒除烟酒。

（2）新生儿红细胞增多症：有症状者可按（20±10）ml/kg 血浆置换患儿等量血液。

（3）高原性红细胞增多症：移居到海拔低处，不能移居者可用己烯雌酚 5mg/d，每日 3次，30～40 日为 1 个疗程，继之以 1～2mg/d 维持，必要时静脉放血治疗。

（4）慢性心肺疾病引起的红细胞增多症：治疗原发病。

（5）非缺氧性红细胞增多症：治疗原发病。

（6）真性红细胞增多症：①静脉放血治疗；②^{32}P 口服或静脉注射；③化学治疗，以羟基脲为首选，其他如白消安、美法仑、苯丁酸氮芥亦可选用；④生物治疗中干扰素具有抗增生作用。

（7）家族性红细胞增多症：一般不需要治疗。

白细胞数异常

成人外周血白细胞参考值范围为 $4×10^9/L$～$10×10^9/L$。分类计数：中性杆状核粒细胞占 0.01～0.05，中性分叶核粒细胞占 0.50～0.70，嗜酸性粒细胞占 0.005～0.05，嗜碱性粒细胞占 0～0.01，淋巴细胞占 0.20～0.40，单核细胞占 0.03～0.08。正常血涂片中白细胞形态正常，无异常细胞（包括白血病细胞、里-施细胞、骨髓瘤细胞及异常组织细胞等）出现。所谓白细胞异常，指白细胞总数、分类计数的增多或减少（含中性粒细胞核象变化）及出现白细胞形态异常和异常细胞等。白细胞异常有时仅表现为单纯量的改变，有时表现为白细胞的量与质同时异常，有时合并红细胞和（或）血小板异常。白细胞异常大多不是一个独立疾病，而是很多疾病的一个常见实验室检查表现。

一、临床思维的必要前提

（一）病史询问要点

1. 理化因素接触史 一次大剂量或反复小剂量的放射线暴露史，或服用氯霉素、磺胺等抗菌药物及解热镇痛药、抗甲状腺药、抗癫痫药、抗肿瘤药等，均可通过抑制骨髓造血引起血细胞数量减少，临床表现为再生障碍性贫血、粒细胞减少或粒细胞缺乏症。电离辐射或使用细胞毒性药物还可引起染色体畸变，包括染色体断裂、丢失、重组和易位，使肿瘤基因的位置发生移动和被激活，与某些白血病的发生有直接关系。

2. 伴发疾病史 某些感染性疾病，尤其是化脓性感染（如化脓性扁桃体炎、大叶性肺炎）、大肠杆菌感染、流行性出血热、乙型脑炎等，急性心肌梗死、严重创伤、急性失血、急性溶血、急性中毒等，由于储存池中白细胞释放功能增加，常引起白细胞总数增多，分类计数中中性杆状核粒细胞和中性分叶核粒细胞增多，严重时外周血中出现幼稚粒细胞，表现为核左移，如白细胞总数$>50\times10^9/L$，常称为类白血病反应。某些感染如伤寒、副伤寒、流感、麻疹、肝炎、疟疾及系统性红斑狼疮、某些自身免疫病等常表现为白细胞减少。巨幼细胞贫血可有全血细胞减少并出现核右移现象。

3. 发热 几乎所有感染性疾病、恶性血液病及结缔组织病患者都有发热。有些疾病因白细胞减少而引起发热，如再生障碍性贫血、粒细胞缺乏症、非白血性白血病等。有些疾病因发热而引起白细胞增多或减少，因此发热是白细胞异常的一个十分常见症状。详细询问发热的热型和热程对感染性疾病的鉴别诊断有一定的帮助。发热的伴随症状又是诊断白细胞异常的一个重要线索，如发热伴进行性贫血、严重出血倾向，而无骨关节疼痛，无肝、脾、淋巴结增大，提示为重型再生障碍性贫血。若发热伴骨关节疼痛及肝、脾、淋巴结增大，提示为急性白血病，如发热伴肝脾大、黄疸、肝功能异常、贫血、血小板减少、铁蛋白升高、甘油三酯升高，应警惕噬血细胞综合征。

4. 贫血与出血 白细胞增多或减少，若伴有贫血或出血，说明病变累及红系与巨核系，见于白血病、再生障碍性贫血、脾功能亢进、结缔组织病、噬血细胞综合征等。

5. 神经衰弱综合征 见于慢性特发性粒细胞减少症。本病起病隐匿，多无症状，或仅有头晕、乏力、低热、盗汗、失眠、多梦等神经衰弱表现。

6. 急性感染综合征 急性粒细胞缺乏症表现为突然起病，畏寒、高热、多汗、衰竭、咽痛，感染部位迅速进行性坏死，特别是坏死性咽峡炎、急性肛周脓肿等，可迅速形成溃疡、坏死，其上有假膜形成，病情进展迅速，如不及时抢救，可在数天内死亡。

（二）体格检查重点

白细胞异常大多数继发于其他疾病，其临床表现可为原发病所掩盖。体格检查时应注意以下几点。

1. 皮肤、黏膜 皮肤苍白，皮肤及黏膜瘀点、瘀斑，常提示红细胞和血小板减少，见于再生障碍性贫血、骨髓增生异常综合征（MDS）、阵发性睡眠性血红蛋白尿症（PNH）、系统性红斑狼疮（SLE）、骨髓纤维化、巨幼细胞贫血、脾功能亢进症等。皮肤及黏膜充血、发绀伴脾大，常提示骨髓增生性疾病，如真性红细胞增多症、原发性血小板增多症等。

2. 肝、脾、淋巴结　肝、脾、淋巴结增大见于急性白血病、慢性白血病、恶性淋巴瘤、结缔组织病及传染性单核细胞增多症等。

3. 四肢、脊柱　大关节肿胀、渗液见于系统性红斑狼疮，指间关节梭形肿胀伴尺侧倾斜，类风湿关节炎、脾大伴白细胞减少见于 Felty 综合征。

（三）辅助检查

1. 必须要做的检查

（1）血液一般检查：包括红细胞计数、血红蛋白测定、白细胞计数及分类计数、血小板计数等。

1）白细胞总数增多：中性分叶核粒细胞百分比增加，见于急性化脓性球菌感染、大肠杆菌感染、组织坏死或损伤（如急性心肌梗死、肺梗死、手术创伤、大面积烧伤）、急性溶血、急性失血、急性中毒及长期使用肾上腺皮质激素等。肿瘤性疾病可引起中性粒细胞持续升高，如胃癌、肝癌、急性非淋巴细胞白血病、慢性粒细胞白血病及骨髓增生性疾病。淋巴细胞百分比增加，见于病毒感染（如麻疹、水痘、腮腺炎、流行性出血热、传染性单核细胞增多症等），也见于百日咳杆菌、结核杆菌、布鲁氏菌及梅毒螺旋体的感染，淋巴细胞白血病、淋巴瘤及移植物抗宿主病（GVHD）、传染性单核细胞增多症、移植后的排异反应等患者淋巴细胞亦明显升高。单核细胞百分比增加，主要见于慢性粒-单核细胞白血病、粒细胞缺乏症恢复期、淋巴瘤等。此外，某些感染性疾病如疟疾、黑热病、结核病、感染性心内膜炎及传染病或急性感染恢复期，单核细胞也增高。嗜碱性粒细胞增多，见于慢性粒细胞白血病、骨髓纤维化、慢性溶血及脾切除术后。

2）白细胞总数减少：引起白细胞总数减少的常见原因如下。①感染性疾病：包括某些病毒感染，如流感、麻疹、肝炎、水痘、风疹等，细菌感染，如伤寒、副伤寒，原虫感染，如疟疾；②血液系统疾病：如再生障碍性贫血、粒细胞缺乏症、非白血性白血病、PNH、骨髓转移癌、巨幼细胞贫血等；③物理化学因素（见"病史询问要点"）；④其他：如脾功能亢进症、SLE、某些自身免疫性疾病、家族性白细胞减少症、周期性白细胞减少症及慢性原因不明白细胞减少症。淋巴细胞减少主要见于应用肾上腺皮质激素、烷化剂、抗淋巴细胞球蛋白等及接触放射线和免疫缺陷病（如 AIDS）。单核细胞及嗜碱性粒细胞减少一般无重要临床意义。

3）血涂片检查：除进行白细胞分类计数外，还要观察白细胞形态及有无异常白细胞。此外，通过分类计数了解中性粒细胞有无核象变化，从而为诊断疾病提供重要线索。中性粒细胞胞质内出现中毒颗粒、空泡形成，或中性粒细胞出现核固缩、核溶解或核碎裂等，均称为中毒性粒细胞。白细胞胞质中出现的紫红色棒状物质为棒状小体（Auer 小体）。出现巨杆状核粒细胞、巨晚幼粒细胞和（或）巨多分叶核粒细胞见于巨幼细胞贫血。中性粒细胞胞质中出现的圆形、梨形或云雾状灰蓝色小体，称为杜勒小体。成熟中性粒细胞核不分叶，呈杆状、肾形或哑铃形，称为佩-许（Pelger-Huët）畸形，为常染色体显性遗传缺陷，也可继发于严重感染、白血病、骨髓增生异常综合征（MDS）和肿瘤转移等。涂片中出现形态变异的不典型淋巴细胞，称为异常淋巴细胞；胞体大或胞体大小不等、形态不规则，胞质丰富，核不规则，或多核的组织细胞为异常组织细胞。在白细胞分类计数中若杆状核中性粒细胞占比＞0.06，称为轻度核左移；＞0.10 并伴有少量晚幼粒细胞，称为中度核左移；＞0.25 并出现中幼粒细胞、早幼粒细胞甚至原始粒细胞，称为重度核左移。轻、中度核左移见于急性感染、急性中毒、急性溶血及急性失血等，重度核左移见于慢性粒细胞白血病或中性粒细胞性类白血病反应。若外周血中 5 叶核以上的中性粒细胞超过 3%，称为核右移，见于巨幼细胞贫血，或应用抗代谢药物治疗后及造血功能减退等情况。

（2）骨髓检查：当白细胞异常不能以感染、组织损伤或坏死、急性中毒、物理因素、化学因素、自身免疫性疾病及实体瘤等病因解释，而疑为血液系统疾病时，需做骨髓检查。骨髓涂片对各种类型白血病、多发性骨髓瘤、再生障碍性贫血、巨幼细胞贫血及骨髓转移癌有确诊价值。此外，骨髓涂片对白细胞减少性疾病，如再生障碍性贫血、非白血性白血病、MDS、PNH、骨髓纤维化及脾功能亢进症等有重要诊断与鉴别诊断价值。

2. 应选择做的检查

（1）白细胞增多

1）疑为感染性疾病：疑为细菌感染（主要为化脓性球菌及大肠杆菌），其常见感染部位有扁桃体、鼻窦、中耳、乳突、肺、胆道系统、泌尿系统、消化系统及皮肤黏膜，应进行咽拭子培养、痰培养、血培养、粪尿培养及皮肤黏膜分泌物培养。疑为呼吸系统感染，还应进行胸部 X 线、CT 检查；疑为消化系统感染，应做肝、胆、胰、脾 B 超及腹腔 CT 检查；疑为泌尿系统感染，首先检查尿常规、尿细菌培养及 1 小时尿细胞排泄率，必要时进行静脉肾盂造影。此外，应进行中性粒细胞碱性磷酸酶（NAP）活性及积分测定、氯化硝基四氮唑蓝（NBT）检查及鲎试验。疑为病毒感染，应针对具体病毒进行相应检查，引起白细胞升高的常见病毒有 EB 病毒、出血热病毒及乙型脑炎病毒。疑为 EB 病毒感染，应进行外周血异常淋巴细胞检测、嗜异性凝集试验及抗 EB 病毒抗体检测、EB 病毒核酸定量测定；疑为出血热病毒感染，应查尿常规及出血热病毒抗体。疑为乙型脑炎病毒感染，应查脑脊液（常规检查及脑脊液测定病毒抗原和 IgM 抗体）及用免疫血清检测乙型脑炎抗体。疑为钩端螺旋体感染，应查尿常规及进行血培养及凝集溶解试验。

2）疑为急性溶血：应选择做的检查见第二章第十六节"贫血"。

3）疑为急性中毒：毒蕈中毒，应查血胆碱酯酶活性；尿毒症酸中毒及糖尿病酮症酸中毒，应分别查肾功能、血糖、血酮体及进行血气分析。

4）疑为恶性肿瘤：如疑为肝癌，应查 AFP 及肝脏 CT；胃癌，应进行内镜检查及胃黏膜活检；骨髓转移癌、各型白血病及骨髓增生性疾病，应做骨髓涂片及骨髓活检。

（2）白细胞减少

1）疑为感染性疾病，如伤寒及副伤寒杆菌感染，应进行肥达试验、血培养，必要时做骨髓培养；疑为肝炎病毒感染，应查肝功能及血清肝炎病毒标志物；疑为疟原虫感染，应做厚滴血片、骨髓涂片及血清检测疟原虫抗原和抗体等检查。

2）疑为血液系统疾病，应做骨髓涂片检查，如疑为急性白血病、多发性骨髓瘤、MDS，应做染色体核型分析，急性白血病还应做免疫分型，慢性粒细胞白血病、早幼粒细胞白血病，应做融合基因检测。再生障碍性贫血还应做骨髓活检及骨髓造血细胞培养。

3）疑为物理化学损伤，可做骨髓细胞遗传学检测、血药浓度及其抗体检测。

4）疑为自身免疫性疾病，如 SLE，应选择做的检查参见第二章第一节"发热"。

二、思 维 程 序

（一）白细胞增多

第一步　是否为单纯白细胞增多

外周血检查时白细胞总数＞$10×10^9$/L，称为白细胞增多症，此时必须同时注意红细胞及血小板计数。若后两者正常，则为单纯白细胞增多，见于各种感染性疾病、组织坏死或损伤、急性失血及溶血、急性中毒及长期应用肾上腺皮质激素；若后两者同时增多，则见于骨髓增生性疾病，如慢性粒细胞白血病、真性红细胞增多症、原发性血小板增多症及早期骨髓纤维化；若后两者同时减少，则见于各型急性白血病、结缔组织病、恶性肿瘤骨髓受累，或由于营养性因素。

第二步　白细胞中何种细胞增多为主

通过白细胞分类计数可以确定是中性粒细胞增多、嗜酸性粒细胞增多、嗜碱性粒细胞增多、淋巴细胞增多还是单核细胞增多。必要时进行各类细胞绝对计数检查。

第三步　何种原因引起的白细胞增多

由于白细胞组成主要是中性粒细胞，所以白细胞增多和减少主要受中性粒细胞影响。

（1）是否为感染性白细胞增多：此类患者常有发热，部分有畏寒、寒战。化脓性细菌感染时 NAP 活性及积分均显著升高，常见感染性疾病有化脓性扁桃体炎、化脓性中耳炎、化脓性脑膜炎、肺炎、胆囊炎、肝脓肿、肾盂肾炎、败血症及皮肤软组织感染等。通过体格检查、脑脊液检查、胸部 X 线检查、痰培养、肝胆超声检查、尿常规及培养、血培养可明确诊断，对部分患者可做出病原学诊断。流行性出血热可根据流行病学，典型临床表现（如头痛、眼眶痛、腰痛、酒醉貌及出血），临床分期，白细胞分类中淋巴细胞增多，有异常淋巴细胞，血小板减少，尿中有蛋白、红细胞、白细胞、管型等，做出诊断；若出血热抗体阳性，则更有助于确诊。传染性单核细胞增多症临床表现有咽峡炎，肝、脾、淋巴结增大，皮疹，实验室检查白细胞分类以单核细胞增多为主，异常淋巴细胞＞20%，血清嗜异性抗体效价＞1∶64，EB 病毒 IgM 抗体、衣壳抗体 IgA 阳性有早期诊断价值。

（2）是否为组织损伤及坏死：外伤、手术创伤、大面积烧伤诊断不难。急性心肌梗死根据心电图典型改变及心肌酶谱异常可做出定性和定位诊断。

（3）是否为急性溶血：见第二章第十六节"贫血"。

（4）是否为急性失血：外出血（如上消化道大出血）不难诊断。内出血，如肝脾破裂、输卵管妊娠破裂，早期诊断困难，可根据外伤史、停经史、血压改变做出诊断，必要时通过腹腔穿刺及阴道后穹隆穿刺加以确诊。

（5）是否为急性中毒：药物中毒有服药史，必要时进行尿液毒物鉴定可明确诊断；毒蕈和有机磷中毒，常有食用野生蘑菇或服毒史；有机磷农药中毒者，临床上有毒蕈碱和烟碱样症状，血清胆碱酯酶活性降低有助于诊断；尿毒症酸中毒及糖尿病酮症酸中毒根据肾功能、血糖、血酮体测定及血气分析等诊断并无困难。

（6）是否为恶性肿瘤：AFP＞400ng/ml，结合肝脏超声或 CT 检查有实质性占位，可诊断原发性肝癌。X 线胃肠钡餐摄片及内镜检查是确诊胃癌的重要手段。骨髓涂片原始细胞+（早）幼细胞＞20%，可诊断为白血病。

第四步　如何处理

（1）细菌性感染选择敏感抗菌药物治疗，病毒感染主要是对症治疗，早期可加用抗病毒药物。

（2）溶血处理见第二章第十六节"贫血"。

（3）消化道出血、内出血、急性心肌梗死、急性中毒及恶性肿瘤引起的白细胞升高，应治疗原发病。

（二）白细胞减少

第一步　白细胞减少的机制是什么

（1）是否为骨髓生成减少：可以是骨髓造血干细胞受损、自我复制能力减弱或消失，或是正常造血被异常肿瘤细胞所取代，也可以是某些因素如电离辐射、化学毒物、细胞毒性药物、病毒感染或营养缺乏等抑制骨髓造血前体细胞有丝分裂，以上均可引起白细胞减少或粒细胞缺乏，见于再生障碍性贫血、粒细胞缺乏症、巨幼细胞贫血、急性白血病、恶性肿瘤骨髓转移等。骨髓涂片表现为有核细胞减少或单纯粒系减少，或有肿瘤细胞等可以确诊。

（2）是否为粒细胞破坏或消耗过多：其常见于药物（氨基比林等）所致的白细胞减少、SLE、Felty 综合征、脾功能亢进症、严重败血症等。这是由于白细胞抗体存在，大量粒细胞被凝集素破坏，或组织细胞吞噬大量白细胞，或脾脏滞留白细胞，骨髓涂片有辅助诊断价值。

（3）是否为白细胞分布异常：即大量粒细胞从循环池转移到边缘池，也称假性粒细胞减少症，见于某些病毒及细菌感染，如流感、麻疹、病毒性肝炎、水痘、风疹、伤寒、副伤寒、粟粒型肺结核等，骨髓检查基本正常，肾上腺素或伤寒杆菌脂多糖试验可使边缘池粒细胞向循环池转移，从而导致白细胞计数增加甚至恢复正常。

（4）是否为骨髓释放障碍：成熟粒细胞不能自骨髓向外周血释放，可能因为中性粒细胞对趋化因子无反应，如惰性白细胞综合征。实验室检查骨髓增生正常，对内毒素的储备池释放反应减弱或消失。

第二步　明确白细胞减少的原因

（1）感染性疾病：包括伤寒、副伤寒、麻疹、风疹、水痘及疟疾等。

（2）血液系统疾病：单一粒细胞减少，如粒细胞缺乏症、慢性原发性粒细胞减少症、周期性粒细胞减少症、家族性中性粒细胞减少症；全血细胞减少，如再生障碍性贫血、PNH、巨幼细胞贫血、非白血性白血病、脾功能亢进症、MDS、噬血细胞综合征等。

（3）免疫性疾病：如 SLE、药物性粒细胞减少症。

第三步 如何处理

（1）粒细胞减少症：应以治疗原发病为主，如 SLE 等自身免疫性白细胞减少，可给予肾上腺皮质激素治疗；脾功能亢进症，可行脾切除术等；此外，肾上腺皮质激素还可促进骨髓粒细胞向外周血释放。促白细胞生成药物可以试用，但缺乏肯定和持久疗效。

（2）粒细胞缺乏症：常伴有严重感染及明显毒血症症状，应积极救治，常用措施包括应用广谱抗菌药物、皮下注射粒细胞集落刺激因子，免疫因素引起者可给予肾上腺皮质激素治疗。

嗜酸性粒细胞增多

正常成人外周血嗜酸性粒细胞超过白细胞分类计数的 7%，绝对值超过 0.5×10^9/L，称为嗜酸性粒细胞增多。根据嗜酸性粒细胞增多程度，临床上将其分为轻、中、重度三级。轻度：嗜酸性粒细胞高于正常，但占比 < 0.15，绝对值 < 1.55×10^9/L；中度：嗜酸性粒细胞占 0.15~0.50，绝对值为 1.5×10^9/L~5.0×10^9/L；重度：嗜酸性粒细胞占比增高到 0.50~0.90，绝对值 > 10×10^9/L。患者常因发热、咳嗽、喘息、皮疹及肝、脾、淋巴结增大就诊，经血液学检查发现，少数因其他疾病就诊或健康检查时发现。

一、临床思维的必要前提

（一）病史询问要点

1. 过敏性疾病史 既往有无支气管哮喘、过敏性鼻炎、药物或食物过敏、慢性荨麻疹及异体蛋白过敏史。

2. 居住地和寄生虫感染史 既往有无钩虫、蛔虫、丝虫、绦虫、血吸虫、华支睾吸虫、卫氏并殖吸虫、旋毛虫、包囊虫感染史。居住在农村者、桑农感染钩虫、蛔虫概率大；居住在江南水乡，有疫水接触者，血吸虫感染概率增大；居住在福建、广东等东南沿海的居民，有生食石蟹、蝲蛄、螃蟹习惯，易发生卫氏并殖吸虫感染；居住在内蒙古、新疆等地的牧民易患包囊虫病。

3. 皮肤病史 有无湿疹、银屑病、天疱疮等皮肤病史。

4. 呼吸系统症状 肺嗜酸性粒细胞增多症患者常有发热、咳嗽、咳痰、咯血、哮喘、胸痛或胸骨后不适等症状。

5. 消化系统症状 嗜酸细胞性胃肠炎常表现为低热、反复发作性腹痛、腹泻及不全性幽门梗阻等症状。

6. 血液系统症状 如发热、进行性贫血、出血，见于急性嗜酸细胞性白血病，此病少见。

7. 结缔组织病相关症状 淋巴结肿大、血栓等，可伴有皮肤改变。

（二）体格检查重点

1. 皮肤、黏膜 注意有无风团样皮损、湿疹、银屑病、天疱疮、剥脱性皮炎等皮肤损害。散在分布的皮下结节，提示为囊虫病感染。黏膜充血、皮肤紫红色，提示为真性红细胞增多症。

2. 肝、脾、淋巴结　嗜酸性粒细胞增多伴肝脾大者，见于慢性粒细胞白血病、真性红细胞增多症、恶性淋巴瘤、肥大细胞性白血病；发热伴淋巴结进行性肿大、皮肤瘙痒，可见于血管免疫母细胞性 T 细胞淋巴瘤及嗜酸细胞肉芽肿；肝、脾、淋巴结增大，若伴有多系统损害，尤其是有心肺功能不全的症状与体征，可能为特发性嗜酸性粒细胞增多症、慢性嗜酸细胞性白血病（非特指的）。

3. 甲状腺、乳腺、胰腺等　观察有无肿块或结节，这些器官的恶性肿瘤常伴有轻中度嗜酸性粒细胞增多。

（三）辅助检查

1. 必须要做的检查

（1）血液一般检查：包括白细胞计数及白细胞分类计数，是确定有无嗜酸性粒细胞增多的唯一检查手段。红细胞计数和血小板计数对嗜酸性粒细胞增多的病因诊断亦十分必要。

（2）粪便检查：寄生虫感染是引起嗜酸性粒细胞增多的最常见原因之一，肠道内成虫仅引起轻度升高，而寄生在肠道外组织的寄生虫，如血吸虫、卫氏并殖吸虫、丝虫、包虫及蛔虫、钩虫等的蚴虫移行时，蚴虫侵入各器官或成虫破坏肠道黏膜时，可引起显著升高。因此，粪便寻找寄生虫或寄生虫卵对病因诊断有重要意义。

2. 应选择做的检查

（1）疑为寄生虫感染：若粪便检查阴性，应进行血清学检查，如环卵沉淀试验、抗原皮内试验、血清抗体检测等；疑为丝虫感染，应于夜间 10：00 至次晨 2：00，取外周血涂片镜检可发现微丝蚴。

（2）疑为肺嗜酸性粒细胞增多症：应进行胸部 X 线检查。

（3）疑为血液系统疾病，如慢性粒细胞白血病、骨髓转移癌、真性红细胞增多症、多发性骨髓瘤、慢性嗜酸性粒细胞白血病等，应做骨髓涂片。此外，慢性粒细胞白血病还应查 NAP 活性及积分、Ph 染色体等；真性红细胞增多症还应查 *JAK2* V617F 基因突变、红细胞容量、NAP 活性及进行血清维生素 B_{12} 测定；骨髓瘤还应检测免疫球蛋白含量，进行血清蛋白电泳及扁骨 X 线摄片等。

（4）疑为恶性淋巴瘤、嗜酸细胞肉芽肿：应做淋巴结活检。

（5）疑为嗜酸性粒细胞心内膜炎，应做心内膜及心肌活检。疑为嗜酸细胞性胃肠炎，应行胃肠镜检查。

（6）疑为腺垂体或肾上腺皮质功能减退，应查 T_3、T_4、FT_3、FT_4、TSH 及血清皮质醇。

二、思 维 程 序

第一步　是否为变态反应性疾病

变态反应性疾病如支气管哮喘、荨麻疹、血清病、药物过敏反应等，根据临床症状、体征、用药史等不难诊断。

第二步 是否为寄生虫感染

肠道内寄生虫如蛔虫、钩虫、绦虫感染可通过粪便检查找到虫卵确诊。血吸虫感染有一定的地理分布，在我国主要分布于长江三角洲的平原地区和长江中下游的湖泊沿岸地区，有明确疫水接触史。急性感染有发热、尾蚴皮炎、荨麻疹等血清病症状，粪便内检出虫卵或孵出毛蚴是确诊本病的直接证据。若粪便检查阴性，可行尾蚴膜试验、环卵沉淀试验，阳性率可达 90% 以上，应用单克隆抗体与 DNA 重组技术，检测患者体内循环抗原，特异度高、灵敏度强。卫氏并殖吸虫感染常有流行区生食石蟹或蝲蛄史，临床上患者有长期咳嗽、咳铁锈色痰或有头痛、呕吐、癫痫发作，或有游走性皮下结节或包块，确诊有赖于痰液、粪便中检出虫卵或从皮下结节活检中发现虫卵或虫体。应用成虫抗原进行皮内试验有助于确诊。华支睾吸虫感染常有生食或食用未煮熟淡水鱼虾史，确诊依赖于粪便中检出虫卵，应用成虫抗原进行皮内试验有参考价值。囊虫病患者有绦虫病史，皮下结节活组织检查有确诊价值，脑囊虫病诊断困难，可采用血液或脑脊液进行间接荧光抗体检测、ELISA 等免疫学检查，具有较高灵敏度与特异度。丝虫病诊断依赖于夜间采外周血涂片或采静脉血加蒸馏水离心沉淀涂片染色镜检找到微丝蚴。

第三步 是否为皮肤病

皮肤病包括湿疹、剥脱性皮炎、天疱疮、银屑病等，根据临床表现不难诊断。

第四步 是否为血液病

血液病如慢性粒细胞白血病、恶性淋巴瘤、真性红细胞增多症、多发性骨髓瘤、慢性嗜酸性粒细胞白血病和脾切除后，通过血常规、骨髓涂片、淋巴结活检等检查有助于确立诊断。

第五步 是否为恶性肿瘤

恶性肿瘤如肾癌、肾上腺癌、甲状腺癌、肝癌、胰腺癌等，于肿瘤坏死、转移或恶化时，常引起嗜酸性粒细胞中度增多，可通过相应器官的彩超、CT 及肿瘤标志物检测协助诊断。

第六步 是否为肺嗜酸性粒细胞增多症

肺嗜酸性粒细胞增多症包括 Loffler 综合征（过敏性肺炎）、慢性肺嗜酸性粒细胞增多症、慢性哮喘性肺嗜酸性粒细胞增多症、热带嗜酸性粒细胞增多症、流行性嗜酸性粒细胞增多症等。这组疾病的主要特征为呼吸系统症状及胸部 X 线片上的肺部浸润。

第七步 是否为嗜酸性粒细胞增多症

该病包括过敏性肉芽肿、嗜酸细胞肉芽肿、嗜酸细胞性胃肠炎、嗜酸性粒细胞心内膜炎、弥漫性嗜酸性粒细胞病等。

第八步 其他引起嗜酸性粒细胞增多症的疾病

其他引起嗜酸性粒细胞增多症的疾病包括猩红热急性期、风湿性疾病、腺垂体功能减退、肾上腺皮质功能减退等。

第九步　如何处理

（1）驱虫治疗：适用于寄生虫感染引起的嗜酸性粒细胞增多者。

（2）肾上腺皮质激素治疗：适用于各种变态反应性疾病。

（3）化疗和手术治疗：恶性血液病以化疗为主，各种实体瘤有手术指征者行手术治疗。

血小板数异常

血小板计数目前大多采用自动化血细胞分析仪检测，参考值范围 $100 \times 10^9/L \sim 300 \times 10^9/L$。血小板计数 $< 100 \times 10^9/L$ 称为血小板减少，$> 400 \times 10^9/L$ 称为血小板增多。血小板计数异常可表现为单纯血小板减少或增多，也可表现为伴有红细胞计数、白细胞计数异常和（或）出现形态改变，或出现异常细胞。血小板计数异常按其发病机制可分为原发性、继发性及反应性，此外血小板减少还可由血小板分布异常引起。

一、临床思维的必要前提

（一）病史询问要点

1. 起病情况　原发性免疫性血小板减少症（ITP）、急性再生障碍性贫血（AAA）、急性白血病（AL）、噬血细胞综合征、暴发性狼疮、血栓性血小板减少性紫癜（TTP）等起病急骤，患者常在数天至 1～2 周出现急剧血小板减少，伴有明显出血倾向，部分有发热。其他原因的血小板减少大多起病隐匿，血小板增多症起病缓慢，其中不少患者是在体检时偶然发现。

2. 发热　除 ITP 外，其他急性起病的血小板减少症都伴有发热甚至高热，慢性起病的血小板数异常者大多无发热。

3. 出血倾向　急性起病者大多有严重出血倾向，不仅表现为皮肤瘀点、瘀斑和紫癜，还可表现为口腔血疱、月经过多甚至黑便、血尿等内脏出血，但由颅内出血引起死亡者少见。慢性血小板减少仅表现为皮肤及黏膜瘀点、瘀斑，血小板增多者大多无出血倾向。

4. 年龄与性别　儿童血小板减少较多见于 ITP、急性淋巴细胞白血病及先天性血板减少症。SLE、Evans 综合征、ITP 多见于育龄期妇女。

5. 感染及服药史　部分 AAA 可有肝炎病毒、EB 病毒感染史，药物性紫癜常有明确服药史（如解热镇痛药、镇静催眠药及抗生素等）。

6. 电离辐射　部分慢性再生障碍性贫血（CAA）、急性白血病、骨髓增殖性疾病及急性和慢性放射病可有过度或小剂量长期 X 线、放射核素或中子照射史。

7. 家族遗传史　SLE、白血病、先天性血小板减少症常有家族发病史。

8. 其他　放、化疗史：恶性肿瘤接受放、化疗后引起的骨髓抑制，导致全血细胞减少。输血史：部分患者输血后发生免疫反应，出现输血后血小板减少，部分患者是由输入大量库存血引起的稀释性血小板减少。恶性肿瘤骨髓转移引起骨髓病性血小板减少。关节疼痛见于 SLE 及急性白血病等患者。神经精神症状见于 SLE、TTP 患者。

（二）体格检查重点

1. 皮肤、黏膜颜色　皮肤苍白见于全血细胞减少，如再生障碍性贫血、巨幼细胞贫血、白细胞不增多性白血病、骨髓病性贫血等。皮肤黄染见于 Evans 综合征、急性溶血时再生障碍性贫血危象、恶性淋巴瘤、噬血细胞综合征、SLE 等。皮肤红紫色见于真性红细胞增多症。

2. 皮肤、黏膜损害　口腔黏膜血疱、舌部血疱见于重度血小板减少如 AAA。皮肤大片瘀斑、皮下血肿见于弥散性血管内凝血（DIC）。面部蝶形红斑、甲周红斑、皮肤网状青紫见于 SLE。

3. 肝、脾、淋巴结检查　三者均增大见于 SLE、恶性淋巴瘤、急性白血病、噬血细胞综合征等。肝脾同时增大，常有巨脾，见于慢性粒细胞白血病、骨髓纤维化。仅脾大见于真性红细胞增多症、原发性血小板增多症、脾功能亢进。

（三）辅助检查

1. 必须要做的检查

（1）血液一般检查：包括红细胞计数、血红蛋白测定、白细胞计数及分类、血小板计数等。

1）血小板计数减少：①白细胞计数及血红蛋白正常见于急性 ITP、慢性 ITP、新生儿血小板减少症、先天性血小板减少症、输血后血小板减少、血小板分布异常（如脾大、海绵状血管瘤）、药物性血小板减少等；②白细胞及血红蛋白均减少见于急性再生障碍性贫血、慢性再生障碍性贫血、巨幼细胞贫血、非白血性白血病、噬血细胞综合征、脾功能亢进症、骨髓纤维化晚期、MDS、SLE、PNH 等；③白细胞计数正常、血红蛋白减少见于 Evans 综合征、TTP 等；④白细胞计数增加、血红蛋白减少见于急性白血病、慢性淋巴细胞白血病晚期。

2）血小板计数增多：①白细胞计数及血红蛋白增多见于原发性血小板增多症和真性红细胞增多症；②白细胞计数增多、血红蛋白正常或减少见于骨髓纤维化早期、慢性粒细胞白血病及急性感染、急性溶血、某些癌症引起的反应性血小板增多症。

（2）血涂片检查：①观察血小板大小、形态与分布，巨大血小板见于 ITP、粒细胞白血病。幼稚血小板增多见于 ITP 和反应性血小板疾病，此时可同时出现蓝色、巨大血小板。原发性血小板增多症表现为血小板聚集成团甚至满布视野。②观察有无有核红细胞、幼稚白细胞及异常细胞（如异常组织细胞、里-施细胞、肿瘤细胞等），出现这些细胞有助于诊断骨髓纤维化、MDS、白血病、淋巴瘤及恶性肿瘤骨髓转移等。

（3）骨髓检查：骨髓有核细胞增生程度，骨髓增生低下或严重低下见于再生障碍性贫血、放射性损伤、低增生性急性白血病、骨髓纤维化晚期、肿瘤骨髓浸润等；增生正常见于输血后血小板减少、ITP、血小板分布异常等；增生旺盛见于骨髓纤维化早期、MDS、各种白血病、巨幼细胞贫血、脾功能亢进及真性红细胞增多症和原发性血小板增多症等。如能同时进行骨髓活检，则对上述某些疾病有更重要的诊断意义，如再生障碍性贫血（骨髓造血组织减少、脂肪组织增加）、MDS[不成熟前体细胞异常定位（ALIP）阳性]、骨髓纤维化（网状纤维染色显示纤维组织增生）。

（4）影像学检查：包括腹部彩超及胸腔、腹腔 CT 检查，有助于发现查体不易触及的肝脾大、深部淋巴结肿大。

2. 应选择做的检查

（1）血小板减少

1）免疫性血小板减少：疑为 Evans 综合征，应查血小板相关抗体、补体和进行 Coombs 试验。疑为 SLE，应做 ANA、抗 ds-DNA 抗体、抗 Sm 抗体及抗 ENA 抗体谱检测。

2）肿瘤性血小板减少：这类疾病包括多发性骨髓瘤（MM）、恶性淋巴瘤、急慢性白血病、骨髓纤维化及骨髓转移癌等，骨髓检查即可明确诊断，但要明确病变性质或肿瘤来源，还要做一些选择性检查。如疑为 MM，应做多部位骨骼影像学检查、免疫球蛋白测定及免疫固定电泳。疑为淋巴瘤，应在可疑器官或淋巴结行病理切片检查。疑为白血病，应做染色体检查，如出现 t（15；17），则为急性早幼粒细胞白血病，Ph 阳性见于慢性髓细胞性白血病（CML），5q-见于 MDS。疑为骨髓转移癌，除进行相应的影像学检查外，还要进行肿瘤标志物如 AFP、CEA、PSA、CA19-9、CA125、CA153 等测定。

3）消耗性血小板减少：包括 TTP、溶血尿毒症综合征（HUS）及 DIC。外周血涂片观察红细胞碎片和异常红细胞，尿常规、肾功能及相关凝血功能检查（如纤维蛋白原、PT、TT、3P、D-二聚体、FDP 等）。

4）生成性血小板减少：疑为 AA，可做骨髓细胞培养，疑为 PNH，可做 Rous 试验、Ham 试验及外周血细胞 CD55、CD59 表达检测等。

（2）血小板增多：疑为早期 CML，可做染色体检查、NAP 活性测定。疑为 PV，可做血清维生素 B_{12} 测定、NAP 活性测定，有条件者可做骨髓 *JAK2* V617F、*MPL*、*VALR*、*AXCL1* 基因突变测定及红细胞容量和 EPO 测定（参阅"红细胞增多"）。疑为早期骨髓纤维化，加做骨髓活检及网状纤维染色。

二、思 维 程 序

（一）血小板减少

第一步　是否为血小板生成减少或无效生成

（1）是否为再生障碍性贫血（AA）

1）外周血检查为全血细胞减少，急性全血细胞减少更严重，网织红细胞百分比或绝对计数减少。

2）骨髓涂片为有核细胞增生低下或严重低下，如有局灶性造血，但巨核细胞显著减少或缺如，非造血细胞相对增多。

3）骨髓活检显示造血组织减少，脂肪组织明显增多。

4）骨髓细胞培养显示粒细胞单核细胞集落生成单位（CFU-GM）、红细胞集落生成单位（CFU-E）及巨核细胞集落生成单位（CFU-Meg）减少。

（2）是否为肿瘤浸润性血小板减少

1）患者有骨髓自身肿瘤或肿瘤骨髓转移的原发病表现，前者有白血病、骨髓瘤、淋巴瘤、MDS 及骨髓纤维化等，后者常见有甲状腺癌、乳腺癌、肺癌、前列腺癌及胃肠道癌等骨髓转移。

2）骨髓检查可发现白血病细胞、骨髓瘤细胞、淋巴瘤细胞、异常或巨多核组织细胞。发现癌细胞是肿瘤骨髓转移的强有力证据。

3）骨髓转移癌时骨髓有核细胞增生大多低下，而白血病、骨髓瘤、淋巴瘤、MDS、早期骨髓纤维化时，骨髓有核细胞大多明显增生，但巨核细胞减少。

（3）是否为感染或药物引起的血小板减少：可表现为全血细胞减少（药物或病原体损害骨髓造血干细胞或干扰 DNA 合成，抑制细胞有丝分裂）或仅表现为血小板减少（药物或病原体选择性抑制巨核细胞生成）。服药史或感染史可提供诊断线索，骨髓涂片检查表现为有核细胞增生低下，或仅表现为巨核细胞减少或缺如，这类患者大多在去除病因后骨髓象与血象逐渐恢复正常，部分患者持久不能恢复而演变为再生障碍性贫血。

（4）是否为血小板无效生成：见于巨幼细胞贫血、PNH 及 MDS 等，此类患者外周血可表现为全血细胞减少，但骨髓巨核细胞数量正常或增多，血小板产率降低，或血小板寿命缩短，在骨髓内无效生成。对于巨幼细胞贫血，根据骨髓幼红细胞有巨幼样变（＞10%）或借助血清叶酸、维生素 B_{12} 测定可以确诊。PNH 表现为单纯血小板减少者极少见，常有贫血和白细胞减少，大部分患者有血红蛋白尿发作，糖水试验、Rous 试验、Ham 试验阳性有助于诊断，外周血 CD55、CD59 流式检测对诊断有很大帮助。MDS 有骨髓一系、二系或三系病态造血，骨髓活检 ALIP 阳性。

第二步　是否为血小板破坏过多

（1）是否为 ITP：单纯表现为外周血血小板减少，需要排除其他继发原因（见第二章第十七节"出血倾向"），常见巨大血小板。骨髓检查巨核细胞数量可增多，也可正常或减少，但产生血小板的巨核细胞明显减少。80%以上的患者血中可查出抗血小板抗体[血小板相关免疫球蛋白（PAIg）、人血小板相关补体3（PAC3）]。体格检查时脾不增大。

（2）是否为其他免疫反应异常引起的血小板减少

1）是否为结缔组织病。

2）是否为淋巴增殖性疾病：淋巴细胞白血病、淋巴瘤、多发性骨髓瘤等常合并免疫性血小板破坏过多。这类患者外周血常有白细胞及血红蛋白异常，骨髓检查或淋巴结活检可明确诊断。

3）是否为药物或感染相关的血小板破坏过多：患者有服药或感染史，部分患者血中血小板抗体水平升高，骨髓检查显示巨核细胞数正常或代偿性增多。

（3）是否为非免疫性血小板破坏过多：常见原因包括血管炎、人工心脏瓣膜、动脉插管、体外循环、血液透析等，由于血管内膜粗糙、血管内异物或血液流经体外管道时引起血小板机械破坏，或血小板黏附在内膜或异物表面，均可引起血小板减少。上述疾病史可提供诊断依据。

第三步　是否为血小板消耗过多

（1）是否为 DIC：原发疾病史，凝血四项检查异常（如纤维蛋白原减少、PT 延长、TT

延长等）、3P 试验阳性、D-二聚体升高、血中 FDP 含量增加，外周血出现红细胞碎片等有助于诊断。

（2）是否为 TTP：临床上除有血小板减少外，还有发热、Coombs 试验阴性的溶血性贫血、一过性神经精神症状及肾功能损害等有助于诊断。

（3）是否为溶血尿毒症综合征（HUS）：本质与 TTP 相似，仅见于儿童，临床也有发热、血小板减少、微血管病性溶血性贫血。但因病理损害主要局限于肾脏，急性肾衰竭与高血压多见，而神经精神症状少见。

第四步 是否为血小板分布异常

患者是否有脾大或巨大海绵状血管瘤，因脾大、海绵状血管瘤可扣留全血 85% 的血小板并破坏扣留的血小板。体格检查或超声、CT 检查可明确诊断。

（二）血小板增多

第一步 是否为原发性血小板增多

（1）起病隐匿：主要症状为出血及血栓形成，80% 以上的患者有脾大，部分病例有肝大。

（2）血小板明显增多：大多 $>1000\times10^9$/L，血小板常聚集成堆，可见巨大型、小型或畸形血小板。

（3）白细胞增多：大多在 10×10^9/L～30×10^9/L，NAP 活性或积分增高，血红蛋白大多正常或仅轻度增加，当出血明显时可降低。

（4）骨髓涂片：有核细胞增生明显活跃，巨核细胞增生尤为显著，可达正常的 10～100 倍甚至以上，原、幼巨核细胞均增多，或产生血小板能力增强。

第二步 是否为继发性血小板增多

本病常继发于慢性粒细胞白血病、真性红细胞增多症、原发性骨髓纤维化等。

（1）真性红细胞增多症：见第四章第一节"血细胞计数"。

（2）慢性粒细胞白血病：白细胞增多显著，通常 $>30\times10^9$/L，常伴有各期幼稚细胞增多，慢性期或加速期血小板可显著升高，NAP 活性及积分降低，常为阴性，Ph 染色体、*BCR/ABL* 融合基因异常是其确诊依据。

（3）早期骨髓纤维化：白细胞增多，通常 $<30\times10^9$/L，红细胞轻度增多，血小板可增加，但很少 $>800\times10^9$/L，外周血出现较多幼红细胞、幼粒细胞及泪滴样红细胞，骨髓检查常干抽，骨髓活检见胶原纤维及网状纤维增多。

第三步 是否为反应性血小板增多

反应性血小板增多常见于慢性感染（如结核病、骨髓炎、慢性肺炎、肺脓肿等）、慢性炎症（如类风湿关节炎、克罗恩病、结节病等）、缺铁性贫血、溶血性贫血、急性出血后、肿瘤性疾病、脾切除后及肾上腺素等药物反应。反应性血小板增多有原发疾病可寻，血小板常 $<800\times10^9$/L，白细胞计数因原发病而有差异，脾脏不增大，去除病因后血小板恢复正常。

（三）如何处理

（1）ITP：首选激素，其次为脾切除，难治性 ITP 可选用利妥昔单抗、血小板受体激动剂及免疫抑制剂，紧急情况下可应用大剂量丙种球蛋白、血浆置换、输注单采血小板。

（2）原发性血小板增多症：首选骨髓抑制药如羟基脲，干扰素可作为辅助治疗药物，紧急情况下（如出血、分娩前、手术前）可采取血小板分离术。注意预防血栓形成，如已有血栓形成，可给予抗凝及溶栓治疗。

（3）继发性和反应性血小板增多：针对原发病进行治疗。

（蔡则骥　庄静丽）

第二节　尿常规异常

尿色异常

在生理状态下，尿色与尿量、尿 pH、内源性或外源性色素（包括食物与药物等）等有关。正常尿液中含有尿色素、尿胆素、尿红素等物质，故常呈浅黄色。许多病理情况如血尿、血红蛋白尿、肌红蛋白尿、卟啉尿、乳糜尿和胆色素尿等均可使尿色显著异常。

一、临床思维的必要前提

（一）病史询问要点

（1）询问尿色异常的情况、发生过程、伴随症状，以及尿色异常的持续时间和变化情况。血尿、血红蛋白尿、肌红蛋白尿和卟啉尿可呈红色；血红蛋白尿和肌红蛋白尿随着放置时间延长或在酸性环境中还可呈棕黑色（酱油色）；乳糜尿、脓尿及大量盐类排出时尿液可呈现乳白色。

（2）询问有关食物、药物摄入史：摄入胡萝卜素、维生素 B_2、呋喃妥因等可使尿液呈深黄色或橙黄色；摄入亚甲蓝、间苯二酚（雷锁辛）可使尿液呈暗绿色或蓝色，摄入大黄、番泻叶、美鼠李皮等药物可使尿液呈黄褐色（酸性尿中）或红色（碱性尿中）。

（3）如疑为血红蛋白尿，应询问有无溶血性疾病的病史。存在红细胞内在缺陷性疾病病史者，如为遗传性者，应询问溶血是否与服用蚕豆或伯氨喹等有关，如为获得性者，应考虑阵发性睡眠性血红蛋白尿，溶血与睡眠及血 pH 下降有关（如服用维生素 C）。还应询问有无红细胞外因素引起溶血的病史，包括错型输血，自身免疫性、机械性（如置入金属心瓣膜、微血管性溶血等）、化学性或药物性（如苯、砷化氢、铅、磺胺类药物接触史）因素，以及烧伤和疟疾等。

（4）疑为肌红蛋白尿，应询问有无服用相关药物、剧烈运动、广泛软组织损伤（如挤压伤、严重烧伤、电灼伤等）、肌细胞缺氧（如大动脉栓塞）、肌肉炎症（如皮肌炎、多发性肌炎等）、中毒（如蛇毒、蜂毒、蜘蛛毒和重度酒精中毒等）、剧烈肌痉挛、恶性高热等病史。对于阵发性肌红蛋白尿患者，应注意询问有无先天性磷酸化酶、磷酸果糖激酶或肉毒碱脂酰转移酶缺乏等情况，此类患者常在急性感染后（儿童）或运动后（成人）出现肌红蛋白尿。

（5）疑为卟啉尿，应注意询问有无尿液经光照后变色（变成红色或紫红色）的病史，其常见于红细胞生成性卟啉病（可在新生儿或婴儿期发病，有严重光过敏史）和急性间歇性肝性卟啉病（常有腹绞痛、精神失常和周围神经病变，并在服用巴比妥或磺胺后诱发），故应询问相关病史。卟啉尿还可继发于肝硬化、溶血性贫血、红细胞增多症和血色病，故亦应问及此类病史。

（6）疑为乳糜尿，要询问尿液颜色，尿液通常为乳白色，严重者静置后可分 3 层：上层为脂肪，中层为乳白色或较清的液体，含小凝块，下层为红色或粉红色沉淀物。其可伴血尿或脓尿，分别称乳糜血尿或乳糜脓尿。还要注意询问是持续性还是发作性，如为后者，还要注意发作期长短。询问有无血丝虫（斑氏丝虫多见）感染史，以及有无腰痛、肾绞痛、淋巴结肿大史；无寄生虫感染者，要注意询问有无腹腔结核，或腹腔、腹膜后和纵隔肿瘤，或创伤引起淋巴系或胸导管受压的相关病史。

（7）疑为胆色素尿，仔细询问尿液颜色对诊断很有帮助。胆红素尿为深黄色或黄褐色，氧化后可为黄绿色或棕绿色，尿胆素为深黄色或橙黄色。

（二）体格检查重点

尿色异常本身并无体格检查的需要，然而前述诸多种类的尿色异常及其可能病因应酌情进行相关检查。

（三）辅助检查

1. 必须要做的检查　尿常规检查可除外血尿、蛋白尿、脓尿和结晶尿，也可区分乳糜尿。尿 pH 可以帮助了解在不同色泽的尿液中色泽变化的意义。如尿沉渣涂片中见大量细菌，则可确认为菌尿。尿胆色素定性或半定量试验对胆色素尿诊断及其意义也很有价值。

2. 应选择做的检查

（1）疑为血红蛋白尿者，应做联苯胺试验和尿含铁血黄素检查，也应做有关血管内溶血的检查，包括周围血象、网织红细胞、血清乳酸脱氢酶、血浆游离血红蛋白浓度和血清结合珠蛋白浓度测定，还应做有关黄疸的检查，包括血清间接胆红素、尿胆原和尿胆素测定及肝功能等。有肾功能受损可能者，应做肾功能检查。疑为其他可能病因时，应加做相关检查以确诊。

（2）疑为肌红蛋白尿者，应做联苯胺试验，肌红蛋白尿时联苯胺试验阳性，在尿中加入 3.2mol 硫酸铵不生成异常色素沉淀，无血管内溶血的各项表现，可出现肌肉受损的表现（如磷酸激酶和转氨酶升高等）。当疑及可引起本症的病因时，应加做相应的检查。本症常可引起急性肾衰竭，因此肾功能检查亦很必要。

（3）疑为卟啉尿者，应做尿卟啉检查，有条件时还可测定尿 δ-氨基-γ-酮戊酸和卟胆原、尿和粪卟啉原 I 等。对于获得性卟啉尿患者，应注意有关肝病和血液病的检查。

（4）疑为乳糜尿者，应做尿乳糜定性试验。应注意与脂肪尿和脓尿区别。脂肪尿镜检时见大量脂肪球，静置后或离心后仅见上浮一层脂肪，无凝结现象。脓尿镜检时见大量脓细胞，加乙醚尿色不变清，加碱性溶液可使尿色变清。有大量盐类结晶时，加热、加酸后尿色可变清，镜检可见大量盐类结晶。当肯定为乳糜尿时，部分患者可在血和尿中找微丝蚴，通过膀胱镜可区分来自哪侧肾脏，可通过淋巴造影寻找阻塞部位。对于各种非寄生虫性病因，选择做腹腔镜或胸腹部 CT、MRI 检查有一定的意义。

二、思维程序

第一步　明确是否为尿色异常

首先排除食物和药物的影响，其次通过尿液检查除外血尿、脓尿和结晶尿，再次通过尿胆红素检查除外胆红素尿。剩下的是乳糜尿、血红蛋白尿、肌红蛋白尿及卟啉尿。

第二步　初步区分

通过联苯胺试验、尿含铁血黄素试验及加 3.2mol 硫酸铵试验对血红蛋白尿或肌红蛋白尿做初步区分。有条件时可进行分光光度计检查，或进行尿蛋白电泳以进一步证实。

第三步　对肯定为血红蛋白尿的患者，应寻找溶血的原因

可分别从红细胞内缺陷和红细胞外因素进一步分析查找原因。

第四步　对确定为肌红蛋白尿的患者，应针对前文所述病因进一步查明

第五步　疑为卟啉尿的患者，可做尿卟啉原试验，确定是否为卟啉尿（紫质尿）

由于继发性（或称症状性）卟啉尿较常见，所以要针对肝病和血液病（如溶血性贫血、红细胞增多症、血色病等）做有关检查。还要除外化学物质和药物引起的（如铅、砷、磷、硒、双苯骈蒽、磺胺类、巴比妥类、苯妥英钠等）及糙皮病、高热等情况引起的症状性卟啉尿。找不到病因的常为卟啉病（即紫质病）。其常见疾病为急性间歇性肝性卟啉病和红细胞生成性卟啉病，发病年龄及临床表现不尽相同。通过遗传学调查，得知其分别为常染色体显性和隐性遗传，有条件时分析尿中卟啉质成分，有助于确诊。

第六步　对于乳糜尿患者，首先要除外其他可引起乳白色外观尿液的情况

最常见的是脂肪尿、脓尿和结晶尿。其次是定位诊断，包括膀胱镜检查、淋巴管造影及胸腹部 CT 或 MRI 检查等。最后是病因诊断，常见的是寄生虫性的，应多次夜间找微丝蚴（特别要说明的是找不到微丝蚴也不能除外寄生虫性乳糜尿，因为检出率不高，应结合临床做出诊断）。至于结核、肿瘤和外伤等病因，也应结合临床表现予以考虑，并寻找证据证实。

第七步　罕见的还有黑色尿

黑色尿病因除服用左旋多巴、焦没食子酸外，常见的还有黑酸尿和黑色素尿。前者尿液长期接触空气或加碱性溶液后转变为黑色（存在尿黑酸），被认为是酶缺乏所致，可伴有

皮肤棕黄色色素沉着和关节炎，即黄褐病三联征。黑色素尿则为尿中含有大量黑色素，使尿液呈黑色。常见病因有恶性黑色素瘤、慢性肾上腺皮质功能减退症等。

第八步　如何处理

针对病因治疗。

（叶志斌　徐元钊）

蛋 白 尿

正常人尿中排出蛋白质量通常不超过 150mg/d，超过此值时称为蛋白尿。然而青少年可略高，其上限可达 300mg/d。临床上使用的蛋白尿分类方法有多种，如按其原因分为生理性和病理性两大类，后者又可分为肾小球性、肾小管性、溢出性和组织蛋白尿 4 类。按尿中蛋白质分子质量可分为高分子、中分子、低分子和混合性蛋白尿，或分为选择性和非选择性蛋白尿。这些分类都是从一个侧面描述了蛋白尿的基本特征。

一、临床思维的必要前提

（一）病史询问要点

1. 是否存在蛋白尿　排出含有较多泡沫的尿液时要怀疑蛋白尿，但泡沫尿并非蛋白尿患者所特有。疑有蛋白尿时，首先应进行尿常规检查。尿常规是定性检查，24 小时尿蛋白定量和尿蛋白-肌酐比值相对更为可靠。尿蛋白较少者，应查尿白蛋白排泄情况，如尿白蛋白排泄率和随机尿的蛋白-肌酐比值，这对高血压和糖尿病等所致的肾脏损伤的早期诊断甚为重要。尿蛋白阳性有时是尿路存在炎症所致，应在炎症消退后复查。如前列腺分泌物、白带混入尿液，尿常规检查也可呈蛋白阳性，故按要求留尿液样本十分重要。

2. 蛋白尿出现时的情况　如是否在高热、寒冷、剧烈运动或体位变化等情况下出现。还应问及蛋白尿持续时间、严重程度、变化规律或过程。

3. 询问蛋白尿常见的伴随症状　水肿是常见的伴随症状，要注意水肿的分布情况、加重因素、昼夜变化规律和严重程度，注意结膜下有无水肿、浆膜腔是否有积液等。由于蛋白尿常见于各类原发和继发性肾脏疾病，故详细询问各系统的病史极为必要。

4. 服用的药物　由于不少药物可以引起蛋白尿，因此对于蛋白尿患者，要问清对肾脏可能有损害的药物的使用情况、剂量及与蛋白尿出现的关系。

5. 是否有肾后性疾病　如梗阻性与反流性肾病也可出现蛋白尿。

3 个月以内的婴儿发生大量蛋白尿时，应注意有无先天性肾病综合征。

（二）体格检查重点

（1）肾脏疾病患者出现水肿的原因是多方面的，包括血浆白蛋白过低、水钠潴留、血栓形成、合并心力衰竭或药物因素等，各种水肿的分布和特点有所不同，故应针对水肿仔细检查。除注意重力影响部位（如站立时的踝部和卧位时的臀部与背部）外，头部皮下水肿和会阴部水肿也不要遗漏。结膜下水肿亦很常见，且较早出现。急性肾炎等病变有眼睑明显水肿。重症患者常有腹水及双侧胸腔积液甚至心包积液。

（2）高血压：与肾脏疾病可互为因果、相互加重，而且肾脏疾病患者的血压会随肾脏疾病发展而有较大改变，故监测血压十分重要。

（3）对可能引起蛋白尿的各种病因（疾病或综合征）的相关体征不应遗漏，如系统性红斑狼疮常有皮肤损害等。

（三）辅助检查

1. 必须要做的检查

（1）尿常规：随机尿中蛋白定性试验会有波动，受体位、运动、饮食等影响，故通常不能很好地反映蛋白尿的严重程度。对于体位性蛋白尿，可分别取卧位和立位时尿液做比较；对于运动性蛋白尿，亦可在运动前后做比较；对于心功能不全、肾淤血者，应在心力衰竭改善前后（特别是静脉压下降前后）做比较；对于某些药物引起者，可在用药前后或停药前后做比较等。

（2）24小时尿蛋白定量：正常人每日尿中排出蛋白量波动不太大，但患者可因滤过量和重吸收改变出现较明显的波动。因此，连续数次测定后取平均值和定期随访都甚为必要。24小时定量值对鉴别诊断有一定的帮助。达到肾病综合征范围的蛋白尿常见于各种原发性和继发性肾小球疾病患者，但肾小球疾病患者也可以只有少量蛋白尿。生理性蛋白尿和体位性蛋白尿很少超过1.0g/d，肾小管-间质疾病中尿蛋白超过2.0g/d者亦很少见。

（3）尿微量白蛋白测定：24小时尿蛋白定量正常并不能否定蛋白尿的存在，特别是微量白蛋白尿，其特点是尿蛋白总量正常而尿白蛋白超过15mg/L。任何能够引起肾小球基底膜通透性升高的病变均可导致尿白蛋白排泄量持续增多。测定尿白蛋白含量可采用尿白蛋白排泄率或随机尿的尿白蛋白-肌酐比值测定两种方法。由于尿白蛋白的排泄量影响因素较多，故一次尿白蛋白排泄量增加可能并无意义，需连续2~3次增多才有诊断价值。

（4）尿蛋白圆盘电泳：用于判定尿蛋白的分子质量范围，结合凝胶光密度计扫描可以定量各分子质量范围的尿蛋白所占百分比，用这个方法可大致区分尿中蛋白质的组成成分。正常情况下，尿中蛋白质以中、小分子（白蛋白及更小蛋白质分子）为主，无或仅有极少量大分子蛋白质，此称为选择性蛋白尿。如果尿中蛋白质的组成有大、中、小分子蛋白质，且大分子蛋白质占相当比例，则称为非选择性蛋白尿。如果尿蛋白十二烷基磺酸钠-聚丙烯酰胺（SDS-PAGE）凝胶电泳显示尿蛋白相对分子质量为1万~5万，也称为低分子蛋白尿，常见为溢出性蛋白尿，如免疫球蛋白轻链、本周蛋白、β_2-微球蛋白、游离血红蛋白和肌红蛋白等，同时常为单带型；另一种常见类型为肾小管性蛋白尿，提示近端小管重吸收障碍引起尿蛋白排出增多，在电泳中常为多带型，常见于近端小管疾病和急、慢性间质性肾炎。如果尿蛋白相对分子质量的主要区带在5万~10万或5万~100万，分别称为中分子或高分子蛋白尿。一般而言，中分子蛋白尿常为选择性蛋白尿，而高分子蛋白尿常为非选择性蛋白尿，常见于各种肾小球疾病。

2. 应选择做的检查

（1）对于生理性蛋白尿和体位性蛋白尿的诊断应极为谨慎，应有足够的证据否定各种病理性蛋白尿的存在，而且又可证明确为生理性蛋白尿或体位性蛋白尿。因此，要做多种检查以取得这些证据。对于体位性蛋白尿患者，长期随访非常必要。有报道发现一批临床诊断为生理性蛋白尿的患者，数十年随访和肾活检结果提示，其中相当一部分患者最终显示有轻微肾小球疾病的临床和病理证据。

（2）对于病理性蛋白尿，应针对其可能病因做相应检查。例如，对于溢出性蛋白尿患者，要做有关骨髓瘤、溶血、肌病（包括心肌梗死）等方面的检查。对于肾小球性蛋白尿患者，应首先判断是原发性还是继发性的。继发性肾小球疾病的疾病谱极广，应根据临床线索逐一加以鉴别，最后才能诊断原发性肾小球疾病。但即使如此，不少曾诊断为原发性肾小球疾病的患者，在随访中或者进一步的检查中，被证明是继发性肾脏疾病。

（3）肾活检：蛋白尿的多少并不能很好地反映肾脏疾病的轻重。病理学检查对各种原发性或继发性肾脏疾病的诊断、治疗方案选择和预后判断都有重要价值。必须强调的是，肾活检虽然对肾小球疾病的诊断甚为重要，但是很多类型的病理表现既可见于原发性肾小球疾病，也可见于继发性肾小球疾病。

二、思 维 程 序

第一步　首先明确是否存在蛋白尿

可通过尿常规、24 小时尿蛋白定量和尿微量白蛋白测定等方法明确，但是要主要鉴别假阴性和假阳性的情况。

第二步　除外生理性蛋白尿（又称功能性蛋白尿）和体位性蛋白尿

生理性蛋白尿通常在 0.5g/d 以下，以低分子或中分子蛋白尿为主，损害因素或诱发因素解除后常可恢复。引起生理性蛋白尿的原因包括剧烈运动、高热、极度寒冷、高温作业、精神紧张和充血性心力衰竭等。体位性蛋白尿是指患者在直立位时发生蛋白尿，尤其取前凸位时更明显，每日排出尿蛋白也常在 1.0g 以下，其机制并不十分清楚，推测与血流动力学和内分泌激素调节改变有关。由于长期随访证实其中有相当部分为轻微肾小球肾炎或早期肾炎，故对生理性蛋白尿或体位性蛋白尿的诊断应十分谨慎。

第三步　病理性蛋白尿中，可按 SDS-PAGE 凝胶电泳区分为低分子和中高分子蛋白尿

对于低分子蛋白尿，重点为区分溢出性和肾小管性蛋白尿。对于溢出性蛋白尿患者，一定可以找到血液中某种小分子蛋白质，其浓度升高且超过肾阈。这些物质的存在，加上其他相关的临床表现，常可据此做出合理诊断。对于肾小管性蛋白尿，则着重寻找有无急慢性间质性肾炎、肾小管疾病、慢性肾盂肾炎和梗阻性或反流性肾病等疾病的证据。部分中毒性肾病亦有类似表现，要引起足够的重视。必要时通过肾活检等创伤性检查予以证实。

第四步　对于病理性蛋白尿，首先要除外继发性肾脏疾病

继发性肾脏疾病指全身系统疾病导致的肾脏损害，常见的有风湿病（如 SLE、皮肌炎、结节性多动脉炎、进行性系统性硬化症、肉芽肿性多血管炎、坏死性血管炎等）、代谢病（如糖尿病、淀粉样变性等）、过敏性疾病（如过敏性紫癜等）、心血管疾病（如充血性心力衰竭、肾静脉血栓形成等）、中毒性疾病（如汞、铋、金制剂、青霉胺中毒等）、感染性疾病（如乙型肝炎、丙型肝炎、艾滋病、感染性心内膜炎等）、造血系统疾病（如溶血尿毒症综合征、血栓性血小板减少性紫癜、镰状细胞病等）、肿瘤［如血液系统肿瘤（多发性骨髓瘤、淋巴瘤）、实体肿瘤（支气管肺癌、乳腺癌、卵巢癌等）］、遗传性肾炎和先天性肾病综合征等。有时这些系统性疾病可以明确诊断，但肾损害与这些系统性损害的关系仍不易认定，适时的肾活检亦颇有益处。除外继发性肾脏疾病后，才考虑原发性肾脏疾病的诊断，但是对于诊断为原发性肾脏疾病者，仍应密切随访。

第五步　肾活检非常必要

由于临床表现与病理严重性缺乏良好的关联，有些类型的肾脏疾病，只有通过肾活检才能得到确诊。因此，肾活检病理诊断常是非常必要的。肾活检可提供诊断依据，帮助拟定治疗方案和判定预后。但是对于是否应该肾活检及肾活检的时机，应在综合评估患者情况、肾活检的风险和获益后再确定。

第六步　治疗原则

对于蛋白尿患者，首要的是明确其病因和程度，切忌在未充分查明病因的情况下长期盲目服药。一般而言，功能性蛋白尿应主要去除诱发因素，如体位性蛋白尿要避免前凸姿势（如穿平跟鞋），并注意随访，必要时做肾活检。肾小管性和肾小球性蛋白尿，应尽力做出病因和病理诊断，根据具体情况施治。继发性肾小球疾病的蛋白尿除针对其原发病进行治疗外，对于肾损害，应根据蛋白尿多少及肾脏病理的严重程度和活动度加以施治。蛋白尿具有肾毒性，因而主张尽量降低蛋白尿的量。由于治疗肾脏疾病的常用药物如类固醇激素、细胞毒性药物和免疫抑制剂的副作用较大，故权衡治疗的利弊极为重要，在治疗过程中，应长期随访和调整用药。可根据患者情况，有针对性地予以抗凝、解聚、溶栓和应用肾素-血管紧张素系统抑制剂。

（叶志斌　徐元钊）

尿 糖 增 高

尿糖指尿中的糖类，主要是指尿中的葡萄糖。正常人尿中仅有微量葡萄糖（<0.56～5.10mmol/24h），利用一般方法测不出来，故正常人尿糖呈阴性。如 24 小时尿糖量大于上限值或定性试验阳性，则称为糖尿。

尿糖定性试验既往多采用班氏法。由于该方法特异性较差，不但对葡萄糖、果糖、麦芽糖、戊糖等可呈阳性反应，对许多具有还原作用的非糖物质，如水杨酸、安替比林、维

生素等也可呈阳性反应，故目前临床上应用较少，多被葡萄糖氧化酶法取代。后者能特异性反映尿中葡萄糖的存在。

一、临床思维的必要前提

（一）病史询问要点

1. 是否伴有血糖增高 伴有血糖增高，称血糖增高性糖尿，是血糖增高超过肾糖阈所致，如糖尿病、甲状腺功能亢进症、嗜铬细胞瘤、库欣综合征等；不伴血糖增高者，称为血糖正常性糖尿，是肾小管对葡萄糖重吸收功能减退、肾糖阈降低所致，又称肾性糖尿，如慢性肾炎或肾病综合征、肾小管疾病和妊娠期等。

2. 是否有代谢内分泌系统疾病 如糖尿病、肢端肥大症、甲状腺功能亢进症、皮质醇增多症、嗜铬细胞瘤及胰高血糖素瘤等。

3. 是否有慢性肝病及慢性胰腺疾病 慢性肝病可导致肝源性糖尿病；慢性胰腺疾病可有胰岛 B 细胞受损、胰岛素分泌障碍，导致胰源性糖尿病。

4. 是否有医源性因素 长期大量应用肾上腺皮质激素、女性避孕药及噻嗪类利尿剂等均可导致糖尿。

5. 糖尿为持续性还是暂时性 暂时性糖尿见于大量进食糖类，或静脉注射大量葡萄糖后（生理性糖尿），颅脑外伤、脑血管意外、急性心肌梗死时出现的糖尿称为应激性糖尿。

6. 是否伴有妊娠 部分妊娠妇女伴妊娠糖尿病，其中一部分仅为单纯妊娠糖尿，其血糖正常。

（二）体格检查重点

（1）注意与内分泌疾病相关的体征，如库欣面容、肢端肥大、甲状腺肿大及与甲状腺功能亢进症有关的眼征、高血压和皮肤色素沉着等。

（2）注意慢性肝病如肝硬化的体征，包括肝掌、蜘蛛痣、肝大、腹水等。

（三）辅助检查

1. 必须要做的检查
（1）空腹血糖、餐后血糖、糖化血红蛋白等，血糖在临界状态者应做糖耐量试验。
（2）尿糖定性、24 小时尿糖定量。
（3）肝、肾功能测定。
（4）尿常规检查，包括尿比重、尿蛋白及尿有形成分检查。
2. 应选择做的检查 根据所疑及疾病进行相关检查。

二、思 维 程 序

第一步 是否为真性糖尿

真性糖尿是指葡萄糖尿。前述班氏法，特异性差，可出现许多非糖物质如水杨酸类药物等所导致的阳性反应，称为假性糖尿，应注意排除。如使用葡萄糖氧化酶法，则可特异性确定尿中葡萄糖的存在。

第二步　是否为暂时性糖尿

通过病史询问可除外生理性糖尿及应激性糖尿。胃大部切除者，进餐后可出现血糖及尿糖一过性增高。

第三步　血糖是否增高

如果血糖增高，符合糖尿病的诊断标准，应诊断为糖尿病。

第四步　如果确诊为糖尿病，应进一步考虑属于哪一类糖尿病

在分类过程中，还应考虑伴有全身其他疾病的血糖增高，具体如下。

（1）胰源性糖尿病：多有胰腺外伤史、胰腺炎史［特别是重症（坏死性）胰腺炎］；少见疾病有胰高血糖素瘤（胰岛 A 细胞瘤），其多见于绝经期妇女，血清胰高血糖素明显增高。

（2）甲状腺功能亢进症：过多的甲状腺素使肠壁的血流加速和糖吸收增加，从而使餐后血糖增高。

（3）腺垂体功能亢进：如肢端肥大症，因生长激素分泌过多引起血糖升高而出现糖尿。

（4）嗜铬细胞瘤：可因肾上腺素及去甲肾上腺素大量分泌，致使磷酸化酶活性增加，促使肝糖原降解为葡萄糖，引起血糖升高而出现糖尿。

（5）皮质醇增多症：可因皮质醇分泌过多、糖原异生作用旺盛、抑制己糖磷酸激酶和对抗胰岛素的作用，出现高血糖和糖尿，称为类固醇性糖尿病。

（6）医源性糖尿病：长期服用肾上腺皮质激素、女性避孕药等，排除前述原因的糖尿病后，可诊断为医源性糖尿病。

第五步　是否为肾性糖尿

各种原因所致的肾糖阈过低（正常阈值为 9mmol/L）而出现的尿糖，为肾性糖尿。肾性糖尿最常见的有以下几种。

（1）妊娠期葡萄糖尿：是妊娠期肾糖阈暂时降低所致。

（2）范科尼综合征：为复合性肾小管（近端小管为主）转运缺陷病，除肾性糖尿外，还有肾小管性蛋白尿、氨基酸尿、磷酸盐尿，均是肾小管对上述物质重吸收障碍所致，此外，还有佝偻病、骨质疏松、低钾血症及身材矮小等表现。

（3）慢性肾炎或肾病综合征：当伴有肾小管受损时，肾小管对糖重吸收功能障碍而出现糖尿。

排除上述继发性肾性糖尿病，则为原发性肾性糖尿，系遗传性疾病，可密切随访。

第六步　如何处理

主要治疗原发病，原发性肾性糖尿目前尚无有效治疗方法。

（叶志斌　徐元钊）

第三节　血清无机物测定

高 钠 血 症

高钠血症指血清钠浓度高于 145mmol/L 并伴血浆渗透压过高。本症主要由失水引起血液浓缩所致，或虽有失钠但失水程度大于失钠，输入过多含钠液体所引起的高钠血症相对较少。血清钠浓度的高低与机体内总钠量的增减不完全成比例，如机体总钠量增加时，几乎常同时伴有水潴留，血钠被稀释，血清钠浓度不一定升高，但可有水肿。正常渗透中枢对血浆渗透压过高的反应十分敏感，血浆渗透浓度上升 2mmol/L 时即可刺激抗利尿激素分泌，促进水分从肾脏重吸收，加之高血浆渗透压可兴奋口渴中枢而增加饮水使血液稀释，故血清钠浓度仍可保持在正常水平。高钠血症时，由于细胞外高渗透压可以将细胞内水分吸出到细胞外，故血容量开始并不下降，但严重失水患者的血容量仍可减少。

一、临床思维的必要前提

（一）病史询问要点

（1）有无水分丢失或积聚的病史，包括单纯水分丢失，如水摄入过少，失水多于失钠，见于低渗液的丢失，水、钠均有积聚，且钠积聚量超过水时，见于医源性高钠血症等。

（2）高血钠、细胞外液量大致正常时，应询问口渴与饮水情况，并注意多尿与多饮之间的关系。有无溶质性利尿，如糖尿病、使用过多高渗糖、应用甘露醇及使用造影剂等；有无水利尿病史，如中枢性尿崩症（可由下丘脑或垂体肿瘤、炎症、创伤、手术引起及心搏骤停和严重休克后发生与特发性），此症一般无明显高钠血症，但口渴中枢障碍，即存在所谓尿崩症伴渴感减退综合征时，会发生严重高钠和失水。水利尿病史中还要注意有无肾性尿崩症（包括先天性和获得性）病史。此外，还要询问有无水分摄入不足（如原发性高钠血症、患者渴感减退或缺如）或不显性失水增多（如高温环境、发热、甲状腺功能亢进症、过度通气等）病史。

（3）高血钠伴细胞外液减少时，应询问有无低渗液或等渗液丢失，或补充不适当的情况（常见有少尿，严重时可有低血压、心悸）。有无呕吐、腹泻、胃肠减压、引流、造瘘等消化道液体丢失的可能；以及使用渗透性利尿剂、梗阻性肾病梗阻解除后利尿等肾性丢失的情况；还须询问腹膜透析液使用不当等医源性丢失的情况；大量液体积聚于第三间隙的情况如急性胰腺炎、腹膜炎、肠梗阻等亦需注意。

（4）高血钠伴细胞外液增加时，应注意询问有无医源性使用高钠溶液不当的情况。留意有无皮下水肿、肺水肿的病史，询问心、肾既往病史。还要询问肾上腺疾病病史，如原发性醛固酮增多症和库欣综合征等，这类情况通常有高血压、低血钾，一般并无水肿。

（二）体格检查重点

1. 各种原发病体征　要注意是否可能掩盖高血钠（高渗）的体征，高血钠的体征主要是神经系统体征，包括淡漠、嗜睡、肌张力增高、反射亢进、惊厥、昏迷（高渗性昏迷）等。小儿可有发热（脱水热）。伴低容量时可有低血压、皮肤黏膜干燥等脱水综合征；伴高容量时可有皮下水肿和肺水肿等水过多综合征。

2. 可伴高血钾、低血钙、酸中毒等其他电解质紊乱的体征 严重高血钠可出现肌溶解和急性肾衰竭，从而出现相关体征。

（三）辅助检查

1. 必须要做的检查

（1）尿常规和血常规：可揭示容量状态，其中高比重尿常提示高钠低容量；平均红细胞体积反映高渗是否导致细胞内脱水；血细胞比容（又称红细胞压积）可反映容量状态，血细胞比容下降提示容量增多，血细胞比容升高则提示失水。

（2）渗透浓度及相关测定：高钠血症时血渗透浓度应增高。尿渗透浓度增高，或每日排出渗量＞1400mmol/L 或渗透清除率＞3ml/min，自由水清除率为零或负值，支持溶质性利尿。排出渗量＜1400mmol/L、渗透清除率＜3ml/min 和自由水清除率为正值时，提示水利尿。在水利尿时，血浆渗透浓度＜280mmol/L 支持精神性多饮，而＞280mmol/L 支持尿崩症。

（3）肾功能测定：除反映肾脏受累与否外，还可反映容量情况，如容量缺失时，血尿酸常增高，而容量扩张时，血尿酸常下降。

（4）电解质和酸碱指标测定。

2. 应选择做的检查 主要根据诊断线索及寻找或证实病因（或基础疾病）的需要选择，如血气分析及其他血、尿电解质浓度等。

（1）疑为尿崩症等时，应进行 ADH 测定、静脉滴注高张盐水试验、禁水试验和加压素试验等。

（2）疑为垂体-肾上腺轴有关疾病时，应进行血浆肾素活性、血管紧张素Ⅱ、醛固酮、皮质醇和 ACTH 等测定。

（3）脑电图及脑脊液改变：高钠血症可表现为慢波增加，或可有癫痫发作样的脑电图改变；脑脊液可呈血性，蛋白含量可增加。

（4）影像学检查：主要根据疑及病因或基础疾病的诊断需要，选择适合的影像学检查。

二、思 维 程 序

第一步 是否存在高钠血症

根据血钠浓度测定、有无高血钠临床证据和有无可能造成高钠血症的病因或基础疾病便可判断。

第二步 区分是潴留性还是浓缩性高钠血症

潴留性高钠血症通常无失水综合征，常见于钠摄入或输入过多，可伴水肿、肾功能减退等，体内钠含量增加，总容量正常或增加，细胞外液扩张，尿钠增多；肾功能正常者可由原发性或继发性醛固酮增多（后者可见于心力衰竭、肝硬化失代偿、肾病综合征等）、库欣综合征、脑部疾病等引起。浓缩性高钠血症则常由水摄入不足、摄入困难或经消化道等途径丢失过多等渗或低渗液引起；体内总钠量正常或下降，容量降低，尿钠可减少，细胞外液量也常见减少，可在中暑、非酮症高渗性糖尿病昏迷、过量使用渗透性利尿剂和甲亢危象等情况下发生。

　　依据尿量判定容量情况：通常尿量是容量很有价值的指标。高钠血症伴少尿，可见于各种原因的低容量性高钠血症，如经消化道丢失、第三间隙潴留液体等。无少尿，且容量正常或偏低，多见于尿崩症；无少尿，且容量升高，可见于原发或继发性醛固酮增多症、库欣综合征等。

　　多尿伴高钠血症：主要由经尿路丢失水分过多引起，常按渗透清除率区分。高渗透清除率的，常见于溶质性利尿；低渗透清除率的，常见于尿崩症和精神性多饮。

　　有关尿崩症的鉴别：尿崩症常有低比重尿、低渗尿、对高张盐水无反应等情况。中枢性尿崩症者尿量较肾性尿崩症多，前者可达 5～15L/d，后者常在 5L/d 以下。中枢性尿崩症对外源性 ADH 反应佳；而肾性尿崩症对外源性 ADH 无反应。血 ADH 浓度在中枢性尿崩症时低下，而在肾性尿崩症时升高。精神性多饮者，多中年起病，可有中枢疾病或精神疾病，尿量较尿崩症少，禁水试验、尿和血渗透浓度、高张盐水试验和血 ADH 浓度均可正常或稍差，但对外源性 ADH 反应差。

第三步　如何处理

　　（1）伴细胞外液减少者：常给予等渗盐水及葡萄糖溶液。当体内总钠量恢复后，一般不宜补入盐水。纠正速度应控制在 24～48 小时逐步达到正常为宜。一般血钠下降以每 2 小时 1mmol/L 为好。容量补充速度视中心静脉压等心功能状态决定。

　　（2）细胞外液大致正常者：通常补入 5% 葡萄糖溶液，速度不宜过快。前述速度也可作为参考，但还要结合原发病特点、心功能水平等决定。过快降低细胞外液钠浓度会导致脑水肿等情况，要注意切实防止。

　　（3）伴细胞外液扩张者：此时的高钠血症不能仅凭借补充等渗葡萄糖溶液纠正，因为继续补液势必导致更为严重的细胞外液增多。所以，常在应用排钠利尿剂或补水的同时使用利尿剂。此时，补充葡萄糖溶液的速度要非常缓慢。

　　（4）严重的高钠血症，亦可使用透析治疗。

　　（5）纠正同时存在的其他电解质和酸碱平衡紊乱。

　　（6）治疗病因（或基础疾病）及其合并症。

　　（7）凡体内钠总量增多者，均应限钠。

（叶志斌　徐元钊）

低 钠 血 症

　　血清钠浓度低于 135mmol/L 时，称为低钠血症。要注意低钠血症并不一定伴总体钠降低。

一、临床思维的必要前提

（一）病史询问要点

1. 有无假性低钠血症的病史　所谓假性低钠血症，是因为血浆总量增加或血浆中水分相对增多时，血浆钠浓度降低。其可分为非可溶性物质增多和高渗性可溶性物质增多两类。前者主要见于高球蛋白血症，如多发性骨髓瘤、原发性巨球蛋白血症和干燥综合征等，以及原发性和继发性高脂蛋白血症。一般而言，这类低钠血症血浆渗透浓度正常。通常血脂每增加 4.36g/L，血清钠下降 1mmol/L。高渗性可溶性物质增多则最常见于输注葡萄糖、甘露醇之后。由于这类物质分子量较小，故血浆渗透浓度增高，细胞内水分转移到细胞外，血浆总量增加，含水量也增加，而发生低钠血症。血浆中葡萄糖每增加 5mmol/L，血浆钠下降 1.0～3.0mmol/L。通常，在严重高球蛋白血症和高脂蛋白血症时，血浆钠可降低 5～9mmol/L；而严重高血糖时，可降低 20mmol/L 甚至更多。

2. 是否伴细胞外液量减少　伴细胞外液量减少的低钠血症常为溶质和水分同时丢失，且以溶质丢失为多（即低渗性脱水），或以单纯溶质减少为主要特点。这类低钠血症又称失钠性低钠血症。这类情况可见于呕吐、腹泻、引流、造瘘等，或见于大量出汗后水分补充较盐分补充为多，也见于间质性肾炎、梗阻性肾病和肾盂肾炎等。

3. 是否伴细胞外液量增加　低钠血症伴细胞外液量增加时，水分增多常超过钠增多，故可有水肿（包括肺水肿）等，又称稀释性低钠血症。常见的疾病有心力衰竭、肝硬化、肾病综合征、慢性肾功能不全等。其发生机制各不相同，但其共同特点是水过多。

4. 体细胞外液量大致正常　是水分摄入过多和（或）肾排水异常所致，可见于精神性多饮，饮水超过肾脏最大排水量（肾最大排水量为 20ml/min），即每日饮入 20～30L 水时，可发生低钠血症。其也见于抗利尿激素分泌失调综合征（SIADH），可由创伤、应激、颅脑外伤、炎症、肿瘤、肺燕麦细胞癌、肺结核、淋巴瘤，以及使用氯磺丙脲、长春新碱、环磷酰胺、氯贝丁酯等药物引起。其还可见于特发性低钠血症，即病细胞综合征时，这可能是因为下丘脑渗透压感受器细胞重新调整了感知阈值，导致低渗和低钠血症，也有学者认为是 SIADH 的一种变异情况，在肺结核、肿瘤、慢性病（如肝硬化等）、营养不良、年老衰弱时可发生，故又称消耗性低钠血症，这类病症常无低钠的临床症状、体征，肾浓缩稀释试验正常，钠负荷和限钠试验时尿排钠正常，血钠降低程度也较轻微。另外，伴细胞外液量大致正常的低钠血症还可见于肾上腺功能不全，如艾迪生病；使用排钠利尿剂和低血钾时（钠进入细胞内引起）。

5. 是否有与低钠血症有关的神经、精神症状　这些症状与低钠血症发生的速度和程度密切相关。常见的包括食欲缺乏、恶心、呕吐、疲乏、淡漠、嗜睡、意识模糊甚至共济失调、惊厥、木僵、抽搐和昏迷等。

（二）体格检查重点

1. 注意血容量和细胞外液量的状况　有无水肿（包括肺水肿）等容量增多现象及有无脱水综合征表现。

2. 注意神经与精神体征 有无肌痉挛、颅高压表现；有无肌力减退和腱反射降低、消失甚至出现病理征的情况。一般在血钠浓度低于 125mmol/L 时，可有消化道症状；低于 120mmol/L 时，出现淡漠等中枢抑制性表现；血钠浓度在 115～110mmol/L 时，可出现共济失调、惊厥、木僵等体征；低于 110mmol/L，可有抽搐和昏迷。急性低钠血症时，症状常较显示数值程度更重；慢性低钠血症时恰恰相反，显示数值常较临床症状程度更重。

此外，还应注意前述假性低钠血症和其他各类低钠血症可能的病因，或与基础疾病相关的体征。

（三）辅助检查

1. 必须要做的检查

（1）血钠浓度测定，明确有无低钠血症。

（2）帮助判断有无假性低钠血症的相关检查，如血糖、血脂、脂蛋白、球蛋白等测定。

（3）有关容量的检查

1）血常规：可提示细胞外液和细胞内液情况。特别是血细胞比容的变化，反映细胞外液量变化意义很大。平均红细胞体积和平均红细胞血红蛋白浓度对评价细胞内液增减情况很有价值。

2）尿常规、尿渗量和尿渗透浓度测定，尿钠测定对病因分析很有益。

3）中心静脉压测定等。

（4）血液其他电解质和酸碱度、尿电解质排出量测定。

（5）血和尿渗透浓度及胶体渗透压测定。

2. 应选择做的检查

（1）有关的神经系统检查：包括眼底检查、头颅摄片和 CT 等。

（2）有关基础疾病的实验室检查：包括肾功能检查。

二、思 维 程 序

第一步 是否存在低钠血症

依据生化测定结果和临床体征判定并不难。

第二步 有无假性低钠血症

可通过测定血糖、血脂、球蛋白判定，也可通过血渗透浓度测定复核。

第三步 是高容量性（稀释性）还是低容量性（失钠性）低钠血症

常用方法是根据体重、血压、组织和静脉充盈情况及水肿等判定。

第四步 病因如何

1. 根据渗透浓度鉴别

（1）渗透浓度增高：主要是高血糖症，如糖尿病或大量输注葡萄糖或甘露醇等。

（2）渗透浓度正常：多为假性低钠血症。测定血脂和血浆蛋白后易进行判别。

（3）渗透浓度降低：病因众多。此时查尿渗透浓度，小于100mmol/L者，多见于精神性多饮；大于100mmol/L者，可通过尿钠、尿钾、二氧化碳结合力（$CO_2\,CP$）和肾功能进一步区分。

2. 根据尿钠鉴别　尿钠大于20mmol/L者，多为肾性丢失和经肾丢失，如急性肾功能不全、慢性肾功能不全和使用排钠利尿剂过度、肾小管性酸中毒等，以及水中毒、SIADH、艾迪生病、特发性低钠血症（病细胞综合征）等。尿钠小于10mmol/L者，常见于严重呕吐、腹泻等消化液丢失，或有心力衰竭、肝硬化和肾病综合征等情况。

第五步　如何处理

（1）基本原则：包括及时提高血钠，保持合理的血容量，调整细胞内液、细胞外液的分布，防治其他电解质和酸碱失衡。治疗原发病。低钠血症的严重程度是与低钠的程度和发生的速度密切相关的，应积极处理重症低钠血症。

（2）钠的补充：对于伴容量丢失的轻度低钠血症，补充等渗钠盐溶液是最合理的方法。容量补充常补充等渗液体，这是另一个十分重要的原则。由于补入总量较大，必须要顾及大量使用氯化钠溶液后引起高氯性酸中毒的问题，故常需补入一定量的等渗糖溶液和碱剂；同时酌情补入一定量的钾盐和钙盐。若伴有容量增多，要在补钠的同时，防止发生心力衰竭、肺水肿，常用高渗钠溶液和利尿剂。使用高渗钠溶液的指征：出现中枢神经系统症状，血钠低于125mmol/L和（或）血氯低于85mmol/L。补充的速度宜控制在每小时血钠浓度上升不超过0.5mmol/L。过快回升可引起或加重神经损害，如脑桥脱髓鞘等改变。血钠浓度回升到125mmol/L时，即应停用高渗钠溶液，改用等渗液；血钠已超130mmol/L时，纠正速度宜再放慢甚或停止。

（3）对细胞内水肿（水中毒）的处理：方法同上，可使用较目前患者血浆渗透浓度高的液体。至于用等渗或高渗液体视情况决定。

（4）对慢性低钠血症：血钠浓度回升到125mmol/L时，便可减缓补钠速度，切忌操之过急。

（5）对SIADH单纯补钠常不易奏效，可以佐以甘露醇和呋塞米，与高渗钠联合使用。禁水或限水常是非常必要和有用的治疗措施。

（6）治疗原发疾病。

（叶志斌　徐元钊）

高钾血症

钾离子是人体内最重要的阳离子之一，参与细胞的容量调节、酸碱平衡调节、生长发育及其他许多生理代谢，对维持神经、肌肉及心肌细胞膜电位稳定尤为重要。正常人体含钾约3500mmol，其中98%的钾位于细胞内，特别是骨骼肌细胞，仅2%的钾位于细胞外液中。血清钾检测的是细胞外液钾离子浓度，正常情况下，血清钾浓度为3.5～5.0mmol/L，细胞内外钾离子相互交换，保持动态平衡。高钾血症指的是血清钾浓度高于5.5mmol/L。

高钾血症可导致致命性心律失常，属急需处理的电解质紊乱。

一、临床思维的必要前提

（一）病史询问要点

尿量的询问和监测必不可少。

（1）有无肾功能不全的病史，如有，患者可存在排钾减少。严重肾功能不全时，若短期内摄入钾较多，超过肾脏的排泄能力，可导致严重高钾血症。

（2）有无先天性排钾障碍、Ⅳ型肾小管酸中毒和其他肾小管疾病的病史。

（3）药物服用史：以血管紧张素转换酶抑制剂（ACEI）、血管紧张素Ⅱ受体阻滞剂（ARB）、保钾利尿剂（螺内酯、氨苯蝶啶）和中草药引起血钾升高最为多见，非甾体抗炎药（NSAID）、环孢素、他克莫司、肝素、β肾上腺素能受体激动剂、青霉素钾盐等药物也可引起血钾升高。

（4）有无肾上腺疾病史，如低肾素低醛固酮血症、肾上腺皮质功能减退症（艾迪生病）、双侧肾上腺切除、21-羟化酶缺乏症等。

（5）有无细胞内钾外移增多的相关病史，如挤压损伤、休克、缺氧、广泛软组织创伤、感染性坏死、大面积烧伤、肿瘤溶解综合征、胰岛素缺乏和高糖血症、酸中毒、剧烈运动等病史。

（6）有无有效血容量减少的病史，如脱水、休克时，肾小管钾、钠交换减少，伴代谢性酸中毒等情况，均可导致血钾升高。

（7）有无钾摄入过多史，尤其是慢性肾脏疾病患者，包括一次摄入大量富含钾的食物，短期内输入库存血过多等。

（8）有无心悸、疲乏、四肢弛缓性瘫痪和肌肉麻痹、皮肤感觉过敏等高钾血症的表现。

（二）体格检查重点

（1）注意基本生命体征，尤其是心律、心率的变化和血压改变。
（2）注意尿量，排除尿潴留造成少尿或无尿的假象。
（3）注意神经系统体征，如四肢肌力及腱反射情况。
（4）注意引起高钾血症原发疾病的相关体征。

（三）辅助检查

1. 必须要做的检查
（1）动态检测血电解质（包括血钾、血钠、血氯、血钙、血磷、血镁），动脉血气分析。反复动脉穿刺容易出血，可检测总二氧化碳结合力或HCO_3^-以帮助分析。

（2）生化功能测定：包括肾功能[估算肾小球滤过率（eGFR）]、肝功能、血糖、血脂、肌酸激酶、血酮体等。

（3）心电图检查：血清钾浓度升高与心电图异常有良好的相关性。T波高尖是高钾的早期改变，血清钾浓度大于6mmol/L时更明显；血清钾浓度大于7～8mmol/L时，P-R间期延长，P波消失，QRS综合波增宽；血清钾浓度继续升高至8～10mmol/L时，心电图出现正弦波，可产生心室颤动或心室停搏。

（4）尿常规及尿电解质测定。

2. 应选择做的检查

（1）怀疑肾上腺皮质功能减退者，应测 24 小时尿 17-羟皮质类固醇、17-酮皮质类固醇、儿茶酚胺及进行肾上腺皮质功能试验。

（2）怀疑醛固酮增多症者，应进行 24 小时尿钾测定、尿及血浆肾素活性测定、肾上腺 CT 检查等。

（3）怀疑肾小管疾病者，应查尿常规、尿液生化、尿酶，测定尿可滴定酸，查血浆肾素活性，测定血管紧张素Ⅱ、醛固酮等。

（4）怀疑自身免疫性疾病者，应做 ANA、抗 ENA 抗体、抗 ds-DNA 抗体、ANCA 等自身抗体检查。

（5）怀疑与休克有关者，应针对休克的原因进行相应检查。

二、思 维 程 序

第一步　排除假性高钾血症，尤其是没有危险因素的患者

常见的假性高钾血症原因为标本溶血，其多为静脉穿刺时的机械损伤，或扎止血带过紧或反复握拳的缘故。此外，重度白细胞增多或血小板增多均可导致血清钾水平增高。

第二步　发现高钾血症后，应结合心电图表现判断轻重

高钾血症最主要的临床表现与心脏兴奋性改变有关，因此心电图是评价高钾血症危重程度和选择治疗措施的重要依据。需要注意的是，心电图从 T 波高尖到 P 波消失发展可能非常迅速，因而一旦出现 T 波高尖，应视为重症、危症，出现晚期心电图表现时要按危重症就地进行抢救。

第三步　确认真性高钾血症后，积极寻找高钾原因

高钾血症常见的原因主要有 3 个方面。

（1）钾摄入过多：正常人即使大量摄入含钾食物，肾脏也可进行有效调节，除非合并肾脏排泄功能障碍，很少发生因外源性摄入增加而引起的高钾血症。但当 eGFR＜30ml/（min·1.73m^2）时，肾脏对钾排泄能力显著降低，此时接受氯化钾治疗，或使用钾盐替代钠盐等，均易导致高钾血症。

（2）肾脏排泄钾减少：任何原因引起的少尿型急性肾衰竭和慢性肾衰竭患者均可能发生高钾血症。由于肾小球滤过率（GFR）下降，体内的钾不能经肾排出，如合并酸中毒、感染或补钾不当，更易诱发高钾血症。如伴有远端肾小管功能障碍，患者亦可发生高钾血症，醛固酮缺失或肾小管对醛固酮的反应降低使肾排钾功能受损（如艾迪生病、低肾素低醛固酮血症）。Ⅳ型肾小管酸中毒为远端肾小管钠离子重吸收减少，使钾离子分泌受阻，出现低钠高钾。螺内酯、氨苯蝶啶等保钾利尿剂及肾素-血管紧张素系统抑制剂使用不当，也是导致高钾血症的常见原因。

（3）钾在细胞内外重新分布：导致钾突然从细胞内向细胞外转移的情况主要包括酸中毒和细胞损伤。酸中毒可抑制钠钾泵，同时刺激胰岛素分泌过多，使钾由细胞内外移，常见于糖尿病酮症酸中毒未用胰岛素时，以及组织缺氧或代谢性酸中毒时。细胞损伤常见于挤压综合征、烧伤、横纹肌溶解症、化疗后肿瘤溶解综合征和急性溶血等。此外，洋地黄、琥珀酰胆碱、盐酸精氨酸等药物可促进钾外移，导致血钾升高。家族性高钾性周期性麻痹常在饮食摄入增加或运动后诱发高血钾。

第四步　救治措施

治疗高钾血症的紧迫性既要看血钾浓度，也要看尿量多少。治疗高钾血症的 3 种主要措施是稳定心电、促进钾向细胞内转移和促使钾排出体外。

在高钾已经引起严重心律失常时，应立即给予钙剂，以拮抗高钾对心脏兴奋性的影响（此举并不影响血钾水平），常使用 10%葡萄糖酸钙或氯化钙溶液 10~20ml，稀释后缓慢静脉滴注（不少于 10~20 分钟），滴注时必须给予持续心电图监护，如果心电图无变化，10~20 分钟后可重复使用，但对于使用洋地黄类药物者，应慎用。注意氯化钙外渗会造成组织坏死，故静脉给药首选中心静脉或深静脉。

胰岛素和碳酸氢钠均促进钾进入细胞内，从而使血钾下降，同时注射葡萄糖可防止低血糖。一般使用 10U 胰岛素加 50g 葡萄糖（10%葡萄糖注射液 500ml）在 1 小时左右滴完，应用开始后 30 分钟起效，持续 4~6 小时。通常应用上述剂量后血钾可下降 0.5~1.2mmol/L，必要时 6 小时后重复 1 次。碳酸氢钠除可纠正酸中毒而促进钾离子进入细胞外，还可对抗高钾对细胞膜的不利影响，可用 5% NaHCO$_3$ 溶液静脉快速滴注，或 10~20ml 静脉推注，用后 5~10 分钟起效，并持续到滴注完后 2 小时。

袢利尿剂（呋塞米）可促使钾从肾脏排泄，容量正常或升高情况下，一般静脉注射 40~80mg，但慢性肾功能不全时利尿剂效果欠佳。阳离子交换树脂如聚苯乙烯磺酸钠（降钾树脂）可促使钾从肠道排出。慢性高钾血症患者可口服聚苯乙烯磺酸钠 15~30g，每日 2~3次。口服聚苯乙烯磺酸钠可导致便秘、恶心，因此常与山梨醇合用灌肠。但对于慢性肾衰竭患者，其可引起肠坏死或穿孔，对于术后患者或有肠梗阻（包括功能性、机械性梗阻）者，需慎用。阳离子交换树脂不宜用于治疗急性高钾血症。近年上市的环硅酸锆钠是一种高选择性阳离子交换树脂，口服后具有较快、较强的降钾效果。

积极药物治疗的同时，如血钾高于 6.5mmol/L，在有透析条件的情况下，应准备透析治疗。血液透析是降低血钾最快和最有效的措施。对于急性肾衰竭、各种容量负荷过重、创伤、横纹肌溶解等大量钾持续从细胞内流向细胞外者，急诊血液透析特别有效。应用低钾或无钾透析液进行血液透析，可使血钾 1~2 小时后恢复正常。但在透析过程中和透析后均需监测血钾浓度，注意透析后钾离子反跳问题。腹膜透析清除钾的速度慢于血液透析，不适用于高分解代谢者。

第五步　治疗措施

治疗引起高钾血症的原发病，去除诱因。

（严震文　徐元钊）

低钾血症

血清钾浓度低于 3.5mmol/L 时定义为低钾血症。低钾血症可以是机体总钾量减少导致钾缺乏，也可以是钾在细胞内外分布不正常而机体总钾量不缺乏导致血钾水平过低。重度低钾血症可导致神经肌肉和心脏的严重并发症甚至危及生命，需积极处理。

一、临床思维的必要前提

（一）病史询问要点

从钾的摄入、分布、排泄三方面切入询问。

（1）是否有摄食过少或不能进食而补钾不足史，尤其是老年、长期卧床、手术后禁食、肠外营养、有慢性消耗性疾病的患者。

（2）是否有胃肠道失钾史，包括反复呕吐、腹泻、肠瘘、胃肠减压引流、腹腔或腹膜透析液引流、滥用泻药等。

（3）是否有肾性失钾史，主要包括长期服用排钾利尿剂（呋塞米、氢氯噻嗪）；输入过多不易吸收的阴离子（如青霉素钠盐、羧苄西林）、过多的甘草制剂等；急性肾衰竭多尿期；梗阻后利尿未及时补钾；肾小管酸中毒（Ⅰ型、Ⅱ型）；巴特（Bartter）综合征；Liddle 综合征；原发性醛固酮增多症；肾素瘤；皮质醇增多症；11-或 17-羟化酶缺乏症等肾上腺疾病病史。

（4）是否有导致钾分布异常的病因，包括家族性低钾性周期性麻痹、使用高渗葡萄糖注射液和胰岛素治疗过程中、甲状腺毒症、各种碱中毒等。

（二）体格检查重点

（1）注意是否有意识障碍、四肢无力或软瘫、倦怠、呼吸肌无力等神经系统体征。

（2）注意有无麻痹性肠梗阻的腹部体征，如腹胀、肠鸣音减少或消失，有无便秘、尿潴留体征。

（3）注意心血管体征，包括体位变化后的心率、心律、血压变化等。

（4）注意可能引起低钾血症的相关疾病的体征。

（三）辅助检查

1. 必须要做的检查

（1）血电解质和酸碱状态（动脉血气分析，或总二氧化碳结合力、HCO_3^-），治疗后必须动态复查上述指标。低钾常伴有低氯、低镁和代谢性或呼吸性碱中毒。

（2）心电图检查：低血钾时最常见的心电图改变是 U 波升高，可达 1mm 以上，并可与 T 波融合为"双峰 T 波"；T 波降低、平坦或倒置，ST 段下降，可达 0.5mm 以上；Q-T 间期延长或 Q-U 间期延长，也可出现各种快速性心律失常，如窦性、房性、交界性、室性心动过速及心房颤动等。

2. 应选择做的检查

（1）24 小时尿钾排泄率有助于鉴别肾性失钾或肾外失钾。如尿钾超过 20mmol/L，有助于肾性失钾的诊断。

（2）肾性失钾导致低血钾且血压升高，怀疑肾上腺皮质功能亢进或醛固酮增多症时，应做有关激素测定。

（3）怀疑肾小管酸中毒时，应查尿常规（尿 pH）、血尿电解质，测定尿可滴定酸等。

二、思 维 程 序

第一步　确定是否为低钾血症

确诊依据血钾测定值。血钾 3.0～3.5mmol/L 时为轻度低钾血症，2.5～3.0mmol/L 时为中度低钾血症，2.5mmol/L 以下时为重度低钾血症。临床症状和体征与低钾程度相关。对于低钾血症的患者，不可忽略心电图检查，但并非每个患者都有心电图改变，故不应单凭心电图异常诊断低钾血症。

第二步　寻找产生低血钾的原因

低钾血症的主要原因有以下 3 个方面。

1. 饮食摄入不足　与钠代谢不同，肾脏对钾的排泄无法降至 0，即不食也排，且肾脏需在低钾摄入后第 7～10 天才能实现最大程度保钾。因此，慢性消耗性疾病、分解代谢亢进、昏迷、手术后、消化道疾病等禁食或严重进食不足的患者，一旦发生低钾血症，病情可十分严重，且不易马上纠正。

2. 钾丢失增多　包括经消化道和肾脏丢失，常与低钠血症、低氯血症同时存在。

（1）严重呕吐、腹泻、肠瘘、胃肠减压、滥用泻药等导致各种消化液大量丢失，非常容易引发低钾血症、低氯血症和代谢性碱中毒。

（2）经肾脏丢失：各种原发或继发性肾小管功能障碍、肾脏以外的疾病均容易引起钾丢失过多。各种原因的近端或远端肾小管酸中毒患者可因钾重吸收减少或分泌增多而发生严重低钾血症。药物如氨基糖苷类抗生素、两性霉素 B、羧苄西林、顺铂、抗病毒药物等易损害肾小管功能，引起低钾血症。呋塞米等袢利尿剂和氢氯噻嗪等噻嗪类利尿剂及甘露醇、高渗葡萄糖等渗透性利尿剂均可导致尿钾大量排出。急性肾功能不全多尿期可伴随大量钠、钾等电解质丢失而发生低钾血症。糖皮质激素或醛固酮均有保钠、排钾功能，尤其是后者，因此，醛固酮在血液中浓度升高时容易引起低钾血症。肾上腺皮质腺瘤或癌，创伤、重症感染、手术等导致糖皮质激素应激性增多，大量口服或静脉应用糖皮质激素治疗均可诱发低钾血症。其他如低镁血症、巴特综合征、棉酚中毒等也可因尿钾丢失增多而引起低钾血症。

3. 细胞外钾过多地转移到细胞内　体内并非真正缺钾，只是钾重新分布而引起血钾降低，如低钾性周期性麻痹，以周期性发作性肌无力合并低钾血症为特点，在进食大量糖类和剧烈运动后易诱发。慢性呼吸衰竭机械通气治疗是引发慢性转移性低钾血症的常见原因之一。糖尿病酮症酸中毒、应激性高血糖的好转过程中，由于 pH 升高和胰岛素的双重作用，也可发生严重低钾血症。因此，在控制高血糖或酮症酸中毒的过程中，应增加钾的补充，对于钾浓度偏低的患者，避免血糖下降过快。儿茶酚胺类制剂也可激活钠钾泵，导致低钾血症，但程度一般较轻。

稀释性低钾血症是血容量或细胞外液量增加所导致的低钾血症，常同时伴稀释性低钠血症。一般血钾下降程度有限，体内并非真正缺钾，只是分布异常导致血清钾降低，如心力衰竭、肾性水肿或大量输入无钾溶液。

第三步　治疗措施

（1）停用排钾药物：滥用利尿剂是低钾血症最常见的原因，因而首先必须详尽了解是否应用过利尿剂，如呋塞米、氢氯噻嗪等。

（2）治疗引起低钾的原发病。

（3）纠正低钾：①其原则是能口服尽量口服，见尿补钾。②补钾方法。1g 氯化钾含有 13.4mmol 钾，正常人每天钾生理需要量约为 3g，换成氯化钾约 5.6g。对于轻度低钾血症患者，一般应先给予口服补钾，鼓励进食含钾较多的食物，对于已造成心律失常、肢体弛缓性软瘫等情况的严重低钾血症患者，则必须静脉补钾，常用氯化钾 20~40mmol（10%氯化钾 15~30ml）溶于 1000ml 无糖溶液中，不应用含糖溶液，因为含糖溶液可刺激内源性胰岛素分泌使血钾一过性降低 0.2~1.4mmol/L。静脉补钾的速度不要超过 10~20mmol/h（氯化钾 0.75~1.5g/h），若静脉补钾超过 10mmol/h，则要进行心电监护，一旦情况好转，尽快恢复常用剂量。每日补钾总量为 40~80mmol，最高不能超过 200mmol。没有计算需补钾量的精确方法，关键是不断监测和调整，避免矫枉过正。③伴高氯血症的肾小管酸中毒患者不宜选用氯化钾，可选用枸橼酸钾。④处理低钾血症伴镁缺乏时必须同时纠正低镁血症，补镁可刺激细胞对钾的摄取，可选用门冬氨酸钾镁等。门冬氨酸钾镁有溶液和片剂。溶液为每支 10ml，每 10ml 含镁 33.7mg 和钾 103.3mg；片剂每片含镁 11.8mg，钾 36.2mg（含钾量低）。⑤31.5%的谷氨酸钾每支 20ml，含钾 34mmol，相当于 10%氯化钾注射液 25ml（2.5g），在体内缓慢分解为谷氨酸和钾，适用于肝性脑病伴低血钾者。

（严震文　徐元钊）

高 钙 血 症

血清蛋白正常时，成人血清总钙为 2.25~2.75mmol/L，血清总钙高于 2.75mmol/L 或血清离子钙高于 1.75mmol/L，即为高钙血症。

一、临床思维的必要前提

（一）病史询问要点

1. PTH 依赖性高钙血症　主要由原发性甲状旁腺功能亢进（散发性和遗传性）、继发性甲状旁腺功能亢进（如慢性肾衰竭、维生素 D 缺乏）、家族性低尿钙性高钙血症（常染色体显性遗传病）、异位 PTH 综合征（伴癌综合征的一种表现）、锂中毒（长期锂盐治疗躁狂抑郁症）、维生素 D-25 羟化酶缺陷症（常规摄入维生素 D 即可导致高钙血症）等引起。

2. PTH 非依赖性高钙血症 最常见的是恶性肿瘤性高钙血症，多为肿瘤转移性溶骨病变引起，如多发性骨髓瘤，也可见于无骨转移的恶性肿瘤；维生素 D 性高钙血症（如维生素 D 摄入过多、中毒，或应用大剂量维生素 D 类似物）；肉芽肿性病变、淋巴瘤、结核病等亦会引起高钙血症；威廉姆斯综合征（多见于 4 岁以下幼儿，伴有先天性缺陷）；制动；乳碱综合征（消化性溃疡患者长期大剂量服用乳制品或碱性药物引起）；影响钙吸收或增加钙排泄的药物，如噻嗪类利尿剂和抗酸剂等。

3. 注意临床症状出现的轻重程度与血钙升高的程度、速度及患者的耐受性有关 血钙低于 3.0mmol/L 时，症状轻微或无症状；血钙为 3.5～4.0mmol/L 时可出现神经衰弱的表现和精神症状；高于 4.0mmol/L 时出现明显的高钙危象，如顽固性恶心呕吐、腹泻腹痛、烦渴、谵妄、昏迷等。

（二）体格检查重点

1. 神经系统 了解有无肌无力、腱反射减弱、嗜睡、昏迷及精神行为异常的体征。

2. 消化系统 高血钙引起胃泌素分泌增多，故消化性溃疡发病率增高，可出现上腹部压痛；高钙血症时钙盐沉积常易诱发急性胰腺炎，注意有无腹部压痛、腹肌紧张，严重者可有皮肤瘀斑等重症胰腺炎体征。

3. 心血管系统 高钙血症可引起高血压和心律失常，心电图有 ST-T 改变、Q-T 间期缩短、房室传导阻滞等表现。

4. 泌尿系统 高钙血症可影响肾小管功能，导致肾浓缩功能下降，引起多尿、多饮；可有肾钙化、肾结石、肾钙盐沉着症的体征。长期严重者可有肾衰竭的体征。

5. 其他 高钙血症还可引起软组织钙化、骨病和皮肤瘙痒等。

（三）实验室检查与辅助检查

1. 必须要做的检查 血 PTH、血钙、血磷、尿钙、尿磷、肾功能、血碱性磷酸酶、血 25-羟维生素 D_3[25-（OH）D_3]、血 1, 25-二羟维生素 D_3[1, 25-（OH）$_2$ D_3]、血浆蛋白、血 pH 及骨代谢标志物检测。必要时应测定血清钙离子。

2. 应选择做的检查 甲状旁腺素相关肽（PTHrp）测定有利于鉴别肿瘤性高钙血症；疑有甲状旁腺瘤或恶性肿瘤者可行 B 超、CT 及同位素扫描来确定肿瘤位置来源；疑恶性肿瘤骨转移者，应做骨扫描、CT 检查；头颅 CT 可以帮助了解脑内钙化灶；心电图表现可以辅助高钙血症的诊断。

二、思维程序

第一步　是否存在高钙血症

需重复多次测定血钙浓度，排除血液浓缩、绑压时间过长和白蛋白的影响（白蛋白升高 10g/L，血钙升高 0.2mmol/L）。有条件的可以测定血清游离钙水平。

第二步 明确引起低钙血症的原发病

（1）家族史：明确有无家族性单一性原发性甲状旁腺功能亢进，Ⅰ型和Ⅱ型多发内分泌肿瘤，其临床表现为原发性甲状旁腺功能亢进，病理多为甲状旁腺腺瘤增生。明确有无家族性低尿钙性高钙血症，其是钙受体基因突变所致，临床表现为轻度高血钙、高血镁、低血磷等。

（2）药物史：噻嗪类利尿剂可减少尿钙的排泄，大剂量维生素 D 可增加钙的肠道吸收和骨吸收，服用上述药物及可溶性抗酸剂等可引起高钙血症。停用相关药物 2 周复查血钙，若恢复正常，即可确诊。

（3）根据 PTH 水平分类，分为 PTH 依赖性高钙血症和非 PTH 依赖性高钙血症。在 PTH 依赖性高钙血症中，原发性甲状旁腺功能亢进最常见，甲状旁腺功能亢进一般都有血磷降低、血碱性磷酸酶和血甲状旁腺激素水平升高、磷清除率增高和尿钙升高。原发性甲状旁腺功能亢进多见于女性，常有骨畸形、囊性变、病理性骨折、躯干缩短等表现，个别可发生高钙危象，少数患者可扪及肿大的甲状旁腺。三发性甲状旁腺功能亢进多为慢性肾衰竭刺激甲状旁腺过度增生引起，故常有血磷升高和磷清除率降低，且与肾功能不全程度有一定的关联。非 PTH 依赖性高钙血症中以恶性肿瘤导致的高钙血症最常见，仅次于甲状旁腺功能亢进，多有其他系统肿瘤病史，骨转移性肿瘤占 70%，血液系统肿瘤占 20%，无转移性肿瘤占 10%。有条件者可以检测 PTHrP 明确肿瘤相关性高钙血症。

（4）测量血清 25-（OH）D_3 和 1, 25-（OH）$_2 D_3$：如果 25-（OH）D_3 升高，提示维生素 D 过量或中毒，如果 1, 25-（OH）$_2 D_3$ 升高，需考虑某些肿瘤及结节病和肉芽肿性疾病。

第三步 如何处理

（1）治疗引起高钙血症的原发病和基础疾病。

（2）高钙危象的处理：血钙低于 3.0mmol/L 时可暂不予以处理，高钙危象时主要通过抑制骨脱钙、抑制肠道吸收和增加钙排出等予以治疗。纠正脱水，使用袢利尿剂加强尿钙排泄。大量补液时要加强监护，防止心力衰竭，强力利尿时要防止低钾血症。口服或静脉滴注双膦酸盐，可降低血钙，纠正低磷，抑制骨脱钙，尤其对肿瘤骨转移引起的高钙血症疗效明显，但肾功能不全患者慎用。降钙素肌内注射可抑制破骨细胞促进尿钙排泄，降低血钙，但其半衰期短。糖皮质激素对结节病、肉芽肿病及维生素 D 中毒有一定的疗效，但起效慢，维持时间较短，应与其他降血钙药物合用。以上治疗无效的高钙危象，尤其是伴严重肾功能不全者，可考虑透析治疗。抗肿瘤药物硝酸镓、光辉霉素、顺铂等也可用于癌性高钙血症的治疗。

（洪　维　叶志斌）

低 钙 血 症

血清蛋白正常时，成人血清总钙低于 2.2mmol/L（8.8mg/dl）或血清离子钙低于 1.18mmol/L（4.7mg/dl），称为低钙血症。

一、临床思维的必要前提

（一）病史询问要点

1. 有无低血钙的临床表现　如肌肉刺痛、麻木、痉挛、手足抽搐；口周或四肢末梢麻木、蚁行感、肌痛；平滑肌痉挛表现，如喉、支气管、肠道痉挛表现；动脉痉挛引起的心绞痛、偏头痛；皮肤毛发改变，关节、肌腱转移性软组织钙化；白内障；锥体外系异常表现。

2. 低钙症状发生的速度、持续时间与严重性　应注意区分急性或慢性低钙血症。急性低钙血症以手足搐搦为突出表现，慢性低钙血症常缺乏特异性症状，可有口唇四肢麻木、刺痛或肌束颤动、精神抑郁或激动、记忆力减退及情绪紊乱，儿童可有智力障碍等非特异性表现。当血钙下降很快或者严重时，患者可出现自发性手足抽搐、喉痉挛、癫痫样大发作。

3. 询问有无可引起低钙血症的病因或基础疾病及其相关病史和症状　主要包括以下情况。

（1）甲状旁腺相关性低钙血症：青少年起病的要考虑先天性甲状旁腺功能减退、甲状旁腺发育缺陷；有颈部手术史的考虑手术后甲状旁腺功能减退；有家族史者需考虑遗传性甲状旁腺功能减退、Ⅰ型自身免疫性多内分泌腺综合征；有些为恶性肿瘤转移至甲状旁腺所致；使用药物（如多柔比星、阿糖胞苷、丙硫氧嘧啶等）抑制甲状旁腺分泌；^{131}I 治疗后甲状旁腺功能减退等。

（2）维生素 D 相关性低钙血症：Ⅰ型和Ⅱ型维生素 D 依赖性佝偻病多起病于幼年，常有家族史，有佝偻病的症状和体征，基因检测可明确诊断；成人新近发病的一般都是由营养缺乏、肾衰竭或肠道疾病所致。肝脏疾病及药物（抗结核药）等导致维生素 D 羟化障碍的也可导致维生素相关性低钙血症。

（3）肾小管酸中毒性低钙血症：婴幼儿或儿童发病者多为遗传性，发生于成年者多为继发性；遗传性患者多有家族史；肾脏疾病史，持久性低钾血症或引起继发性肾小管酸中毒的疾病史。实验室检查血 pH 等有助于明确诊断。

（4）其他原因所致的低钙血症：如急性胰腺炎、中毒性休克或长期使用利尿剂使尿钙排泄增加；成骨细胞肿瘤及骨饥饿综合征导致钙盐沉积于骨过多，恶性肿瘤引起骨细胞病变或肿瘤骨转移使钙沉着于骨干；HIV 感染等。

（二）体格检查重点

1. 神经-肌肉系统　神经肌肉兴奋性增高的表现：低钙击面征（Chvostek sign）或低钙束臂征（Trousseau sign）阳性；手足抽搐体征，如肌肉强直性收缩；严重时可有喉痉挛和支气管哮喘的体征；小儿注意腹痛、肠痉挛的体征；动脉痉挛体征如心绞痛体征及雷诺现象；非典型神经肌肉兴奋性增高的表现如锥体外系受损体征，儿童急性低血钙时要注意癫痫样发作表现。

2. 其他系统

（1）软组织钙化：关节周围软组织骨赘引起关节僵直，软骨钙化引起假痛风样表现；头颅基底节钙化的表现。

（2）白内障：慢性低钙血症患者常见。

（3）心血管系统：顽固性心力衰竭、长 QT 间期综合征等体征。

（4）消化系统：类似于肠道炎症等体征。

（5）皮肤、毛发、牙齿：皮肤粗糙、毛发脱落、剥脱性皮炎、色素沉着、指甲脆裂，儿童表现为出牙晚、齿根缺陷，成人表现为牙齿脱落早、龋齿。

（三）辅助检查

1. 必须要做的检查 血钙和血磷、尿钙和尿磷、血 PTH、血碱性磷酸酶、血镁、血清 25-（OH）D_3 和 1，25-（OH）$_2D_3$ 测定。有条件时应做离子钙测定或血浆蛋白和血 pH 测定，用以矫正血清离子钙值。

2. 应选择做的检查 心电图检查，注意有无 Q-T 间期延长、T 波低平倒置和心律失常等；脑电图检查；头颅 CT 检查；X 线及骨密度检查，了解异位钙化程度；^{99m}Tc-MIBI 显像。

二、思 维 程 序

第一步 有无低钙血症

结合低钙血症的临床表现，常规测定血清钙，有条件的可根据离子钙水平或由白蛋白测定值纠正血清钙判定。必须结合血磷、血镁、血清 PTH、碱性磷酸酶等综合判断。

第二步 明确引起低钙血症的原发病

（1）先天性疾病：与甲状旁腺有关的先天性疾病，如 *GNASI* 突变所致的特发性甲状旁腺功能减退。影像学检查可明确先天性甲状旁腺缺如或发育异常。

（2）应用降血钙药物史或胰腺炎病史：继发性低血钙。

（3）颈部手术或放疗导致的甲状旁腺功能受损。

（4）若伴有高磷血症，且血肌酐升高，需考虑肾脏疾病所致；若血磷正常或降低，且血镁降低，可能是镁缺乏所致。

（5）血 PTH 降低，考虑甲状旁腺功能减退；血 PTH 正常或升高，若血 25-（OH）D_3 降低，则考虑食物、药物或肝脏疾病导致维生素 D 缺乏；如 25-（OH）D_3 正常，可行 PTH 滴注试验，若无反应，进一步检测 1，25-（OH）$_2D_3$ 水平，降低时考虑维生素 D 依赖性佝偻病 I 型，正常或增高则考虑维生素 D 依赖性佝偻病 II 型。

第三步 如何处理

（1）病因治疗：如避免使用降低血钙的药物，补充镁等。

（2）急性低血钙的治疗：紧急时，应缓慢推注 10%葡萄糖酸钙溶液或 10%氯化钙溶液 10～20ml（加入葡萄糖注射液 20～40ml 中），速度不超过每分钟 2ml。症状难控制者可继续予以葡萄糖酸钙或氯化钙 15mg/kg 维持 4～6 小时，定期检测血钙，避免发生高钙血症。若血钙正常后症状无明显改善，则需考虑低镁血症，必要时补充镁剂，口服硫酸镁或深部肌内注射硫酸镁 25～50mmol/L。症状缓解后，改为口服钙剂和维生素 D 制剂维持。

（3）慢性低血钙的治疗：症状不明显者予以口服补钙，常用的有碳酸钙、葡萄糖酸钙、乳酸钙、柠檬酸钙等。单用钙剂无效者，或者维生素 D 缺乏或抵抗所致的低钙血症患者，应选择维生素 D 制剂，肾功能不全或甲状旁腺功能减退及维生素 D 依赖性佝偻病时，应选择口服活性维生素 D，如阿法骨化醇或骨化三醇。

（洪　维　叶志斌）

高 磷 血 症

　　成人血磷水平为 0.84～1.45mmol/L（2.6～4.5mg/dl），小儿为 1.29～1.94mmol/L（4～6mg/dl）。成人血磷超过 1.9mmol/L 或儿童血磷高于 2mmol/L 时，称高磷血症。由于正常人肾对磷的排泄作用很充分，故高磷血症少见。高磷血症一旦出现，将是危险信号，应予以高度重视。

一、临床思维的必要前提

（一）病史询问要点

　　1. 有无高磷血症的症状　急性高磷血症常见于急性肾损害患者，口服磷酸盐后数小时内出现精神异常，自发性手足抽搐，常伴低钙血症的表现。慢性高磷血症主要见于慢性肾脏疾病和遗传性高磷血症，常引起甲状旁腺功能亢进，故后期血钙反而可增高，易发生软组织钙化、动脉钙化和心血管并发症。当磷沉积于心脏时，可出现心律失常和瓣膜病变；沉积于肾间质时，可进一步影响肾功能；沉积于大关节周围时，其可溃破继发感染；沉积于皮下血管时，可发生皮肤或皮下脂肪坏死。

　　2. 可能引起高磷血症的病因或基础疾病的病史和症状
　　（1）磷摄入过多：可见于大量饮用牛奶、食物中无机磷添加剂（晚期慢性肾脏疾病患者多见），口服、灌肠含磷药物，维生素 D 中毒、磷中毒（磷可以粉尘形式经呼吸道或皮肤进入体内，损害心、肝、肾、骨等器官组织）等。
　　（2）内源性磷释出：可见于溶血性贫血、横纹肌溶解症、呼吸或代谢性酸中毒（尤其是乳酸性酸中毒）、白血病化疗、高热、挤压伤、重症肝炎等。
　　（3）磷排泄障碍：可见于急慢性肾衰竭、各种原因的甲状旁腺功能减退、甲状腺功能亢进症、肢端肥大症、瘤样钙质沉着症、长期使用双膦酸盐或肝素等药物、低镁血症。

（二）体格检查重点

　　高磷血症是慢性肾脏疾病患者低钙血症、甲状旁腺功能亢进及转移性钙化的主要病因，要特别注意转移性钙化的各种体征，如皮肤、黏膜、软组织和血管钙化的相关体征。

（三）辅助检查

　　1. 必须要做的检查
　　（1）实验室检查：血磷和血钙、尿磷和尿钙、血 PTH、血碱性磷酸酶、血镁、肾功能、甲状旁腺功能测定和血常规等。有条件的可以进行成纤维细胞生长因子（FGF）-23 和 Klotho

蛋白检测。

（2）影像学检查：针对膝关节、腕关节或骨盆部位的 X 线检查、CT 等影像学检查有助于明确异位钙化。

2. 应选择做的检查 有可能的病因或基础疾病的相关辅助检查。

二、思 维 程 序

第一步 有无高磷血症

结合高磷血症的临床表现，常规测定血磷和血钙、尿磷和尿钙、肾功能等。有条件的可以进行 FGF-23 和 Klotho 蛋白检测。

第二步 明确引起高磷血症的原发病

有无过量摄入含磷药物或维生素 D 史；肾功能正常者，查血甲状旁腺激素，如降低，则考虑甲状旁腺功能减退，若不降低，则可能为假性甲状旁腺功能减退及横纹肌溶解症、肿瘤溶解综合征、溶血、甲状腺功能亢进症等，应逐一加以鉴别。有肌溶解时，肌酸激酶和肌红蛋白测定有一定的帮助。肾功能不全引起磷排泄减少是常见的高磷血症病因之一，应进一步测定血清 FGF-23 和 Klotho 蛋白。

第三步 如何处理

（1）针对原发病及基础疾病进行治疗。

（2）控制磷摄入：避免使用含磷的药物、维生素 D 制剂，控制含磷食物摄入，应低磷、低蛋白饮食。

（3）磷结合剂的使用：主要包括司维拉姆和碳酸镧，在治疗慢性肾脏疾病引起的高磷血症中效果明显。急性高磷血症者，若血磷超过 3.23mmol/L，可危及生命，可应用葡萄糖、胰岛素、利尿剂等治疗。严重肾功能不全时，可采取血液透析治疗。

（4）有可能发生肿瘤溶解综合征时，给予足够的水分，增加尿量，以利于磷排出，可帮助降低血磷。

（洪 维 叶志斌）

低 磷 血 症

成人血清磷浓度低于 0.8mmol/L，儿童血浆磷浓度低于 1.45mmol/L，称低磷血症。

一、临床思维的必要前提

（一）病史询问要点

1. 有关低磷血症的症状 血清磷浓度低于 0.3～0.5mmol/L 为重度低磷血症，可危及生命，需紧急处理。急性低磷血症可引起溶血性贫血，增加感染和出血倾向；中枢神经功能障碍的表现有明显的焦虑、肌无力甚至窒息；低磷可降低心肌收缩力，严重者导致心力衰竭。慢性低磷血症主要表现为骨骼肌肉系统改变，如骨痛、骨骼畸形及儿童佝偻病或成人软骨病、纤维性骨炎、假性骨折、肌无力；软组织钙化或动脉钙化的表现；周围神经系统病变表现，如震颤、感觉异常（如麻木）等。口腔表现为牙釉质发育不良、牙闭合不全和排列紊乱等。

2. 有无可引起低磷血症的病因和基础疾病及其相关症状或病史

（1）胃肠道摄入、吸收减少或丢失增多：各种原因引起的厌食、食欲缺乏、呕吐、腹泻（尤其重症）、吸收不良综合征等都可引起低磷血症。使用磷结合剂可引起低磷，常见于治疗消化性溃疡和慢性肾衰竭的过程中。

（2）肾小管重吸收磷减少：代谢性酸中毒时，磷从细胞内转移至血浆，但肾重吸收减少，导致低磷。肾小管酸中毒、范科尼综合征（原发性或获得性）、甲状旁腺功能亢进、大量输入葡萄糖注射液、快速使用糖皮质激素、肾移植后、糖尿病酮症酸中毒（尤其是胰岛素治疗后）、严重烧伤、痛风、急性肾衰竭多尿期、应用利尿剂患者都可因肾小管重吸收减少发生低磷血症。酗酒者戒酒后亦可发生低磷血症。

（3）磷转移至细胞内或骨骼中：如滴注葡萄糖注射液可刺激胰岛素释放，大量磷伴随葡萄糖进入细胞内，可导致急性低磷血症，糖尿病本身多饮、多尿、酮症及糖尿使尿中排磷增多，亦可使血磷降低；呼吸性或代谢性碱中毒引起葡萄糖酵解增加，也可导致低磷血症；内分泌激素如胰高血糖素、儿茶酚胺、胰岛素等也可能引起血磷下降。

（4）兼有肠道与肾小管磷转运降低：如维生素 D 缺乏、家族性抗维生素 D 佝偻病、维生素 D 依赖性佝偻病 I 型和 II 型患者均可发生低磷血症。这类疾病都有肠吸收磷减少，且引起继发性甲状旁腺功能亢进而使肾小管重吸收磷减少。

（5）兼有磷向细胞内转移的肠、肾重吸收减少：见于乙醇中毒、肝硬化、肝昏迷等。

（二）体格检查重点

1. 造血系统 有无溶血，皮肤黏膜有无出血点。

2. 骨骼肌肉系统 有无骨骼压痛、骨骼畸形，有无儿童佝偻病或成人软骨病的体征。有无肌痛、肌萎缩、运动受限、呼吸无力等肌肉方面的体征。

3. 神经系统 有无感觉异常（如麻木）、肌力下降表现，有无因中枢缺氧引起精神异常、抽搐或昏迷等体征。

4. 其他系统 心力衰竭的体征、胃肠道麻痹的体征等。

注意前述各种可引起低磷血症病因或基础疾病的有关体征。

（三）辅助检查

1. 必须要做的检查

（1）实验室检查：常规查血磷和尿磷、肾功能、血 PTH、尿磷排泄分数、血常规，以及做有关溶血、血小板功能的检查；24 小时尿液检查和尿 pH 测定。有条件时可测定血清 FGF-23 水平。

（2）其他：影像学检查，包括骨骼、口腔、头颅部位 X 线检查或 CT 检查；心脏检查：包括心脏多普勒超声检查等；神经传导速度测定（肌电图）等。

2. 应选择做的检查　有可能的病因或基础疾病的相关辅助检查，如血清 FGF-23 测定，同位素扫描寻找肿瘤性低磷性骨软化原发肿瘤。

二、思 维 程 序

第一步　是否有低磷血症

轻度的低磷血症症状不明显，易漏诊。重症低磷血症有生命危险。因此，对于有可能存在引起低磷血症的诱因及原发病如重症感染、大型手术后、急性创伤、酸碱平衡紊乱、大剂量胰岛素治疗、长期补液而未补磷（如全静脉营养）、长期服用磷结合剂的患者及肾脏疾病患者出现恶心、呕吐、乏力、易激动、四肢麻木、反应迟钝、抽搐、意识障碍与精神异常时，要及时查血磷。当发现血磷降低，诊断便可成立。

第二步　明确引起低磷血症的原发病

（1）低血磷、高尿磷、尿磷排泄分数＞5%：属于肾磷消耗，如血钙降低，考虑继发性甲状旁腺功能亢进；如血钙升高，考虑原发性甲状旁腺功能亢进；如血钙正常，提示肾小管重吸收障碍，需结合其他病史考虑肾小管酸中毒、范科尼综合征、药物因素（如应用袢利尿剂、类固醇激素等）。高排磷症者若有家族史伴骨骼表现，提示遗传性维生素 D 相关性佝偻病/骨软化症，若 FGF-23 分泌增多，需考虑肿瘤性骨软化症和 FGF-23 相关性佝偻病/骨软化症。

（2）低血磷、低尿磷、尿磷排泄分数＜5%：主要考虑肠道吸收减少，如禁食、使用磷结合剂和吸收不良综合征等，或是全身疾病所致磷向细胞内转移，如代谢性和呼吸性碱中毒、大量胰岛素输注、维生素 D 缺乏、骨饥饿综合征等。

第三步　如何处理

（1）治疗基础疾病和诱发因素。在有糖尿病酮症酸中毒、全静脉营养和营养不良等情况时，应注意补磷。避免使用磷结合剂。

（2）严重低磷血症：可口服或静脉补充磷制剂。中性钠–钾–磷酸盐制剂（每 1ml 中含 0.1mmol/L 磷）口服，严重者按 0.08mmol/L 静脉滴注补磷。当有少尿、肾功能不全及因基础疾病有高磷血症倾向时，补磷要十分谨慎。伴高钙血症时（如大量组织坏死等），补磷亦应谨慎，以防止发生转移性钙化。

（洪　维　叶志斌）

高 镁 血 症

镁离子是人体细胞内含量仅次于钾离子的重要阳离子。正常成人总镁约 24g（1000mmol），50%～60%分布于骨骼中，40%～60%分布于软组织中，仅 1%在细胞外液中，故血清镁浓度仅为 0.75~1.25mmol/L，其中 90%以离子形式存在，其余多为盐类。镁有重要生理功能，包括与三磷酸腺苷（ATP）等形成复合物激活酶系，参与糖类、脂类、蛋白、核酸和辅酶等的形成过程；参与肌肉收缩；对代谢过程中的甲基转移作用及硫酸基和醋酸基等的激活起调节作用；作为氧化磷酸化辅因子，参与线粒体中能量代谢等。镁离子可将细胞内钙离子保持在低的静息水平；可调控细胞膜通透性、电子特性，参与调节钾通道而影响其他离子代谢。镁离子在控制神经活动、心肌兴奋性、神经肌肉传递、肌肉收缩、血管运动张力、血压及外周血流中起重要作用。总体而言，镁离子对中枢和周围神经系统、心肌、血管和胃肠道平滑肌起抑制作用。

富含镁的食物如绿叶蔬菜、豆类、坚果、谷物和海鲜等是人体镁的来源，30%~50%在空肠、回肠中被吸收。维生素 D、甲状旁腺激素、生长激素、甲状腺素促进镁吸收；而降钙素和醛固酮降低镁吸收。镁主要经肾排出，滤过镁中 20%~30%在近端小管、40%~50%在髓袢、4%~7%在远端小管被重吸收，最终仅滤过量的 3%~6%被排出体外。高镁、高钙、低磷、甲状腺素、降钙素和醛固酮抑制重吸收，甲状旁腺激素促进重吸收。血清镁浓度高于 1.25mmol/L 时，称为高镁血症（hypermagnesemia）。

一、临床思维的必要前提

（一）病史询问要点

（1）有无可能引起高镁血症的基础疾病或原因：引起高镁血症的原因主要为急、慢性肾功能不全，少数为医源性摄入镁盐过多、甲状腺功能减退、甲状旁腺功能减退、肾上腺皮质功能减退（艾迪生病，因醛固酮减少而引起）、草酸盐中毒、多发性骨髓瘤和特发性高镁血症等引起，要留意询问上述疾病相关病史。

（2）询问高镁血症临床特点相关病史：高镁血症的临床特点主要包括神经肌肉症状、心血管症状和平滑肌受抑制症状。其中，神经系统症状、肌肉和心肌症状与高血镁程度有一定的关联性。

1）当血清镁超过 3mmol/L（7.3mg/dl）时，可出现临床症状，常见的症状如下：①神经肌肉兴奋性传递抑制（神经肌肉接头乙酰胆碱释放减少）；②中枢神经系统的动态活动障碍（抑制中枢神经系统突触传递）。

2）当血清镁超过 3.5mmol/L（8.5mg/dl）时，常见的临床症状如下：①腱反射减退；②肌肉弛缓性麻痹。

3）当血清镁超过 5mmol/L（12mg/dl）时，常见：①呼吸肌麻痹；②嗜睡或昏迷；③心肌兴奋性下降、房室和室内传导阻滞、心动过缓。

4）当血清镁超过 7.5~10mmol/L（18.2~24.3mg/dl）时，可有心搏骤停。

5）血管平滑肌抑制症状：血压下降。

6）内脏平滑肌抑制症状：嗳气、呕吐、便秘和尿潴留。

（3）血清镁在 2mmol/L（4mEq/L，4.9mg/dl）时，常无临床症状，不易被察觉，依据检验证实。

（4）特别要注意询问有无过量摄入镁盐史，有无使用含镁盐的缓泻药、治疗子痫用镁盐静脉注射等。

（5）注意询问有关急、慢性肾功能不全等的相关病史。

（二）体格检查重点

（1）高镁血症相关体征：包括呼吸、脉搏、血压、意识状态、心率、肠鸣音、耻骨上区触叩诊、肌力、肌张力和腱反射等神经系统检查和精神检查等。

（2）有关急、慢性肾功能不全的各项体征。

（3）可能需要长期和（或）大量摄入镁盐的疾病的相关体征。

（4）可能引起高镁血症的疾病的相关体征，如甲状腺功能减退、甲状旁腺功能减退、肾上腺皮质功能减退、草酸盐中毒、多发性骨髓瘤和特发性高镁血症等疾病的体征。

（三）辅助检查

1. 必须要做的检查

（1）血镁测定和 24 小时尿镁测定。

（2）血清和尿电解质测定（包括钾、钙、钠、氯等）、血氧饱和度和血气分析。

（3）肾功能及其相关检查。

（4）心电图。

（5）肾及膀胱 B 超检查。

2. 应选择做的检查

（1）疑为前述相关疾病的相关检查，如甲状腺功能、甲状旁腺功能、肾上腺功能（醛固酮）、血清蛋白电泳、血清免疫球蛋白、轻链等。

（2）疑为前述可能会摄入过量镁盐的相关疾病或体征的检查，如子痫。

二、思维程序

第一步 是否有发生高镁血症的可能

根据前述可能引起高镁血症疾病的相关症状、体征和实验室检查结果判断。

第二步 是否存在高镁血症

根据前述高镁血症临床特点及血镁测定结果判定。

第三步 确定有无肾功能不全

通过病史、临床特点和实验室检查结果较易判定。

第四步 确定有无过量摄入镁盐

通过病史及临床特点较易判定。

第五步 确定有无血液浓缩

注意有无脱水病史及有无血液有形成分和生化物质浓度普遍升高，注意血容量状态、尿量和尿钠、尿渗透浓度结果，常不难排除。

第六步　确定有无甲状腺功能减退

注意有无黏液性水肿及毛发、皮肤、意识改变等临床表现，结合甲状腺功能测定结果，不难鉴别。

第七步　确定有无甲状旁腺功能减退

注意有无手足搐搦等低钙综合征表现，有无低钙、高磷、低甲状旁腺激素水平和甲状旁腺功能减退表现，有无低钙条件下补镁、颈部（甲状腺或甲状旁腺）手术等，根据以上判定结果可明确诊断。

第八步　其他少见病因的高镁血症

其他少见病因的高镁血症包括糖尿病酮症酸中毒、草酸盐中毒、多发性骨髓瘤引起的高镁血症和特发性高镁血症等。

第九步　如何处理

（1）病因治疗：包括停止镁摄入等针对病因的处理，以解除血镁继续升高的威胁。如病因未能迅速确定或虽已确定但无法立即解除，应立即予以对抗处理。

（2）对抗处理：有明显心血管症状者，应立即注射钙盐，常用10%氯化钙或10%葡萄糖酸钙溶液10～20ml静脉缓慢注射，用量、是否稀释、给药途径与给药速度、重复次数与时间间隔均须根据病情严重程度与治疗反应情况决定。

（3）维持与监护心肺功能：有呼吸抑制者，应立即行插管和使用呼吸机行辅助呼吸，并予以心电监护。

（4）血液稀释和增加排出：心功能、肾功能正常者可加大补液，辅以排钠利尿剂。

（5）透析清除：以血液透析为佳，腹膜透析也可采用。

（6）对症处理：如有尿潴留，可留置导尿管等。

（徐元钊）

低 镁 血 症

血镁浓度低于 0.75mmol/L 时，称为低镁血症（hypomagnesemia）。

一、临床思维的必要前提

（一）病史询问要点

1. 注意询问有无可引起低镁血症的基础疾病或原因

（1）可能引起细胞外液向细胞内液转移的情况

1）甲状旁腺功能亢进伴严重骨病者，甲状旁腺切除后，血中甲状旁腺激素突然下降，使大量钙离子、镁离子进入骨细胞内，血清镁明显降低，也称骨饥饿综合征（hungry bone syndrome）。

2）急性出血性胰腺炎时，镁盐大量沉积于坏死胰腺周围脂肪组织处，导致血清镁降低。

3）胃肠外营养时，当使用高热量且含镁量不足的溶液时，镁与营养物质一起进入细胞内，参与组织修复，使血镁下降。

4）糖尿病酮症酸中毒或糖尿病高渗性昏迷时，使用大量胰岛素，在胰岛素作用下镁离子和葡萄糖进入细胞内，如未及时补镁，可造成低镁血症。

5）其他代谢和内分泌疾病，如甲状腺功能亢进、甲状腺功能减退、甲状旁腺功能亢进或减退、原发性醛固酮增多症、低磷血症等也可引起低镁血症。

（2）镁丢失过多

1）经肾丢失：常见的原因为应用利尿剂，包括渗透性利尿剂和袢利尿剂，各种肾脏疾病，包括肾小球肾炎、间质性肾炎、梗阻性肾病梗阻后利尿、肾盂肾炎、肾小管性酸中毒和肾移植后等，存在以上情况的患者均可因肾小管重吸收镁降低而出现经肾排出镁增加，从而发生低镁血症。

2）经胃肠道丢失：口炎性腹泻、小肠放射损伤、下消化道特别是远端小肠炎症、吸收不良综合征、长期使用泻药、溃疡性结肠炎、肠瘘等可因镁吸收不良或不能吸收而引起低镁血症。上消化道含镁量较低，但长期和（或）大量丢失胃液或丢失肠液和胆汁亦会引起低镁血症。

3）大量哺乳。

（3）镁摄入过少

1）长期进食过少或不能进食，如昏迷、食管癌、拒食等，而又补充不足。

2）镁吸收部位被切除，如回肠切除过多。

（4）原发性（特发性）低镁血症。

2. 询问有无低镁血症的症状

（1）低钾低钙综合征：具体症状前文已述。低镁血症常伴低钾血症，一方面它们由同一病因引起，如腹泻、烧伤、多尿、原发性醛固酮增多症、巴特综合征和Gitelman综合征等；另一方面低镁血症也可引起低钾血症，此可能因为低镁使ATP所抑制的髓袢升支钾通道发生抑制解除而发生。引起低钙血症则是因为低镁使甲状旁腺激素分泌减少，加上低镁时血1，25-（OH）$_2$D$_3$水平降低等。

（2）神经肌肉兴奋性增高的表现：可有肌痉挛、癫痫样大发作、眩晕、共济失调、手足徐动、肌震颤等，主要由低镁血症使神经轴突兴奋阈值下降、传导速度增加、神经递质释放增多、神经反应性增强及影响肌细胞的钙转运机制等引起。

（3）心血管症状：可有心律失常和心电图异常。

（二）体格检查重点

（1）低镁血症相关体征，包括前述低钙低钾综合征、神经肌肉兴奋性增高和心血管体征，应重视。

（2）前述相关病因或基础疾病的体征。

（三）辅助检查

1. 必须要做的检查

（1）血镁、尿镁、血电解质测定，肾功能和肾小管功能检查。

（2）心电图。

2. 应选择做的检查

（1）疑为前述一种或几种疾病时，选择相应的检查，特别是有关胃肠疾病、肾病和代谢内分泌疾病的检查。

（2）肌电图。

二、思　维　程　序

第一步　有无低镁血症

根据前述病史、症状、体征和实验室检查结果特别是血镁测定结果不难确定。

第二步　是否有肠源性病因

根据患者有无腹部手术史、胃肠道 X 线检查、腹泻特点等不难鉴别。

第三步　是否有肾性丢失

根据病史中是否应用各种利尿剂及是否存在肾病病史，特别是镁排出分数（CCr/C Mg）计算和尿镁测定便可确定。肾性丢失中尚可依据疾病及其特点大致鉴别肾小管主要受损节段，并由此可相互印证。

（1）多尿：常见于糖尿病酮症酸中毒、急性肾小管坏死恢复期和梗阻后利尿等。

（2）肾小管吸收减少

1）近端小管吸收减少：如容量扩张和高醛固酮血症。

2）远端小管吸收减少：①肾小管直接损伤、间质性肾炎和药物性肾小管损伤。引起后者的药物包括氨基糖苷类、顺铂、两性霉素 B、环孢素和膦甲酸等。②抑制升支厚壁段氯化钠重吸收的有祥利尿剂、巴特综合征、高钙血症和常染色体显性遗传性甲状旁腺功能减退症等。③抑制远端小管氯化钠重吸收的有噻嗪类利尿剂和 Gitelman 综合征等。

第四步　是否有细胞外液向细胞内液镁转移

根据前述五种情况分析。

第五步　如何处理

（1）针对病因治疗。

（2）纠正低镁血症。

1）轻度低镁：除鼓励进食富含镁的食物外，可不用药。

2）中度低镁

A. 无胃肠道镁吸收障碍者：口服氧化镁 0.5g，每日 3 次；氢氧化镁 0.2～0.3g，每日 3～4 次；10% 硫酸镁溶液 10ml，每日 3～4 次。

　　B. 胃肠道镁吸收障碍者：肌内注射 10% 硫酸镁溶液 5～10ml，第 1 天每 4～6 小时 1 次，以后减量。应注意心脏情况。

　　C. 伴慢性营养不良者：在胃肠道外营养溶液中补入镁盐。

　　3）严重低镁：指血镁＜0.5mmol/L，伴明显症状者。应立即行静脉补镁，可用 50% 硫酸镁溶液 2ml 或 25% 硫酸镁溶液 4～8ml 加入 5% 葡萄糖溶液中缓慢滴注。行心电监护。一般不采用静脉推注。

　　（3）同时纠正可能存在的电解质和酸碱紊乱。

　　（4）常见伴低血钾、低血钙、低血磷和碱中毒，应注意纠正。

（徐元钊　叶志斌）

血清铁异常

　　成人体内总铁量为 3～5g，男性为 50mg/kg，女性为 35mg/kg，其中 2/3 具有生理活性。人体内血红蛋白铁约占 67%，肌红蛋白铁约占 3.5%，其他组织中铁及含铁酶类如过氧化物酶、过氧化氢酶、细胞色素氧化酶等铁含量甚微。另 1/3 为无生理活性的储存铁，主要以铁蛋白及含铁血黄素形式储存于肝、脾、骨髓等组织的单核-吞噬细胞系统。

　　食物中铁以高价铁为主，必须在胃内盐酸或还原剂作用下，还原为亚铁才能在十二指肠和空肠上段被肠黏膜吸收，通过毛细血管进入血液循环，在血浆中被氧化为高价铁，与转铁蛋白结合，被运至单核-吞噬细胞系统或骨髓，转运给幼红细胞，合成血红蛋白。被肠黏膜吸收的亚铁，也可在肠黏膜细胞内再氧化为高价铁，与肠黏膜细胞内去铁蛋白结合成铁蛋白，储存于单核-吞噬细胞系统内，体内储存铁及肠黏膜吸收铁量处于动态平衡。

　　正常情况下血清铁仅能与 1/3 的转铁蛋白结合，故血清内游离铁量极微。能与 100ml 血清中全部转铁蛋白结合的最大铁量，称为总铁结合力（TIBC），未与铁结合的转铁蛋白，称为未饱和铁结合力（UIBC）。血清铁与总铁结合力的百分比，称为转铁蛋白饱和度。

一、临床思维的必要前提

（一）病史询问要点

　　1. 饮食习惯　长期偏食易造成外源性铁供给不足，咖啡、浓茶常影响肠道对铁的吸收。相反，长期使用铁器做餐具或烹调食物，食物中含铁量增加。

　　2. 慢性失血史　如消化性溃疡、月经过多、痔疮、钩虫病、胃肠道肿瘤等慢性失血性疾病是体内铁丢失的最常见原因，导致血清铁降低。

　　3. 影响铁吸收的疾病　如慢性萎缩性胃炎、胃癌、胃及十二指肠切除，由于胃酸不足，高价铁（Fe^{3+}）不能被还原为亚铁（Fe^{2+}）而影响铁吸收。空肠上段是吸收铁的主要部位，此部位切除和病变也可导致铁吸收障碍。此外，慢性小肠性腹泻由于肠蠕动加快，亦影响铁吸收。

4. 影响铁利用的疾病 常见的有慢性感染和慢性炎症如结核病、肺脓肿、脓胸、感染性心内膜炎、骨髓炎、肝脓肿、慢性肾盂肾炎、慢性盆腔炎、溃疡性结肠炎，以及类风湿关节炎、肿瘤、支气管扩张症等，这类疾病由于单核-吞噬细胞对铁有特殊亲和力，使铁释放困难，影响铁的利用，引起血清铁降低，但体内储存铁增加。

5. 长期输血史 每 100ml 血液中含铁量为 40～50mg。再生障碍性贫血尤其是纯红细胞性再生障碍性贫血，由于长期反复输血，血清铁及储存铁均增多，轻者引起含铁血黄素症，严重者引起血色病。

6. 血液病及肿瘤性疾病史 包括再生障碍性贫血、巨幼细胞贫血、溶血性贫血、急性白血病、淋巴瘤、恶性肿瘤（如肝癌及乳腺癌等），常致血清铁及铁蛋白增加。

（二）体格检查重点

1. 皮肤及其附属器、黏膜 皮肤干燥、角化、萎缩、无光泽，毛发无光泽、易断、易脱，指甲扁平或呈"反甲"，黏膜炎，如口角炎、舌炎、舌乳头萎缩等，是缺铁性贫血的特有表现。全身皮肤色素沉着呈青铜色，如有含铁血黄素沉着，皮肤呈金属或石板样灰色，提示为血色病。

2. 胸部 心脏杂音性质和强度改变，结合皮肤瘀点、Osler 结节、脾大等有助于感染性心内膜炎的诊断。肺部出现局限性湿啰音或呼吸音强度及性质改变，要考虑有无肺部慢性感染性疾病。

3. 腹部 中上腹局限性压痛，见于消化性溃疡；扪及包块，要考虑胃癌；肝脾肿，可见于慢性溶血性贫血、急性白血病、淋巴瘤、肝硬化、肝癌等。

4. 肛门和直肠检查 检查肛门时，要注意有无内、外痔；直肠指检时要注意有无肿块或直肠狭窄，有无指套染血。

（三）辅助检查

1. 必须要做的检查

（1）血液一般检查：包括红细胞计数、血红蛋白测定、白细胞及血小板计数。MCV、MCH、MCHC 及网织红细胞测定大致可以提示有无贫血及贫血的性质。并注意细胞形态观察，如有无靶形红细胞、Howell-Jolly 小体、点彩红细胞及幼红细胞、幼粒细胞。

（2）铁代谢有关检查：包括血清铁、总铁结合力、转铁蛋白饱和度、红细胞内游离原卟啉及血清铁蛋白测定。

2. 应选择做的检查

（1）疑为缺铁性贫血者，与慢性病贫血难以鉴别时可做骨髓涂片检查，观察骨髓红系增生情况、幼红细胞形态，并进行铁染色，观察骨髓细胞外铁及内铁情况。

（2）疑缺铁性贫血为慢性失血引起者，应进一步进行病因学检查，如上消化道 X 线钡餐摄片或内镜检查，其对消化性溃疡、胃癌及慢性萎缩性胃炎有重大诊断价值，必要时做胃镜、肠镜检查以排查消化道肿瘤。粪便直接涂片或饱和盐水漂浮法找虫卵可协助钩虫病诊断。

（3）疑为骨髓原发性或转移性肿瘤者，应做骨髓检查，可确定有无白血病或骨髓转移癌。

二、思 维 程 序

由于血清铁测定影响因素较多，数据波动较大。因此，近年来多采用血清铁蛋白测定，两者大多是同比变化，但也并不完全一致。

第一步 血清铁与血清铁蛋白降低

（1）铁丢失过多：慢性失血是血清铁降低的常见原因，也是缺铁性贫血最重要的原因，如消化性溃疡、胃癌、慢性胃炎、钩虫病、食管静脉曲张破裂出血、食管憩室、痔疮出血、肠道息肉、肠道憩室炎、月经过多等。阵发性睡眠性血红蛋白尿、人造心脏瓣膜、疟疾等，由于反复血管内溶血，铁随含铁血黄素或血红蛋白从尿液中排出，亦可引起铁丢失。

（2）铁供给不足：多见于生长发育的婴幼儿、青少年及妊娠期或哺乳期妇女。由于铁需要量增加，如果饮食中铁供给不足，血清铁容易降低。

（3）铁吸收不良：铁主要在十二指肠和空肠上部吸收，如胃及十二指肠、空肠上段切除及慢性腹泻、甲状腺功能亢进（因肠蠕动加快）均影响铁吸收。

第二步 血清铁与血清铁蛋白增高

（1）小肠黏膜吸收铁能力增加：见于原发性血色病。

（2）铁补充过多：见于长期反复输血的患者，如慢性再生障碍性贫血患者。

（3）铁利用障碍：由于骨髓幼红细胞不能摄取铁或摄入后不能利用，或由于血红素合成酶受到抑制，不能合成血红蛋白，使血清铁及血清铁蛋白增高，如地中海贫血、铁粒幼细胞性贫血、铅中毒等。这类患者血清铁增高，但同时伴有贫血。

（4）红细胞生成减少或破坏过多：如再生障碍性贫血、巨幼细胞贫血等，由于红细胞生成减少，从而铁利用减少。此外，血管外溶血、未缓解期急性白血病、淋巴瘤、肝癌及乳腺癌等可能通过自身免疫反应使红细胞破坏增加，血红蛋白分解铁在体内积聚，引起血清铁及血清铁蛋白增高。

（5）铁的再分布：如急性肝炎、暴发性肝衰竭，由于坏死肝细胞内的储存铁释放到血液中及转铁蛋白合成障碍而致血清铁增加。

第三步 血清铁降低、血清铁蛋白正常或增高

血清铁降低、血清铁蛋白正常或增高见于慢性炎症及慢性感染性贫血。

第四步 如何处理

（1）血清铁及血清铁蛋白都降低，如缺铁性贫血，应补充铁剂。

（2）血清铁及血清铁蛋白都增加，即使有严重贫血，也应控制输血，因反复输血可引起继发性血色病，应给予铁螯合剂治疗。原发性血色病可采取静脉放血疗法治疗。

（3）积极治疗原发病。

（蔡则骥 庄静丽 季丽莉）

第四节　血清有机物测定

血清总蛋白和白蛋白球蛋白比值异常

　　血清蛋白水平取决于食物中蛋白质摄入的量、肝脏与单核-吞噬细胞系统生理与病理性蛋白质的生成、丢失及分解代谢。血清总蛋白即血清白蛋白与球蛋白之和，参考值（成人）为 60～80g/L；两者的比值（A/G）对疾病的诊断有重要意义，正常比值为（1.5～2.5）：1。血清白蛋白由肝脏合成，正常值为 40～55g/L，球蛋白是多种蛋白质的混合物，其中包括含量较多的免疫球蛋白和补体、多种糖蛋白、金属结合蛋白、多种载脂蛋白及酶类。参考值为 20～30g/L，其中 γ-球蛋白由 B 淋巴细胞系统的浆细胞产生。肝实质细胞受损、间质细胞增生时，球蛋白生成增加。血清总蛋白降低一般与白蛋白减少相平行，血清总蛋白升高的同时有球蛋白升高。由于肝脏具有很强的代偿能力，且白蛋白半衰期较长，为 20 天，因此，只有当肝脏病变达到一定程度和一定病程后才能出现血清总蛋白改变。它常用于检测慢性肝损伤，并可反映肝实质细胞储备功能。

一、临床思维的必要前提

（一）病史询问要点

　　1. 是否有营养不良、消化吸收障碍史　食欲缺乏或摄入蛋白量过少、长期饥饿等均可导致血清总蛋白降低。

　　2. 是否有急性肾炎、肾病史　肾脏疾病患者可存在大量蛋白从尿中丢失。

　　3. 有无慢性腹泻特别是蛋白丢失性胃肠病史　虽然白蛋白合成量不减少，但从胃肠道丢失太多，导致低蛋白血症。

　　4. 是否有慢性肝病尤其是肝硬化病史　慢性肝病时由于肝细胞受损，白蛋白合成能力降低，球蛋白增高，导致 A/G 异常。

　　5. 是否有慢性感染及恶性肿瘤史　慢性感染如结核、疟疾、黑热病、血吸虫病等及各种恶性肿瘤均可因蛋白质消耗增加、球蛋白增多导致 A/G 失常。

　　6. 是否有结缔组织病史　结缔组织病如系统性红斑狼疮、皮肌炎、硬皮病等，不仅可有白蛋白减少，而且有球蛋白增高，导致 A/G 异常。

（二）体格检查重点

　　1. 有无全身水肿　高度水肿者可因蛋白质稀释出现蛋白质相对减少。

　　2. 有无慢性肝病体征　如肝掌、蜘蛛痣、男性乳房发育、肝脏质地发硬、脾大、腹水等。

　　3. 有无肾脏疾病体征　如眼睑水肿、高血压、肾区叩痛等。

　　4. 有无慢性消耗性疾病体征　如甲状腺功能亢进、恶性肿瘤等。

5. 有无结缔组织病体征 如系统性红斑狼疮的体征等。

（三）辅助检查

1. 必须要做的检查

（1）血常规、尿常规、粪常规：了解有无感染血象、尿蛋白和有形成分及肠道寄生虫卵等。

（2）肝功能：包括胆红素、酶学及蛋白电泳测定。利用蛋白电泳可进一步了解球蛋白增高的种类，即哪一种球蛋白增高。

（3）免疫球蛋白测定。

2. 应选择做的检查

（1）疑为慢性肝病者，应做凝血酶原、纤维蛋白原、AFP、腹部 B 超或 CT 检查，必要时应行肝穿刺活检。

（2）疑为肾脏疾病者，应做肾功能（血尿素氮、肌酐）、尿蛋白圆盘电泳、肾脏 B 超或 CT 检查，必要时应行肾活检。

（3）疑为蛋白丢失性胃肠病者，应做胃肠钡餐造影和内镜检查，蛋白丢失检测，即应用放射性核素标记蛋白，自静脉注入后测定粪便中排出量。必要时应行小肠黏膜活检及淋巴管造影。

（4）疑为结缔组织病者，应做多种自身抗体测定，如 ANA、抗 RNP 抗体、抗 Sm 抗体、抗 SS-A 抗体、抗 SS-B 抗体，以及类风湿因子、狼疮细胞检查等。

（5）疑为恶性肿瘤者，应做相关检查，特别是血液系统肿瘤，如多发性骨髓瘤、白血病等。必要时应做骨髓涂片或骨髓活检。

（6）疑为甲状腺功能亢进者，应进行 T_3、T_4、FT_3、FT_4 及 TSH 等测定，必要时须做甲状腺吸 ^{131}I 试验及甲状腺 B 超等。

二、思 维 程 序

第一步　是否以白蛋白减少为主，原因如何

血清总蛋白<60g/L 或白蛋白<25g/L 称为低蛋白血症，临床上此类患者常出现严重水肿及浆膜腔积液。低蛋白血症常见于重症肝炎、肝硬化、肝癌；营养不良如蛋白摄入不足或消化吸收不良；蛋白丢失过多如肾病综合征、蛋白丢失性胃肠病、严重烧伤、急性大失血；消耗增加如重症结核病、甲状腺功能亢进症及恶性肿瘤；血清水分增加如水钠潴留或静脉补充过多的晶体溶液。先天性低白蛋白血症较为少见。

第二步　是否以球蛋白增高为主，原因如何

血清总蛋白>80g/L 或球蛋白>50g/L 称为高球蛋白血症。总蛋白增高主要是球蛋白增高，其中又以 γ 球蛋白增高为主。常见原因：①慢性肝病，包括自身免疫性肝炎、慢性肝炎、肝硬化、慢性酒精性肝病、原发性胆汁性胆管炎等；②M 球蛋白血症，如多发性骨髓瘤、淋巴瘤、原发性巨球蛋白血症等；③自身免疫性疾病，如系统性红斑狼疮、风湿热、类风湿关

节炎等；④慢性炎症与慢性感染，如结核病、疟疾、黑热病、麻风病及慢性血吸虫病等。

第三步 既有白蛋白减少，又有球蛋白增高者，原因如何

此类 A/G 异常可见于慢性肝实质疾病（主要为肝硬化）、结缔组织病、慢性感染及恶性肿瘤。

第四步 如何处理

对因治疗。

（陈世耀　张希德）

血尿酸增高

血中尿酸约 80% 来自体内嘌呤代谢的终产物，另约 20% 来自含嘌呤的食物。嘌呤代谢过程中有多种酶参与，它们的活性改变可影响尿酸生成。体内尿酸为 600（女）～1200mg（男），每日更新约 1/2，故每日排出 600～700mg，其中约 1/3 由肠道排出（由细菌分解成氨），另 2/3 由肾排出。血中尿酸流经肾小球时完全滤过，在近端小管重吸收、分泌、分泌后重吸收，最终排出的尿酸占滤过尿酸的 6%～10%。尿中排出尿酸超过 700mg/d 时，称为高尿酸尿症。虽然可应用吡嗪酰胺试验和丙磺舒试验区分肾小管受损害部位，但临床并不常用。尿酸与肌酐清除比例为 7%～12%，如低于 7%，可能有容量不足，大于 12% 可能有容量扩张。近端小管内原尿流量下降时，反弥散增加，可使血尿酸增高。尿 pH 下降时，尿酸溶解度下降，易析出形成结石。各种酸中毒尤其是有机酸酸中毒，血尿酸易升高；而碱中毒时，则常有细胞外液减少，也可使血尿酸升高；糖尿病时，常有血尿酸降低。雌激素使血尿酸降低，女性血尿酸低于男性，但绝经期后，血尿酸浓度可接近男性。影响尿酸代谢的药物甚多，如水杨酸、吡嗪酰胺、呋塞米、噻嗪类利尿剂、甘露醇、乙醇、小剂量阿司匹林等均可使血尿酸增高；而氯沙坦、非诺贝特和钠-葡萄糖协同转运蛋白 2（sodium-dependent glucose transporters 2，SGLT-2）抑制剂等则可使血尿酸降低。

高尿酸血症是指正常嘌呤饮食状态下，非同日 2 次空腹血尿酸水平＞420μmol/L。高尿酸血症可分为原发性和继发性两大类，前者病因不明，不少患者有家族史，后者指继发于其他疾病的高尿酸血症，如肾功能不全、血液系统增生性疾病（如白血病、淋巴瘤）及化疗药物所致大量细胞破坏等。高尿酸血症与痛风密不可分，并且是代谢性疾病（如糖尿病、代谢综合征、高脂血症等）、高血压、慢性肾病、心血管疾病、脑卒中的独立危险因素。高尿酸血症治疗前建议进行分型诊断。患者低嘌呤饮食 5 天后，留取 24 小时尿液以检测尿尿酸水平。根据血尿酸水平和尿尿酸排泄情况分为以下 3 型。

（1）尿酸排泄不良型：尿酸排泄＜0.48mg/（kg·h），尿酸清除率＜6.2ml/min。

（2）尿酸生成过多型：尿酸排泄＞0.51mg/（kg·h），尿酸清除率≥6.2ml/min。

（3）混合型：尿酸排泄＞0.51mg/（kg·h），尿酸清除率＜6.2ml/min。

注：尿酸清除率（Cua）=尿尿酸×每分钟尿量/血尿酸。

考虑到肾功能对尿酸排泄的影响，以肌酐清除率（Ccr）校正，根据血尿酸/血肌酐值对高尿酸血症进行分型如下：＞10%为尿酸生成过多型，＜5%为尿酸排泄不良型，5%～10%为混合型。

一、临床思维的必要前提

（一）病史询问要点

（1）是否存在高尿酸血症，要询问检验时的饮食状况，需要在正常嘌呤饮食情况下，且2次化验均高才能诊断，必要时要做重复检验。

（2）是否存在各种可影响血尿酸浓度的因素（见前述）。如有，则在去除后观察血尿酸浓度是否被纠正。

（3）对于可引起继发性高尿酸血症的情况，应予以鉴别，主要有尿酸生成过多和排泄减少两类。常见的有肾功能不全、白血病、淋巴瘤及放化疗后出现的肿瘤溶解综合征、充血性心力衰竭、高血压、冠心病、心肌梗死、肥胖、高脂血症、妊娠高血压综合征、类风湿关节炎、系统性红斑狼疮和其他免疫功能障碍疾病、铅等重金属中毒性肾病、乙醇中毒及各类酸中毒、使用噻嗪类利尿剂等。故应询问上述情况相关病史。

（4）原发性高尿酸血症中1%～2%是由酶缺陷引起的，如磷酸核糖焦磷酸合成酶活性增高、次黄嘌呤-鸟嘌呤磷酸核糖基转移酶活性降低或缺乏（Lesch-Nyhan综合征）、葡萄糖-6-磷酸酶缺乏（Ⅰ型糖原贮积症）、谷氨酰胺磷酸核糖基焦磷酸酰胺转移酶或黄嘌呤氧化酶活性增加等，对其有关疾病的特殊症状亦应询问。

（5）是否有伴发的代谢及心血管疾病，特别是有无急慢性尿酸盐肾病史、尿路结石史、痛风发作史、高血压史、高脂血症史、糖尿病史、心血管病史等，有无肥胖和脂肪肝。

（6）要询问患者的饮食和生活习惯，是否经常摄入高嘌呤食物（如海鲜、动物内脏、浓的肉汤）、大量饮酒（尤其是啤酒）或经常饮用含有果糖的饮料等，是否不喜欢运动或过量运动等。

（二）体格检查重点

1. 注意前述各种可影响血尿酸浓度因素的有关体征　如容量状态等。

2. 注意前述各种继发性高尿酸血症的有关体征　如肾功能不全、血液病、肿瘤溶解综合征等的体征。

3. 注意原发性高尿酸血症时酶缺乏体征　如Lesch-Nyhan综合征，该综合征可有智力发育不全、精神症状、小脑共济失调、肾结石等。

4. 注意原发性高尿酸血症及伴发疾病的体征　包括痛风结节、痛风性肾病、尿路结石、急性尿酸性肾病（可发生急性肾衰竭）、痛风性关节炎、高血压、冠心病和高脂血症等有关体征。

（三）辅助检查

1. 必须要做的检查

（1）尿常规、肾功能、肝功能检查及24小时尿尿酸、尿肌酐测定。

（2）血常规、血电解质和二氧化碳结合力、糖化血红蛋白、血脂测定。

（3）心电图、肾脏和心血管超声检查。

（4）关节超声检查（有痛风性关节炎的部位）。

2. 应选择做的检查　由于高尿酸血症的疾病谱太多，无法一一列举，仅以下列两种为例说明。

（1）疑有肾功能不全时，要与其他肾功能指标比较。通常在慢性肾功能不全时，尿酸清除率下降最早，可早于内生肌酐清除率，所以其是一个早期信号。肾功能进行性恶化时，血尿酸浓度的升高却与肌酐不成比例，通常相对低于肌酐水平。应做的检查有尿酸清除率、内生肌酐清除率及其比值等。急性尿酸性肾病时的急性肾功能不全，尿酸清除率与肌酐清除率的比值常大于 1.0；而其他原因的急性肾衰竭，其清除率的比值常小于 1.0。

（2）疑有尿酸结石者，应做 24 小时尿尿酸、尿钙测定及尿路造影和双源 CT 检查。有结石排出时，可进行结石分析。还应做中段尿培养（常可有继发性尿路感染）。

二、思维程序

第一步　首先明确是否为高尿酸血症

应按标准进行血尿酸测定。

第二步　有无影响血尿酸测定的因素

如有（如药物或饮食因素），应去除后重新评价。

第三步　确定是否为继发性高尿酸血症

如为继发性高尿酸血症，考虑可能因素是什么，如增生性疾病（各种肿瘤），或核酸代谢增快的疾病，如各种免疫功能障碍性疾病等。特别要注意是否有各种病因的慢性肾功能不全。

第四步　排除继发性高尿酸血症后，应考虑原发性高尿酸血症

先天性酶缺乏等病罕见，除非有特别线索，否则一般可不考虑。在其他原发性高尿酸血症中要确定哪种类型为主，包括关节病变、肾损害、尿酸结石、高血压、痛风等。在肾损害中还可分急性与慢性等情况。急性尿酸性肾病除见于原发性高尿酸血症外，也可见于肿瘤溶解综合征等继发性高尿酸血症，应引起注意。

第五步　明确是否伴有痛风及尿酸结石

高尿酸血症是痛风发生的最重要生化基础和最直接病因，也是尿路结石的主要原因之一，应仔细询问、查体及完善检查，明确是否有痛风发作史及累及的关节，明确是否有尿路结石。

第六步　明确伴发的肾脏疾病、代谢性疾病及心血管疾病

高尿酸血症多与肾脏疾病、心血管疾病和代谢性疾病伴发，相互作用、相互影响。应

全面筛查高尿酸血症患者是否患有慢性肾脏疾病、糖尿病、高脂血症、代谢综合征和心血管疾病等。

第七步 完善高尿酸血症的分型诊断

根据患者的分型诊断及是否有痛风发作、是否合并心血管危险因素等进行生活指导或加用药物降尿酸治疗。

控制目标：对于所有痛风患者，应控制血尿酸＜360μmol/L。对于痛风频繁发作者，应将血尿酸长期控制在 300μmol/L 以下，以防止反复发作。对于高尿酸血症合并心血管危险因素和心血管疾病者，或者慢性尿酸性肾病者，也应使其血尿酸长期控制在 360μmol/L 以下。对于无心血管危险因素或无心血管伴发疾病的高尿酸血症患者，若其血尿酸水平＞540μmol/L，也应将其血尿酸降至正常范围。不建议将血尿酸长期控制在＜180μmol/L。

（肖　婧　叶志斌）

血尿素氮增高

尿素是人类蛋白代谢的主要终末产物，氨基酸代谢后产生氨和二氧化碳，后两者在肝脏合成为尿素。每 1g 蛋白质代谢后产生尿素约 0.3g，合尿素氮约 0.14g。尿素生成量取决于进食蛋白量、组织分解状态和肝脏合成情况。尿素主要由肾脏排出，每日排出 10～30g，小部分由皮肤排出。尿素在肠道内被分解成氨，其被吸收后又在肝脏合成尿素，称为尿素肠肝循环。正常血液中尿素全部由肾自由滤出，在肾小管中 30%～40%被重吸收，肾小管亦可有分泌，并随肾功能减退而有所增加。通常在肾小球滤过功能下降一半时，血中尿素氮才开始升高。尿素也受肠道吸收氨基酸、血容量和肾灌注量等影响。正常人血尿素氮为 2.9～7.5mmol/L（8～21mg/dl），血清尿素氮较血浆尿素氮略高。血尿素氮超过正常值上限时，称为尿素氮增高，即氮质血症。

一、临床思维的必要前提

（一）病史询问要点

（1）是否存在尿素氮增高，特别注意检验时的患者状况，包括饮食情况。

（2）除外肾前因素，包括生成增加和肾血流减少。前者常见高蛋白饮食、消化道出血、感染、高热、严重创伤、大手术、使用类固醇激素、饥饿早期等，可因分解增加引起。绝对或相对血容量减少，可引起肾灌注不足，导致肾前性（或低灌注性）氮质血症，常见的有脱水、失血、肾上腺皮质功能减退；或由严重心力衰竭、急性心肌梗死、心脏压塞、肝硬化、肾病综合征等引起。故上述疾病的相关病史均应问及。

（3）肾实质性病变：无论何种病因所致急性或慢性肾功能不全均可引起血尿素氮增高。应问及有关病史。

（4）肾后性因素：尿路梗阻使滤过减少、重吸收增加，故尿路梗阻性疾病亦应问及。

（5）尿素氮增加时的症状，可反映其程度，包括夜尿是否增多、口腔是否有尿味、皮肤及黏膜是否有尿素结晶、消化道症状是否为肠内尿素增多所致等。

（二）体格检查重点

（1）尿素氮增高时的体征：严重氮质潴留患者呼出气体中可出现尿味、皮肤上可出现尿素结晶（尿素霜）、胃肠道黏膜糜烂破溃致溃疡出血、浆膜腔（尤其心包）纤维素渗出（可闻及摩擦音）等。

（2）肾前性、肾性和肾后性氮质潴留的有关疾病（见前述）的相关体征。

（三）辅助检查

1. 必须要做的检查

（1）肾小球滤过功能检查：包括血肌酐、内生肌酐清除率、血尿素氮与血肌酐比值等。因为血肌酐浓度和内生肌酐清除率较血尿素氮可更正确、敏感地反映肾功能，所以可以据此判定是否由肾脏原因引发氮质潴留。正常人血尿素氮与血肌酐比值为（10～15）：1（mg/mg），而肾性以外因素如肾前性、肾后性、高分解性等因素时，比值常超过15：1。因此，有一定的鉴别意义。但是肾性因素合并感染等肾外因素时，应另当别论。

（2）尿常规检查和肾脏超声探查。

（3）有关肾功能不全的检查：包括血电解质浓度和 CO_2CP 测定、血常规等。

2. 应选择做的检查

（1）疑有肾前性因素时，应做相应的检查，如有上消化道出血时，可进行粪便隐血试验及内镜检查等。

（2）疑为进食蛋白过多时，可在限制蛋白摄入量后复查。

（3）疑有心力衰竭、肝硬化等疾病时，亦可做相应的检查。

（4）疑为肾实质性因素时，为寻找病因可做相应的检查，如病程短、血尿素氮轻度增高、肾脏不缩小甚至增大，可做肾活检，以区分重症急性肾炎、急进性肾炎、慢性肾炎急性发作和急性间质性肾炎等。

（5）疑为肾后性因素时，可做超声、膀胱镜、CT、MRI 等检查，以寻找梗阻原因。

二、思维程序

第一步 首先应明确是否有血尿素氮增高（除外肾前性因素）

为除外假性氮质血症（即生成增多）中的饮食因素，可限制蛋白摄入（每日 40g）数日后复查。如有消化道出血（粪便隐血试验阳性）、组织分解加快、高热、感染、炎症、外伤等情况，可在上述病情控制后复查，或经检查排除肾实质性和肾后性因素后加以证实。对于脱水、失血等容量不足状况，可以补充容量后再进行比较。对于有效血容量减少的情况，如严重心力衰竭、肝硬化和肾病综合征时，氮质血症是否是肾前性则要依据临床分析和对治疗的反应判定。上述各类肾前性因素如不及时纠正，可演变为肾实质性氮质血症。

所以，及时诊断和合理处置相当重要。

第二步 除外肾后性因素

通常可通过影像学检查方法如 B 超、CT、MRI 等发现梗阻的部位乃至性质。但进行排泄性肾盂造影检查要小心谨慎，因为在肾功能明显减退时，不仅肾显影不清，而且可能加重肾损害；在有脱水等机体水化状态不足时，还可引发造影剂肾病。有时膀胱镜检查和逆行肾盂造影是必要的。

第三步 除肾前性和肾后性因素外，应考虑肾实质性氮质血症

血尿素氮与血肌酐比值有助于判定肾实质性氮质血症。对于肾实质性氮质血症而言，分清是急性抑或慢性，有时比判明其真正病因或病理类型更重要，因为治疗结果迥然不同。一般而言，急性氮质血症具有肾脏增大（至少不缩小）、病程短、发展快、贫血不明显、钙磷代谢紊乱不严重等特点，但水潴留和高钾血症可能更明显，据此可以大体上与慢性肾功能不全鉴别。如果肾脏增大，血尿素氮在 12mmol/L（32mg/dl）以下，仍可通过肾活检明确诊断。当然，肾脏大小的意义比氮质水平更重要。临床上急性起病，有上呼吸道感染后的潜伏期，并有急性肾炎综合征表现，要怀疑重症急性链球菌感染后肾炎；亚急性起病，迅速恶化，表现为急进性肾炎综合征者，要怀疑急进性肾炎；对于有慢性肾炎病史，在诱因下发作活动者，可疑及慢性肾炎急性发作；对于起病隐匿的慢性肾炎急性发作，可通过潜伏期长短、贫血、血浆蛋白浓度等资料做出倾向性诊断；有药物过敏史或感染后，血中和尿中嗜酸性粒细胞增多，则可考虑急性间质性肾炎；有中毒、缺血病史，然后发生氮质潴留者，应想到急性肾小管坏死等。当氮质潴留发生在慢性肾炎基础上时，应考虑有无诱因，有诱因则可能仍为暂时性氮质血症，无诱因则多为慢性肾实质毁损的结果。以上判断对决定治疗方案极为重要。慢性肾脏疾病发生氮质血症时，肾脏常缩小，此时肾活检对诊断和治疗的指导意义通常不大。

第四步 如何处理

除针对病因进行治疗外，可根据尿素氮增高的程度及结果分别采用饮食控制、利尿、纠正水电解质酸碱等代谢紊乱、增加胃肠道排泄尿素、防治诱因和并发症（尤其心血管并发症）等措施；在晚期应考虑腹膜透析或血液透析等血液净化技术，以及肾移植等替代治疗方法，兼以防治贫血、骨病、脑病和感染等远期并发症。

（肖 婧 徐元钊）

血肌酐增高

人体肌酐是体内肌酸代谢的终末产物。肌酸则由氨基酸在肝脏和肾脏代谢后所形成，经血液转运至肌肉，然后在肌酸激酶催化下转为含有高能磷酸键的磷酸肌酸。肌酸及磷酸肌酸是肌肉收缩的能量来源和能量储备形式。磷酸肌酸的化学结构并不稳定，脱水后便形成肌酐。肌酸量与肌肉量成正比，且以稳定的速度释放肌酐到血液中，正常人每天每 20g 肌肉约释放

肌酐1mg。因此，肌酐的血浓度与肌肉量和肌肉活动量有关，影响因素有年龄、性别、种族、体力活动和肌肉损伤，反过来也会影响肌酐水平，所以女性的正常值比男性稍低。外源性肌酐（食用肉类）对空腹血肌酐浓度的影响并不大。正常人血肌酐从肾脏滤出，肾小管无重吸收，肾小管仅可分泌少许肌酐进入小管液中；在肾功能正常时内生肌酐清除率与菊粉清除率十分接近。但当血肌酐浓度明显增加时，肾小管分泌的肌酐量会明显增加，此时内生肌酐清除率可明显高于菊粉清除率，甚至可达30%以上。正常时肠道亦可排泄极微量的肌酐，在严重肾衰竭患者中，经过肠道排泄的肌酐量显著增加。由于内生肌酐清除率与血肌酐浓度呈大致的双曲线函数关系，所以应用血肌酐浓度来表达肾功能减退显然不够直观。因此，Mitch提出使用肌酐浓度的倒数来表示肾功能，可以方便地利用血肌酐浓度倒数和时间的函数关系测知肾功能减退过程，预测发展进程和判定治疗效果，已被人们所接受。血肌酐和内生肌酐清除率都不能很好地反映肾小球滤过功能，目前多主张将测得的血清肌酐值代入肾小球滤过率估算公式，比较常用的是CKD-EPI公式，根据公式，可以估算肾小球滤过率。

（1）女性

1）血肌酐≤0.7mg/dl，eGFR$=141\times$[血肌酐（mg/dl）/0.7]$^{-0.329}\times$（0.993）^{年龄}

2）血肌酐＞0.7mg/dl，eGFR$=141\times$[血肌酐（mg/dl）/0.7]$^{-1.209}\times$（0.993）^{年龄}

（2）男性

1）血肌酐≤0.9mg/dl，eGFR$=141\times$[血肌酐（mg/dl）/0.9]$^{-0.411}\times$（0.993）^{年龄}

2）血肌酐＞0.9mg/dl，eGFR$=141\times$[血肌酐（mg/dl）/0.9]$^{-1.209}\times$（0.993）^{年龄}

此公式对老年人、儿童和过度肥胖者不适用，肾功能不稳定者也不宜用此公式。测定血清肌酐的方法有多种，代入上述公式计算血肌酐值的测定方法应可溯源至液相色谱–同位素稀释质谱法。

一、临床思维的必要前提

（一）病史询问要点

（1）是否存在血肌酐增高的证据。应注意询问已测定血肌酐患者的测定原因（因健康检查偶然发现者例外），测定时是否存在一些影响因素，如服用甲氧苄啶、西咪替丁及剧烈运动、横纹肌溶解等。是否存在降低肾小球滤过率的因素，如服用吲哚美辛、ACEI、ARB及甲状腺功能亢进、肢端肥大症；或存在使血肌酐下降的因素，如妊娠、肌肉萎缩性疾病等。

（2）有无肌肉外伤、炎症等。

（3）是否有肾后性梗阻的因素。

（4）有无肾实质疾病，包括病种、病程、治疗反应等，还应包括各种急性或慢性肾脏病的临床表现。

（5）血肌酐浓度增高的持续时间、变化情况、目前数值、有哪些伴随症状或加重因素，以及肾功能受损的其他表现。

（二）体格检查重点

1. 肾脏病的有关体征　包括有无水肿、高血压等。

2. 肾功能受损的体征　包括有无贫血、口腔尿味、心包炎、肺水肿、胸腔积液或腹水、骨骼和神经系统受累体征等。

3. 肾后性梗阻的体征　如尿潴留等。

4. 有关影响因素的体征　如甲状腺功能亢进症、妊娠、肢端肥大症、肌肉萎缩、肌肉炎症或创伤的体征等。

（三）辅助检查

1. 必须要做的检查

（1）尿常规和血常规及肾脏超声检查。

（2）肾功能检查，包括尿素氮、尿酸等检测，血电解质、二氧化碳结合力、肌肉损伤的指标磷酸激酶等检测。

2. 应选择做的检查

（1）疑有其他干扰因素时，做有关前述疾病的检查。

（2）疑有梗阻时，做有关影像学检查。

二、思维程序

第一步　是否确实有血肌酐增高，必要时重复检测

第二步　除外可能的影响因素，包括药物及某些少见疾病

第三步　区分急性或慢性肾功能损害

第四步　如为急性，要注意除外肾前性因素，尤其是肾前性少尿

其区分方法与"血尿素氮增高"部分所述相似。此外，尿肌酐与血肌酐比值测定也有帮助，一般有肾前性因素时其比值大于20，而急性肾小管坏死时，此值常小于10。高度怀疑急性肾性肾功能不全时，可考虑进行肾活检以求明确诊断。

第五步　如为慢性肾功能不全，一般不易查明原因

肾活检的帮助也不大，但仍应仔细寻找诱因或加重因素，并努力纠正。

第六步　如何处理

血肌酐增高的处理方法与"血尿素氮增高"处理方法相似。

（肖　婧　徐元钊）

高　血　糖

血糖（blood glucose）即血液中的葡萄糖浓度。葡萄糖在小肠被吸收，经门静脉入肝脏。肝脏是调节糖代谢的重要器官，胰岛素、胰高血糖素、肾上腺素及皮质醇等是影响糖代谢的重要激素。正常情况下，糖的分解代谢与合成代谢保持动态平衡，故血糖浓度也相对稳定。正常空腹血糖为 3.9～6.1mmol/L。

一、临床思维的必要前提

（一）病史询问要点

（1）何种情况下发现高血糖，如为空腹或正常进食后发现高血糖，临床意义较大。如为高糖饮食、剧烈运动、感染发热等情况下血糖暂时性升高，以后应重新测定并评价。

（2）是否有糖尿病"三多一少"症状（即多尿、多饮、多食、体重减轻）。但轻度和早期糖尿病患者不一定具有此表现。

（3）是否有其他相关病史，如肥胖、脂肪肝、多次妊娠、高血压、脂代谢异常，以及垂体、肾上腺、胰腺疾病史和严重肝病史等。

（4）是否有应用某些可致血糖升高的药物史，如肾上腺皮质激素、噻嗪类利尿剂、盐酸可乐定、苯妥英钠、阿米替林、碳酸锂、前列腺素合成酶抑制剂、口服避孕药等。

（5）询问相应的家族史。

（二）体格检查重点

（1）糖尿病一般无特殊体征。但晚期患者常存在各种慢性并发症所致的体征，如糖尿病周围神经病变、糖尿病周围血管病变、糖尿病皮肤病变及糖尿病性白内障和视网膜病变等。

（2）有无阵发性高血压、满月脸、向心性肥胖、皮肤紫纹、肢端肥大、鼻唇肥厚、甲状腺肿大、慢性肝病体征等。

（3）糖尿病患者易伴发各种感染，此时存在相应体征，体格检查时尤应注意。

（三）辅助检查

1. 必须要做的检查 血常规、尿常规、肝功能、肾功能、血脂、糖化血红蛋白（HbA1c）。

2. 应选择做的检查

（1）血糖在临界状态者，可进行口服葡萄糖耐量试验（OGTT）。严重高血糖时，需做血尿酮体测定。常规做眼底检查，必要时行眼底荧光血管造影，以及尿白蛋白排泄率、肌电图等检查，以了解是否存在并发症及其程度。

（2）疑为伴其他疾病的糖尿病患者，应做相关疾病的检查。

二、思维程序

第一步　是否为病理性血糖升高

首先应排除引起生理性血糖升高的因素，如高糖饮食、剧烈运动等，还应除外急性应激（如高热、严重外伤）及药物等因素。

第二步　是否有导致血糖升高的疾病

导致血糖升高的疾病包括其他内分泌疾病，如甲状腺功能亢进症、巨人症或肢端肥大症、库欣综合征、嗜铬细胞瘤等（参见第四章第二节"尿常规异常"中"尿糖增高"部分）。脱水、全身麻醉、颅内高压、颅脑外伤或出血、中枢神经系统感染、慢性肝病等也可导致高血糖。

第三步　是否可以确诊为糖尿病

确诊糖尿病需要正确和熟练地掌握和运用糖尿病的诊断标准。目前采用的是 1998 年 WHO 颁布的标准（表 4-1）。应该注意，急性感染、外伤、其他应激情况时，高血糖可能是短暂的，此时的血糖不能作为诊断糖尿病的依据。对于无症状者，应重复测定血糖，必须有 2 次血糖异常达到糖尿病诊断标准才能做出诊断。

表 4-1　糖尿病和其他类型高血糖诊断标准

	静脉血浆葡萄糖[mmol/L（mg/dl）]
糖尿病	
空腹	≥7.0（126）和（或）
糖负荷后 2 小时	≥11.1（200）
糖耐量异常（IGT）	
空腹	<6.1（110）和
糖负荷后 2 小时	≥7.8（140）～<11.1（200）
空腹血糖受损（IFG）	
空腹	≥6.1（110）～<7.0（126）和
糖负荷后 2 小时	<7.8（140）

第四步　如何处理

（1）糖尿病的治疗原则：①糖尿病患者教育（知识教育和能力教育）；②饮食控制；③运动治疗；④药物治疗，包括口服降糖药、胰岛素和胰高血糖素样肽（GLP）-1 类似物等，单药治疗或合理联合用药。

（2）伴有导致血糖升高的疾病：以治疗原发疾病为主。药物性血糖增高者，停服相关药物后可以自行恢复。

（3）妊娠糖尿病：与一般糖尿病治疗原则基本相同。在饮食控制和运动治疗不能奏效时，尽量避免口服降糖药，应以胰岛素治疗为妥。

（凌　雁　高　鑫）

低　血　糖

一般血糖低于 2.8mmol/L（50mg/dl）时，患者出现低血糖症状，低血糖症状的出现与血糖下降的速度和程度有关。低血糖时所产生的症状主要是交感神经兴奋的症状和神经精神症状。

一、临床思维的必要前提

（一）病史询问要点

（1）有无饥饿感、乏力、软弱、出冷汗、心悸、恐惧、肢体震颤、精神异常等症状。

（2）低血糖症状发作的时间，与进餐的关系如何，是延迟进餐时发生，还是夜间/凌晨发生，进餐后能否减轻或缓解等。

（3）了解低血糖发作的频率尤为重要，两次低血糖发作的间隔时间有多长，发病以来有无体重变化，体重是增加还是减轻。

（4）询问有无引起低血糖的全身性疾病

1）肾上腺皮质功能不全：如艾迪生病时，肾上腺皮质激素分泌不足，常引起低血糖发作。患者有怕冷、乏力、食欲减退，重症者有恶心、呕吐及全身色素沉着等表现。

2）腺垂体功能减退：见于鞍区占位、垂体瘤术后、垂体瘤放疗后、希恩综合征等，伴多个内分泌腺功能低下的表现，包括肾上腺皮质功能减退、甲状腺功能减退、性腺功能减退等。

3）有无甲状腺功能减退表现，如怕冷、水肿、面色苍白、皮肤粗糙、黏液性水肿等。

4）有无严重肝脏疾病，如重症肝炎、肝硬化、肝癌。

5）有无全身其他器官的恶性肿瘤，最常见为肺燕麦细胞癌（引起低血糖发作），还有肝癌、纤维肉瘤等。

（5）有无胃大部切除史，有无产后大出血史，有无大量饮酒史。

（6）有无应用降血糖药物史，有无应用喹诺酮类抗生素史。

（7）对原已诊断为糖尿病，已经开始服用降糖药或注射胰岛素治疗者，应详细询问用药情况、剂量、时间及其与进餐的关系。

（二）体格检查重点

（1）患者的精神、智力测试与评价。长期低血糖状态的患者，可存在不同程度的智力降低、记忆力减退。精神异常的症状往往在低血糖发作时出现，血糖恢复后精神症状往往消失。

（2）测量身高、体重，计算BMI。对于非糖尿病患者，如果长期反复低血糖发作，同时伴体重增加，应高度怀疑胰岛B细胞瘤。

（3）有无消瘦、全身色素沉着等艾迪生病表现。有无面部肿胀、毛发干枯、懒言、嗜睡等甲状腺功能减退的表现。女性患者有无毛发稀少，阴毛、腋毛脱落，闭经，乳房萎缩的表现，如有产后大出血病史，应考虑希恩综合征。如果患者同时有肾上腺皮质功能减退、黏液性水肿和性功能减退表现，应考虑多内分泌腺功能减退，需进一步寻找病因，部分是由鞍区肿瘤或肿瘤切除、放疗后引起。

（4）有无身材矮小、肝脏明显增大，如有这一组表现，应怀疑糖原贮积症。

（三）辅助检查

1. 必须要做的检查　血常规、尿常规、肝功能、肾功能。

2. 应选择做的检查

（1）发作时血糖和胰岛素测定。

（2）非发作时期的检查

1）餐后发生低血糖的患者，可行 5 小时口服葡萄糖耐量试验（OGTT），观察试验期间的血糖和胰岛素变化。

2）以空腹发作为主（夜间、凌晨或早餐前发作）的患者，可测定空腹 12 小时血糖。

3）如果空腹 12 小时血糖不低，无低血糖症状发作，可进行延长饥饿试验（禁食 72 小时）。

4）每次测定血糖的同时测定血清胰岛素、C 肽水平。

5）血清胰岛素抗体测定。

6）甲状腺激素、ACTH、皮质醇、生长激素水平测定。

7）为了进一步确定有无胰岛 B 细胞瘤的证据，应做必要的影像学检查，如胰腺 CT/MRI、经皮肝穿刺门静脉插管分段采血或选择性动脉钙刺激静脉采血检查等，以帮助胰岛 B 细胞瘤胰腺内定位诊断。

8）进行 CT 或 MRI 检查，以协助肾上腺癌、结核、转移癌及垂体病变的诊断。进行肿瘤标志物测定和影像学检查以寻找机体其他部位恶性肿瘤的证据。

二、思　维　程　序

第一步　是否为低血糖

结合患者是否有低血糖的症状，主要是交感神经兴奋症状和精神神经症状及症状发作时的血糖浓度做出判断。如症状发作时血糖低于 2.8mmol/L，可以诊断为低血糖。

第二步　根据低血糖发作与进餐的关系，可以分成两大组，即餐后低血糖发作及空腹低血糖发作

餐后低血糖发作通常于进餐后发生。对于这些患者，可进一步做 5 小时 OGTT，其中任意一次血糖低于 2.8mmol/L，可确诊为餐后低血糖。如果患者有低血糖症状，但每次血糖均＞2.8mmol/L，应重复 5 小时 OGTT；重复试验中只要有一次血糖＜2.8mmol/L，仍可诊断为餐后低血糖。如重复试验每次血糖均＞2.8mmol/L，且无低血糖症状，则为正常。

空腹低血糖发作（又称餐前低血糖发作）的患者应测定空腹 12 小时的血糖水平。如果患者有可疑低血糖症状，但空腹血糖＞2.8mmol/L，可做 72 小时饥饿试验，同时测定胰岛素（μU/ml）与血浆葡萄糖（mg/dl）的比值，即 I/G。如果 I/G＜0.3，血糖浓度＞2.8mmol/L，可认为正常。如患者仍有类似低血糖症状，需密切随访。如果 I/G＜0.3，血糖浓度＜2.8mmol/L，应根据有无饮酒史、肝病史、糖原贮积症、恶性肿瘤的证据，积极寻找引起低血糖的原发疾病。此种情况还应注意有无脑垂体疾病、肾上腺皮质功能低下所致的低血糖。

如果 I/G＞0.3，血糖浓度低于 2.8mmol/L，应考虑胰岛 B 细胞瘤，并行进一步检查；如果 I/G＞0.3，血糖浓度偏低，但未低于 2.8mmol/L，仍需警惕胰岛 B 细胞瘤的可能。

第三步　如果 I/G＞0.3，应按以下程序进一步明确是否存在胰岛 B 细胞瘤

结合患者的临床特征、I/G 和影像学检查才能确诊。

胰岛 B 细胞瘤的临床特征：典型表现为惠普尔（Whipple）三联征。表现包括：①与低血糖相一致的症状；②症状存在时通过精确方法（而不是家庭血糖监测仪）测得血糖浓度偏低；③血糖水平升高后上述症状缓解。低血糖发生时 I/G＞0.3，提示胰岛素不适当地分泌过多。胰岛 B 细胞瘤大部分是良性肿瘤，手术切除可治愈。因此，定位诊断十分重要。此瘤瘤体很小，定位困难，可先行 B 超筛查。CT、MRI 对定位诊断有更大帮助，同时结合经皮肝穿刺门静脉插管分段采血或选择性动脉钙刺激静脉采血检查等，以判断胰岛 B 细胞瘤最可能的部位。

在部分 I/G＞0.3 的患者中，始终没有胰岛 B 细胞瘤的证据，而胰岛素抗体浓度很高，这组患者是由胰岛素自身免疫综合征引起的低血糖。部分患者有使用含巯基的药物史，如甲巯咪唑。

近年来 I/G 作为诊断胰岛 B 细胞瘤的方法逐渐应用减少，而应用血糖、胰岛素、C 肽测定值更有意义。当血糖＜55mg/dl（＜3.0mmol/L），血浆胰岛素水平≥3μU/ml（≥18pmol/L）、血浆 C 肽水平≥18pmol/L，血浆胰岛素原≥5.0pmol/L 时，同时出现低血糖典型症状（惠普尔三联征），应考虑胰岛 B 细胞瘤，需要做进一步确诊试验。

第四步　糖尿病前期和 2 型糖尿病早期的表现

糖尿病前期和 2 型糖尿病早期由于胰岛素抵抗，胰岛 B 细胞分泌模式改变，造成代偿性高胰岛素血症和胰岛素分泌延迟，患者常在餐后 3～5 小时发生低血糖。

第五步　除以上原因外，结合有无应用特殊药物史，考虑医源性低血糖的诊断

医源性低血糖常见于服用胰岛素促泌剂或注射胰岛素的糖尿病患者。这些患者如果进餐量减少或运动量增加，同时没有相应减少降糖药的剂量，就会发生低血糖。此时，为了区别高胰岛素血症是外源性的还是内源性分泌增多，测定 C 肽可以鉴别。如果 C 肽与胰岛素水平同步增高，则为内源性高胰岛素血症；仅胰岛素水平增高，而 C 肽不高或降低，则考虑外源性高胰岛素血症。

第六步　实际临床工作中，还会遇到少数患者主诉症状与低血糖反应十分相似

对此类患者，应反复测定发作时血糖，确认有无低血糖发生。如果不存在低血糖，则应仔细观察，这些患者通常容易情绪波动，易紧张，有睡眠障碍，心理医生诊断为"惊恐-焦虑"发作，采用心理治疗和抗焦虑治疗通常取得良好效果，在诊断及鉴别诊断时应注意。

第七步　如何治疗

（1）对明确低血糖发作的患者，于发作时及时补充葡萄糖。如有意识障碍，给予静脉

推注高浓度葡萄糖溶液，同时可用胰高血糖素和氢化可的松促进低血糖恢复。

（2）如明确为胰岛 B 细胞瘤，应行手术治疗。

（3）如胰岛 B 细胞瘤手术未能成功，可选用：①二氮嗪口服，抑制胰岛素释放；②给予胰岛素拮抗激素，如糖皮质激素、胰高血糖素；③对于恶性胰岛 B 细胞瘤及有转移者，用链脲佐菌素破坏胰岛细胞；④根据血糖水平，需要时补充葡萄糖。

（4）对于自身免疫性低血糖，可停用含巯基的药物，及时补充葡萄糖，也可试用二氮嗪。

（5）对于其他因素引起的低血糖，可治疗原发疾病；对于胃大部切除术后者，采用少食多餐的方法改善症状；对于肾上腺皮质功能减退者，补充糖皮质激素，可获缓解。

（6）对于惊恐-焦虑发作者，抗焦虑治疗可获良好效果。

（7）对于糖尿病前期和早期 2 型糖尿病患者，应给予生活方式治疗。减少进餐量，由此减少对 B 细胞刺激而产生的代偿性高胰岛素血症，达到控制餐后低血糖的目的。

（8）对于降糖药物使用不当引起的低血糖，应严格掌握口服降糖药与胰岛素的使用指征和用药原则及注意事项，可以最大程度减少低血糖的发生频率。

（凌　雁　高　鑫）

第五节　血清酶学检查

血清转氨酶增高

转氨酶是能将 α-氨基酸的氨基转移到 α-酮酸酮基上的细胞酶，有许多种。其中丙氨酸转氨酶（alanine aminotransferase，ALT）只存在于线粒体外的胞质中，而天冬氨酸转氨酶（aspartate aminotransferase，AST）存在于细胞质与线粒体中。当细胞破坏或细胞膜通透性增高时，转氨酶释放入血液中。ALT 的分布依次为肝＞肾＞心＞肌肉，即在肝内有最高活性，只要 1%肝细胞坏死即可使血清中的 ALT 增高 1 倍。因此，ALT 是反映肝细胞坏死最敏感的指标，但并非特异性指标。AST 的分布大致依次为心＞肝＞肌肉＞肾。心肌坏死（如心肌梗死）时，此酶活性增高。虽然 ALT 和 AST 是肝功能中酶学检查的重要指标，但决不能以此酶的增高判定为肝病。在中等程度肝细胞损伤时 ALT 漏出率远大于 AST，严重肝细胞损伤时，线粒体膜亦损伤，AST 释放到血清中，AST/ALT 升高。参考值：ALT（速率法）10～40U/L（37℃）。AST（速率法）10～40U/L（37℃）。

一、临床思维的必要前提

（一）病史询问要点

1. 有无肝病史　包括病毒性肝炎、肝硬化、酒精性肝病、中毒性肝炎、药物性肝炎、脂肪肝、肝脓肿、肝癌等。

2. 有无胆道疾病史　包括急性胆囊炎、胆管结石、胆管癌、胆系感染等。

3. 有无心肌梗死、心肌炎或其他肌炎史　如多发性肌炎、皮肌炎、进行性肌营养不良等。

4. 有无肺梗死及脑出血史　肺梗死及脑出血患者偶可有 ALT 增高。

（二）体格检查重点

（1）有无肝脏增大、触痛及肝区叩痛，墨菲（Murphy）征是否阳性。

（2）有无肌肉压痛或腓肠肌假性肥大。

（3）有无肺梗死或脑出血体征。

（三）辅助检查

1. 必须要做的检查

（1）血常规：白细胞增多及中性粒细胞百分比增高，提示炎症存在。

（2）肝功能包括总胆红素、结合胆红素，其他酶学检查，如碱性磷酸酶（ALP）、γ 谷氨酰转肽酶（GGT）等。

（3）腹部 B 超、CT 或 MRI：对确定肝脏大小、有无占位、有无脂肪浸润、有无胆总管结石或肝内胆管结石、有无胆总管或肝内胆管扩张及有无门静脉高压等有重要价值。

2. 应选择做的检查

（1）疑有心肌梗死者，应做心电图，并做 LDH 和肌酸激酶同工酶及肌钙蛋白等检测。

（2）疑有肝癌者，应做 AFP 测定。

（3）疑有病毒性肝炎者，应做病毒性肝炎标志物检测。

（4）疑有皮肌炎或多发性肌炎者，应做肌酸激酶及 24 小时尿肌酸测定，必要时做肌电图和肌肉活检。

（5）疑有肺梗死者，应做胸部 CT 或肺动脉 CTA 检查。

（6）疑有脑血管意外者，应做头颅 CT 或 MRI 检查。

（7）疑为脂肪肝者，应查血糖、血胆固醇、甘油三酯及 GGT 等，肝活检可以确诊。

二、思 维 程 序

第一步　以 ALT 增高为主的疾病

（1）急性病毒性肝炎：ALT 与 AST 均显著增高，可达正常上限的 20～50 倍甚至 100 倍，但 ALT 升高明显，ALT/AST>1，在肝炎病毒感染后 1～2 周，转氨酶达高峰，第 3～5 周逐渐下降，ALT/AST 逐渐恢复正常。

（2）慢性病毒性肝炎：转氨酶轻度升高（100～200U）或正常，ALT/AST>1，若 ALT/AST<1，提示慢性肝炎进入活动期。

（3）酒精性肝病、药物性肝炎、脂肪肝、肝癌等非病毒性肝病：转氨酶轻度升高或正常，且 ALT/AST<1。

（4）胆囊炎、胆系感染：ALT 可以增高，但通常伴有 AST、ALP、GGT 增高。

第二步　以 AST 增高为主的疾病

（1）急性心肌梗死：6～8 小时 AST 增高，18～24 小时达高峰，其值可达上限的 4～10 倍，4～5 天后恢复，再次增高提示梗死范围扩大或新的梗死发生。

（2）酒精性肝病：AST 显著增高，ALT 接近正常。

第三步　转氨酶升高的其他疾病

骨骼肌疾病（如皮肌炎、进行肌萎缩）、肺梗死、肾梗死、胰梗死、休克及传染性单核细胞增多症时，转氨酶可轻度升高，一般<200U/L。

第四步　如何处理

（1）主要针对病因治疗。

（2）降酶药物治疗方法很多，可选择 1～2 种试用，如门冬氨酸钾镁、甘草酸制剂等静脉滴注。益肝灵、垂盆草冲剂等口服。

（陈世耀　李　蕾）

碱性磷酸酶增高

碱性磷酸酶（alkaline phosphatase，ALP）在碱性环境中能水解磷酸酯产生磷酸。其主要分布于肝脏和骨骼，其次为肾、小肠。胆道疾病时，ALP 生成增加而排出减少，导致血清中 ALP 升高。儿童生长发育期及妊娠期，胎盘也分泌 ALP。参考值[磷酸对硝基苯酚速率法（30℃）]：成人 40～110U/L；儿童<250U/L。

一、临床思维的必要前提

（一）病史询问要点

1. 有无肝胆疾病史　如肝内外胆汁淤积性黄疸、肝内占位病变、肝内肉芽肿或浸润病变、肝实质病变（如肝炎、肝硬化）。ALP 在肝内主要分布于肝细胞的血窦侧和毛细胆管侧的微绒毛上，经胆汁排入小肠。胆汁排泌障碍或毛细胆管内压增高时，可诱发产生大量 ALP。

2. 有无骨骼疾病史　如佝偻病、恶性骨肿瘤、骨折修复期、畸形性骨炎等。由于成骨细胞增生活跃或癌细胞产生过多的 ALP，从而上述疾病可有 ALP 增高。

3. 有无甲状旁腺功能亢进史　甲状旁腺功能亢进时有钙磷代谢紊乱，导致 ALP 增高。

4. 年龄、性别　儿童生长期及妊娠 3 个月以后 ALP 增高，系成骨细胞增生活跃及胎盘分泌 ALP 所致。老年人由于骨质疏松、钙磷代谢紊乱，也可有 ALP 增高。

（二）体格检查重点

（1）有无肝胆疾病的体征：如黄疸、肝大、肝脏触痛及叩击痛等。

（2）有无骨骼疾病的体征：如骨折、骨畸形、压痛、功能障碍等。

（3）有无佝偻病体征：如枕后脱发、方头、串珠肋、鸡胸、佝偻病手镯等。

（4）有无妊娠体征。

（三）辅助检查

1. 必须要做的检查 血常规检查；肝功能测定，包括总胆红素、结合胆红素、其他酶学检查（尤其是 ALT、AST）。

2. 应选择做的检查

（1）疑有肝胆疾病及胆汁淤积性黄疸者，应做血胆固醇测定及肝胆 B 超、CT 或 MRI 检查。胆汁淤积性黄疸者，胆固醇增高；肝外胆汁淤积性黄疸者，胆总管或肝内胆管扩张，肝内占位病变也可被发现。

（2）疑有骨骼疾病者，相关部位应摄 X 线片、全身核素骨扫描及骨密度测定。

（3）疑有甲状旁腺功能亢进者，应查血电解质，特别是血钙及血磷。

（4）疑已妊娠者，请妇科会诊、查血 HCG 等。

（5）必要时做 ALP 同工酶测定。

二、思 维 程 序

第一步 是否为病理性 ALP 增高

儿童生长发育期及妊娠中晚期妇女 ALP 增高，为生理性增高。

第二步 是否有肝胆疾病

ALP 增高最多见于肝胆疾病伴有黄疸者，应结合肝功能指标，特别是 ALT 水平进行判断。胆汁淤积性黄疸时，80% ALP 明显增高，而 ALT 仅轻度增高；肝细胞性黄疸时，ALT 很高，而 ALP 正常或稍高；肝内局限性胆管阻塞（如肝癌）时，ALP 明显增高，ALT 增高不明显，且血清胆红素不高；胆道疾病时，不仅 ALP 增高，其他与胆道疾病有关的酶，如 ALT、AST、GGT 等也同时升高。

第三步 是否有骨骼疾病

骨骼疾病各有其临床特点，结合 X 线检查不难确诊或排除。

第四步 有无甲状旁腺功能亢进

甲状旁腺功能亢进不仅有钙、磷代谢紊乱的证据，还有骨质疏松的 X 线表现。

第五步 如何处理

针对病因治疗。

（陈世耀 李 蕾）

血清 γ-谷氨酰转移酶增高

γ-谷氨酰转移酶（γ-glutamyltransferase，GGT）旧称 γ-谷氨酰转肽酶（γ-glutamyltranspeptidase，γGT），具有重要的生理功能，参与谷胱甘肽的代谢，对氨基酸、蛋白质的吸收、分布和合成是必不可少的。它分布于肾、胰、肝、脑等，血清中 GGT 主要来自肝胆。GGT 在肝脏中广泛分布于肝细胞的毛细胆管一侧和整个胆管系统，因此当肝内合成亢进或胆汁排除受阻时血中 GGT 增高。参考值［硝基苯酚速率法（37℃）］：＜50U/L。

一、临床思维的必要前提

（一）病史询问要点

1. 有无慢性肝胆疾病史 如慢性肝炎、肝硬化、肝癌、胆总管及肝内胆管炎症、结石、肿瘤等。急性病毒性肝炎时，GGT 常轻度或中度增高，其变动一般与转氨酶平行。如持续增高，常提示发展为慢性肝病。当胆汁排泌不畅时（如肝内外胆汁淤积时），GGT 也明显增高。原发性及继发性肝癌，特别是 AFP 阴性者，GGT 增高对肝癌诊断有重要意义。因为原发性肝癌细胞亦产生大量 GGT。

2. 有无胰腺炎及胰腺癌病史 胰腺病变时 GGT 增高。

3. 有无酗酒及酒精中毒史 酒精性肝损害时，ALT 和 AST 仅轻度上升，GGT 多有中度升高。急性酒精性肝炎时 GGT 可达 1000U 以上。

（二）体格检查重点

（1）有无慢性肝炎、肝硬化及肝癌体征。

（2）有无胆系感染、结石、肿瘤体征。

（3）注意黄疸程度，是否为胆汁淤积性黄疸。

（三）辅助检查

1. 必须要做的检查 除血常规、尿常规、粪常规检查外，应做肝功能，特别是总胆红素（TB）、结合胆红素（CB）、ALT、AST、ALP 检测，因为 ALT、AST、ALP 和 GGT 共称为胆道酶，四者同时增高，提示病变可能在胆道。

2. 应选择做的检查

（1）疑为胆汁淤积性黄疸者，应做腹部 B 超、CT 或 MRCP 检查，注意胆总管及肝内胆管有无扩张，还应注意胆囊有无肿大，如有，则提示肝外胆汁淤积性黄疸，如无，则为肝内胆汁淤积性黄疸。

（2）疑为肝内肿瘤性病变者，应做 AFP 检测及腹部 B 超或 CT 检查。

（3）疑为胰腺病变者，应做 CA19-9、腹部 CT 或 MRI 检查，必要时做 ERCP 检查。

（4）疑为酒精性肝病或脂肪肝者，应做肝穿刺活检。

二、思维程序

第一步 是否有慢性肝病

GGT 增高的最常见原因是各种肝病，如急性肝炎时 GGT 呈中度升高，慢性肝炎、肝硬化的非活动期内 GGT 活性正常，若 GGT 持续增高，提示病变活动或病情恶化。急慢性酒精性肝病、药物性肝炎时，GGT 可呈明显或中度以上升高，ALT 和 AST 仅轻度增高甚至正常。原发性或继发性肝癌时，GGT 也可能增高。

第二步 是否有胆系疾病

ALT、AST、ALP、GGT 均增高者，如同时伴有黄疸，应考虑为胆系疾病，如炎症、结石、肿瘤。

第三步 是否有胰腺疾病

在除外肝胆疾病后，结合腹部 CT 及 CA19-9 结果可考虑胰腺病变，ERCP 或 MRCP 有助于确诊。

第四步 其他

前列腺肿瘤等时 GGT 也可轻度增高。

第五步 如何处理

针对病因治疗。

（陈世耀 李 蕾）

血清肌酸激酶增高

血清肌酸激酶（creatine kinase，CK）主要存在于胞质和线粒体中，以骨骼肌、心肌含量最多，其次是脑和平滑肌。肝脏、胰腺和红细胞中 CK 含量极少。血清 CK 增高表示产生 CK 的组织细胞损伤。参考值因检测方法不同而异。

（1）酶偶联法（37℃）：男性 38～174U/L，女性 26～140U/L。

（2）酶偶联法（30℃）：男性 15～105U/L，女性 10～80U/L。

（3）肌酸显色法：男性 15～163U/L，女性 3～135U/L。

（4）连续监测法：男性 37～174U/L，女性 26～140U/L。

一、临床思维的必要前提

（一）病史询问要点

1. 有无心肌疾病及心肌损伤史 如心肌梗死、心肌炎、中毒性心肌病及电除颤后、冠状动脉造影术后、心脏按压后。

2. 有无骨骼肌疾病史　如肌营养不良、肌炎或中毒性肌病、肌损伤、外科手术等。

3. 有无中枢神经系统疾病史　如蛛网膜下腔出血、颅脑外伤、脑瘤、脑炎或脑膜炎等。

4. 其他少见原因　如休克、黏液性水肿、肺栓塞、放射治疗史。

（二）体格检查重点

1. 有无心肌疾病的体征　如血压偏低、脉搏减弱、心音低钝、奔马律等。

2. 有无骨骼肌疾病的体征　如肌肉红肿及压痛。

3. 有无中枢神经系统疾病的体征　如意识障碍、抽搐、昏迷、脑膜刺激征及病理反射阳性。

（三）辅助检查

1. 必须要做的检查

（1）血常规及红细胞沉降率。

（2）CK 同工酶测定：CK 是由 2 个亚单位组成的二聚体，形成 3 个不同的亚型。①CK-MM：主要存在于骨骼肌和心肌中；②CK-MB：主要存在于心肌中；③CK-BB：主要存在于脑、前列腺、肺、肠等组织中。正常人血清中以 CK-MM 为主，CK-MB 较少，CK-BB 含量极微，检测 CK 的不同亚型对鉴别 CK 增高的原因有重要价值。参考值：①CK-MM，94%～96%；②CK-MB，<5%；③CK-BB，极少或无。

2. 应选择做的检查

（1）疑为心肌疾病者，应及时测 AST（GOT）、心肌肌钙蛋白（cTnT）、LDH 同工酶，做心电图、超声心动图检查，必要时拍摄胸部正、侧位片。

（2）疑为骨骼肌病变者，应测尿肌酸，做肌电图检查，必要时行肌肉活检。

（3）疑为中枢神经系统病变者，应做头颅 CT 或 MRI、脑脊液检查。

二、思 维 程 序

第一步　是否有急性心肌梗死

急性心肌梗死（AMI）发病后 3～8 小时 CK 即明显增高，其峰值在 10～36 小时，3～4 天恢复正常。发病 8 小时内 CK 不增高，不可轻易排除 AMI，应动态观察。发病 24 小时 CK 检测值最大，如此时 CK 小于参考值上限，可基本排除 AMI，但应除外患者 CK 基础值极低和心肌梗死范围小及心内膜下心肌梗死。CK-MB 对 AMI 早期诊断的灵敏度明显高于总 CK，其阳性检出率达 100%，且具有高度特异性。CK-MB 一般在发病后 3～8 小时增高，9～30 小时达高峰，48～72 小时恢复正常水平。

第二步　是否为急性心肌损伤

心肌炎时 CK 和 CK-MB 增高，心绞痛、心包炎、慢性心房颤动、安装起搏器等时 CK-MB 也可增高。转复心律、心导管术及冠状动脉成形术均可引起 CK 增高。

第三步　是否为骨骼肌疾病或手术创伤

外科手术和骨骼肌疾病时 CK-MB 增高，但 CK-MB/CK 常小于 0.06，以此可与心肌损伤鉴别。其他骨骼肌疾病如重症肌无力、肌萎缩、进行性肌营养不良、多发性肌炎等时 CK-MM 增高。手术、外伤、惊厥和癫痫发作等时 CK-MM 也可增高。肌电图有助于诊断，肌肉活检可以帮助确诊。

第四步　是否为中枢神经系统疾病

脑梗死、急性颅脑损伤、脑出血、脑膜炎时血清 CK-BB 增高，其增高程度与损伤严重程度、范围和预后呈正相关。颅脑 CT、MRI、脑脊液检查有助于诊断。

第五步　是否为肿瘤所致

恶性肿瘤患者血清 CK-BB 检出率为 25%～40%。CK-BB 由脑组织合成，若无颅脑损伤，应考虑为肿瘤，如肺、肠、胆囊、前列腺等部位的肿瘤。

第六步　是否有某些非疾病因素导致 CK 增高

导致 CK 增高的非疾病因素有剧烈运动、插管手术、肌内注射氯丙嗪等。

第七步　如何处理

针对病因治疗。

（陈世耀　李　蕾）

胆碱酯酶降低

全血胆碱酯酶包括存在于红细胞内的乙酰胆碱酯酶和血清中的丁酰胆碱酯酶。前者的活性约占全血的 80%。所谓全血胆碱酯酶活性，主要是指乙酰胆碱酯酶活性。参考值：男性 38～57U，女性 34～53U。血清胆碱酯酶主要由肝细胞合成，分泌入血液中，主要为丁酰胆碱酯酶。参考值：比色法测定为（49.8±10.1）U。胆碱酯酶活性降低有临床意义，增高无重要临床意义。

一、临床思维的必要前提

（一）病史询问要点

1. 有无有机磷农药中毒史　有机磷农药为胆碱酯酶抑制剂，种类很多，包括敌敌畏、乐果、敌百虫、马拉硫磷等。有机磷中毒时胆碱酯酶活性明显降低。

2. 有无肝炎、肝硬化、肝昏迷及阿米巴肝脓肿史　严重肝病时胆碱酯酶活性降低。

3. 有无慢性感染（如结核）、恶性肿瘤等病史　此类疾病可有血清胆碱酯酶活性降低。

（二）体格检查重点

（1）有机磷农药中毒者，常表现为口腔大蒜味、多汗、精神恍惚、瞳孔缩小、肌束颤动、肺部湿啰音等。

（2）有肝脏病变者，注意其相关体征，如黄疸、肝掌、蜘蛛痣、脾大、腹壁静脉曲张、肝区叩痛、腹水等。

（3）慢性感染、恶性肿瘤等相关体征。

（三）辅助检查

1. 必须要做的检查　血常规、尿常规。

2. 应选择做的检查

（1）疑为有机磷农药中毒者，可将呕吐物送毒物鉴定。拍摄胸部 X 线片了解有无肺水肿。

（2）疑为肝病者，应做肝功能及血氨测定，病毒性肝炎标志物检测，腹部 B 超或 CT 检查。疑为肝脓肿者，可进行肝穿刺抽脓，行细菌学检查及脓液找阿米巴滋养体。

二、思　维　程　序

第一步　胆碱酯酶活性测定的主要临床意义在于对病情的判断及对预后的评估

有机磷农药中毒者，胆碱酯酶活性降至 70%～50%为轻度中毒；降至 50%～30%为中度中毒；降至 30%以下为重度中毒。肝病患者病情越重，胆碱酯酶活性降低越明显。重症肝炎时胆碱酯酶活性进行性下降提示预后不良。

第二步　如何处理

针对病因治疗。

（陈世耀　李　蕾）

第六节　动脉血气分析

低　氧　血　症

低氧血症是指动脉血氧分压低于正常。一般以海平面呼吸空气条件下动脉血氧分压低于 80mmHg 为低氧血症。

一、临床思维的必要前提

（一）病史询问要点

（1）环境中氧分压是否正常，如高原地区空气氧分压低，动脉血氧分压相应降低。

（2）有无活动后发绀、心脏杂音等，先天性心脏病有右向左分流时，常引起动脉低氧血症。

（3）有无使通气动力减退的病变，如使用抑制呼吸中枢或呼吸肌的药物、颅内病变、呼吸肌病变、神经病变、低钾血症等。

（4）有无使通气负荷增加的病变，如支气管哮喘、慢性阻塞性肺疾病等。

（5）有无影响肺换气功能的病变，如肺不张、肺炎、肺水肿、间质性肺病、急性呼吸窘迫综合征等。

（6）有无吸烟史及有害气体和粉尘接触史。

（7）有无低氧血症引起重要器官功能损害的表现，如神志、精神异常及黄疸、水肿、休克、尿少、黑便或呕血等。

（二）体格检查重点

（1）有无意识障碍，呼吸节律不齐、呼吸表浅，脑神经麻痹、偏瘫、高位截瘫，四肢肌力减退、腱反射异常等神经肌肉症状。

（2）有无口唇、指甲发绀，心前区异常隆起，心脏瓣膜区震颤或杂音等先天性心脏病的征象。

（3）呼吸是否对称，胸腹式呼吸是否存在，有无肺不张、肺炎、肺气肿、大量胸腔积液或气胸的征象。

（三）辅助检查

1. 必须要做的检查　动脉血气分析、肺功能、血清电解质、心电图、胸部 X 线摄片和 CT。

2. 应选择做的检查　疑为先天性心脏病者，应做心脏超声检查；疑为中枢神经系统病变者，应做头颅 CT 或 MRI 及脑脊液检查；疑为呼吸肌病变者，应做肌电图检查；疑为低氧血症引起重要器官功能障碍者，应酌情进行肝肾功能检查、粪便隐血试验、凝血功能测定。

二、思 维 程 序

第一步　是否环境因素造成

登山、进入高原地区可使患者出现低氧血症。

第二步　是否为先天性心脏病引起的先天性心血管病变

患者有有向左分流，如房间隔缺损、室间隔缺损、法洛四联症、动脉导管未闭、肺动静脉瘘等。

第三步　是否通气功能障碍引起

呼吸中枢或呼吸肌病变引起通气能力不足及气道阻力增加或肺顺应性降低引起通气负

荷增加。

第四步 是否换气功能障碍引起

由于弥散功能障碍，通气血流比例失调或静脉血分流引起低氧血症。

第五步 是否有耗氧量增高的因素

耗氧量增高的因素包括发热、抽搐等。

第六步 如何处理

（1）针对病因和诱因治疗，如气胸抽气、胸腔积液抽液、控制肺部感染、取出气道异物、促进气道分泌物引流、缓解肺不张等。

（2）对于通气障碍引起者，单纯氧疗只能缓解低氧血症，不能解决高碳酸血症，应着重解决通气功能障碍。可通过增加通气动力或减轻通气负荷处理，如应用呼吸兴奋剂、机械通气、纠正低血钾、应用支气管解痉药、痰液引流等。

（3）换气功能障碍者给予氧疗，但氧疗对于肺内静脉血分流引起的低氧血症疗效欠佳，可选择呼气末正压通气（PEEP）治疗，并纠正诱因。

（4）心血管疾病引起右向左分流者，应选择外科手术治疗。

（5）高海拔引起低氧血症者，应吸氧。

（6）低氧血症引起重要器官功能障碍者，应积极处理，如控制上消化道出血、抗休克、利尿等。

（金美玲 叶 伶）

高碳酸血症

高碳酸血症是指动脉血二氧化碳分压高于正常（＞45mmHg），表示通气不足，可以是原发性的，即呼吸性酸中毒，也可以是继发性的，即代谢性碱中毒的代偿。

一、临床思维的必要前提

（一）病史询问要点

（1）有无呕吐、胃肠减压等因素导致胃酸丢失。

（2）有无使用碱性药物史。

（3）有无禁食、利尿、钾摄入不足等引起低钾的因素，上述因素可引起代谢性碱中毒，产生代偿性高碳酸血症。

（4）有无应用麻醉药、镇静药、肌肉松弛药等抑制呼吸中枢或呼吸肌的药物。

（5）有无脑外伤、颅内感染、脑血管意外、脑肿瘤等导致呼吸中枢抑制的疾病。

（6）有无颈椎骨折，脊髓炎症、外伤、肿瘤，周围神经炎症和变性，肌肉病变等使呼吸中枢兴奋传导障碍或呼吸肌收缩无力的疾病。

（7）有无使肺功能严重损害的气道、肺和胸膜疾病。

（8）是否应用呼吸机进行机械通气。

（9）有无使二氧化碳（CO_2）产生增加的因素，如发热、抽搐、糖类摄入过多等。上述因素在通气受损的患者可引起 CO_2 储留。

（10）有无高碳酸血症所引起的其他内脏器官功能障碍，如神志、精神异常及水肿、尿少、黑便、呕血等。

（二）体格检查重点

（1）神志、意识有无改变：高碳酸血症呼吸性酸中毒患者，可出现嗜睡、精神恍惚甚至昏迷。观察有无球结膜水肿。

（2）体位和呼吸：如端坐呼吸、三凹征、点头呼吸、抽搐样呼吸、胸腹矛盾呼吸、呼吸不规则、呼吸浅表等。

（3）肺部有无干湿啰音，有无肺气肿、胸腔积液、肺不张及气胸体征。

（4）神经反射、肌力、肌张力有无异常，有无脑神经损害、偏瘫、截瘫等表现。

（5）机械通气管道连接、工作参数和监测指标是否妥当。

（三）辅助检查

1. 必须要做的检查 肺功能、动脉血气分析、血清电解质检测和肝肾功能及胸部 X 线检查。

2. 应选择做的检查 疑为颅内病变者，应做脑 CT 或 MRI 及脑脊液检查；疑为肌肉病变者，应做肌电图检查；疑为上消化道出血者，应进行粪便隐血试验等。

二、思 维 程 序

第一步　是原发性还是继发性；是呼吸性酸中毒，还是代谢性碱中毒的代偿

第二步　呼吸性酸中毒是代偿性的，还是失代偿性的

第三步　呼吸性酸中毒是否引起重要器官功能损害

呼吸性酸中毒引起的重要器官损害包括肺性脑病、上消化道出血或肝肾功能异常等。

第四步　呼吸性酸中毒是什么基础疾病引起的

第五步　引起呼吸性酸中毒的诱发因素是什么

引起呼吸性酸中毒的诱发因素包括肺部感染、分泌物潴留、不适当利尿、应用镇静药、高浓度吸氧等。

第六步　如何处理

（1）对于代谢性碱中毒，应处理原发病变。当代谢性碱中毒纠正后，代偿性高碳酸血症便能随之解除。

（2）治疗引起呼吸性酸中毒的原发病如脑外伤、颅内感染、吉兰-巴雷综合征、重症肌无力、支气管哮喘等。

（3）纠正引起高碳酸血症的诱因，如控制感染、清除呼吸道分泌物、停用镇静药、控制吸氧浓度、纠正低血钾、气胸穿刺排气或胸腔闭式引流等。

（4）对于代偿性呼吸性酸中毒，主要针对原发病和诱因进行处理，对于失代偿性呼吸性酸中毒，应努力减轻通气负荷，如解除支气管痉挛、控制肺部感染、促进气管分泌物引流等，同时可应用呼吸兴奋剂刺激自主通气，必要时采取机械通气治疗。

（5）控制呼吸性酸中毒引起的并发症，如上消化道出血的治疗、肾功能不全的利尿、纠正电解质紊乱等。

（金美玲 叶 伶）

低碳酸血症

低碳酸血症是指动脉血二氧化碳分压低于正常（35mmHg），表示通气过度。低碳酸血症可以是原发性的，即呼吸性碱中毒，也可以是继发性的，即代谢性酸中毒的代偿。

一、临床思维的必要前提

（一）病史询问要点

（1）有无肾脏疾病和糖尿病。肾衰竭或糖尿病酮症可引起代谢性酸中毒。

（2）有无饥饿或缺氧引起的体内酸性产物增加。

（3）有无口服过量氯化铵等药物，当发生代谢性酸中毒时，可出现代偿性低碳酸血症。

（4）有无急性呼吸窘迫综合征、间质性肺病、肺梗死、左心衰竭等。

（5）有无中枢神经系统疾病，如脑外伤、颅内感染、脑血管意外等。

（6）有无高热、休克、肝昏迷及应用呼吸兴奋剂刺激呼吸中枢的情况。

（7）有无进行机械通气。

（8）以往有无类似发作。癔症是非器质性疾病引起低碳酸血症的最常见原因。

上列（5）～（8）的情况引起 CO_2 排出过多，可引起呼吸性碱中毒。

（二）体格检查重点

（1）神志、意识有无改变，中枢神经系统疾病患者常有神志不清、意识障碍。

（2）注意体温、血压、呼吸节律，以及有无发绀。

（3）肺部有无干湿啰音，心脏听诊有无奔马律和瓣膜杂音。

（4）有无黄疸、肝大、腹壁静脉曲张或腹水。

（5）有无水肿、贫血。

（6）神经反射、肌力、肌张力有无异常。有无脑神经损害或肢体瘫痪。机械通气参数是否适当。

（三）辅助检查

1. 必须要做的检查　动脉血气分析、血清电解质检测、胸部 X 线摄片和 CT 检查。

2. 应选择做的检查　疑为肾衰竭者，应查尿常规、血清肌酐和尿素氮；疑为糖尿病酮症者，应查血糖，进行血及尿酮体测定；疑为肝昏迷者，应查肝功能，如胆红素、转氨酶、血清白蛋白与球蛋白及血氨测定；疑为颅内病变者，应做脑 CT 或 MRI 及脑脊液检查。

二、思　维　程　序

第一步　是原发性还是继发性低碳酸血症，是呼吸性碱中毒还是代谢性酸中毒的代偿

第二步　呼吸性碱中毒的病因和诱因是什么

第三步　代谢性酸中毒的病因和诱因是什么

第四步　如何处理

（1）针对原发病因和诱因处理，如降血糖、吸氧、应用退热药、稳定血压、停止摄入酸性物、调节呼吸机参数等。肾衰竭者，进行血液透析或腹膜透析。

（2）对症处理，如失代偿性代谢性酸中毒应用碳酸氢钠溶液静脉滴注，呼吸性碱中毒者用塑料袋罩住口鼻重复呼吸，碱中毒抽搐时应用镇静药或钙剂。

（3）代谢性酸中毒引起低碳酸血症是代偿机制，不必强求二氧化碳分压正常。应着眼纠正代谢性酸中毒。

（金美玲　叶　伶）

第七节　血清炎症标志物检查

C 反应蛋白

引起急性或慢性炎症反应的疾病可导致 C 反应蛋白（CRP）升高，如感染性疾病及非感染性炎症反应。CRP 属非特异性炎症标志物，不能单凭检测结果诊断疾病，需要结合临床特征综合判断。CRP 的正常值受性别、年龄等因素影响，一般正常人为 0～3mg/L，3～10mg/L 提示轻度炎症反应，超过 10mg/L 提示有临床意义的炎症反应。

一、临床思维的必要前提

（一）病史询问要点

1. 有无常见感染性疾病临床表现　是否有肺部感染、尿路感染、腹腔感染、心内膜炎、

化脓性扁桃体炎、皮肤软组织感染等常见感染的相关表现。

2. 有无感染性疾病的暴露因素　如既往结核病史或结核患者接触史、免疫抑制病史、动物接触抓伤史、真菌暴露史等，近期创伤或手术史包括外伤、手术、烧伤、组织损伤、缺血、坏死等。

3. 有无风湿病临床表现　包括成人斯蒂尔病、系统性红斑狼疮、类风湿关节炎、风湿性多肌痛、巨细胞动脉炎等相关临床表现。

4. 有无其他炎症性疾病表现　如亚急性甲状腺炎可有颈部疼痛；炎性肠病可出现腹泻、腹痛等。

5. 恶性肿瘤史　尤其是乳腺、肺、胃肠道肿瘤及血液系统肿瘤等。

6. 其他　CRP轻中度升高可能与一些慢性疾病有关，如冠心病、2型糖尿病、周围血管病变、尿毒症、缺血性脑卒中及高龄等。

（二）体格检查重点

（1）有无急性感染及相关器官或组织受累体征，如心脏杂音、肺部啰音、腹部压痛、扁桃体肿大或化脓、淋巴结肿大、浅表肿物、皮肤破溃流脓焦痂等。

（2）有无风湿性疾病体征，如关节畸形、面部或皮肤红斑等。

（三）辅助检查

1. 必须要做的检查　炎症标志物，包括白细胞及中性粒细胞百分比、红细胞沉降率、降钙素原等，综合评估炎症状态。

2. 可选择做的检查

（1）高热伴寒战患者，应完善血培养。

（2）如有靶病灶相关提示，可针对性进行筛查，如尿常规及尿培养、胸部CT、痰涂片及培养、血气分析、腹盆CT、心脏超声等。

（3）怀疑特殊感染时，应根据情况完善T-SPOT、GM试验、G试验、隐球菌荚膜抗原、相关血清学、寄生虫抗体检查，必要时做病原基因检测。

（4）疑为非感染性疾病时，如风湿疾病者，应检测自身抗体谱、抗中性粒细胞胞质抗体；疑为亚急性甲状腺炎者，应检测甲状腺激素水平及抗体；疑为肿瘤性疾病者，应检测肿瘤标志物、行骨髓穿刺检查等。

（5）无法区分感染、风湿、肿瘤等疾病，或怀疑存在隐匿病灶难以察觉时，可做PET/CT检查，寻找可能靶点。

二、思维程序

第一步　是否为感染性疾病

CRP短期内明显升高首先考虑急性细菌性感染，通常情况下，CRP在感染发生后6~8小时开始升高，24~48小时达到高峰，有些患者可比正常值高100~1000倍，升高至500mg/L以上；CRP轻度升高也可见于某些低毒力病原体如结核杆菌、非结核分枝杆菌、诺卡菌等感染。另外，病毒感染时 CRP 也会升高，但是升高程度不如细菌感染时。考虑感染时，需积极明确病原体及靶病灶受累情况。

第二步　是否为风湿性疾病

如患者出现包括 CRP 在内的多种急性时相蛋白升高，合并关节痛、皮肤红斑结节、脉搏消失、多系统受累等情况，需考虑风湿性关节炎、风湿性多肌痛、巨细胞动脉炎、系统性红斑狼疮等，可根据自身抗体、活检等结果进一步明确。

第三步　是否为肿瘤及其他慢性疾病

CRP 长期轻度升高，临床毒血症状较轻时，需考虑与慢性疾病状态有关，如肿瘤、心血管疾病、2 型糖尿病、周围血管病变、尿毒症、缺血性脑卒中等，提示相对较差的预后。

第四步　如何处理

积极寻找病因，对因治疗。

降 钙 素 原

在机体正常情况下，降钙素原（PCT）仅由甲状腺 C 细胞和肺的神经内分泌细胞分泌产生，但是，在炎症刺激特别是严重细菌感染或脓毒症状态下，机体各个组织、多种细胞均可产生 PCT 并释放入血液循环系统，导致 PCT 血浆浓度明显升高。正常人 PCT 血浆浓度极低，小于 0.05ng/ml，辅助诊断下呼吸道感染和脓毒症的临界值分别为 0.25ng/ml 和 0.5ng/ml，不能混淆使用。

一、临床思维的必要前提

（一）病史询问要点

1. 有无血流感染表现　包括反复发热、感染性休克表现等，是否曾有血培养阳性结果。

2. 有无原发感染病灶表现　如尿路感染、腹腔感染、心内膜炎、皮肤软组织感染及严重的肺部感染等易引起全身血流感染并出现相应的症状。

3. 近期创伤或手术史　包括外伤、手术、烧伤、组织损伤、缺血、坏死等。

4. 有无自身免疫性疾病　包括重度克罗恩病等。

5. 有无冠心病　如严重冠心病并发心源性休克可导致 PCT 升高。

6. 有无急性胰腺炎　重症胰腺炎时 PCT 可升高，并发急性肾功能不全时 PCT 明显升高。

7. 尿毒症　慢性肾衰竭患者 PCT 基线水平高于正常范围。

（二）体格检查重点

（1）有无感染性休克体征，如血压、意识和精神状态改变及脉搏、颈静脉充盈情况等。

（2）有无心内膜炎体征，如心脏杂音，指和趾甲下线状出血，手掌和足底处无痛性出血红斑等。

（3）有无手术伤口或创伤的体征。

（4）有无重症胰腺炎体征，如脐周或季肋区皮肤大片青紫或瘀斑。

（5）有无慢性肾脏疾病体征。

（三）辅助检查

1. 必须要做的检查

（1）血培养，PCT 检测不能取代微生物学检查，因此怀疑细菌感染时应在抗菌药物使用前合理留取标本送检。

（2）外周血白细胞计数（WBC）、血清 CRP、白细胞介素-6 等，联合检测，提高灵敏度。

（3）动态监测 PCT，对于指导抗菌药物使用及判断预后具有临床意义。

2. 可选择做的检查

（1）如有靶病灶相关提示，可进行针对性筛查，如尿常规及尿培养，肾功能及肾脏彩超检查；胸部 CT、痰涂片及培养、血气分析；腹盆 CT、肠镜、心脏超声检查，必要时行经食管超声心动图检查及淀粉酶、脂肪酶等检测。

（3）在病原学培养阴性，经验性抗感染治疗无效且仍高度怀疑感染性疾病时，可进行病原基因检测。

二、思 维 程 序

第一步　是否为感染性疾病

PCT 升高伴发热或感染性休克表现时，首先考虑血流感染，革兰氏阴性菌感染较常见。通常情况下，PCT 在细菌感染发生后 2～6 小时升高，12 小时达峰。PCT≥0.5ng/ml 时，有助于脓毒症诊断；PCT>2.00ng/ml 时，高度怀疑全身细菌感染，尤其是革兰氏阴性菌感染，可能为脓毒症；>10ng/ml，提示严重脓毒症状态，持续升高或居高不下提示预后不良。

第二步　是否为非感染性疾病

手术或创伤后 PCT 升高为正常现象，一般第 1～2 天达峰，随后开始逐渐下降，如随访过程中出现指标反复，提示可能发生细菌感染；某些危重症也会引起 PCT 升高，不一定是感染导致，如重症胰腺炎并发急性肾衰竭、急性冠脉综合征并发心源性休克；长期 PCT 升高可能与慢性疾病状态有关，如慢性肾脏疾病或尿毒症患者、甲状腺髓样癌患者、重度克罗恩病患者。

第三步　如何处理

怀疑细菌感染及脓毒症时，及时使用抗菌药物（革兰氏阴性菌多见），根据病情变化、病原学培养及药敏试验结果及时调整抗感染方案。

监测 PCT 水平，当指标平稳下降时，及时抗菌药物降级或停用。

创伤、应激或其他非感染性疾病导致 PCT 升高时，应积极寻找病因，对因治疗。

病原学培养阳性

　　传统的微生物学诊断性技术依赖于微生物在合适培养基上的生长。重要的生长条件包括温度和空气条件。大多数细菌培养物在 35~37℃孵育。许多兼性厌氧微生物（如链球菌）能在无氧条件下生长良好。但是，一般来说，厌氧微生物在有氧条件下不容易生长。

一、临床思维的必要前提

　　（1）送检标本是否规范，如痰液标本白细胞与上皮细胞比例是否大于 2.5，血培养是否同时送检双侧五瓶（包括厌氧瓶），体液标本留取的是否为引流管上段液体，尿培养是否做了前期消毒等。

　　（2）阳性结果的病原体类型、标本类型及报阳瓶数和时间，辅助判断是否为污染。

　　（3）非培养病原鉴定结果，如分枝杆菌相关的 γ-干扰素释放试验、真菌相关的血清学检测、病理特殊染色结果等。

　　（4）帮助判断病原菌临床意义的其他检查，如细胞免疫、体液常规及生化检查结果（如白细胞类型、腺苷脱氨酶等）、影像学特征、病理形态（如肉芽肿性）等。

二、思　维　程　序

第一步　是否为污染病原体

　　脑脊液、胸腔积液、心包液、滑液和腹水等标本类型，定植菌数量很少，理论上检出的病原体都是有意义的。但是，在采样过程中，可能会受到环境的污染。因此，如检出凝固酶阴性葡萄球菌、念珠菌等病原体，需慎重解读，结合临床特征判断是否有意义。

　　痰、咽拭子、伤口拭子和生殖器拭子等标本通常会被定植菌污染，因此不能单纯根据阳性结果诊断感染及调整抗生素。但是，如有特殊病原体如卡氏肺孢子虫、结核杆菌和非典型病原体等，则具有临床意义。

第二步　是否为本次疾病的致病菌

　　检出病原体需符合临床特征及预判。如以下情况可明确诊断：胆道感染或肝脓肿患者检出肠杆菌科细菌、肠球菌或念珠菌；尿路感染患者检出大肠杆菌、肺炎克雷伯菌；心内膜炎患者检出链球菌、不典型病原体、口腔厌氧菌；免疫抑制患者检出真菌、诺卡菌、非结核杆菌等。需要注意的是，呼吸道感染由于标本较易受定植菌污染，诊断时需谨慎，并充分结合临床特征。

第三步　如何处理

　　根据病原培养及药敏试验结果，决定目前抗感染方案是否需要调整，包括升级、降级、更换方案等。如本次病原培养结果阴性，在高度怀疑感染且病情未控制的情况下，应重复送检或补充送检其他病原检测方法，如病原微生物宏基因组检测。

宏　基　因

病原微生物宏基因组检测（mNGS）是不同于传统病原鉴定方法的一种革新技术，目前得到越来越广泛的应用，其主要优势是不依赖于临床医生的预判，对包括细菌、病毒、真菌、寄生虫的所有病原体进行无差别检出，大大提高病原体检出的阳性率。但是，由于同时检出大量的病原体，需根据经验甄别真正的致病菌，解读存在挑战。

一、临床思维的必要前提

询问传统病原学检测结果，包括培养结果、血清学、γ-干扰素释放试验、病理特殊染色结果、PCR 等。

二、思　维　程　序

第一步　鉴别背景菌

背景菌来自环境及实验过程中的试剂盒，如报告中几乎每次都有，且含量基本稳定，可作为背景菌排除。如国产测序平台较常检出伯克霍尔德菌、罗尔斯顿菌、贪铜菌、慢生根瘤菌等，是目前公认的背景菌。

第二步　鉴别定植菌

定植菌是来自呼吸道、皮肤、泌尿生殖道、肠道、口腔的固有菌群，如痰液、咽拭子等检出含量较多的口腔链球菌、产线菌、韦荣球菌、奈瑟菌等；皮肤活检或经皮操作取得的组织体液检出痤疮丙酸杆菌、表皮葡萄球菌等。其中，呼吸道定植菌较为复杂，如肺泡灌洗液受口腔菌群和灌洗水菌群多重影响，较难鉴别。需要注意的是，定植菌在某些情况下需考虑致病可能，如曲霉作为呼吸道定植菌，含量明显增多时为致病菌；呼吸道念珠菌在免疫抑制患者中可能具有临床意义。

第三步　判断临床意义

mNGS 检出的病原体需结合临床特征、传统病原检测方法综合判断，如结核杆菌、鹦鹉热衣原体等是不易污染但绝对致病的病原体，即使少量检出，也具有临床意义；非结核杆菌、某些真菌等在环境中广泛存在，且属于机会致病菌，阳性检出时需谨慎；另外，检出病毒不可轻易认为病毒是致病病原体，需要随访监测，根据含量是否短期内明显升高判断是否具有临床意义。

第四步　如何处理

尽可能通过其他病原学方法进行验证，在临床意义无法确定时，可诊断性治疗，密切随访疗效。

G 试验和 GM 试验

G 试验和 GM 试验是真菌抗原的检测方法,前者检测真菌特异性抗原 1,3-β-D-葡聚糖,后者检测血清曲霉特异性抗原半乳甘露聚糖。G 试验的界值如下:<60pg/ml 为阴性,60~79pg/ml 为灰区,>80pg/ml 为阳性。GM 的界值一般为 0.5,欧洲共识认为界值为 1.0 具有更高的准确性。

一、临床思维的必要前提

（一）病史询问要点

1. 是否有免疫抑制病史　包括移植、血液系统肿瘤、恶性肿瘤综合治疗等,此类患者阳性率较高。

2. 是否有真菌暴露史　包括接触发霉物体、潮湿环境及接触鸽子及鸽粪等。

3. 用药史　β 内酰胺类抗菌药物特别是哌拉西林他唑巴坦、阿莫西林克拉维酸钾及免疫球蛋白、白蛋白等,可引起假阳性。

（二）辅助检查

1. 必须要做的检查

（1）真菌及曲霉培养。

（2）胸部 CT,肺为真菌感染最常见的受累器官。

2. 可选择做的检查

（1）靶病灶筛查,包括腹盆 CT 等。

（2）其他病原体筛选,因真菌感染中免疫抑制患者比例较高,需排除合并感染。

二、思 维 程 序

第一步　排查可能导致假阳性的因素

以下情况可导致假阳性:使用抗菌药物、血液制品等,一般在停药后 5 天恢复正常;骨髓移植后 100 日内;移植物抗宿主病或化疗后引起的消化道黏膜炎症;使用纤维素膜透析或纤维素滤器输液;铜绿假单胞菌感染。

第二步　鉴别真菌感染类别

尽管不同真菌间存在交叉反应,一般认为,GM 试验主要和曲霉感染相关。G 试验在多种真菌感染时都可阳性,如曲霉、念珠菌、耶氏肺孢子菌等,且阳性对于侵袭性感染的诊断具有一定的临床意义。最终诊断需要结合临床症状、影像学特征、真菌培养结果等综合判断。

第三步　如何处理

明确真菌类型，针对性用药。

（缪　青）

第八节　其　　他

红细胞沉降率增快

红细胞沉降率（erythrocyte sedimentation rate，ESR）是指红细胞在一定条件下沉降的速度。正常情况下，红细胞在血浆中具有相对的悬浮稳定性，沉降极其缓慢。但在很多病理情况下，ESR 明显增快。虽然 ESR 测定属非特异性试验，不能仅将 ESR 单一指标检测结果作为疾病的诊断依据，但将其结果与其他临床资料结合起来考虑，仍有一定的参考价值。参考值（Westergren 法）：成年男性 0～15mm/h，成年女性 0～20mm/h。

一、临床思维的必要前提

（一）病史询问要点

1. 年龄与性别　新生儿因纤维蛋白原含量低，ESR 较慢。12 岁以下的儿童 ESR 可略快。妇女月经期 ESR 略快，可能与子宫内膜破损及出血有关。妊娠 3 个月以上，ESR 逐渐增快，直至分娩后 3 周逐渐恢复正常，这可能与生理性贫血及纤维蛋白原含量增加有关。老年人可因纤维蛋白原含量增加而 ESR 加快。

2. 有无炎症性疾病　在炎症发生后 2～3 天 ESR 即可加快，与血中急性期反应物质增多有关。风湿热等结缔组织病活动期 ESR 加快，与血中白蛋白降低及 γ、β_2 球蛋白增高有关。炎性肠病、结核病活动时 ESR 明显加快，病变静止时恢复正常。

3. 有无组织损伤及坏死　较大范围组织损伤或手术创伤、心肌梗死、肺梗死等时，ESR 增快。

4. 有无恶性肿瘤　增生迅速的恶性肿瘤 ESR 明显加快，可能与 β_2 巨球蛋白、纤维蛋白原增高及肿瘤组织坏死、继发感染、贫血等因素有关。

5. 有无高球蛋白血症　各种原因的高球蛋白血症，如多发性骨髓瘤、巨球蛋白血症、恶性淋巴瘤、风湿性疾病、亚急性感染性心内膜炎等所致高球蛋白血症时，ESR 常明显增快。慢性肾炎、肝硬化时，球蛋白比例增高，ESR 也可加速。

6. 有无贫血　血红蛋白<90g/L 时，ESR 轻度增快，并随贫血加重而增快明显。但严重贫血时，因红细胞过少，不易形成缗钱状聚集，故 ESR 加快并不与贫血成正比。遗传性球形红细胞增多症、镰状细胞贫血等 ESR 变化不大。

7. 有无高胆固醇血症　各种原因的高胆固醇血症患者均可有 ESR 增快。

（二）体格检查重点

（1）有无急慢性感染或其他炎症性疾病的体征，如发热、盗汗、疼痛、化脓性炎症。

（2）有无结缔组织病或自身免疫性疾病体征，如系统性红斑狼疮、风湿热、类风湿关节炎、炎性肠病等疾病的体征。

（3）有无肿瘤性疾病的体征。

（4）有无贫血的相关体征。

（三）辅助检查

1. 必须要做的检查 血常规、尿常规、粪常规、C反应蛋白、抗链球菌溶血素O测定、抗链球菌溶血素测定。

2. 应选择做的检查

（1）结核病的相关检查，如胸部CT、PPD试验及结核杆菌培养等。

（2）结缔组织病的相关检查，如抗RNP抗体、抗Sm抗体、抗SS-A抗体、抗SS-B抗体、ANA、RF等。

（3）肿瘤相关检查，以肿瘤的部位而定。

（4）贫血原因的相关检查，如红细胞形态分析、溶血因素、骨髓检查等。

（5）其他如免疫球蛋白测定、蛋白电泳、心电图、结肠镜、小肠相关检查等。

二、思 维 程 序

第一步 是否为生理性ESR增快

12岁以下的儿童、月经期妇女、妊娠期妇女、老年人的ESR较正常人快，属生理性ESR增快。

第二步 是否有炎症性疾病

导致ESR加快的最常见的炎症性疾病是感染，特别是结核杆菌感染，其他如肺部感染、心内膜感染、胆系感染、尿路感染等也较常见。

第三步 有无结缔组织病或自身免疫性疾病

结缔组织病或自身免疫性疾病包括风湿热、类风湿关节炎、系统性红斑狼疮、硬皮病、皮肌炎、结节性动脉周围炎、炎症性肠病等。

第四步 有无恶性肿瘤

大多数恶性肿瘤可有ESR增快，必须提高警惕仔细寻找。

第五步 有无贫血性疾病，并设法明确贫血的原因

第六步 有无高球蛋白血症、高胆固醇血症

第七步 如何处理

针对病因治疗。

（陈世耀 李 蕾）

甲胎蛋白和异常凝血酶原

甲胎蛋白（alpha-fetoprotein，AFP）主要在胎儿肝细胞内合成，但在婴儿出生 1 周后血液中即迅速消失。原发性肝癌时，肝细胞癌变影响其控制蛋白质合成的基因，重新恢复合成 AFP 的功能，导致血清 AFP 水平升高。测定 AFP 在血液中的浓度有助于肝癌的诊断，由于并非所有的肝癌均有 AFP 升高，AFP 升高也并非仅见于肝癌，其临床意义应密切联系临床。

参考值（RIA 或 ELISA 法）：成人在 25μg/L 以下，3 周至 6 个月的幼儿在 39μg/L 以下。

异常凝血酶原（Des-gamma carboxy prothrombin，DCP）是指由于维生素 K 缺乏或服用维生素 K 拮抗剂而产生的异常蛋白质（protein induced by vitamin K absence or antagonist Ⅱ，PIVKA-Ⅱ）。异常凝血酶原是近年来发现的一种新型肝癌血清标志物，作为 AFP 的补充，推荐用于肝癌高危人群筛查、辅助诊断、疗效评价，并作为预后和复发的预测指标。异常凝血酶原的血清半衰期（40～72 小时）比 AFP 的半衰期（5～7 天）短，作为疗效观察指标，能更及时反映肝细胞癌的变化。异常凝血酶原对肝细胞癌诊断的灵敏度和特异度均优于 AFP，特别是对 AFP 阴性患者，有很好的提示意义，两者联合可以提高肝细胞癌早期诊断的价值。参考值<20μg/L（20ng/ml）或者 40mAU/ml。

以下因素会影响个体异常凝血酶原水平：含有维生素 K 制剂的使用可导致异常凝血酶原值较低，产生假阴性结果。使用维生素 K 拮抗剂如华法林，或胆道梗阻或胆汁淤积引起的维生素 K 缺乏、长期使用头孢菌素类抗生素、肾功能不全、酒精性肝硬化或活动性肝炎导致的维生素 K 摄取不足等，均会导致异常凝血酶原值升高，产生假阳性结果。

以下阐述 AFP 升高的临床思维过程，联合应用异常凝血酶原也可参考。

一、临床思维的必要前提

（一）病史询问要点

1. 性别、年龄 育龄期妇女有无闭经史、有无妊娠。

胎儿的 AFP 主要由肝和卵黄囊产生，在第 11 周卵黄囊变性后，肝脏便成为产生 AFP 的主要场所。AFP 在妊娠中期产量达高峰，胎儿的消化道和肾也能产生微量 AFP，但胎盘不产生。死胎时母亲 AFP 可明显升高，可能为死胎的肝脏形成大量 AFP 进入母体血液循环所致。男性睾丸肿瘤时 AFP 亦升高。

2. 有无慢性肝炎史 特别是慢性乙型肝炎和慢性丙型肝炎，常迁延不愈，反复活动，受损伤的肝细胞再生而幼稚化时，肝细胞重新具有产生 AFP 的能力。

3. 有无其他肝病史 肝硬化活动、肝脓肿、脂肪肝、胆汁淤积性黄疸偶见 AFP 轻度升高。

4. 有无消化道肿瘤病史 胰腺癌、胃癌、结肠癌、食管癌偶见 AFP 轻度至中度升高。

（二）体格检查重点

（1）有无慢性肝病面容、肝掌、蜘蛛痣、黄疸、腹水等肝硬化、门静脉高压的体征。

（2）有无肝大、质地坚硬、表面结节感等肝脏肿瘤体征。

（3）有无腹部包块、睾丸肿大等生殖腺胚胎性肿瘤体征。

（三）辅助检查

1. 必须要做的检查

（1）肝功能检查：包括总胆红素、结合胆红素、A/G、酶学检查（特别是 ALT、AST、ALP、GGT）等。

（2）乙型肝炎病毒及丙型肝炎病毒标志物检测。

（3）腹部 B 超、CT 或 MRI 检查：有助于肝内占位病变的发现。

2. 应选择做的检查

（1）疑为妊娠者，测血绒毛膜促性腺激素（HCG）及进行盆腔 B 超检查。

（2）疑有睾丸肿瘤者，应做阴囊核素扫描及测定 HCG。

（3）疑有消化道肿瘤者，应做相关检查。转移性肝癌常源自消化道肿瘤，如胃癌、结肠癌、胰腺癌等。

二、思维程序

第一步 AFP 升高有无临床意义

AFP<100μg/L 常无临床意义，>200μg/L 持续 8 周或>400μg/L 有意义。育龄期妇女，尽管 AFP 明显升高，也属正常。妇女妊娠 3～4 个月以后，AFP 上升，7～8 个月达高峰（<400μg/L），分娩后约 3 周即恢复正常。

第二步 是否为慢性肝病活动

当慢性肝病活动时，AFP 可升高，但多在 300μg/L 以下，随着受损肝细胞修复，升高的 AFP 逐渐减少直至消失。故动态观察 ALT 及 AFP 十分重要。当 ALT 与 AFP 同时升高时，可能为肝细胞损伤伴肝细胞修复；当 ALT 渐趋正常而 AFP 逐渐升高时，应警惕肝癌可能。

第三步 是否有引起 AFP 升高的其他原因

先天性胆总管闭锁、生殖腺胚胎性肿瘤（睾丸癌、卵巢癌、畸胎瘤）、胃癌或胰腺癌时 AFP 可升高，应予以鉴别。

第四步　是否为原发性肝癌

AFP＞1000μg/L 或持续低浓度（200μg/L）超过 8 周，在排除妊娠及生殖腺胚胎瘤后，应高度怀疑为原发性肝癌。可通过影像学检查及穿刺活检确诊。约 10%的原发性肝癌 AFP 为阴性。

第五步　如何处理

针对病因进行处理。如明确为原发性肝癌患者，应尽可能争取手术切除肿瘤。无手术指征者，可行放射介入治疗。

（陈世耀　黄晓铨）

癌胚抗原测定

癌胚抗原（carcinoembryonic antigen，CEA）是一种富含多糖的蛋白复合物，胎儿早期的消化管及某些组织均有合成 CEA 的能力，但妊娠 6 个月后含量逐渐减少，出生后含量极低。检测 CEA 对肿瘤诊断、预后和复发判断有意义。但某些非肿瘤性疾病也有增高的可能，应予以鉴别。参考值（RIA 或 ELISA 法）：＜25μg/L。

一、临床思维的必要前提

（一）病史询问要点

（1）是否有腹痛、腹泻、便秘及消化道出血。
（2）是否有乳腺疾病史。
（3）是否有慢性支气管炎、支气管哮喘病史。
（4）是否有慢性肝病史。
（5）是否有进行性消瘦。

（二）体格检查重点

（1）是否有浅表淋巴结肿大。
（2）乳腺周围有无结节。
（3）有无肺部啰音、哮鸣音及肺气肿体征。
（4）有无肝脾大及肝硬化体征。
（5）有无腹部包块及压痛。
（6）直肠指检有无异常如直肠内有无肿物、指套有无染血。

（三）辅助检查

1. 必须要做的检查　①血常规、尿常规、粪常规及粪便隐血试验；②肝肾功能；③红细胞沉降率。

2. 应选择做的检查

（1）疑有乳腺病变者宜查 CA153、乳腺 X 射线摄影。必要时进行乳房结节活检，一般按乳腺癌手术准备，冰冻活检如为恶性肿瘤，则立即行乳腺癌根治术或乳房切除术。

（2）疑有肺部病变者，应摄胸部 X 线片，必要时进行胸部 CT 或支气管镜检查。

（3）疑有慢性肝病者，应进行肝炎标志物及腹部 B 超、CT、MRI 检查。

（4）疑有胰腺病变者，应检测 CA19-9、CA50，做腹部 CT 或 MRI 检查，必要时做 MRCP 或 ERCP 检查。

（5）疑为结肠病变者，应检测 CA242、CA724，做 X 线钡剂灌肠、结肠镜检查及病变活检。

二、思 维 程 序

第一步　CEA 增高是否有临床意义

CEA 轻度增高并无明确临床意义，动态观察，成倍增高或持续增高才有较大的临床意义。

第二步　是良性病变还是恶性肿瘤

CEA 不仅有助于恶性肿瘤的诊断，结肠炎、胰腺炎、肝脏疾病、肺气肿及支气管哮喘等也常见 CEA 轻度升高。病史、体征及相关检查有助于鉴别。

第三步　如为肿瘤性病变，肿瘤部位何在

CEA 明显增高见于 90% 的胰腺癌、74% 的结肠癌、60% 的乳腺癌，常超过 60μg/L。最近发现胃液和唾液 CEA 检测对胃癌的诊断有一定的价值。

第四步　如何处理

根据病因进行相应处理。

（陈世耀　李　蕾）

糖脂肿瘤标志物检测

糖脂肿瘤标志物具体如下。

（1）癌抗原 50（cancer antigen 50，CA50）：是一种肿瘤糖类相关抗原，主要由唾液酸糖脂和唾液酸糖蛋白组成，它对肿瘤的诊断有广泛价值。参考值（放射免疫法）：<2.3 万 U/L。

（2）癌抗原 72-4（cancer antigen 72-4，CA72-4）：是一种糖蛋白抗原，是胃肠道和卵巢肿瘤的标志物。参考值（ELISA 法）：<6.7μg/L。

（3）糖类抗原 19-9（carbohydrate antigen 19-9，CA19-9）：是一种糖蛋白，胚胎期分布于胎儿的胰腺、肝、胆和肠等，在成人胰、胆等部位也有少量存在，参考值（IRMA 法和 ELISA 法）：健康人血清 3.7 万 U/L。

（4）癌抗原 125（cancer antigen 125，CA125）：为一种糖蛋白抗原，存在于卵巢肿瘤的上皮细胞内，当患有上皮性卵巢癌和子宫内膜癌时 CA125 水平可明显增高。参考值：<3.5 万 U/L。

（5）癌抗原 242（cancer antigen 242，CA242）：是一种唾液酸化的鞘糖脂抗原。参考值（ELISA 法）：<20 万 U/L。

（6）癌抗原 15-3（cancer antigen 15-3，CA15-3）：是抗原决定簇、糖和多肽组成的糖蛋白，乳腺癌时 CA15-3 增高，但其特异度有限。参考值：2.5 万 U/L。

糖脂肿瘤标志物对肿瘤的诊断有重要价值，但它们均缺乏特异性，同一种肿瘤可含有多种标志物，而一种标志物可出现于多种肿瘤中，而且，有些非肿瘤性疾病也可能升高，不能仅凭一种标志物升高即武断地诊断为某种肿瘤，应结合临床并动态观察才可对肿瘤诊断、复发转移和预后做出正确判断。

一、临床思维的必要前提

（一）病史询问要点

（1）有无胃肠道疾病的临床表现如恶心、呕吐、腹痛、便秘、腹泻、黄疸及消化道出血。
（2）有无慢性肝病史如慢性肝炎、肝硬化或肝癌。
（3）有无痛经、闭经、月经过多及下腹痛史。
（4）有无咳嗽、咳痰、胸痛及长期吸烟史。
（5）有无妊娠。
（6）有无近期乏力、食欲减退、体重明显下降。

（二）体格检查重点

（1）有无浅表淋巴结肿大，特别是质硬、无压痛、彼此粘连者。
（2）有无胸壁结节，特别是乳房周围固定、无压痛、有破溃者。
（3）有无气管移位、肺部啰音、肺实变及胸腔积液体征。
（4）有无腹部压痛、肿块、肝脾大及腹水。
（5）直肠指检及妇科检查：直肠有无肿瘤、盆腔有无占位、附件有无压痛。

（三）辅助检查

1. 必须做的检查　血常规、尿常规、粪常规、粪便隐血试验、红细胞沉降率、肝肾功能。

2. 应选择做的检查
（1）疑有乳腺病变者，可做乳腺 X 射线摄影。
（2）疑有肺、支气管病变者，应摄胸部 X 线正、侧位片，必要时行胸部 CT 检查。有胸腔积液者，宜做胸腔积液常规、生化、ADA、LDH、铁蛋白测定及胸腔积液浓缩找病理细胞。诊断有困难者，应做支气管镜或胸腔镜检查并做活检。有痰者可痰涂片找病理细胞。
（3）疑有消化系统病变者，应做胃肠钡餐或钡灌肠、内镜、B 超、CT 或 MRI 检查。

疑有胆胰病变者，还可做 MRCP 或 ERCP 检查。疑有腹水者，应做腹水常规、生化、病理细胞检查。必要时可行腹腔镜检查。直肠指检至关重要，绝不可忽视。

（4）疑有盆腔病变者，可做盆腔或阴道 B 超、盆腔 CT 或 MRI 检查。

（5）有锁骨上淋巴结肿大者，可行淋巴结穿刺涂片找病理细胞，必要时进行淋巴结活检。

二、思 维 程 序

第一步　是否有临床意义

糖脂肿瘤标志物的某一项轻度升高，并无多大临床意义，较参考值成倍增高或持续增高才有意义，如 CA153 增高可见于正常妊娠妇女，CA724 升高可见于 3.5% 的正常人。

第二步　是良性病变还是恶性病变

由于糖脂肿瘤标志物并非肿瘤的特异性标志物，有些良性病变也可以升高，应予以重视。例如，慢性肝病时 CA50 可升高；急性胰腺炎、胆汁淤积、胆石症、急性肝炎、肝硬化等时 CA19-9 可有不同程度升高；CA125 明显升高可见于 3.3%～6% 的卵巢良性肿瘤、子宫肌瘤；肝硬化失代偿期 CA125 可升高；CA242 升高也见于 5%～33% 的非恶性肿瘤。

第三步　如为恶性肿瘤，部位何在

CA50 升高见于 87% 的胰腺癌，80% 的胆囊（管）癌，73% 的原发性肝癌，50% 的卵巢癌，20% 的结肠癌、乳腺癌、子宫癌等。

CA72-4 升高见于 67% 的卵巢癌、47% 的大肠癌、45% 的胃癌、40% 的乳腺癌、42% 的胰腺癌；CA72-4 和 CA125 联合检测对原发性和复发性卵巢癌的特异度可达 100%。

CA19-9 升高见于 85%～95% 的胰腺癌、85% 的胆囊癌和胆管癌、40% 的胃癌和结肠癌、30%～50% 的直肠癌，但无早期诊断价值。CA19-9 结合 CEA 检测对胃癌的诊断复合率可达 85%。

CA125 对卵巢癌的阳性率达 60%～90%，对宫颈癌、乳腺癌、胰腺癌、胆道癌、肝癌、胃癌、结肠癌、肺癌等也有一定的阳性率。

CA153 升高见于 30%～50% 的乳腺癌，但它的早期阳性率仅为 20%～30%。支气管肺癌也有不同程度的升高。

第四步　如何处理

针对病因治疗。

（陈世耀　李　蕾）

D-二聚体升高

D-二聚体是纤维蛋白单体经活化因子 XIII 交联后，再经纤溶酶水解所产生的一种特异性降解产物，是一种特异性的纤溶过程标志物。D-二聚体来源于纤溶酶溶解的交联纤维蛋白凝块。血浆 D-二聚体测定是一种了解继发性纤维蛋白溶解功能的试验。本试验的影响因素很多，结果判断时须加以考证。正常范围：定性阴性；定量小于 200μg/L。

D-二聚体升高或阳性见于继发性纤维蛋白溶解功能亢进，如高凝状态、弥散性血管内凝血、肾脏疾病、器官移植排斥反应、溶栓治疗等。只要机体血管内有活化的血栓形成及纤维溶解活动，D-二聚体就会升高。心肌梗死、脑梗死、肺栓塞、静脉血栓形成、手术、肿瘤、弥散性血管内凝血、感染及组织坏死等均可导致 D-二聚体升高。特别是老年人及住院患者，因患菌血症等疾病易引起凝血异常而导致 D-二聚体升高。

一、临床思维的必要前提

（一）病史询问要点

1. 有无胸闷气急、低氧血症　突发胸闷、气急等症状，血气分析提示低氧血症，需警惕肺栓塞可能，如 D-二聚体阴性多可以排除肺栓塞，但若 D-二聚体阳性，需进一步检查明确有无肺栓塞。

2. 有无长期卧床、手术等引起肢体活动受限的情况　深静脉血栓形成（DVT）系指血液在深静脉系统不正常凝结，好发于下肢，多见于产后、盆腔术后、外伤及长期卧床的患者，主要表现为患肢肿胀、疼痛。血栓脱落可致肺栓塞，危及生命。静脉造影确诊为 DVT 的患者 D-二聚体水平均升高。所以临床上怀疑 DVT 时如果血浆 D-二聚体测定结果正常，可基本排除 DVT 的诊断。

3. 有无妊娠或肾病、恶性肿瘤、SLE、糖尿病等病史　正常妊娠妇女血液处于高凝状态以预防产时出血，其 D-二聚体水平会有不同程度升高。肾病、恶性肿瘤、SLE 或糖尿病等疾病时，患者因处于高凝状态，或合并慢性弥散性血管内凝血，D-二聚体可升高。

4. 有无脑梗死病史　D-二聚体的水平和脑梗死的程度线性相关，无论是在入院时还是在出院后，都可以用来判断脑梗死患者的预后。

5. 有无冠心病史　冠心病患者存在凝血和纤溶功能异常，血浆 D-二聚体含量与病情严重程度密切相关，提示检测血浆 D-二聚体对判断冠心病的临床分型、严重程度及指导治疗有一定的临床意义。

6. 有无肝病史　抗纤溶酶及 AT-Ⅲ 等由肝脏合成，肝病时其合成减少，造成纤溶亢进，在纤溶酶激活下纤维蛋白和纤维蛋白原降解，其降解产物 D-二聚体等明显升高，因此 D-二聚体浓度可以作为一个判断肝脏受损程度的指标。

7. 是否正接受溶栓治疗　接受溶栓治疗的患者，随着血栓溶解，D-二聚体水平明显升高，如溶栓药已达到疗效，则 D-二聚体迅速升高后很快下降，如 D-二聚体含量升高后维持在一定高水平或无明显升高，则提示溶栓药物用量不足。

（二）体格检查重点

D-二聚体升高本身无特异性体格检查表现，前述诸多可能引起 D-二聚体升高的疾病却有不少应做检查之处，应酌情进行相关检查。如深静脉血栓形成时需注意是否有双下肢不对称肿胀；如有大片皮肤瘀斑或皮下血肿，需警惕是否有弥散性血管内凝血倾向。

（三）辅助检查

1. 必须要做的检查　血常规、凝血功能、肝肾功能。

2. 应选择做的检查

（1）疑为肺栓塞：应选择做动脉血气分析、心电图检查，必要时行肺动脉 CTA 或肺动脉造影。

（2）疑为深静脉血栓：应选择做静脉超声检查，必要时进行有创静脉造影。

（3）疑为弥散性血管内凝血：行 3P 试验及检测 FDP。

（4）疑为脑血管疾病：应选择做头颅 CT 或 MRI 检查。

（5）疑因其他疾病或生理情况下高凝状态：如冠心病、恶性肿瘤、肝肾疾病、SLE、妊娠等，应进行相关检查。

二、思 维 程 序

第一步　是否存在高凝状态

通过患者年龄、性别及病史，了解是否有妊娠、冠心病、恶性肿瘤、肝肾疾病、SLE、糖尿病等造成体内凝血系统和（或）纤溶系统激活的生理或病理情况。

第二步　是否有静脉血栓或肺栓塞

如患者有肢体疼痛、肿胀，D-二聚体升高，结合病史，需行静脉超声检查以明确有无深静脉血栓。如突发胸闷、气急或呼吸困难，D-二聚体升高，且血气分析提示低氧血症，需高度警惕肺栓塞可能，应进一步行肺动脉 CTA，必要时行肺动脉造影以明确肺栓塞诊断。

第三步　是否合并弥散性血管内凝血

如患者出现大片皮肤瘀斑甚至皮下血肿、内脏出血等，D-二聚体明显升高，需进行血小板计数、纤维蛋白原定量、FDP 等测定，明确有无弥散性血管内凝血。

第四步　如何处理

有高凝因素或血栓形成者，给予低分子肝素抗凝，同时针对病因治疗。

（陈世耀　练晶晶）

常见内科疾病的临床思维

第五章 呼吸系统疾病

第一节 支气管哮喘

一、临床资料

患者，女性，25 岁。反复发作性气喘 9 年，再发 2 天。9 年前因装修新居接触油漆后感咽部不适，继而咳嗽、气喘，治疗后缓解。此后，接触油漆、汽油、煤油等即诱发气喘。春秋季节易发作，使用支气管解痉药后迅速缓解。非发作期偶有胸闷、咳嗽，未规范使用控制哮喘发作药物。曾做肺功能检查，提示轻度阻塞性通气功能障碍，支气管扩张试验阳性。2 天前感冒，继而咳嗽，咳黄痰，发热，体温达 38.5℃，并逐渐出现气喘，不能平卧，遂入院治疗。年幼时有皮肤湿疹。无烟酒嗜好。母亲有哮喘。职业无特殊。体格检查：神志清楚，体温（T）37.5℃，脉搏（P）104 次/分，呼吸（R）30 次/分，血压（BP）135/90mmHg。端坐位，呼吸急促，口唇、指甲无发绀，额部微汗，颈软，颈静脉无怒张。胸部无畸形，叩诊稍呈过清音，双肺呼吸音低，闻及广泛哮鸣音，双肺底细湿啰音。心浊音界未扩大，心率（HR）104 次/分，心律齐，各瓣膜区未闻及病理性杂音。腹软，肝脾肋下未触及，双下肢无水肿，无杵状指（趾）。血常规：血红蛋白 126g/L、红细胞计数 4.02×10^{12}/L，白细胞计数 11.6×10^9/L，中性粒细胞占比 0.86，淋巴细胞占比 0.14。胸部 X 线片：双肺纹理增多。心电图：正常。吸沙丁胺醇气雾剂后，呼气流量峰值（PEF）为正常预计值的 62%。动脉血气分析：pH 7.53，动脉血二氧化碳分压（$PaCO_2$）36mmHg，动脉血氧分压（PaO_2）64mmHg（吸空气）。

二、临床分析

（一）临床特点

根据以上临床资料患者有以下几个特点。

（1）青年女性，发病 9 年，反复发作性气喘；平时未规范治疗；有明显诱因，诱因为接触油漆、汽油、煤油等。

（2）春秋季易发作。

（3）年幼时有皮肤湿疹，母亲有哮喘。

（4）端坐位，呼吸急促，双肺叩诊稍呈过清音，呼吸音低，哮鸣音广泛，双肺底细湿啰音。

（5）白细胞总数及中性粒细胞升高。胸部 X 线片显示双肺纹理增多。

（6）PEF 为正常预计值的 62%。

（7）动脉血气分析：$PaCO_2$ 36mmHg，PaO_2 64mmHg（吸空气）。

（二）临床诊断

根据上述特点，可诊断为支气管哮喘。支气管哮喘根据发作情况可分为急性发作期和非急性发作期（又称慢性持续期），本例属急性发作期。急性发作期患者，根据症状、体征、肺功能和动脉血气分析，分为轻、中、重和危重 4 度，本例属于中度发作。

（三）鉴别诊断

根据初步诊断，结合临床资料应与以下疾病相鉴别。

1. 心源性哮喘　为左心功能不全的表现，以老年人多见，大多由高血压、冠心病、二尖瓣狭窄等引起。典型发作以夜间阵发性气急、胸闷、肺部听诊有干湿啰音等为主要表现。严重者可咳粉红色泡沫样痰，脉搏细弱频数。心界向左下扩大，心尖部奔马律，双肺底有湿啰音。与本例不符。

2. 支气管肺癌伴阻塞性肺炎　发病年龄大，病史较短，咳嗽，痰少、痰中带血，肺部有时可闻及局限性哮鸣音，对支气管扩张剂反应差。一般无过敏性疾病史和家族哮喘史。与本例不符。

3. 气管良恶性肿瘤　咳嗽，咳少量痰，有时痰中带血。肿瘤阻塞气管内径一半以上时患者可出现胸闷、憋气，通常为吸气性呼吸困难。病情进行性进展，对支气管解痉药反应差，一般无过敏性疾病病史和家族哮喘史。与本例不符。

4. 变应性支气管肺曲霉病（ABPA）　除气喘以外，咳嗽，咳痰，有时咳出痰栓，肺部有反复游走性浸润及黏液栓，可有支气管扩张或短暂性肺不张，血清总 IgE 明显升高，曲霉抗原皮肤试验阳性，或血清曲霉特异性 IgE 阳性。与本例不符。但哮喘患者合并 ABPA 者并不少见，应注意鉴别。

（四）不典型表现与易误诊的原因

1. 支气管哮喘合并慢性阻塞性肺疾病　支气管哮喘反复发作可导致气道不可逆性阻塞，合并慢性阻塞性肺疾病，称为哮喘慢阻肺重叠（ACO），其使临床表现和实验室检查的特征变得不典型，对抗炎、解痉治疗相对反应较差，病情控制也较差。

2. 支气管哮喘并发气胸　支气管哮喘急性发作并发气胸后，气喘通常加重，并有发绀、胸闷和胸痛，对支气管扩张剂的反应明显减弱。由于双肺广泛过度充气，气胸体征可能并不明显，可通过胸部 X 线片证实。对于哮喘急性发作，如常规激素和支气管扩张剂治疗无效，应尽早摄胸部 X 线片以及时发现气胸。

3. 咳嗽变异性哮喘　少数以咳嗽为唯一症状的咳嗽变异性哮喘患者无气喘症状，肺部也无哮鸣音，常规肺通气功能正常，容易被误诊为慢性支气管炎，通常按常规镇咳、祛痰和抗炎治疗后疗效不佳，这部分患者支气管激发试验阳性，按哮喘治疗咳嗽会明显控制。

三、治 疗

（一）治疗思维的基础

1. 病情特点 本例为急性发作期、中度发作。本次发作诱因为呼吸道感染。无其他器官功能衰竭或严重并发症。

2. 患者特点 本例患者是青年女性。经追问无妊娠、哺乳等情况。职业无特殊，也无其他慢性病和药物过敏史。不同年龄、性别、生理状况、职业、伴发症、过敏史的患者治疗方案是不同的。

3. 治疗措施的特点 治疗哮喘的药物从临床用途分为两大类，即控制用药（用于防止或减少发作）和缓解用药（用于缓解气喘症状）。前者有吸入型糖皮质激素、吸入型长效 β_2 受体激动剂、控释茶碱、白三烯调节剂、色甘酸钠、酮替芬等。后者有速效 β_2 受体激动剂、短效抗胆碱药、茶碱类和全身用糖皮质激素等。应掌握每种药物作用机制、药效学、药代动力学、不良反应和相互作用。

（二）控制急性发作

1. 寻找急性发作的原因并进行相应处理 急性发作通常由某些诱因激发，如肺部感染、接触变应原、空气污染等，并与平时治疗不规范相关。本例反复发作与平时未规范使用控制药物有关，本次发作可能与呼吸道感染有关，可静脉滴注抗生素控制感染。并在急性发作后给予规范抗炎、解痉治疗。

2. 合理应用抗炎、解痉药物 应根据发作的轻重分度选择平喘药。本例患者为中度发作，可雾化吸入糖皮质激素和 β_2 受体激动剂，也可联合吸入抗胆碱能药物。可短期内加用口服或静脉用糖皮质激素。

3. 控制并发症 哮喘发作期可能合并存在酸碱紊乱、电解质平衡失调、呼吸衰竭、脱水、气胸、纵隔气肿等，应及时发现并纠正。本例患者目前并无重要器官功能衰竭或严重并发症征象，应做相应的检查以明确。

（三）全面评估哮喘、预防再次急性发作

哮喘是一种慢性气道炎症性疾病，需要长期治疗。急性发作控制后仍应使用控制药物规范治疗，以防止再次急性发作。

（1）完善肺功能检查、变应原检测。

（2）对病情严重程度进行评估，根据哮喘的控制水平，给予哮喘控制药物分级治疗，以吸入糖皮质激素联合长效 β_2 受体激动剂为主。

（3）对患者进行哮喘知识健康教育，指导患者正确使用吸入药物，与患者共同分析发作情况及生活工作环境，制订长期防治计划。

（4）坚持每天测 PEF，监测肺功能变化，并记哮喘日记。

（5）避免接触哮喘激发因素。

（金美玲 叶 伶）

第二节　慢性阻塞性肺疾病

一、临床资料

患者，男性，65 岁，会计。20 年来每年冬季咳嗽、咳痰，痰量少，呈白黏状，近 2 年出现活动后呼吸困难。1 周前受凉，上述症状加重，气急明显，痰呈黄色脓性，不易咳出。无胸痛、咯血和呕吐、腹泻等症状。吸烟史 30 年，每日 20 支，饮酒史 20 年，每日饮黄酒半斤。父亲因"肺气肿"病故，其余家族史无特殊。体格检查：T 37℃，P 104 次/分，R 26 次/分，BP 120/75mmHg，营养中等，神志清楚，自动体位。无发绀，咽部稍充血。胸廓正常，双侧呼吸运动对称，叩诊双肺清音，双肺可闻及散在哮鸣音和湿啰音。HR 104 次/分，心律齐，各瓣膜区未闻及病理性杂音。腹平软，全腹无压痛，肝脾肋下未触及。无杵状指（趾）。血常规：血红蛋白 146.0g/L，红细胞计数 $4.2×10^{12}$/L，白细胞计数 $11.2×10^9$/L，中性粒细胞占比 0.84，淋巴细胞占比 0.16。胸部 X 线片显示双肺纹理增多、紊乱。肺功能检查显示第一秒用力呼气量占用力肺活量百分比（FEV_1/FVC）为 65%，第一秒用力呼气量（FEV_1）1.8L，占预计值 55%。

二、临床分析

（一）临床特点

根据以上临床资料有以下几个特点。

（1）老年患者，男性，病程 20 年，反复咳嗽、咳痰，伴活动后呼吸困难，加重 1 周，吸烟 30 年。

（2）双肺散在哮鸣音和湿啰音。

（3）血常规显示白细胞总数偏高，中性粒细胞增多，胸部 X 线片显示双肺纹理增多、紊乱。

（4）肺功能检查显示 FEV_1/FVC 65%，FEV_1 1.8L，占预计值 55%。

（5）无粉尘接触史，无过敏性疾病史。

（二）临床诊断

根据上述特点，可诊断为慢性阻塞性肺疾病（COPD）。COPD 的诊断是根据吸烟等高危因素、临床症状和体征及肺功能检查结果做出的，但必须根据病史、体格检查和有关检查，除外其他引起咳嗽、咳痰的疾病。患者近 1 周来咳嗽、咳痰，气喘加重，处于急性加重期。进一步应做动脉血气分析、心电图和超声心动图检查以明确有无呼吸衰竭和肺源性心脏病。

（三）鉴别诊断

根据初步诊断，结合临床资料，本病应与下列疾病相鉴别。

1. 支气管扩张症　也有反复咳嗽和咳痰，但起病年龄较轻，并有大量脓性痰或反复咯血。与本例不同。胸部 CT 检查可明确之。

2. 支气管哮喘　有家族或个人过敏史，大部分自少年或幼年起病，春秋季节发作，支气管解痉药效果显著。与本例不符。

3. 硅沉着病（矽肺）　有粉尘接触史，胸部 X 线片及 CT 显示有硅结节，可与 COPD 鉴别。

4. 肺癌　病程较短，以刺激性干咳为主，常有痰中带血，可闻及局限性哮鸣音，胸部 X 线片及 CT 检查发现块状阴影。与本例不符。

（四）不典型表现与易误诊原因

COPD 和哮喘的关系复杂，以反复喘息发作为主要表现的 COPD，与哮喘合并 COPD 在临床上难以鉴别。一般 COPD 多于中年后起病，有长期吸烟史，肺功能检查显示气流受限的可逆性小；而哮喘大多于儿童或青少年起病，有过敏性鼻炎或过敏性皮炎史，大多有哮喘家族史，肺功能检查显示气流受限的可逆性大。两者多数在临床上可以鉴别。但临床上某些既符合哮喘的特征，又符合 COPD 的特征，目前并不少见，称为哮喘慢阻肺重叠，其治疗手段以长期抗炎、解痉治疗为主。

三、治　疗

（一）治疗思维基础

1. 病情特点　本例为 COPD，急性加重期。无其他器官功能障碍和严重并发症的表现。本次加重诱因主要是受凉后呼吸道感染。

2. 患者特点　老年男性，追问病史无伴发症，无过敏史。

3. 治疗措施的特点　COPD 根据病情分为急性加重期和稳定期，两者治疗原则不同。主要药物为抗生素、平喘药和镇咳祛痰药，应掌握每类药物的组方、作用机制、药效学、药代动力学、不良反应和相互作用。针对病情特点和患者特点，有的放矢地合理用药。

（二）急性加重期治疗

急性加重期以控制感染、祛痰、平喘和抗炎为主。按流行病学资料根据常见致病菌选用适当的抗生素，有条件时做痰细菌培养，根据药敏试验结果合理选择抗生素。以祛痰为主，痰量较多者不宜用镇咳药。平喘药首选雾化吸入给药。急性加重期主张口服或静脉使用糖皮质激素。

（三）稳定期治疗

稳定期 COPD 患者应对其进行教育和管理，劝导吸烟患者戒烟；根据症状及肺功能情况进行 COPD 综合评估，分级分组，选用治疗药物；以吸入给药为主，以支气管扩张剂为主，可长效 β_2 受体激动剂和抗胆碱能药物联合应用，对于有反复急性加重风险的患者，主张联合使用吸入糖皮质激素和支气管扩张剂、氧疗、康复治疗及免疫调节治疗。

（金美玲　杨琤瑜）

第三节　肺　栓　塞

一、临床资料

患者，女性，45岁，突发胸痛、气促3小时。患者乘坐飞机从美国返回中国，3小时前下飞机时突发右侧胸痛、气促，伴大汗淋漓，有恶心、呕吐，含服硝酸甘油后症状无缓解。既往有高血压病史。体格检查：T 37.1℃，P 110次/分，R 24次/分，BP 145/90mmHg，急性面容，口唇轻度发绀，HR 110次/分，心律齐，心界不大，肺动脉瓣第二心音（P_2）＞主动脉瓣第二心音（A_2），右下肺可闻及少许细湿啰音，无哮鸣音。腹平软，无压痛。右下肢稍肿。血常规：白细胞计数 $11.62×10^9$/L，中性粒细胞占比 0.736，血红蛋白 154g/L，血

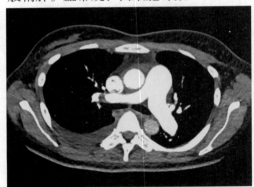

小板 $131×10^9$/L。心肌肌钙蛋白（cTNI）0.45μg/ml。血气分析（吸空气）：pH 7.362，PO_2 60mmHg，PCO_2 34mmHg，HCO_3^- 21mmol/L，SO_2 92%。D-二聚体 3341μg/L。心电图：窦性心律，完全性右束支传导阻滞。肺动脉 CTA 显示右侧肺动脉主干及部分分支可见充盈缺损，右侧少量胸腔积液（图5-1）。心脏彩超：左心室舒张功能轻度减低。三尖瓣反流，肺动脉高压（55mmHg），射血分数（EF）52%。下肢静脉彩超：右侧股总静脉血栓形成。

图 5-1　肺栓塞

二、临床分析

（一）临床特点

（1）患者，中年女性，急性起病，突发胸痛、气促，伴大汗淋漓，有恶心、呕吐。

（2）患者有乘坐长途飞机史。

（3）查体：急性面容，口唇轻度发绀，HR 110次/分，$P_2＞A_2$，右下肺可闻及少许细湿啰音，右下肢稍肿。

（4）血气分析提示低氧血症，D-二聚体明显升高。

（5）肺动脉 CTA 显示右侧肺动脉主干及部分分支充盈缺损。

（6）心脏彩超显示左心室舒张功能轻度减低，三尖瓣反流，肺动脉高压（55mmHg），EF 52%。

（7）下肢静脉彩超显示右侧股总静脉血栓形成。

（二）临床诊断

根据上述特点，可诊断为急性右肺栓塞，右下肢深静脉血栓。对于怀疑急性肺栓塞的患者，首先进行临床可能性评估（Wells 和 Geneva 评分法），然后进行初始危险分层（评估其早期死亡风险），最后逐级选择检查手段明确诊断。

（三）鉴别诊断

根据初步诊断，结合临床资料应与下列疾病相鉴别。

1. 冠心病　　有其自身发病特点，心电图和心肌酶水平的动态变化及冠状动脉造影可以确诊。与该患者特点不符。

2. 肺炎　　多有咳脓痰伴寒战、高热，外周血白细胞总数和中性粒细胞占比增加等，抗生素治疗有效。与该患者特点不符。

3. 主动脉夹层　　多有高血压史，疼痛较剧烈，胸部 X 线片常显示纵隔增宽，心血管超声和胸部 CT 造影检查可见主动脉夹层征象。与该患者特点不符。

4. 表现为晕厥的疾病鉴别　　肺栓塞发生晕厥时，需与迷走神经反射性、脑血管性晕厥及心律失常等其他原因所致的晕厥相鉴别。

5. 表现为休克的疾病鉴别　　肺栓塞所致的休克属心外梗阻性休克，表现为动脉血压低而静脉血压升高，需与心源性、低血容量性、血容量重新分布性休克等相鉴别。

（四）不典型表现与易误诊原因

（1）急性肺栓塞缺乏特异性临床症状和体征，具有典型肺栓塞"三联征"（呼吸困难、胸痛、咯血）的患者仅占 1/3。

（2）一部分肺栓塞患者因血流动力学变化，可出现冠状动脉供血不足，心肌缺氧，表现为胸闷、心绞痛样胸痛，心电图有心肌缺血样改变，易误诊为冠心病所致心绞痛或心肌梗死。

（3）肺栓塞有咳嗽、咯血、呼吸困难、胸膜炎样胸痛，出现肺不张、肺部阴影，尤其合并发热时，易被误诊为肺炎。

三、治　　疗

（一）治疗思维的基础

1. 病情特点　　本例患者是急性右肺栓塞，右下肢深静脉血栓，合并肺动脉高压。本次诱因为长时间旅行久坐不动。危险度分层为中危。

2. 患者特点　　患者是中年女性，既往有高血压史，无其他慢性疾病史和药物过敏史。

3. 治疗措施的特点　　肺栓塞的治疗是采用基于危险度分层的策略。首先根据是否伴有休克或持续性低血压分为高危和非高危肺栓塞。高危患者采用直接再灌注治疗。非高危患者评估临床风险后分为中危和低危。低危患者可家庭治疗。中危患者根据右心室形态与功能和血肌钙蛋白再分为中高危和中低危。中高危患者需监测生命体征，采取抗凝治疗，必要时补救性再灌注治疗，中低危患者行抗凝治疗即可。本例患者可采用抗凝治疗。

（二）一般治疗

（1）严密监护，监测生命体征、心电图及血气的变化。

（2）卧床休息，保持大便通畅，避免用力；可适当给予镇静、镇痛、镇咳等相应的对症治疗。

（3）酌情给予血流动力学和呼吸支持以维持血压和纠正低氧血症。

（三）抗凝治疗

（1）对于临床高度或中度肺栓塞可能性的患者，等待诊断结果的同时应给予肠道外抗凝药。普通肝素、低分子量肝素或磺达肝癸钠均可。

（2）应尽早给予口服抗凝药，最好与肠道外抗凝药同时应用。维生素 K 拮抗剂如华法林、非维生素 K 依赖的口服抗凝药如利伐沙班均可。

（3）抗凝疗程：应根据有无明确诱发危险因素决定抗凝治疗时间。

（四）溶栓治疗

（1）溶栓的时间窗一般为 14 天以内，尽可能在肺栓塞确诊的前提下进行。

（2）对有溶栓指征的病例宜尽早开始溶栓，同时应排除禁忌证。

（3）常用治疗药物：尿激酶、链激酶和重组组织型纤溶酶原激活剂。

（五）其他

（1）外科肺动脉血栓摘除术、使用介入技术经肺动脉导管碎解和抽吸血栓、放置腔静脉滤器等一般用于经内科药物治疗效果不佳或有禁忌证的患者。

（2）慢性栓塞性肺动脉高压患者应进行长期抗凝治疗，有手术指征者可行肺动脉血栓内膜剥脱术。

（金美玲　杨玎瑜）

第四节　社区获得性肺炎

一、临 床 资 料

患者，女性，29 岁。发热、咳嗽 3 天。3 天前淋雨受凉后突发寒战、高热、咳嗽、咳黄痰，伴右侧胸痛，并出现疲乏、头痛、全身肌肉酸痛，遂收治入院。既往史、家族史和个人生活史等无特殊。体格检查：神志清楚，稍气促，T 39.5℃，P 110 次/分，R 26 次/分，BP 105/60mmHg。口唇可见疱疹，咽部充血，颈软，胸廓无畸形，胸壁无压痛，右下肺闻及湿啰音和支气管呼吸音，触觉语音传导增强，未闻及胸膜摩擦音。心浊音界未扩大，

HR 110 次/分，心律齐，各瓣膜区未闻及病理性杂音。腹软，全腹无压痛，肝脾肋下未触及。无杵状指（趾）。血常规：血红蛋白 136g/L，红细胞计数 $4.5×10^{12}$/L，白细胞计数 $18.0×10^9$/L，中性粒细胞占比 0.92，淋巴细胞占比 0.08。胸部 X 线片：双肺纹理增粗，右下肺片状模糊影（图 5-2）。痰直接涂片见革兰氏阳性球菌。动脉血气分析：pH 7.36，$PaCO_2$ 40mmHg，PaO_2 78mmHg（吸空气）。

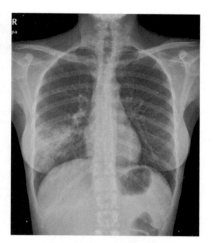

图 5-2　社区获得性肺炎

二、临 床 分 析

（一）临床特点

（1）患者为青年女性，急性起病，淋雨受凉为诱因，继而出现寒战、高热、咳嗽、咳黄痰、右侧胸痛等症状。

（2）右下肺湿啰音。

（3）血白细胞计数升高，中性粒细胞增多。

（4）胸部 X 线片显示右下肺片状模糊影。痰直接涂片见革兰氏阳性球菌。

（5）动脉血气分析显示轻度低氧血症。

（二）临床诊断

根据上述病情特点，可诊断社区获得性肺炎（肺炎球菌肺炎可能）。肺炎球菌为社区获得性肺炎常见致病菌。正常人上呼吸道也有肺炎球菌定植，机体抵抗力降低或呼吸道防御功能受损时发病。受寒、饥饿、疲劳、酗酒、长期卧床、心力衰竭等均是诱因。本例诱因为淋雨受凉。社区获得性肺炎可引起呼吸衰竭、休克、化脓性胸膜炎、败血症、肺脓肿等并发症。

（三）鉴别诊断

根据初步诊断，结合临床资料应与下列疾病相鉴别。

1. 肺结核　浸润型肺结核与轻症肺炎易混淆，但前者起病缓慢，毒血症轻，病灶多位于肺尖、上叶后段或下叶背段。干酪性肺炎多有长期发热、乏力、消瘦，胸部 X 线片显示大片密度增高阴影中有多个不规则空洞，并有肺内播散，痰结核杆菌阳性。均与本例不同。

2. 肺癌引起的阻塞性肺炎　发病年龄较大，常有刺激性咳嗽和少量血痰，起病较缓慢，全身症状较轻，抗生素疗效较差，胸部阴影吸收较慢，且可发现肺部团块影。与本例不同。

3. 肺栓塞　常见于心瓣膜病或静脉血栓形成者，发热和白细胞总数增多的程度较低。起病急，咯血多见，胸痛剧烈，伴呼吸困难。胸部 CT 肺动脉造影可显示肺栓塞，超声心动图显示肺动脉压增高，右心房、右心室扩大，核素通气/血流灌注扫描显示通气正常而血流缺损。与本例不符。

（四）不典型表现与易误诊原因

1. 下叶肺炎　可以刺激膈胸膜，疼痛可放射至同侧肩部或上腹部，可误诊为急腹症。但仔细体格检查可发现腹部并无压痛和反跳痛，患者有呼吸系统症状，下肺可有肺实变体征、湿啰音，胸部 X 线片或 CT 可证实肺炎存在。

2. 胸腔积液　在胸部 X 线片上表现为均匀一致的密度增高阴影，与肺炎相似。但胸腔积液可使胸廓饱满，肋间隙增宽，气管和纵隔向健侧推移，语音震颤和呼吸音减低，可以鉴别。社区获得性肺炎可合并反应性胸膜炎，也可因细菌侵犯胸膜而引起细菌性胸膜炎，称为肺炎旁胸腔积液，使临床情况变得复杂。反应性胸膜炎胸腔积液量一般不多，随肺炎好转而吸收。细菌性胸膜炎全身中毒症状较严重，胸腔积液呈脓性，白细胞计数较高，胸腔积液培养有细菌生长。

3. 引起社区获得性肺炎的病原菌　社区获得性肺炎的常见病原菌除肺炎球菌外，还常见肺炎支原体、流感嗜血杆菌、卡他莫拉菌，也要警惕肺炎衣原体、肺炎杆菌和军团菌感染。为了有效地控制肺炎，应通过临床表现、X 线征象和病原体检查（如细菌培养、病原体分离、血清抗体）等做出病原学诊断，从而有的放矢地治疗。

三、治　疗

（一）治疗思维的基础

1. 病情特点　本例为社区获得性肺炎。

2. 患者特点　青年女性，既往身体健康，追问病史无药物过敏史。

3. 治疗措施的特点　应当掌握抗生素的分类、抗菌谱、药代动力学、药效学、不良反应和相互作用。评估病情严重程度，根据重症或非重症的特点，选择合适的治疗方案。掌握氧疗的指征、方法、监护和不良反应。

（二）病因治疗

在确立社区获得性肺炎临床诊断并安排合理病原学检查及标本采样后，需要根据患者年龄、基础疾病、临床特点、实验室检查及影像学检查、疾病严重程度、肝肾功能、既往用药和药物敏感性情况分析最有可能的病原体并评估耐药风险，选择恰当的抗感染药物和给药方案，及时实施初始经验性抗感染治疗。

（三）对症和支持疗法

饮食补充营养和静脉补液，保持水电解质平衡，应用退热药、祛痰药和进行雾化吸入等。

（四）并发症的处理

本例存在低氧血症，应给予吸氧。

（金美玲　杨玎瑜）

第五节　支气管扩张

一、临床资料

患者，男性，39岁。因反复咳嗽、咳痰、咯血20年，加剧1周并咯血100ml入院。患者咳嗽、咳痰已20年，痰量逐年增多，咳黄色脓痰，有时带有腥味，每日可达200ml左右。间断发热，有时体温可达39℃，有时仅为低热。20年中共计咯血20余次，有时为痰血，有时每日10余口，有时400ml/d。近1周来因受凉咳嗽、咳痰加重，咳黄脓痰、黏稠、量骤增，发热，体温达38.9℃，盗汗、食欲减退，有时胸闷。入院前1日咯血100ml。否认肺结核史，家族史无异常。体格检查：发育正常，营养中等。神志清楚，BP 127/82mmHg，皮肤、黏膜无黄染，无发绀，浅表淋巴结未触及。颈静脉无怒张，气管居中。胸廓对称，肋间隙无增宽，呼吸运动正常，语音震颤正常，双肺叩诊清音，左下肺可闻及湿啰音。HR 100次/分，心律齐，各瓣膜区未闻及杂音。腹平软，肝脾肋下未触及。杵状指。血常规：白细胞计数12.5×10^9/L，中性粒细胞占比0.82。动脉血气分析（吸空气）：pH 7.38，$PaCO_2$ 42mmHg，PaO_2 88mmHg。胸部X线片显示心影正常，左下肺纹理增粗、紊乱、收缩，间有"轨道"征，并有斑点片状阴影。胸部高分辨率CT显示左肺下叶圆形或卵圆形薄壁低密度阴影，支气管壁增厚，周围不规则斑点状高密度炎性阴影（图5-3）。心电图正常。

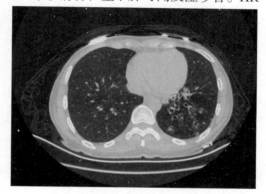

图5-3　支气管扩张

二、临床分析

（一）临床特点

（1）患者为男性，反复咳嗽、咳脓痰20年，间断有发热和咯血。

（2）左下肺固定性湿啰音，杵状指。

（3）胸部X线片显示左下肺纹理增粗、紊乱、收缩，间有"轨道"征，并有斑点片状阴影。

（4）胸部高分辨率CT显示左肺下叶圆形或卵圆形薄壁低密度阴影，周围有高密度斑点状炎性阴影。

（5）心电图正常。

（二）临床诊断

根据以上特点可诊断为支气管扩张。支气管扩张有先天性和继发性之分。

先天性者常有明显的家族史或伴有其他先天异常，症状出现得早，可追溯至婴儿期，本例不符合先天性支气管扩张。

继发性支气管扩张大部分由于支气管及其周围肺组织的慢性炎症和感染导致支气管阻塞。感染和阻塞长期互为因果，使支气管壁损害，形成支气管扩张。支气管扩张的发生部位以下叶多于上叶，左侧多于右侧，最多见的是左肺下叶支气管扩张。因为左肺下叶支气管细长，且与主支气管夹角大，又受心脏大血管压迫，故而引流不畅。右肺中叶支气管口有 3 组淋巴结包绕，感染时肿大淋巴结挤压右肺中叶支气管，使之引流不畅，所以右肺中叶也是支气管扩张好发部位。根据体征、胸部 X 线片和 CT，判断本例支气管扩张部位主要在左肺下叶。

胸部 X 线片上支气管扩张常无特征性改变。因此，根据平片很难确诊和估计病变范围。高分辨率 CT 能很好地显示支气管扩张病变，是诊断支气管扩张的"金标准"，已取代支气管造影。

支气管扩张的主要并发症为感染、咯血、肺气肿和肺源性心脏病。本例有发热、咳大量脓痰，血白细胞计数增高，胸部 X 线片和 CT 均可见炎性阴影，故肺部感染存在。咯血也是常见并发症，本例也有咯血。根据体征、胸部 X 线片和心电图，推断患者目前尚无肺气肿和肺源性心脏病。可以做肺功能和心脏超声检查以进一步明确。动脉血气分析显示无呼吸衰竭。

（三）鉴别诊断

本例应与下列疾病相鉴别。

1. 慢性支气管炎　也以咳嗽、咳痰为主要症状，但多于中老年起病，咳白黏痰，合并感染时咳脓痰，偶有痰中带血，一般无咯血，双肺散在啰音，不固定，胸部 CT 上无圆形薄壁透亮阴影。故与本例不符。

2. 肺脓肿　以高热、咳嗽、咳大量脓臭痰为特征，其中 50% 的患者伴有咯血。3 个月后未愈，可演变为慢性肺脓肿，脓血痰或脓痰量较多，有臭味，痰量可达 300～500ml/d，多有杵状指。但慢性肺脓肿有急性病史，X 线和 CT 检查可见大的空腔和液平，空腔周围为大片炎性浸润，与本例不符。

3. 肺结核　青少年发病较多，长期咳嗽，咳少量白痰，痰中带血或大咯血。但肺结核一般为低热，无大量咳脓痰，病灶多位于双肺上叶。与本例不符。

4. 肺癌　老年男性好发，干咳、少痰，可痰中带血，但大咯血罕见。病程较短，胸部 X 线片和 CT 检查可见团块影或纵隔肺门淋巴结肿大。均与本例不符。

（四）不典型表现与易误诊原因

1. 干性支气管扩张　无平素咳嗽、咳痰史，仅以咯血为主要表现，故容易误诊为其他疾病。通过胸部高分辨率 CT 检查可以确诊。

2. 先天性支气管扩张　婴儿期出现症状，一般无前驱性肺部疾病，可有明显的家族史，常伴其他先天性畸形，如 Kartagener 综合征即由先天性支气管扩张、内脏转位和鼻窦发育不良组成。

3. 继发性支气管扩张　为其他肺部疾病基础上合并产生的支气管扩张，容易漏诊。以结核性支气管扩张较为常见，大部分位于双肺上叶。肿瘤、异物或肉芽肿引起支气管狭窄，管腔外肿块淋巴结压迫，支气管周围纤维组织牵拉，胸膜肥厚或肺不张等都可以引起支气管扩张。免疫功能缺陷，如低丙种球蛋白血症患者，气道反复感染或长期吸入腐蚀性气体损伤气道也可引起支气管扩张。

三、治 疗

（一）治疗思维的基础

1. 病情特点 本例为左肺下叶支气管扩张。并发症为感染和咯血。

2. 患者特点 患者为中年男性，追问病史无伴发症和过敏史。

3. 治疗措施的特点 应掌握抗生素的分类、抗菌谱、药代动力学、药效学、不良反应和相互作用。

（二）去除感染源

鼻窦炎、齿龈炎、慢性扁桃体炎等患者夜间睡眠时常有脓性分泌物流到下呼吸道，其是支气管反复感染的来源，应予以根治。

（三）痰液引流

体位引流至关重要，可在医生指导下进行。根据支气管扩张部位，使患病部位抬高，引流支气管开口朝下，以利于脓痰排出。祛痰药使痰液稀薄容易咳出，也可雾化吸入祛痰药。

（四）控制感染

可参照痰细菌培养及药敏试验结果选择有效抗菌药物。

（五）控制咯血

垂体后叶素 10～20U 加入 5%葡萄糖溶液中静脉滴注，也可合并应用其他止血药。鼓励患者将血块咳出，防止窒息。如药物止血无效，可考虑介入下行支气管动脉栓塞术。

（六）外科手术治疗

本例症状较明显，肺部感染经常发生，并有 20 余次咯血史，咯血量也较多。因此，可以考虑外科手术。手术前应对支气管扩张的部位、范围和程度进行了解。如果两侧病变或一侧病变较广泛，手术应慎重考虑。此外，肺功能情况和全身一般状况及心、肝、肾功能也要全面检查，以预估能否承受手术及手术后的情况。

（金美玲 叶 伶）

第六节 肺 结 核

一、临 床 资 料

患者，男性，76 岁，因发热伴咳嗽、咳痰半个月入院。患者半个月前出现流涕、咳嗽、咳白痰，伴有发热，体温最高 38.3℃，至医院就诊。血常规：白细胞计数 $4.32×10^9$/L，中性粒细胞占比 0.66。CRP 83mg/L。胸部 X 线片显示右肺阴影。给予头孢替安 1g 每日 2 次，静脉滴注 10 日，症状无缓解。起病以来，食欲缺乏、乏力、消瘦、夜间盗汗。既往史：2 个月前因双膝关节红肿、疼痛和乏力，应用泼尼松 30mg/d 2 周余，关节疼痛曾一度好转。有高血压和房性期前收缩病史，对青霉素过敏，吸烟 30 年，平均每日 3～4 支。体格检查：精神尚可，发育正常，消瘦，全身皮肤无黄染、出血及皮疹，浅表淋巴结不肿大。颈无抵抗，气管居中。胸廓正常，呼吸运动对称。双肺触诊语音震颤对称，叩诊清音，未闻及干湿啰音。HR 86 次/分，心律齐，无杂音。腹平软，肝脾肋下未触及。腹水征（－），无杵状指，肝掌（－），脑膜刺激征（－）。尿常规、粪常规无异常。ESR 45mm/h，风湿指标、抗中性粒细胞胞质抗体（ANCA）阴性，ALT 21U/L，痰找抗酸杆菌 3 次（－），痰找病理细胞 2 次（－）。T-SPOT（＋）：抗原 A 孔 50，B 孔 30。胸部 CT 显示右肺多发斑块、斑片灶（图 5-4）。气管镜检查发现右下叶背段亚段支气管壁黏膜高低不平，开口狭窄，给予活检及刷检，病理显示肉芽肿性炎，伴坏死，抗酸染色阳性。

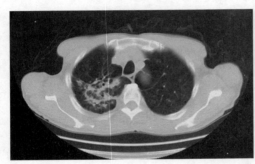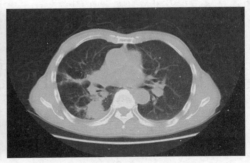

图 5-4　肺结核

二、临床分析

（一）临床特点

（1）患者为老年男性，反复发热半个月，伴有咳嗽、咳痰等呼吸道症状，同时有盗汗、乏力、食欲缺乏等中毒症状。病前有使用糖皮质激素史。

（2）体格检查除消瘦外，无其他阳性发现。

（3）外周血白细胞计数正常，ESR 升高，T-SPOT（＋）。

（4）胸部 CT 显示右肺多发斑块、斑片灶。

（5）经抗生素治疗无效。

（6）气管镜检查发现右下叶背段亚段支气管开口狭窄，活检病理显示肉芽肿性炎，伴坏死，抗酸染色阳性。

（二）临床诊断

根据以上病史特点，可以诊断为右侧继发性肺结核。继发性肺结核是成人肺结核的最常见类型，由于初染后体内潜伏病灶中的结核杆菌重新活动和释放而发病，少数可以为外源性再感染，特别是 HIV 感染/AIDS 时。其常慢性起病，但也有呈急性发病和急性临床过程者。继发性肺结核在病理和影像学形态上又有渗出浸润型肺结核、增生型肺结核、纤维干酪型肺结核、干酪性肺炎、空洞型肺结核、结核球（瘤）、慢性纤维空洞型肺结核等区分。继发性肺结核好发于双肺上叶尖后段或下叶背段，易有干酪坏死和空洞形成。本病按目前国内肺结核分型为Ⅲ型。确诊肺结核的最主要依据是痰中抗酸杆菌阳性，如不符合细菌学确诊标准，但根据影像学、组织学等其他临床结果也可临床诊断。本例患者的发病与使用糖皮质激素使结核灶进展亦有一定的关联。

（三）鉴别诊断

1. 肺炎　继发性肺结核表现为渗出性病变或干酪性肺炎时需与肺炎特别是肺炎链球菌肺炎鉴别。细菌性肺炎起病急骤，有高热、寒战、胸痛伴气急，X 线片上病变常局限于一个肺叶或肺段，血白细胞总数及中性粒细胞增多，抗菌药物治疗有效，可以鉴别；同时也需与其他病原体肺炎进行鉴别，病原学检测阳性是有力证据。本例患者初始起病考虑肺炎，但抗感染治疗效果不佳，且病理提示肉芽肿性炎，伴坏死，抗酸染色阳性。与本例不符。

2. 肺癌　多见于 40 岁以上，常无明显毒性症状，多有刺激性咳嗽、胸痛及进行性消瘦。病灶阻塞管腔时可合并阻塞性肺炎。通过痰液检查、气管镜检查及病理活检等，能鉴别诊断。

3. 肺脓肿　起病急，常有高热、大量脓痰，血白细胞总数及中性粒细胞增多，抗生素治疗有效。胸部影像学常有空洞性病变伴液化坏死，可见液平。与本例不符。

4. 非结核杆菌肺炎（NTM）　非结核杆菌指结核杆菌和麻风分枝杆菌以外的所有分枝杆菌，可引起各组织器官病变，其中 NTM 临床和 X 线表现类似肺结核。鉴别诊断依据菌种鉴定。

（四）不典型表现与易误诊原因

1. 无反应性结核病　又称结核性败血症，为严重的网状内皮系统结核，见于免疫功能低下的患者，主要累及肝、脾、淋巴结、骨髓、肺和肾等，可表现为发热、骨髓抑制或类白血病反应，常规抗结核治疗效果很差。

2. 过敏反应　多见于青少年女性，临床表现类似风湿热，又称结核性风湿症。皮肤损害表现为结节性红斑及环形红斑，前者多见，好发于四肢尤其是四肢伸侧面及踝关节附近，间歇性出现。患者存在多发性关节痛或关节炎，四肢大关节较常受累。伴有长期低热，水杨酸制剂治疗无效。也可表现为类白塞病、滤泡性结膜角膜炎等。

三、治　疗

（一）治疗思维的基础

1. 病情特点　初治肺结核，痰菌阴性。

2. 患者特点　老年男性，有关节炎史和糖皮质激素治疗史。肝功能正常。

3. 治疗措施的特点　抗结核药物的分类、作用机制、药效学、药代动力学、不良反应和相互作用。抗结核药物治疗原则为早期、规则、全程、适量和联合。

（二）抗结核治疗

强化阶段 2 个月，异烟肼 0.3g/d、利福平 0.45g/d、吡嗪酰胺 0.5g 每日 3 次和乙胺丁醇 0.75g/d 口服。巩固治疗 4～6 个月，应用异烟肼和利福平，密切注意肝功能情况。

（三）其他

对症治疗和营养支持。

（金美玲　杨玎瑜）

第七节　支气管肺癌

一、临 床 资 料

患者，男性，62 岁。因咳嗽、咳痰 1 月余入院。患者 1 个月来无明显诱因咳嗽、咳白痰，无发热、咯血、胸痛，自服抗生素及止咳药无明显好转。食欲缺乏，近 2 月余体重减轻约 4kg。10 年前有右肺上叶肺结核史，经抗结核治疗后痊愈。有反复咳嗽、咳痰史 10 年，每逢冬春季发作。吸烟史 43 年，平均每日 20 支，未戒烟。饮酒史 30 年。家族史无特殊。体格检查：神志清楚，发育正常，消瘦，浅表淋巴结不肿大。气管居中，胸廓桶状，双肺未闻及干湿啰音。HR 86 次/分，心律齐，无杂音。腹平软，肝脾肋下未触及，双下肢无水肿。血常规：白细胞计数 $10.2×10^9/L$，中性粒细胞占比 0.74。CRP 47.44mg/L。肿瘤标志物鳞状细胞癌抗原（SCC）18ng/ml，神经元特异性烯醇化酶（NSE）25.2ng/ml，细胞角质蛋白 19 片段抗原 21-1（CYFRA21-1）24.04ng/ml，其余正常。动脉血气分析（吸空气）：PaO_2 88mmHg，SaO_2 96%。痰找抗酸杆菌 3 次阴性；痰培养无致病菌生长；脱落细胞学检查找到低分化癌细胞，形态提示鳞状细胞癌可能。CT 显示右肺上叶有一软组织肿块，大小约 75mm×64mm，病灶边缘模糊，与邻近胸膜粘连，内部密度不均匀，邻近支气管闭塞，纵隔和右肺门见多发淋巴结肿大（图 5-5）。纤维支气管镜检查右肺上叶后段可见新生物阻塞管腔，活检报告为鳞状细胞癌，表皮生长因子受体（EGFR）基因突变和间变性淋巴瘤激酶（ALK）融合基因阴性。腹部 CT、颅脑 MRI 和骨扫描未见转移灶。肺功能检查提示轻度阻塞性通气障碍，FEV_1 占预计值 73%，FEV_1/FVC 65%。

二、临 床 分 析

（一）临床特点

（1）患者为中年男性，有吸烟史，咳嗽、咳痰 1 月余。

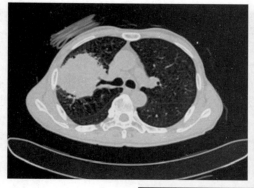
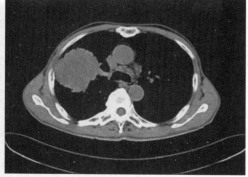
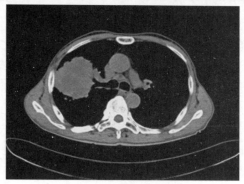

图 5-5 肺癌

（2）胸部 CT 显示右肺上叶占位病变 75mm×64mm，病灶边缘模糊，与邻近胸膜粘连，内部密度不均匀，邻近支气管闭塞，纵隔和右肺门见多发淋巴结肿大。

（3）多项血液肿瘤标志物明显升高。

（4）痰液脱落细胞学检查找到低分化癌细胞，形态提示鳞状细胞癌可能。

（5）支气管镜检查显示右肺上叶后段可见新生物阻塞管腔，活检报告为鳞状细胞癌，*EGFR* 基因突变和 *ALK* 融合基因阴性。

（6）无远处转移征象。

（二）临床诊断

根据以上特点，可诊断为右上肺支气管肺癌伴右肺门、纵隔淋巴结转移。纤维支气管镜检查见肿瘤位于后段支气管，是中央型肺癌。肺癌的组织分型有鳞状细胞癌、腺癌、小细胞癌、大细胞癌和混合型癌等，本例为鳞状细胞癌。鳞状细胞癌多见于男性吸烟者，中央型较多。肺癌大多为单发性，也有多中心原发性肺癌。本例为 T4N3M0，属Ⅲc 期肺癌。对于晚期非小细胞肺癌，应在诊断的同时常规进行 *EGFR* 基因突变和 *ALK* 融合基因检测。该例患者基因检测均为阴性。

（三）鉴别诊断

根据以上临床资料，应与下列疾病相鉴别。

1. 肺结核球 患者有结核病史，出现咳嗽、咳痰，肺部肿块影，应考虑肺结核球的可能。肺结核球多发于肺上叶尖后段，密度不均，可有钙化灶，周围可有卫星灶，均与本例不同。且本例支气管镜检查显示右肺上叶后段可见新生物阻塞管腔，活检报告为鳞状细胞癌，故可除外。

2. 肺良性肿瘤 病灶边缘光滑锐利，多无肺门及纵隔淋巴结肿大。与本例不符。

3. 慢性支气管炎急性发作 患者有反复冬春季节咳嗽、咳痰史 10 年，本次发病也可考虑为慢性支气管炎急性发作。但本次症状与以往发作不同，按慢性支气管炎治疗无效，并出现痰中带血症状，故进一步行胸部 CT 检查，发现右肺占位，避免了漏诊。

（四）不典型表现与易误诊原因

肺癌误诊和漏诊的原因主要有以下几个方面。

1. 仅有肺癌间接征象 有时在胸部 X 线片上肺癌的直接征象并不明显，而出现肺癌所引起的间接征象，如阻塞性肺炎、阻塞性肺不张或局限性肺气肿等。若警惕性不高，未进行深入检查，容易误诊。如临床上有咳嗽、痰血，应行胸部 CT 检查，以及时发现肺内病变。

2. 仅有肺癌转移的症状和体征 如压迫食管引起吞咽困难，膈神经麻痹引起横膈抬高，胸腔积液或心包积液引起气急，脑转移引起偏瘫，脊髓压迫引起截瘫等。如不注意鉴别，通常容易误诊。

3. 仅有肺癌的肺外表现 如库欣综合征、肥大性肺性骨关节病、杵状指、男性乳房增生、高钙血症、低钠血症、肌无力综合征、多发性肌炎、皮肌炎等。有时这些异常在肺癌症状出现之前即出现。

三、治　疗

（一）治疗思维的基础

1. 病情特点 本例为中央型肺癌，非小细胞肺癌（鳞状细胞癌），Ⅲc 期。

2. 患者特点 有吸烟史、慢性支气管炎史，肺功能为轻度阻塞性通气障碍，无其他并发症。

3. 治疗措施的特点 肺癌的治疗包括手术、化疗、放疗、靶向和免疫治疗等。应根据肺癌的细胞类型、病期和患者一般情况尤其是心肺功能状况而决定。主张多方法综合治疗。小细胞肺癌对化疗和放疗敏感，一般先予以化疗，如为局限期，可结合放疗。有条件者再争取手术。非小细胞肺癌根据分期、全身情况、病理类型及基因类型选择手术、化疗、放疗或分子靶向治疗，原则是个体化综合治疗。要处理好局部治疗与全身治疗、肿瘤治疗与对症支持治疗、疗效与不良反应、近期效果与远期预后的关系。

（二）化疗

本例是非小细胞肺癌（鳞状细胞癌），TNM 分期为Ⅲc 期，无手术指征，基因检测均为阴性。全身状况允许行含铂两药方案的全身化疗。

（三）放疗

本例患者病灶局限于肺部和纵隔淋巴结，可化疗与放疗联合。注意预防放疗的不良反应如放射性肺炎、放射性食管炎。

（金美玲　杨玎瑜）

第八节　自发性气胸

一、临床资料

患者，男性，20 岁。因突然左胸痛伴气急 1 天入院。入院前 1 天午睡后醒来感左侧胸痛，伴胸闷、气急。发病以来无咳嗽、咳痰、痰中带血和发热。既往无类似发作，无心肺疾病史，无吸烟史，家族史无特殊。体格检查：神志清楚，一般情况可，发育、营养正常，无发绀，略气急。BP 105/82mmHg。气管右偏，左侧胸廓饱满，左侧呼吸运动减弱，叩诊呈鼓音，呼吸音消失。心尖搏动未见，左心界叩不出，HR 90 次/分，心律齐，未闻及杂音。腹平软，肝脾肋下未触及。血常规：白细胞计数 $9.7×10^9/L$，中性粒细胞占比 0.76，血红蛋白 136g/L。胸部 X 线片显示左胸腔透亮区无肺纹理，其内缘为肺压缩边缘，肺被压缩 70%左右（图 5-6）。心电图显示窦性心律，无 ST-T 改变。行左侧胸腔穿刺，测初压为–4～+4cmH₂O，抽气 800ml，复测压为–2～–8cmH₂O，留针 2 分钟，压力无上升。

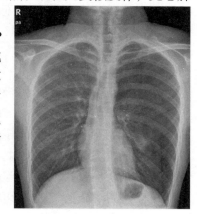

图 5-6　气胸

二、临床分析

（一）临床特点

（1）患者为青年男性，突发胸痛、气急，以往无类似发作史。

（2）体格检查气管右偏，左侧胸廓饱满，叩诊呈鼓音，呼吸音消失。

（3）胸部 X 线片显示左侧气胸，肺被压缩 70%左右。心电图正常。

（二）临床诊断

根据以上特点可以明确诊断为左侧自发性气胸。

气胸是由于脏胸膜破裂，空气由肺进入胸腔所致。自发性气胸是相对于外伤性气胸而言，指在没有外伤或创伤性操作的情况下发生的气胸。自发性气胸有特发性与继发性之分，前者发病年龄较轻，常由胸膜下大疱破裂所致。后者原发病比较明显，常继发于慢性阻塞性肺疾病、肺结核或肺脓肿等，育龄期女性还常见于肺淋巴管平滑肌瘤病。本例没有基础肺疾病，属特发性气胸。根据胸膜破裂口不同，结合胸腔内压力改变，气胸可分为闭合性、开放性和张力性 3 种类型。本例属闭合性气胸。气胸可引起呼吸、循环功能紊乱。本例患者年龄较轻，无慢性心肺疾病史，因此并未发生心肺严重并发症。

（三）鉴别诊断

1. 急性心肌梗死　可表现为突然发生的前胸痛，可伴冷汗、烦躁、呼吸困难。患者年龄多在 40 岁以上，多有高血压、冠心病史，心电图和心肌酶谱应有相应改变。本例患者为青年，无心脏病史，心电图正常，故可以排除。

2. 急性肺栓塞　起病急骤，患者有胸痛、呼吸困难和咯血，与自发性气胸有相似之处。但急性肺栓塞常有基础病因或诱发因素存在，如下肢或盆腔静脉炎、心脏病、心房颤动、血液高凝状态、手术等，肺动脉瓣第二音亢进或增强。胸部 CT 肺动脉造影可见肺动脉充盈缺损。心电图有相应变化。有发绀等缺氧表现。均与本例不符。

3. 肺大疱　在 X 线片上气胸应与肺大疱鉴别。肺大疱局部透亮区的边缘看不到脏胸膜，透亮区内可见到细小纹理，而且起病缓慢。均与本例不符。

（四）不典型表现与易误诊原因

1. 慢性阻塞性肺疾病（简称慢阻肺）合并气胸　慢阻肺患者胸廓饱满，双肺呼吸音降低，叩诊过清音。因此，合并气胸时气胸体征不明显，常误诊为慢阻肺急性加重。若能提高警惕，当慢阻肺患者出现难以控制的呼吸困难时，及时拍摄胸部 X 线片，可发现气胸。

2. 双侧气胸　双侧气胸时，气管无移位，双肺叩诊和听诊变化对称，可能使气胸漏诊。但双侧气胸者气急明显，在排除其他心肺疾病后，及时行 X 线检查，可及早发现。

3. 表现为哮喘的气胸　多为严重慢阻肺患者，基础肺功能较差。发生张力性气胸时可类似哮喘发作，双肺满布哮鸣音，应用支气管解痉药无效。经胸部 X 线片证实有气胸，胸腔抽气或插管引流，哮鸣音迅速消失。

4. 局限性气胸　临床表现取决于基础肺功能情况和气胸的类型。肺功能严重受损者，发生局限性张力性气胸也可出现严重症状甚至危及生命。而肺功能正常者，发生局限性气胸的症状不明显，易被忽视。

5. 血气胸　自发性气胸者，气体刺激胸膜可出现胸腔积液，尤其是病程较长者。若发生气胸后短期内胸腔出现大量积液，应考虑血气胸的可能，尤其是出现脉搏微弱、血压偏低、头晕目眩或贫血者，更应注意。胸腔穿刺有助于明确诊断。

6. 纵隔气肿　可表现为胸骨后疼痛、气急、发绀甚至低血压，胸部 X 线片显示在纵隔旁和左心缘旁见到透光带，纵隔气肿可以与自发性气胸合并存在，也可以单独存在。

三、治　疗

（一）治疗思维的基础

1. 病情特点　本例为自发性气胸，闭合性，肺被压缩 70% 左右。无心肺功能不全并发症。

2. 患者特点　患者为青年男性，无伴发症，无吸烟史。

3. 治疗措施的特点　气胸治疗主要是排出胸腔气体，减轻压迫症状。具体方法有胸腔抽气、胸腔插管闭式引流（包括负压吸引）及胸腔镜下行肺大疱切除、胸膜破口修补术和胸膜粘连术等，需要根据气胸分型和气体量多少、基础肺功能、并发症及发作次数而定。

（二）胸腔排气

本例患者为青年，平素心肺功能正常，闭合性气胸，肺被压缩 70% 左右，为第一次发作，可以抽气治疗。如抽气后肺不复张，可考虑置管引流。吸氧有助于胸腔气体中氮气向血液中弥散，促进肺复张。

（三）防止复发

气胸的治疗主要是排出胸腔气体，减轻压迫症状，并防止复发。具体治疗方法应根据气胸类型、气体量多少、基础肺功能情况和并发症而定。患者应避免剧烈咳嗽和屏气，有咳嗽或便秘者可适当应用镇咳药和通便药，吸氧后肺泡和血液中氮气分压降低，有利于胸腔中氮气向血液中转移，促进肺复张。

（金美玲　叶　伶）

第九节　间质性肺病（特发性肺纤维化）

一、临床资料

患者，男性，73 岁，咳嗽、胸闷半年伴活动后呼吸困难 2 个月。患者半年前无明显诱因出现咳嗽、胸闷，咳痰，痰色白、量少、质稀，曾应用阿奇霉素等抗感染治疗，效果不明显。近 2 个月出现活动后呼吸困难，并进行性加重。原有高血压病史 3 年。吸烟史 50 年，每日 20 支。无职业接触史，无特殊用药史。体格检查：神志清楚，精神稍疲，气促，口唇略发绀，颈软、无抵抗，胸廓无畸形，双肺呼吸运动对称，触觉语音震颤稍增强，叩诊呈浊音，听诊呼吸音粗，闻及较多湿啰音，双下肺闻及 Velcro 啰音，心脏听诊无异常，腹部平软，肝脾肋下未触及，全腹无压痛，移动性浊音阴性，双下肢无水肿。胸部 X 线片显示双肺中下叶肺野斑片状影；胸部高分辨率 CT 显示双肺纹理粗乱，双肺内见广泛网格影和蜂窝影，以胸膜下及双肺底显著，所见各支气管管腔通畅，肺门及纵隔未见肿大淋巴结（图 5-7）。肺功能检查显示中度混合性通气功能障碍，弥散功能减退，肺活量（VC）

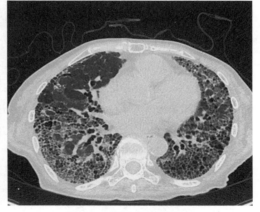

图 5-7　特发性肺纤维化

1.74L，占预计值 45%；FEV_1 1.16L，占预计值 41%，FEV_1/FVC 61.13%；肺一氧化碳弥散量（D_LCO）7.35ml/（min·mmHg），占预计值 36.2%。血常规：血红蛋白 122.0g/L，红细胞计数 $3.9×10^{12}$/L，白细胞计数 $9.0×10^9$/L，中性粒细胞占比 0.75。CRP 44.6mg/L。风湿免疫指标无异常。动脉血气分析（吸空气）：pH 7.36，PaO_2 55mmHg，PCO_2 35mmHg，SO_2 89%。

二、临 床 分 析

（一）临床特点

根据以上临床资料，本例患者有以下几个特点。

（1）患者为老年男性，咳嗽、胸闷半年，活动后呼吸困难 2 个月，抗感染效果不佳，胸闷，呼吸困难，呈进行性加重。

（2）吸烟史 50 年。无特殊用药史、无特殊职业接触史。

（3）听诊呼吸音粗，闻及湿啰音，双下肺闻及 Velcro 啰音。

（4）风湿免疫指标无异常。

（5）胸部高分辨率 CT 显示双肺内有广泛网格影和蜂窝影，以胸膜下及双肺底显著。

（6）肺功能检查显示中度混合性通气功能障碍，弥散功能减退。

（7）动脉血气分析（吸空气）：PaO_2 55mmHg，PCO_2 35mmHg，SO_2 89%。

（二）临床诊断

根据上述特点，首先考虑诊断为特发性肺纤维化（IPF）。IPF 的诊断需排除其他已知原因的间质性肺病（如家庭或职业环境暴露、结缔组织病和药物毒性等），并且胸部高分辨率 CT 表现为普通型间质性肺炎（UIP）。UIP 的胸部高分辨率 CT 特征性表现为胸膜下、基底部分布为主的网格影和蜂窝影，伴（或不伴）牵拉性支气管扩张，其中蜂窝影是诊断 UIP 型的重要依据。如果患者病情许可，应进一步利用纤维支气管镜，行肺泡灌洗液检查和经支气管镜肺活检（TBLB），以除外特殊类型间质性肺病。

（三）鉴别诊断

IPF 需要与其他病因引起的间质性肺病鉴别。

1. 结缔组织病相关性间质性肺病 该疾病一般好发于中年女性，有结缔组织病相关的其他全身表现（如发热、皮疹、关节疼痛、肾脏受累等），有相应的风湿免疫指标阳性。与本例不符。

2. 已知其他病因的间质性肺病 有长期职业粉尘吸入史或使用容易导致肺纤维化的药物，要考虑该原因所致，但本例患者无该病史，故可除外。

3. 某些特殊病因的间质性肺病 如特殊感染、肿瘤等病变，需要进一步除外。故如患者病情许可，应行纤维支气管镜检查，以除外。

（四）不典型表现与易误诊原因

肺部高分辨率 CT 是诊断 IPF 的重要依据。未行外科肺活检的患者，高分辨率 CT 呈现典型 UIP 可以临床诊断。而对于高分辨率 CT 不表现为典型 UIP 的患者，有时很难诊断，TBLB 及外科肺活检组织病理类型有重要意义，需结合影像学检查及病理学检查进行诊断。但由于外科肺活检是一种创伤性检查，有一定风险，并且给患者带来一定程度的伤害，而TBLB 所取组织少，很难明确病理类型，故具体病例要权衡利弊选择检查手段。

三、治　　疗

（一）治疗思维的基础

1. 病情特点　本例症状较严重，合并Ⅰ型呼吸衰竭。

2. 患者特点　患者为老年男性，既往有高血压史，无其他慢性疾病史和药物过敏史。

3. 治疗措施的特点　目前 IPF 治疗缺乏有效的方法。药物治疗以抗纤维化为主，指南推荐吡非尼酮、尼达尼布，但疗效尚不十分满意，肺移植是一种可以选择的治疗方法。

（二）非药物治疗

非药物治疗：戒烟；静息状态低氧血症的 IPF 患者应接受长程氧疗；高流量鼻塞湿化吸氧（HFNO）和无创面罩正压机械通气可能是极少数 IPF 患者进行肺移植之前的过渡方式，可以改善部分 IPF 患者的缺氧；肺康复；肺移植是目前治疗 IPF 的有效手段。本例患者有Ⅰ型呼吸衰竭，应予以氧疗。

（三）药物治疗

根据患者的具体病情可酌情使用糖皮质激素、吡非尼酮、尼达尼布、抗酸药物、N-乙酰半胱氨酸。

（四）普通型间质性肺炎急性加重的治疗

可静脉应用糖皮质激素，至于激素的剂量和疗程没有一致的意见，也可以联用免疫抑制剂，如环磷酰胺、环孢素等。氧疗、机械通气和对症治疗是 IPF 急性加重患者的主要治疗手段。

（金美玲　叶　伶）

第十节　急性呼吸窘迫综合征

一、临床资料

患者，男性，48 岁，拖拉机驾驶员。复合型外伤 2 天，呼吸困难 1 天。2 天前驾驶拖拉机与卡车相撞，造成脾破裂和骨盆骨折及失血性休克。已做脾切除术、骨盆固定和抗休克治疗。入院前 1 天开始气急、胸闷、口唇发绀。平素体健，不吸烟。体格检查：T 38℃，

P 120 次/分，R 36 次/分，BP 105/75mmHg。神志清楚，可平卧，发育正常，营养中等，无贫血貌。颈静脉无怒张，HR 120 次/分，心律齐，各瓣膜未闻及杂音。双肺可闻及散在湿啰音。腹软，下肢无水肿。血常规：血红蛋白 124g/L，红细胞计数 $3.90 \times 10^{12}/L$，白细胞计数 $8.4 \times 10^9/L$，中性粒细胞占比 0.72。动脉血气分析（吸空气）：pH 7.48，$PaCO_2$ 25mmHg，PaO_2 38mmHg。胸部 X 线片显示双肺散在大小不等斑片状阴影（图 5-8），右心漂浮导管测定肺毛细血管楔压 10mmHg。

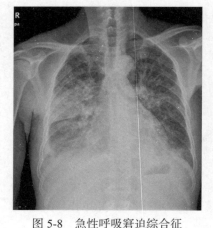

图 5-8　急性呼吸窘迫综合征

二、临 床 分 析

（一）临床特点

根据以上临床资料，本例患者有以下特点。

（1）患者为中年男性，平素体健，无心肺疾病史。

（2）外伤 2 天后出现气急、发绀。

（3）R 36 次/分，可平卧，双肺散在湿啰音。

（4）胸部 X 线片显示双肺散在大小不等斑片状阴影。

（5）动脉血气分析为低氧血症、低碳酸血症和碱血症。

（6）肺毛细血管楔压正常。

（二）临床诊断

根据上述特点，可诊断为急性呼吸窘迫综合征。

急性呼吸窘迫综合征为一种急性呼吸衰竭，常由创伤、休克、感染等诱发。本例的原发病为严重外伤骨折和失血性休克。急性呼吸窘迫综合征在早中期表现为换气衰竭，即只有动脉低氧血症而二氧化碳分压保持正常甚至低于正常。

（三）鉴别诊断

根据初步诊断，结合临床资料应与以下疾病相鉴别。

1. 心源性肺水肿 是各种心脏病引起左心衰竭，肺循环静脉压增高，液体由肺血管内漏到肺间质和肺泡所致。患者有心脏病史，不能平卧，咳粉红色泡沫样痰，双肺底可闻及湿啰音，胸部 X 线片显示阴影集中于肺门，吸氧后低氧血症容易纠正，强心、利尿、扩血管药物治疗反应好，肺毛细血管楔压增高。与本例不符。

2. 支气管肺炎 双肺沿支气管分布的广泛炎症，发热，体温较高，咳嗽、咳痰明显，肺部广泛湿啰音和胸部 X 线片上广泛斑片状阴影出现较早，血常规显示白细胞计数升高，低氧血症比较容易纠正。与本例不符。

3. 急性肺栓塞 创伤及骨折亦容易导致肺栓塞，本例患者急性起病，突发气急及低氧血症，应与肺栓塞鉴别，肺栓塞患者胸部 CT 肺动脉造影可发现肺动脉内充盈缺损，或肺野楔形密度增高影。

（四）不典型表现与易误诊原因

1. 胸部外伤　外伤患者出现气急，应注意有无胸部外伤，如肋骨骨折、气胸或血气胸等。胸部外伤引起的气急一般在外伤后不久出现，体格检查提示胸壁有压痛或有气胸或血胸的体征。胸部 X 线片也有相应的征象。只要提高警惕，一般不容易漏诊或误诊。

2. 休克　如外伤或继发感染引起休克，患者也可出现气急，并伴有四肢苍白、湿冷，血压下降，尿量减少等。但动脉血气氧分压可正常，胸部 X 线片也无广泛斑片状阴影。

三、治　疗

（一）治疗思维基础

1. 病情特点　本例患者为急性呼吸窘迫综合征，基础疾病为复合型外伤和出血性休克。外伤和休克均得到适当处理。目前有低氧血症，无其他重要器官功能衰竭。

2. 患者特点　患者为中年男性，平素体健。

3. 治疗措施的特点　应掌握氧疗的指征、氧疗方法、不良反应和氧疗的监测。应掌握机械通气的指征、禁忌证、连接方法、模式选择、参数调整、监测和报警及机械通气的撤离。

（二）原发病和诱发因素的处理

腹部外伤、骨折和休克的处理至关重要，并需要防止继发感染。在抗休克时防止输血、输液过多，记录液体出入量，在保证尿量和血压稳定的情况下控制入水量。补充胶体液，提高血浆胶体渗透压，防止血管内水分外漏。

（三）呼吸支持

本例患者需要立即氧疗。若患者不能耐受高流量的鼻导管吸氧，可通过面罩吸氧及高流量鼻塞湿化吸氧（HFNO）。如单纯氧疗无效，可考虑机械通气，选择呼气末正压通气（PEEP），使 $PaO_2 > 60mmHg$。首先考虑经面罩机械通气，如无效或不能耐受，则建立人工气道。

（四）并发症的处理

急性呼吸窘迫综合征可合并肺部感染、酸碱紊乱、电解质平衡失调等，应做相应处理。

（金美玲　叶　伶）

第六章　循环系统疾病

第一节　心　绞　痛

一、临床资料

患者，男性，50岁，驾驶员。因活动后胸闷半年，加重1周入院。患者于半年前出现上4楼有胸闷发作，持续约5分钟，休息后能缓解。近1周来上述症状加重，稍活动即感胸闷，发作频繁，每日3～4次，每次发作持续8～10分钟，休息及含服硝酸甘油能缓解。同时半夜也有胸闷发作，伴气促，坐起后好转。既往有高血压史10年，血压最高160/100mmHg，服用氨氯地平5mg，每日1次，血压控制不佳，基本处于140/95mmHg，发现高脂血症5年，未治疗，吸烟史30年，每日10～20支。体格检查：T 37℃，P 100次/分，R 20次/分，BP 146/98mmHg。一般情况良好，颈静脉无怒张，甲状腺无肿大，双肺底可闻及细湿啰音。心尖搏动向左下移位，心界向左下扩大，HR 100次/分，第一心音减弱，可闻及第四心音，心尖部闻及2级收缩期杂音（SM 2级），吹风样，向左腋下传导，$A_2 > P_2$。腹平软，无压痛，未扪及肿块。肝脾肋下未触及。下肢无水肿。辅助检查：血常规未见异常，尿常规未见异常，血总胆固醇6.8mmol/L，甘油三酯3.2mmol/L，高密度脂蛋白胆固醇（HDL-C）1.09mmol/L，低密度脂蛋白胆固醇（LDL-C）5.10mmol/L，空腹血糖4.8mol/L。血肌酸激酶（CK）68U/L，CK-MB 12U/L，肌钙蛋白T（cTnT）0.01μg/L。心电图显示窦性心律，V_1～V_5导联ST段下斜型压低0.15mV，T波浅倒。胸部X线片显示双肺纹理增多，肺门阴影增大。超声心动图显示左心室舒张功能减退。

二、临床分析

（一）临床特点

根据以上临床资料，本例患者有如下特点。

（1）患者为中年男性，有高血压、高脂血症史及吸烟史等多项冠心病危险因素。

（2）平时胸闷症状发生于上楼时，与活动有关，每次发作持续约5分钟，休息后胸痛能缓解，提示劳力性心绞痛可能。近1周来胸闷症状加重，发作频繁，且存在静息状态下发作，提示可能进展为不稳定型心绞痛。同时有夜间发作伴气促不能平卧，需要考虑存在心功能不全。

（3）查体阳性改变：BP 146/98mmHg，双肺底可闻及细湿啰音，HR 100次/分，心尖部可闻及2级收缩期杂音，第一心音减弱，有第四心音，$A_2 > P_2$，心界向左下扩大。

（4）心肌酶仍在正常范围，因此仍为不稳定型心绞痛而非急性心肌梗死。

（5）心电图有心肌缺血表现。超声心动图显示左心室舒张功能减退。胸部 X 线片显示左心室增大，肺淤血。

（二）临床诊断

根据上述临床特点，可诊断为冠心病不稳定型心绞痛，左心功能不全，高脂血症，高血压。胸痛起病的特点符合心绞痛，心电图有缺血性 ST-T 改变，因此符合冠心病心绞痛诊断。入院前 1 周心绞痛加重，且不易缓解，心肌坏死标志物正常，因此符合不稳定型心绞痛。同时伴有夜间阵发性呼吸困难及肺淤血等左心功能不全表现。

（三）鉴别诊断

1. 急性心肌梗死　心肌梗死的疼痛持续时间较长，一般超过 15～20 分钟，经休息或含服硝酸甘油疼痛不能缓解，心电图有心肌损伤、缺血、坏死的动态改变，血清心肌坏死标志物（CK、CK-MB、肌钙蛋白 T 或 I）升高。与本例不符。

2. 心脏神经官能症　胸痛性质多为刺痛或隐痛，持续时间短至数秒或长达数小时，发病一般与劳累无关，休息或含服硝酸甘油不能缓解，心电图无 ST-T 缺血性改变。本例可排除。

3. 肋间神经痛　疼痛常呈线状沿肋间分布，局部可有压痛，心电图无缺血性 ST-T 改变，故可排除。

4. 其他　不典型心绞痛还需与消化道病变如胃食管反流病、食管憩室、食管裂孔疝、膈疝、溃疡病、胆囊炎、胆石症及颈椎病等引起的疼痛相鉴别。

（四）不典型表现与易误诊原因

胸痛的症状、性质及部位可经常表现不典型，易误诊。另外，有些患者尤其老年人易以消化道症状为表现，易造成漏诊。但心电图可显示缺血性 ST-T 改变，有助于冠心病的诊断。

三、治　　疗

治疗原则：首先应考虑危险分层，以识别高危患者。常用的有 TIMI 评分、GRACE 评分等。TIMI 评分包括：年龄≥65 岁；有至少 3 项冠心病危险因素，如高血压、糖尿病、血脂异常、吸烟或有早发心肌梗死的家族史；先前冠状动脉狭窄程度≥50%；入院心电图显示 ST 段改变；在过去 24 小时有至少 2 次心绞痛发作；血清心肌生物标志物升高；在过去 7 日使用了阿司匹林。

本例患者 TIMI 评分为 3 分，TIMI 评分 3～4 分属于中危患者，因此本例患者为中危患者。

（一）休息

随访监测心电图、心肌损伤标志物，对于氧饱和度不低于90%的患者不需要常规吸氧。

（二）药物治疗

1. 抗血小板药物　如无禁忌，均需使用，可预防血栓形成。常用阿司匹林、氯吡格雷等。

2. 抗凝治疗　常用肝素或皮下注射低分子量肝素。应用普通肝素时应监测凝血指标。低分子肝素具有应用方便及无须监测凝血指标的优点，已基本取代普通肝素。

3. 他汀类药物　对于所有急性冠脉综合征患者，无论其基线低密度脂蛋白胆固醇水平如何，均使用他汀类药物治疗。

4. β受体阻滞剂　无禁忌证的患者在 24 小时内开始使用 β 受体阻滞剂，可通过减慢心率、降低心肌收缩力，起到降低氧耗、缓解心绞痛及控制高血压等作用。但应注意避免用于支气管哮喘及心动过缓患者。

5. 硝酸酯类　能扩张冠状动脉，并扩张周围血管特别是静脉，减轻心脏前后负荷及降低心肌需氧量。常用制剂：①硝酸甘油，片剂 0.3～0.6mg 舌下含化；针剂每支 10mg，置于补液中静脉滴注，浓度可逐步增量至控制胸痛症状；气雾剂可于发作时吸入。②亚硝酸异戊酯，每支 0.2ml，压碎后吸入。③硝酸异山梨醇，5mg，每日 3 次开始，需要时可逐渐增量。④单硝酸异山梨酯，半衰期长。

6. ACEI 或 ARB　本例患者有高血压及左心功能不全，可给予 ACEI 或 ARB，降压同时改善心功能，减轻心脏前后负荷。

（三）选择早期有创治疗策略还是保守治疗策略

TIMI 评分≥3 分的患者，早期（24 小时内）有创治疗策略可获益。其中如果存在血流动力学不稳定、严重心力衰竭、强化内科治疗后仍反复或持续静息心绞痛、新发或加重二尖瓣关闭不全、新发室间隔穿孔、持续性室性心律失常等任何一种情况，应该立即行有创治疗。

（四）其他治疗

治疗还包括戒烟限酒、生活方式调整、心脏康复等。

（周京敏　崔　洁　李　清）

第二节　急性心肌梗死

一、临 床 资 料

患者，男性，78 岁，突发胸闷、气急、咳白色泡沫痰 3 小时来院急诊。患者约 3 小时前突然感到胸闷、气急、咳嗽、咳白色泡沫痰，不能平卧，伴面色苍白、四肢发冷，急叫救护车送来急诊室，心电图显示窦性心动过速，V_1～V_5 导联 ST 段弓背向上抬高，收入重症监护室。既往有高血压史 30 年，平时一直服用复方降压片、肠溶阿司匹林，血压未监测。

无糖尿病病史，无高血脂史，无烟酒嗜好。体格检查：T 36.4℃，P 120 次/分，R 34 次/分，BP 120/60mmHg，面色苍白，大汗淋漓，双肺满布湿啰音。心界向左下扩大，HR 120 次/分，第一心音减弱，可闻及舒张期奔马律，心律齐，主动脉瓣区闻及 SM 2 级及 DM 3 级。腹平软，无压痛，肝脾肋下未触及。双下肢无水肿。辅助检查：血常规中白细胞计数 $11.8×10^9$/L，中性粒细胞占比 0.76，淋巴细胞占比 0.24。肌钙蛋白 T（cTnT）3.23ng/ml，肌酸激酶(CK)1250U，CK-MB 240U。总胆固醇 6.8mmol/L，低密度脂蛋白胆固醇 4.7mmol/L，甘油三酯 2.5mmol/L，血糖 6.0mmol/L。心电图显示窦性心动过速，V_1～V_5 导联 ST 段弓背向上抬高 0.5mV，T 波低平。

二、临床分析

（一）临床特点

本例患者有以下特点。

（1）患者为老年男性，有高血压史。

（2）突发气急、胸闷、咳白色泡沫痰、双肺满布湿啰音等左心衰竭、急性肺水肿表现。

（3）心电图显示 V_1～V_5 导联 ST 段弓背向上抬高 0.5mV，T 波低平。

（4）血清心肌坏死标志物 cTnT、CK、CK-MB 均明显升高。

（二）临床诊断

根据以上临床特点，本例患者可诊断为冠心病急性 ST 段抬高型前壁心肌梗死，高血压，窦性心动过速，急性左心衰竭 Killip 分级Ⅳ级。本病的基本病因是冠状动脉粥样硬化，造成冠状动脉狭窄，以后斑块破裂出血，血管痉挛及冠状动脉内血栓形成，引起冠状动脉完全闭塞，其相应部位发生心肌梗死。左冠前降支闭塞，通常可以引起左心室前壁、心尖部、下侧壁、前间隔梗死。本例患者符合急性前壁心肌梗死。梗死心肌收缩力减弱，顺应性降低，左心室舒张末压增高，以致心脏扩大、心力衰竭，急性心肌梗死患者常见的并发症如乳头肌功能失调或断裂、室间隔穿孔、恶性心律失常、心脏压塞等也可以引起急性左心衰竭，甚至可引起心源性休克。本例患者的临床表现符合急性左心衰竭，根据 Killip 分级，本例患者为Ⅳ级。

（三）鉴别诊断

1. 心绞痛　疼痛持续时间较短，一般不超过 15～20 分钟，休息和含服硝酸甘油能缓解。心电图 ST-T 缺血性改变在发作后可好转或消失，无病理性 Q 波出现。血心肌酶不升高。本例不符合。

2. 主动脉夹层　疼痛通常剧烈，可伴有急性心力衰竭表现，本例患者有长期高血压史，如有上述临床症状，需要考虑与急性主动脉夹层鉴别。主动脉夹层可出现心肌酶升高，累及冠状动脉开口时心电图可出现 ST 段抬高，但累及右冠状动脉更常见。主动脉 CTA 和超声心动图有助于鉴别。

3. 急性肺栓塞　急性胸痛伴心力衰竭患者需考虑急性肺栓塞，但急性肺栓塞表现为急性右心衰竭，伴 D-二聚体升高，通常有易感因素如长期卧床、肿瘤、深静脉血栓形成等，部分患者有典型的心电图特点，如肺型 P 波及 S I Q III T III。本例不符合，故可排除。

4. 急性心包炎 表现为发热伴左胸疼痛，可出现心包摩擦音和少量心包积液，心电图多导联有 ST 段弓背向下抬高，无病理性 Q 波，心肌酶不升高或轻度升高，但心电图和心肌酶的动态改变不符合急性心肌梗死的动态改变。与本例不符。

（四）不典型表现与易误诊原因

（1）老年人胸痛症状不典型，有时以腹部症状为主要表现，易误诊为急腹症，应提高警惕。心电图检查有助于明确诊断。

（2）无痛性心肌梗死：少数患者无胸痛症状，以心律失常、心力衰竭或心源性休克为主要表现。心电图检查有助于诊断。

三、治　　疗

（一）心肌再灌注治疗

1. 经皮冠状动脉介入治疗（PCI） 直接 PCI 是指急性心肌梗死的患者未经溶栓治疗直接进行冠状动脉血管成形术，其中置入术的效果优于单纯球囊扩张术。目前直接 PCI 已被公认为首选的最安全有效的恢复心肌再灌注的治疗手段。所有可以及时接受直接 PCI 的急性 ST 段抬高心肌梗死（STEMI）患者，建议采取直接 PCI。发病后尽快进行再灌注治疗，可挽救濒临死亡的心肌，缩小梗死面积，改善心功能。特别是本例患者，存在心力衰竭，再灌注治疗可以给患者带来更大获益。即使在症状发生后 12～24 小时就诊的患者，如果合并严重心力衰竭，也推荐直接 PCI。

2. 药物溶栓疗法 对于症状发生后 2 小时内就诊的患者，如果当地无法在 90 分钟内完成直接 PCI，可先溶栓再转送至 PCI 中心。症状发生后 2～12 小时就诊的患者，在无条件于 120 分钟内完成直接 PCI 的情况下，可选择溶栓治疗，应用纤溶酶原激活剂溶解血栓中的纤维蛋白。常用的纤溶酶原激活剂有尿激酶（UK）、链激酶（SK）及组织型纤溶酶原激活剂（rt-PA）。溶栓治疗失败者，应考虑采取补救性 PCI。

（二）一般治疗及常规用药

1. 一般治疗 卧床休息并持续心电、血压监测，建立静脉通路。

2. 吸氧 血氧饱和度<90%的患者，特别是存在肺水肿的患者，应予以吸氧。

3. 双联抗血小板 推荐阿司匹林联合替格瑞洛或氯吡格雷，在接受直接 PCI 患者中可使用 GP II b/III a 受体抑制剂。

4. 抗凝 大多数指南及临床研究推荐 STEMI 患者使用普通肝素或低分子肝素抗凝。对于比伐卢定、磺达肝癸钠等抗凝药物，在不同的再灌注策略时，各种临床研究和指南推荐仍然存在一定的差异。

5. 缓解疼痛 在再灌注治疗之前，硝酸酯制剂可缓解心绞痛症状，本例患者就诊时存在严重心力衰竭，不建议给予 β 受体阻滞剂或钙通道阻滞剂。如疼痛严重，可用吗啡。

6. 他汀类药物 建议早期应用他汀类药物，使 LDL-C 降至 1.8mmol/L 以下。

7. β 受体阻滞剂 对于所有急性 STEMI 患者，只要没有禁忌证，均应使用 β 受体阻滞剂。禁忌证：心力衰竭、有心排血量低的证据、心源性休克风险高、心动过缓、心脏传导阻滞或反应性气道疾病。本例患者就诊时存在严重心力衰竭，暂缓给予 β 受体阻滞剂。

8. ACEI 或 ARB 对于心肌梗死后患者，使用 ACEI，不耐受 ACEI 不良反应（如干咳等）的患者可使用 ARB。特别是对于 STEMI 患者，尽早开始使用 ACEI/ARB 有助于改善左心室重构，防治心力衰竭。

9. 急性心力衰竭的治疗 本例有急性左心衰竭，建议采取直接 PCI 治疗，同时在准备 PCI 时，可给予利尿剂、吗啡及硝酸盐类药物，减轻心脏负荷。必要时可以考虑使用机械辅助如主动脉内球囊反搏（IABP）、体外膜肺氧合（ECMO）等。病情稳定后根据患者的心功能评估结果，参考慢性心力衰竭治疗方案，减轻后负荷，改善左心室重构。

10. 其他治疗 包括戒烟限酒、生活方式调整、心脏康复等。

（周京敏 崔 洁 李 清）

第三节 高 血 压

一、临 床 资 料

患者，男性，60 岁，会计。因头痛 8 年，心悸、活动后气促、下肢水肿 1 年，加重 2 周入院。患者于 8 年前工作紧张时常有头痛，检查发现血压有时升高，最高达 180/110mmHg，休息后能缓解，未服药治疗。近 1 年来常有上 2 或 3 楼等活动后气促、心悸及下肢水肿，近 2 周来症状加重，稍活动即感心悸、气促，下肢水肿加重，且时有夜间阵发性呼吸困难，起床后好转，来院求诊发现血压高达 180/105mmHg，诊断为高血压，收治入院。既往无肾脏疾病史。父亲有高血压、脑出血史。

体格检查：T 37℃，R 18 次/分，BP 208/116mmHg，颜面轻度水肿。颈静脉无怒张。双肺底少量湿啰音。心尖搏动在第 6 肋间锁骨中线外 2cm，搏动有力，心界向左下扩大，HR 90 次/分，心律齐，A_2 亢进，心尖部闻及 3 级吹风样收缩期杂音，有第三心音，无心包摩擦音。腹平软，无压痛，未触及肿块。肝脾肋下未触及，无腹水。下肢轻度水肿。眼底检查显示有高血压眼底视网膜改变。

实验室检查：红细胞计数 4.5×10^{12}/L，血红蛋白 145g/L。尿常规：蛋白（+），红细胞 5 个，白细胞 2 个，偶见颗粒管型，尿比重 1.011。血浆蛋白正常。肝功能正常，血钾（4.3mmol/L）、血钠、血氯、血钙均正常。血糖 5.8mmol/L。血总胆固醇 5.8mmol/L，低密度脂蛋白胆固醇 3.9mmol/L，甘油三酯 1.2mmol/L。肾功能：尿素氮 11.6mmol/L，肌酐 140μmol/L，尿酸 502μmol/L，二氧化碳结合力 24mmol/L。心电图显示左心室肥大伴劳损。胸部 X 线片：主动脉弓增宽延伸，左心室、左心房增大。超声心动图：室间隔、左心室各节段对称性轻度增厚 13mm，射血分数 50%，左心室舒张功能障碍。

二、临　床　分　析

（一）临床特点

根据以上临床资料，本例患者有以下特点。

（1）男性，60 岁，病史较长，起病缓慢。

（2）头痛、高血压史约 8 年，心悸、活动后气促、下肢水肿加重 2 周，且有阵发性夜间呼吸困难。

（3）主要阳性体征有血压明显升高，气促，心界向左下扩大，心尖区收缩期杂音，有第三心音，下肢水肿。

（4）实验室检查中，尿常规检查异常，血尿素氮和肌酐升高。

（5）胸部 X 线片、心电图、超声心动图均显示左心室增大。

（6）眼底检查显示有高血压眼底视网膜改变。

（7）有高血压家族史。

（二）临床诊断

根据以上临床特点，首先应考虑高血压 3 级，极高危，合并高血压性心脏病、心功能不全、肾功能不全。

原发性高血压约占 99%，继发性仅占 1%。本例无引起血压升高的继发因素，属于原发性高血压。

高血压的主要并发症是高血压引起心、脑、肾三个器官的病理改变和功能异常，本例患者的心脏扩大、心功能不全及肾功能不全属高血压引起的器官损害。

临床上根据高血压有无合并心、脑、肾及眼底器质性损伤和对器官功能的影响，可分为三期。

（三）鉴别诊断

本例患者血压持续显著升高且出现肾脏并发症，须与下列继发性高血压鉴别。

1. 慢性肾小球肾炎　有急性肾小球肾炎病史，或有明显贫血、血浆蛋白降低、血尿素氮和肌酐升高，而视网膜病变相对较轻或不明显，在疾病早期即有尿常规改变。根据本例临床特点，可排除慢性肾小球肾炎。

2. 肾血管性高血压　多见小于 25 岁或大于 50 岁者，高血压病史短，发展迅速，或先前患高血压，近期发展为急进型高血压者，无高血压家族史，有腹部血管杂音。本例患者病情特点与之不符合，但本例患者有发生动脉粥样硬化危险因素，不除外目前合并肾动脉粥样硬化而加重高血压，可进一步检查肾动脉超声等。

3. 原发性醛固酮增多症　典型的有低血钾、碱中毒所致的肌无力、轻瘫与手足搐搦，以及出现烦渴、多尿、血尿、低比重尿与蛋白尿。本例无此特点，可筛查血浆醛固酮与肾素活性比值（ARR）协助诊断。

三、治　疗

（一）治疗原则

应用有效降压药，将患者血压降至正常或安全范围，以防止心、脑、肾并发症发生。对于血压显著升高多年，尤其已有心、脑、肾并发症者，除发生高血压危象、高血压脑病、急性左心衰竭时须紧急降压，不宜使血压迅速下降过多，以免心、脑、肾血液进一步供应不足。

（二）药物选择

本例患者有心功能不全，但选择 ACEI、ARB 等药物时需要注意除外双侧肾动脉狭窄并注意随访肾功能和电解质，宜选择 β 受体阻滞剂，可加用利尿剂、血管扩张剂。对于心功能不全患者，钙通道阻滞剂并非首选降压药物，但本例患者左室射血分数（LVEF）无明显降低，且血压明显升高，如上述药物不能有效控制血压，可加用钙通道阻滞剂。

（周京敏　崔　洁　李　清）

第四节　风湿性心脏病

一、临 床 资 料

患者，女性，62 岁。因发现心脏杂音 40 年，劳累后心悸、气短 3 年，加重 1 个月入院。患者于 40 年前"感冒"后出现心悸、胸闷、气促、四肢关节酸痛，经当地医院检查发现"心脏杂音"，诊断为"风湿性瓣膜病"（具体不详），当时予以"青霉素"等治疗后症状有所好转，后未随访。3 年前于登山、旅游等引起劳累后出现心悸、气短，休息数十分钟可逐渐缓解，当时未进一步求诊。1 个月前气急加重，上 2 或 3 楼即有发作，休息约 1 小时可缓解，为进一步诊疗来笔者所在医院。门诊心电图：心房颤动；超声心动图：双房及左心室扩大，二尖瓣中重度狭窄，瓣口面积 1.1cm²，伴中度二尖瓣反流，中度肺动脉高压（肺动脉收缩压 50mmHg），LVEF 58%。为进一步诊疗收入院。

体格检查：T 37.5℃，P 100 次/分，R 18 次/分，BP 135/75mmHg。平卧位，口唇轻度发绀，颈静脉充盈，巩膜无黄染，甲状腺不肿大。胸廓对称，双肺未闻及干湿啰音。心尖搏动位于第 6 肋间左锁骨中线外 1cm，搏动弥散。HR 100 次/分，心律不齐，心音响度不等，$P_2 > A_2$，心尖区闻及收缩期吹风样杂音 3 级，向腋下传导，舒张期隆隆样杂音 2 级，腹软，肝肋下 1cm，质中，有压痛，脾肋下未触及，腹水征阴性。脊柱及四肢关节无红肿，活动正常，未见皮肤红斑，无皮下结节，双下肢中度凹陷性水肿。周围血管征阴性。

实验室检查：白细胞计数 $10.5×10^9$/L，中性粒细胞占比 0.78，淋巴细胞占比 0.22，红细胞计数 $4.9×10^{12}$/L，血红蛋白 145g/L。尿常规正常。红细胞沉降率 10mm/h。抗链球菌溶血素 O<500U/ml。肝功能正常。血钾 4.5mmol/L，血钠 139mmol/L，血氯 98mmol/L。

胸部 X 线片：双肺淤血，心影向左下扩大，可见双房影，肺动脉结突出，心胸比 74%。

心电图：心房颤动，左心室肥大。

超声心动图：双心房及左心室扩大，二尖瓣瓣膜增厚、交界处粘连、开放受限、中重度狭窄，瓣口面积 1.1cm^2，伴中度二尖瓣反流，中度肺动脉高压（肺动脉收缩压 50mmHg），LVEF 58%，未见瓣膜赘生物。

入院诊断：风湿性心脏病，二尖瓣狭窄伴关闭不全，心房颤动，肺动脉高压，心功能Ⅲ级。

二、临 床 分 析

（一）临床特点

根据以上临床资料，本例患者有如下特点。

（1）女性，62 岁，发现心脏杂音 40 年，劳累后心悸、气短 3 年，加重 1 个月。

（2）症状主要有心悸、气促、下肢水肿。

（3）重要体征：颈静脉充盈，心界扩大，心律不齐，心音响度不等，P$_2$>A$_2$，心尖区闻及收缩期吹风样杂音Ⅲ级，向腋下传导，舒张期隆隆样杂音Ⅱ级，腹软，肝大及下肢水肿等。

（4）辅助检查：心电图显示心房颤动，左心室肥厚。胸部 X 线片显示双肺淤血、心影向左下扩大。超声心动图显示二尖瓣瓣膜增厚，交界处粘连，开放受限，中重度狭窄伴中度反流。

（二）临床诊断

根据以上资料，可诊断为风湿性心脏病，二尖瓣狭窄伴关闭不全，心房颤动，肺动脉高压，心功能Ⅲ级。

（三）鉴别诊断

1. 先天性或退行性瓣膜病　退行性瓣膜病主要见于老年人，本例患者 22 岁起病，不支持退行性变。先天性瓣膜病引起二尖瓣狭窄及关闭不全甚少见，患者超声心动图显示二尖瓣瓣膜增厚，交界处粘连，开放受限，符合风湿性心脏病表现，不符合先天性瓣膜病表现。

2. 感染性心内膜炎　常有低热、进行性贫血、白细胞计数正常或稍高，皮肤和结膜出血点、血尿、脾大及血培养阳性，本例患者病情不符。

三、治　　疗

（一）心力衰竭的治疗

对于心力衰竭，可应用利尿剂和血管扩张剂。病变以狭窄为主，正性肌力药慎用。

（二）心房颤动的治疗

本例为瓣膜病心房颤动，二尖瓣狭窄，应予以华法林抗凝治疗，维持国际标准化比值（INR）2～3 水平，并建议外科手术时进行心房颤动消融或左心耳缝扎。

（三）外科治疗

心功能改善后，应考虑进行瓣膜置换术。

（崔　洁）

第五节　感染性心内膜炎

一、临 床 资 料

患者，男性，32 岁，职员。反复发热 3 周，气急、乏力 3 天入院。患者于 3 周前受凉后出现畏寒、发热，体温一般在 38℃ 左右，最高 38.2℃，伴多汗、乏力、全身肌肉酸痛。自行服用头孢克洛 4 天后体温下降至正常，但停药后 3 天又发热，体温达 37.9℃。再次自行服用左氧氟沙星 3 天后，体温降至正常，继续服药 4 天后自行停药，停药后 10 天再次发热，并感上 1 或 2 楼气急、乏力，休息数分钟可以缓解。来笔者所在医院就诊，超声心动图检查提示二叶式主动脉瓣畸形，无冠瓣穿孔伴中重度主动脉瓣反流。为进一步诊断入院。

体格检查：T 38.5℃，P 104 次/分，BP 120/66mmHg。皮肤湿润多汗，结膜稍苍白，左下睑结膜有 2 个直径约 1.0mm 的出血点。颈静脉充盈。心界正常范围，HR 104 次/分，心律齐，主动脉瓣区闻及粗糙舒张期杂音 2 级，双肺底闻及细湿啰音。肝脾肋下未触及，右手大鱼际肌处见一紫红色高于皮面的小结节，有压痛，无杵状指，指甲稍苍白，水冲脉阳性，毛细血管搏动征阳性，股动脉可闻及枪击音。

实验室检查：血红蛋白 95g/L，红细胞计数 $2.9×10^{12}$/L，白细胞计数 $15.0×10^9$/L，中性粒细胞占比 0.75，淋巴细胞占比 0.25。CRP 54.1mg/L。肝肾功能正常。

胸部 X 线片：左心房、左心室增大，双肺淤血。

超声心动图：左心房、左心室内径正常，二叶式主动脉瓣畸形，无冠瓣穿孔伴中重度主动脉瓣反流。

治疗经过：连续 3 次血培养检查后，静脉滴注头孢曲松治疗，患者体温降至正常，2 天后 2 次血培养均有肺炎链球菌及变形杆菌生长，根据药敏试验结果继续应用头孢曲松 3g/d 静脉滴注，随访体温正常，血常规白细胞计数恢复正常，CRP 逐渐降至正常。

二、临 床 分 析

（一）临床特点

根据上述临床资料，本例患者有如下特点。

（1）患者反复发热 3 周，抗感染治疗体温可降至正常，但停药后体温再次升高。

（2）有畏寒、发热、多汗、肌肉酸痛等全身症状及气急等心力衰竭表现。

（3）左下睑结膜有出血点，Osler 结节及贫血。主动脉瓣区闻及粗糙舒张期杂音 2 级，双肺底闻及细湿啰音。水冲脉阳性，毛细血管搏动征阳性，股动脉可闻及枪击音。

（4）白细胞增多，CRP 增高。

（5）血培养显示肺炎链球菌及变形杆菌 2 次阳性。

（6）超声心动图显示二叶式主动脉瓣畸形，无冠瓣穿孔伴中重度主动脉瓣反流。

（7）抗感染药物治疗有效。

（二）临床诊断

根据以上特点，应诊断为二叶式主动脉瓣畸形，主动脉瓣穿孔伴中重度主动脉瓣反流，感染性心内膜炎。

感染性心内膜炎大多发生于原有心瓣膜病及其他心血管畸形的基础上（表 6-1），本例的基础疾病是二叶式主动脉瓣畸形，致病菌为肺炎链球菌和变形杆菌。新鲜的细菌赘生物松脆，易破碎脱落，形成栓子，栓塞主要发生于脑部大血管、四肢大血管及内脏（肝、脾、肾、肺）血管，产生相应部位组织坏死，有时栓塞可发生于小血管，多见于各种皮肤病灶，如 Osler 结节及某些肾脏病变，多由于免疫复合物沉积于血管壁内膜，引起内膜增厚、管腔闭塞。

感染性心内膜炎的重要心源性危险因子见表 6-1。

表 6-1　感染性心内膜炎的危险因子

高度危险	中度危险
人工心脏瓣膜，包括生物瓣膜、同种移植的瓣膜	其他非发绀型先天性心脏畸形
曾发生过细菌性心内膜炎	获得性瓣膜功能障碍（如风湿性心脏病）
复杂性发绀型先天性心脏病（如单个心室、大动脉转位、法洛四联症）	肥厚型心肌病
外科手术建立的体肺血管分流或通道	存在瓣膜反流的二尖瓣脱垂和（或）瓣叶增厚

感染性心内膜炎需要重视血培养，采血进行血培养的推荐方法如下。

（1）无论何时，只要可能，在开始抗感染治疗前取得血培养标本。

（2）采集血培养标本时，严格执行无菌技术和彻底皮肤消毒。

（3）在急性期，在开始抗感染治疗前，在 5～10 分钟迅速采集至少 2 套（最好 3 套）血标本。

（4）在亚急性情况下，每间隔 30 分钟，采集 3 份独立的标本。

（5）每一份标本采集 20ml 血液。

采集血培养标本前预先应用了抗生素可导致血培养阴性。感染性心内膜炎患者的血培养结果在 48～72 小时持续阴性，实验室人员应该警觉要延长培养时间，或在增菌培养基中再次培养。

附：感染性心内膜炎的 Duke 诊断标准

主要标准：

（1）血培养阳性（为感染性心内膜炎的典型致病菌≥2 次持续性阳性）。

（2）超声心动图异常（如赘生物、脓肿、人工瓣开裂、新出现的瓣膜反流）。

次要标准：

（1）有临床易感因素。

（2）发热，体温≥38℃。

（3）血管病变（微血管栓塞、Osler结等）。

（4）免疫学反应（肾小球肾炎、RF阳性、CRP升高）。

（5）超声心动图异常，但不符合主要诊断标准条件。

（6）微生物学证据（仅1次血培养发现典型致病菌）。

确诊：2项主要标准或1项主要标准加3项次要标准或5项次要标准。

可能诊断：1项主要标准加1项次要标准或3项次要标准。

（三）鉴别诊断

风湿性心脏病：风湿活动的全身及心脏表现与本病相似，故应予以鉴别。风湿活动无进行性贫血、脾大、出血点及杂音改变；环形红斑及游走性关节炎有利于风湿活动诊断。本例血培养阳性，超声心动图发现主动脉瓣呈二叶式畸形，瓣叶穿孔及反流，均不符合风湿性心脏病。

三、治　疗

（一）治疗原则

一旦怀疑感染性心内膜炎，应立即进行血培养。在得到血培养结果前，根据临床特点给予相应的药物治疗。原则：早期、足量，选择杀菌性抗生素联合应用，总疗程不少于4～6周，体温正常后继续给药3周以上。

（二）外科治疗

本例患者为二叶式主动脉瓣畸形合并瓣叶穿孔及反流，感染控制后，应外科手术治疗。外科手术适应证见表6-2。

表6-2　感染性心内膜炎患者外科手术治疗适应证

适应证	推荐根据
急症心脏外科手术的适应证（发生的当天）	
（1）急性主动脉瓣反流，合并二尖瓣提前关闭	A
（2）Valsalva窦瘤破裂入右心腔	A
（3）破裂入心包	A
紧急心脏外科手术的适应证（1～2天）	
（1）瓣膜阻塞	A
（2）人工瓣膜不稳定	A
（3）急性主动脉瓣反流或二尖瓣反流，合并心力衰竭，NYHA心功能分级Ⅲ～Ⅳ级	A
（4）间隔穿孔	A

续表

适应证	推荐根据
（5）环状脓肿或主动脉脓肿，主动脉窦或主动脉真性或假性动脉瘤，瘘管形成，或者新发的传导障碍	A
（6）较大的栓塞+可活动的赘生物＞10mm+适当的抗感染治疗＜7～10日	B
（7）可活动的赘生物＞15mm+适当的抗感染治疗＜7～10日	C
（8）无有效的抗菌治疗方法	A
择期心脏外科手术的适应证（通常越早越好）	
（1）葡萄球菌性人工瓣膜感染性心内膜炎	B
（2）早期人工瓣膜感染性心内膜炎（≤手术后2个月）	B
（3）进行性加重的人工瓣膜周围漏	A
（4）瓣膜功能失调和7～10日适当的抗感染治疗后感染持续，表现为发热或菌血症，且没有心脏外的感染源	A
（5）由霉菌引起的真菌性感染性心内膜炎	A
（6）由真菌引起的真菌性感染性心内膜炎	B
（7）难治性微生物感染	B
（8）抗感染治疗＞7日，赘生物增大	C

注：A. 有强有力的证据支持或普遍达成共识，心脏外科手术是有效的；B. 关于心脏外科手术的有效性证据不确定，或有争议或者意见有分歧，但是大部分的证据和意见是一致的；C. 证据不确定或有争议，或者意见有分歧，大部分意见或证据缺乏统一。

（崔 洁）

第六节 病毒性心肌炎

一、临 床 资 料

患者，男性，30岁，技术员。2周前发热、咳嗽、咽痛及全身肌肉酸痛，1周前有胸闷，活动后加重。早晨乘车上班途中突感头晕、眼前发黑遂来急诊。

体格检查：T 37℃，P 40次/分，R 18次/分，BP 112.5/67.5mmHg。心界不大，心音低钝，可闻及"大炮音"，HR 40次/分，心律齐，心尖部闻及2级收缩期吹风样杂音，双肺未闻及干湿啰音，肝脾肋下未触及。实验室检查：血常规正常，红细胞沉降率10mm/h，抗链球菌溶血素O＜500U/ml。血氨基末端脑钠肽前体（NT-proBNP）780pg/ml，肌钙蛋白T 0.04mmol/L，CK、CK-MB均正常，3小时后随访肌钙蛋白T 0.03mmol/L，CK、CK-MB均正常。心电图显示窦性心律，三度房室传导阻滞。胸部X线片未见异常。超声心动图：心脏各房室大小正常，左心室整体收缩功能普遍轻度减弱，LVEF 48%，二尖瓣轻度反流。柯萨奇病毒抗体IgM阳性，IgG阴性，自身免疫抗体均阴性，临床诊断为病毒性心肌炎，三度房室传导阻滞。给予安装临时起搏器，同时给予激素及心肌保护药物等治疗。5天后症状好转，心电图显示一度房室传导阻滞，撤除临时起搏器，半个月后传导阻滞消失，病情稳定出院。1个月后随访肌钙蛋白及心肌酶均正常，柯萨奇病毒抗体IgM阳性，IgG阳性。心电图、动态心电图及超声心动图均正常。

二、临　床　分　析

（一）临床特点

根据以上临床资料，本例患者有如下特点。

（1）年轻男性，起病较急。

（2）起病有发热等病毒感染表现。

（3）有心源性晕厥。

（4）心动过缓，心音低钝，有"大炮音"。

（5）心电图显示三度房室传导阻滞，超声心动图显示左心室收缩功能轻度减弱。

（二）临床诊断

根据以上特点，应考虑诊断为病毒性心肌炎。

各种病毒均可引起本病，以柯萨奇病毒、埃可病毒、流感病毒等病毒为主要病因。炎性病变可呈局灶或弥漫性，故病情轻重可相差悬殊，轻者可无症状，重者可猝死或心力衰竭。病毒性心肌炎的诊断必须建立在有心肌炎的证据和病毒感染的证据基础上。胸闷、心悸常可提示心脏波及。心脏扩大、心律失常或心力衰竭为心脏明显受损的表现，心电图上ST-T改变与异位心律或传导障碍反映心肌病变存在。病毒感染的证据：①有发热、腹泻或流感样症状，发生后不久出现心脏症状或心电图变化；②血清病毒中和抗体测定阳性，由于柯萨奇病毒 B 最为常见，通常检测此组病毒的中和抗体，在起病早期和 2～4 周各取血标本 1 次，如第 2 次抗体效价显示 4 倍上升或其中 1 次≥1∶640，可作为近期感染该病毒的依据；③咽、肛拭子病毒分离，如阳性，有辅助意义，有些正常人也可阳性，其意义须与阳性中和抗体测定结果相结合；④从粪便、血清或心肌组织中检出病毒 RNA；⑤心肌活检，取得活组织进行病毒检测，病理学检查对心肌炎的诊断有帮助。

（三）鉴别诊断

1. 风湿性心肌炎　有风湿病的表现，如关节炎、皮下结节、环形红斑、舞蹈病等，抗链球菌溶血素 O 增高，心瓣膜杂音显著。故可排除。

2. 冠心病　患者年轻，无易感因素，无心绞痛表现，心电图无缺血性 ST-T 动态改变，心肌酶持续轻度升高，故可排除。

3. 自身免疫性疾病　患者无皮疹、关节痛、脱发、反复黏膜溃疡等临床表现，自身免疫抗体均为阴性，暂无自身免疫性疾病依据。

三、治　　疗

心肌炎的治疗主要是休息等一般性非特异性治疗，对于存在心律失常、心力衰竭的患者，遵循心律失常及心力衰竭指南进行治疗。

心肌炎患者应休息。在心肌炎急性期，尤其是有发热、活动性感染或心力衰竭时。并需要拟恢复运动前评估心律失常及心功能情况。

除非患者存在特殊情况，一般无须特殊抗病毒治疗、静脉用丙种球蛋白及免疫抑制治疗。通常不推荐使用非甾体抗炎药治疗。

严重心动过缓，特别是引起血流动力学障碍者，推荐临时起搏治疗。肾上腺皮质激素的应用可使严重心肌炎的心力衰竭好转，严重的心律失常（如高度房室传导阻滞）减轻或消除。促进心肌代谢的药物可能有辅助作用。

（崔　洁）

第七节　肥厚型心肌病

一、临 床 资 料

患者，男性，35岁，工人。2年内反复晕厥4次，再发加重半个月就诊。患者2年前搬家时于手持重物站起时突发意识丧失伴跌倒，自觉发作前有胸闷及黑矇，无心悸、胸痛，胸闷1~2秒后意识丧失，数十秒后自行恢复意识。旁观者诉当时患者面色苍白，无抽搐、无大小便失禁。醒后无胸闷、胸痛、心悸，无恶心、呕吐，无大汗淋漓等其他不适，未就诊。

半月前跑步时患者再次突发意识丧失伴跌倒，发作前有胸闷，无黑矇，无心悸、胸痛，胸闷数秒后意识丧失伴跌倒，约1分钟后自行恢复意识，当时无目击者，无大小便失禁，醒后无胸闷、胸痛、心悸，无恶心、呕吐，无大汗淋漓等其他不适，外院就诊查血压及心肺听诊"无异常"（未见记录），心电图显示"心肌肥大伴心肌缺血"（未见原图），并建议住院进一步检查，但患者拒绝住院。予以阿司匹林、硝酸异山梨酯、阿托伐他汀等药物治疗。服药后自觉症状加重，10天内2次在搬重物站起时感胸闷伴黑矇，无意识丧失。立即坐下并放下重物休息后约1分钟胸闷及黑矇可缓解，无心悸，无恶心、呕吐，无眩晕或其他感觉异常，无大汗淋漓，为进一步诊治来笔者所在医院。患者既往身体健康，否认高血压、糖尿病、高脂血症等病史。姑姑有"心脏病"，具体不详。母亲有高血压。

体格检查：一般情况可，T 36.5℃，P 68次/分，R 15次/分，BP 卧位126/74mmHg，立位 118/70mmHg。神志清楚，对答切题，皮肤、巩膜无黄染，无贫血貌，无发绀，颈动脉未闻及血管杂音，颈静脉无显露。甲状腺未触及肿大。胸廓无畸形，双肺呼吸音清，未闻及啰音。心前区无异常隆起，触诊心尖位于第5肋间锁骨中线处，范围约1.5cm×1.5cm，可触及抬举样心尖搏动，未触及震颤或心包摩擦感，叩诊心浊音界正常，听诊 HR 68次/分，心律齐，胸骨左缘第3~4肋间可闻及2级收缩期杂音，下蹲时杂音减轻，站起时杂音响度增加，未触及震颤。腹部平软，无压痛，肝脾肋下未触及。双侧下肢无水肿，双侧足背动脉搏动正常。双侧视力、听力粗测正常，鼻唇沟对称，伸舌居中，四肢肌力5级，肌张力正常，腱反射可正常引出，双侧巴宾斯基征阴性。

胸部X线检查：未见异常。

入院心电图：窦性心律，左心室肥大伴 ST-T 改变（图 6-1）。

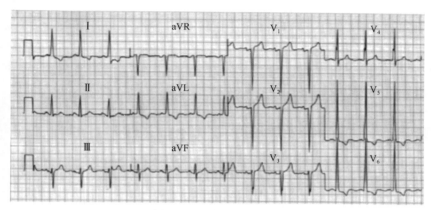

图 6-1 入院心电图表现

超声心动图：左心房、左心室内径正常，室间隔及左心室前壁心肌肥厚达 16～18mm，肥厚的心肌回声欠均匀，致使左心室流出道狭窄。HR 64 次/分时，左心室流出道压差 28mmHg；HR 90 次/分时，左心室流出道压差 54mmHg。左心室各节段收缩活动未见异常，LVEF 72%。

二、临 床 分 析

（一）临床特点

根据上述临床资料，本例患者有以下特点。

（1）中青年患者，有胸闷及晕厥，发作与运动有关。

（2）胸骨左缘第 3～4 肋间可闻及 2 级收缩期杂音，下蹲时杂音减轻，站起时杂音响度增加。

（3）无高血压病史，有可疑心脏病家族史。

（4）心电图显示左心室肥大伴 ST-T 改变。

（5）超声心动图显示室间隔和左心室壁不对称性增厚，左心室流出道梗阻，随心率变化呈动态改变。

（二）临床诊断

根据上述特点，应考虑为梗阻性肥厚型心肌病。

本病是以心肌非对称性肥厚、心室腔变小为特征，以左心室血液充盈受阻、舒张期顺应性下降为基本病变的原因不明心肌病。根据左心室流出道有无梗阻，其又可分为梗阻性肥厚型和非梗阻性肥厚型心肌病。

流出道有梗阻的患者，胸骨左缘第 3～4 肋间可闻及收缩期杂音，且可因左心室容积减少，即前负荷减小（如屏气、含硝酸甘油片等）或心肌收缩力增加（如心动过速、运动时）而增强；反之，心肌收缩力低下时（如使用 β 受体阻滞剂）此杂音常可减弱。超声心动图对本病的诊断有重要意义，无论对梗阻性还是非梗阻性。本例患者因心电图异常被疑诊为心肌缺血，加用硝酸酯类药物治疗，可能与用药后症状发作频繁有关。

（三）鉴别诊断

1. 室间隔缺损　收缩期杂音部位相近，但为全收缩期，心尖区多无杂音。超声心动图可见室间隔回声中断及有分流。本例可排除。

2. 主动脉瓣狭窄　收缩期杂音部位相近，但无动态改变。超声心动图显示特征不同。与本例不符。

3. 冠心病　无特征性杂音，超声心动图上室间隔不增厚，心电图 ST-T 多有动态变化。本例患者无冠心病危险因素，症状与冠心病不符，结合超声心动图等进一步检查不支持冠心病诊断。

三、治　　疗

治疗的目标是解除症状和控制流出道梗阻。

（一）内科治疗

1. β 受体阻滞剂　使心肌收缩减弱，减轻流出道梗阻，减少心肌氧耗，增加舒张期心室扩张，且能减慢心率，增加每搏量。常用美托洛尔或比索洛尔，逐步增加剂量。

2. 钙通道阻滞剂　既有负性肌力作用以减弱心肌收缩，又可改善心肌顺应性而有利于舒张功能。常用治疗：维拉帕米 120~480mg/d，分 3~4 次口服；地尔硫草30~60mg，每日 3 次，总量不超过 360mg。

（二）介入性治疗

采取经皮冠状动脉内化学消融治疗，以缓解梗阻性患者的症状，但应严格掌握适应证。

（三）手术治疗

对于药物治疗效果不佳的梗阻性肥厚型心肌病患者，外科手术可以缓解症状。

此外，对于不明原因晕厥的肥厚型心肌病患者，还需要警惕有无恶性心律失常发作，需要随访发作时心电图及动态心电图。如有心律失常如心房颤动、室性心动过速等，需要抗心律失常治疗，必要时需要采取 ICD 治疗以减少心律失常引起猝死的危险。

（崔　洁）

第八节　扩张型心肌病

一、临 床 资 料

患者，男性，28 岁，工人。心悸、气短伴间歇性下肢水肿 1 年，加重伴咳嗽 1 周。患者于 1 年前开始出现劳累后心悸、气短，伴有下肢轻度水肿。3 个月前"感冒"后出现半夜胸闷而坐起，伴咳嗽及咳白色泡沫痰。当地医院诊断为心力衰竭，予以利尿剂等药物治疗（具体不详），病情稍有好转。后未进一步就诊及用药。1 周前"感冒"后心悸、气短症状加重，伴咳嗽，夜间不能平卧，双下肢水肿，尿量减少。家族中无类似病史。

体格检查：T 37℃，P 100 次/分，R 24 次/分，BP 104/68mmHg。发育正常，慢性病容，半卧位，巩膜轻度黄染，浅表淋巴结无肿大，颈静脉怒张，甲状腺无肿大，心界向两侧扩大，以左侧为明显，心音低钝，HR 100 次/分，心律齐，偶闻及期前收缩，有第四心音，呈奔马律，心尖区可闻及 3 级收缩期吹风样杂音。双肺底可闻及散在较细湿啰音。腹软，肝肋下 3cm，剑下 5cm，质地中等，有压痛，脾肋下未触及，腹水征（-）。双下肢轻度水肿。实验室检查：白细胞计数 9.8×10⁹/L，中性粒细胞占比 0.70，淋巴细胞占比 0.30，出凝血时间正常。尿常规：蛋白（±），其余正常。红细胞沉降率正常。肝功能：ALT 90U/L，总胆红素 64μmol/L，结合胆红素 28μmol/L，血浆白蛋白 30g/L，球蛋白 45g/L。胸部 X 线片：双肺纹理增强，心影向两侧扩大。心电图：左右心室肥大，偶见室性期前收缩。心脏超声：左、右心房室明显增大，室间隔和左心室壁厚度为 7mm，左心室壁整体收缩活动减低，左室射血分数 35%，二尖瓣开放幅度小，关闭时不能关闭至瓣环水平，彩色多普勒超声提示中度二尖瓣反流及轻中度三尖瓣反流，轻度肺动脉高压，肺动脉收缩压 45mmHg。

二、临床分析

（一）临床特点

根据以上临床资料，本例患者有如下特点。

（1）男性，28 岁，慢性病程急性加重。

（2）有劳累后心悸、气短、下肢水肿、夜间不能平卧、咳嗽等心力衰竭表现，伴有左心衰竭、右心衰竭的体征。

（3）心界向两侧扩大，有期前收缩，有房性奔马律及心尖部收缩期杂音。

（4）转氨酶升高，总胆红素及结合胆红素增高，A/G 倒置。

（5）胸部 X 线片显示双肺纹理增强，心影向两侧扩大。

（6）心电图显示左、右心室肥大，偶见室性期前收缩。

（7）超声心动图显示心脏各房室均增大，室壁收缩活动差，二尖瓣有反流，左室射血分数减低。

（二）临床诊断

根据以上临床特点，应考虑扩张型心肌病。

由于心室扩大，二尖瓣关闭不全。心肌收缩力减弱，引起心力衰竭。心肌纤维化病变可累及起搏传导组织，可引起各种心律失常，本例有室性期前收缩。由于心排血量降低，可导致体循环淤血，肝脏淤血肿大，导致心源性肝硬化。本例有肝大、肝功能异常、A/G 倒置，符合合并心源性肝硬化的诊断。

本病为不明原因的左心室或双心室扩大，心室收缩功能受限制，伴或不伴充血性心力衰竭和心律失常，须排除其他原因后才能做出本病的诊断。

（三）鉴别诊断

1. 风湿性心脏病　本例患者虽有二尖瓣关闭不全，但不伴舒张期杂音；风湿性心脏病以二尖瓣狭窄为主，多有链球菌感染及风湿热病史。心脏二尖瓣关闭不全杂音于心力衰竭存在时减弱，心力衰竭控制后增强。超声心动图可见二尖瓣增厚、腱索增粗挛缩等改变。故可排除。

2. 心包积液　心肌病时心尖搏动向左下方移位，与心浊音界的左外缘相符，心包积液时心尖搏动常不明显或处于心浊音界左外缘的内侧。二尖瓣区收缩期杂音，心电图上心室肥大、异常 Q 波、各种复杂的心律失常，均指示心肌病。超声检查不难将两者鉴别，心包内多量液体平段或暗区说明有心包积液，心脏扩大则为心肌病。

3. 冠心病　中年以上患者，若有心脏扩大、心律失常或心力衰竭而无其他原因，必须考虑缺血性心肌病。有高血压、高脂血症或糖尿病等易感因素，室壁活动呈节段性异常者，有利于诊断冠心病。以心功能不全为主要表现者，与心肌病难区分时，冠状动脉造影有助于鉴别。

（四）不典型表现与易误诊原因

（1）中年以上患者，心电图有异常 Q 波，很容易误诊为冠心病，陈旧性心肌梗死。缺血性心肌病者，以心律失常和心力衰竭为表现者，易误诊为扩张型心肌病。

（2）心肌病有心脏普遍增大、心尖搏动减弱、体循环淤血等表现者，与心包积液易混淆。

（3）心肌病心脏明显增大伴相对性二尖瓣关闭不全时，易误诊为风湿性心脏病。

三、治　疗

（1）改善症状。

（2）改善预后：可用血管紧张素转换酶抑制剂（ACEI）或血管紧张素转换酶受体抑制剂（ARB）或血管紧张素受体脑啡肽酶抑制剂（ARNI）等肾素-血管紧张素系统（RAS）抑制剂及 β 受体阻滞剂、盐皮质激素受体拮抗剂（MRA）如螺内酯改善预后，目前指南最新推荐 SGLT2 抑制剂应用于慢性收缩性心力衰竭患者，可改善症状及预后。

（3）心力衰竭患者有发生恶性心律失常及猝死的风险，需要定期评估病情，随访心电图、超声心动图，注意药物治疗期间电解质等指标。如果患者随访临床心功能及 LVEF 未改善，还需要评估 ICD 适应证。非缺血性心肌病患者通常在 3 个月最佳内科治疗后证实 LVEF 仍≤35%，有 ICD 指征。

（崔　洁　童步高　李　清）

第九节　心包积液

一、临床资料

患者，男性，28 岁，工人。低热、胸闷气促、腹胀约 2 个月，加重 2 周。患者于 2 个月前开始低热，体温 37.3～38.2℃，伴有心前区闷胀，稍动即气促、乏力、咳嗽、腹胀，于当地医院就诊，胸部 CT 显示"心包积液"。给予左氧氟沙星抗感染治疗，病情曾一度好转。2 周前上述症状加重，同时出现双下肢水肿、食欲缺乏、不能平卧。父亲曾患肺结核。

体格检查：T 37.5℃，P 104 次/分，R 28 次/分，BP 90/60mmHg。营养发育中等，全身浅表淋巴结无肿大。巩膜及皮肤无黄染，颈静脉充盈，肝颈静脉回流征（＋），气管居中，甲状腺无肿大，双肺呼吸音清，心界向两侧扩大，HR 104 次/分，心律齐，心音遥远，无额外音，各瓣膜区未闻及杂音，无心包摩擦音，有奇脉。腹软，肝肋下 4cm、剑突下 6cm，质中，无触痛，脾肋下未触及，腹水征（－）。双下肢凹陷性水肿，无杵状指（趾）。

实验室检查：血常规显示白细胞计数 9×10^9/L，中性粒细胞占比 0.60，淋巴细胞占比 0.40。红细胞沉降率 5mm/L。肝功能正常。心包穿刺抽出血性液体，比重 1.022，李凡他试验（＋），红细胞计数 1.4×10^6/L，白细胞计数 500×10^6/L，中性粒细胞占比 0.40，淋巴细胞占比 0.60，心包液涂片找结核杆菌 3 次（－），找病理细胞 3 次（－）。胸部 X 线片显示大量心包积液，双肺可见散在钙化点。心电图显示窦性心动过速，低电压，Ⅱ、Ⅲ、aVF、V_3～V_6 导联 ST 段呈弓背向下型抬高。超声心动图显示心包腔内有厚 18～25mm 的液性暗区。

二、临 床 分 析

（一）临床特点

综上所述，本例患者有如下临床特点。

（1）青年男性，起病缓慢，有结核接触史。

（2）有体循环淤血的表现：腹胀、乏力、气促、肝大、双下肢水肿、颈静脉怒张、肝颈静脉回流征（＋）。

（3）心脏体征：心界明显向两侧扩大，心率快，心音遥远，无杂音，有奇脉，血压偏低。

（4）心包穿刺抽出血性液体，常规检查为渗出液。

（5）胸部 X 线片可见双肺散在钙化点，大量心包积液。心电图显示窦性心动过速、低电压及 ST-T 改变。

（6）超声心动图显示心包腔内有 18～25mm 液性暗区。

（二）临床诊断

根据以上特点，心包积液的诊断明确。

心包积液常见病因有结核性、非特异性、肿瘤性、尿毒症性、化脓性、风湿性及心肌梗死性等。本例患者有低热、乏力、食欲缺乏等结核中毒症状；起病缓慢，有结核密切接触史；症状、体征及辅助检查有心包积液存在证据；心包积液为血性渗出液，以淋巴细胞为主；胸部 X 线片有双肺散在钙化点；左氧氟沙星治疗曾一度好转。虽然心包液找结核杆菌（－），但仍以结核性可能性大。心包积液使心包腔内压力升高，产生体循环和肺循环淤血等心脏受压症状，称为心脏压塞。根据本例患者症状及体征特点，符合心脏压塞。

（三）鉴别诊断

1. 心力衰竭 可表现为体循环淤血、心脏扩大等，也可有心包积液。超声心动图表现与之不符，可排除充血性心力衰竭。

2. 肝硬化 无颈静脉怒张及体循环淤血的表现。本例可排除。

3. 急性心肌炎 可表现为发热，心力衰竭时可出现低血压和心动过速、颈静脉充盈等表现，累及心包时心电图可以有 ST 段弓背向下抬高及心包积液，胸部 X 线片可以出现心影扩大，但本例患者超声心动图表现与之不符，可以除外。

（四）不典型表现与易误诊原因

（1）心包积液与心脏压塞不明显时可误诊为扩张型心肌病，后者也有心浊音界扩大、心音低，造成诊断困难。超声心动图可帮助鉴别。

（2）心包积液的早期可闻及心包摩擦音，有时可与心脏杂音相混淆。若注意其特点，仍可区别两者。

三、治　疗

（一）急性期治疗

除卧床休息、支持疗法及心包穿刺抽液解除心脏压塞外，重点是抗结核治疗。一般用异烟肼 0.3g，口服，每日 1 次；链霉素 0.75g，肌内注射，每日 1 次；有时可加用对氨水杨酸，疗程 18～24 个月。也可联用异烟肼与乙胺丁醇，或异烟肼与利福平。

（二）心包切除术

如经内科治疗，渗液仍继续，或出现缩窄性心包炎表现，应考虑心包切除术。

（周京敏　崔　洁　李　清）

第十节　缩窄性心包炎

一、临床资料

患者，男性，34 岁，工人。双下肢水肿 5 个月，腹胀、食欲缺乏、乏力伴少尿 2 个月。患者于 5 个月前劳累后出现双下肢水肿，休息后减轻。2 个月前下肢水肿加重，尿量减少，伴胸闷、腹胀、食欲缺乏、头晕和乏力。无发热，无阵发性夜间呼吸困难。外院心电图显示心肌损害、低电压。胸部 X 线片显示双肺少量胸腔积液。否认结核病史。

体格检查：T 37℃，P 100 次/分，R 18 次/分，BP 105/75mmHg。自动体位，巩膜及皮肤无黄染，口唇及肢端无发绀。全身浅表淋巴结未触及肿大。颈静脉怒张，肝颈静脉回流征（+），甲状腺无肿大，双肺底叩诊呈浊音及呼吸音减弱。心尖搏动在正常范围，搏动减弱，心界叩诊稍向左扩大，HR 100 次/分，心律齐，心音低钝，肺动脉瓣区第二心音略增强，各瓣膜区未闻及杂音，未闻及心包摩擦音和心包叩击音，有奇脉。腹平软，呈蛙形，未见腹壁静脉曲张，肝肋下 6cm、剑突下 9cm，质中，表面光滑，有压痛，脾肋下未触及。腹部移动性浊音（+）。双下肢凹陷性水肿。

实验室检查：血尿常规及肝肾功能均正常，抗链球菌溶血素 O 300U/ml，红细胞沉降率 10mm/h，T-SPOT 阴性，类风湿因子（-）。静脉压 40cmH$_2$O，压肝后升高达 50cmH$_2$O。胸部 X 线片显示双肺纹理增多，心影轻度增大，两侧肋膈角钝。心电图显示低电压，窦性心动过速，Ⅱ、Ⅲ、aVF、V$_4$～V$_6$导联 T 波浅倒，ST 段压低 0.05～0.1mV。超声心动图显示左、右心房增大，心脏外层有一圈致密影，形态不随心脏搏动而改变。左心室后壁活动减弱，下腔静脉增宽达 30mm，入口处有缩窄环，无心肌增厚。CT 显示心包及两侧胸腔少量积液，心包增厚、钙化。右心导管检查显示右心房平均压为 16.2mmHg，右心房压力曲线呈 W 形，右心室压力为 27.2/14.3mmHg，舒张末期压力 20mmHg。右心室压力曲线近乎"平方根号"，即舒张早期下陷与舒张晚期高原状。肺动脉压 28.6/15.8mmHg。

二、临床分析

（一）临床特点

综上所述，本例患者有以下特点。

（1）青年男性，慢性起病。

（2）有体循环淤血的一系列表现：腹胀、食欲缺乏、少尿、肝大、腹水、颈静脉怒张、肝颈静脉回流征（+）等。

（3）心尖搏动减弱，心界扩大，心音低钝，无杂音，脉压变小，奇脉。

（4）心电图显示低电压和 ST-T 改变。超声心动图显示心包增厚，左心室后壁活动减弱，下腔静脉增宽，入口处有缩窄环，无心肌增厚或心腔小。

（5）右心导管检查显示右心室压力曲线近乎"平方根号"，右心房压增高。

（二）临床诊断

上述资料符合缩窄性心包炎的诊断。

（1）起病多缓慢，心悸、气短、咳嗽、腹胀等非典型性临床表现。

（2）心浊音界正常或略大，心音远，心率快，颈静脉怒张，肝大，腹水，下肢水肿，奇脉，脉压小，周围静脉压增高。

（3）心电图显示窦性心动过速，低电压，广泛 T 波低平或倒置。

（4）胸部 X 线检查显示心脏可见钙化影。

（5）超声心动图显示心脏内径减小，心包增厚及心包腔内有液性暗区。

（三）鉴别诊断

1. 限制型心肌病 病情发展迅速，心脏增大者较多，常可闻及室性或房性奔马律，或四音律，很少有奇脉。心电图较少有低电压，心脏超声心包不增厚，可有心肌或心内膜增厚。故此例可排除限制型心肌病。

2. 肝硬化　无颈静脉怒张、体循环静脉压升高及心包钙化和心尖搏动减弱。与本例不符。

3. 扩张型心肌病　心脏增大，呈普大型，超声心动图显示左心室扩大及左心室收缩功能障碍。本例可以排除。

（四）不典型表现与易误诊原因

（1）缩窄性心包炎的心包增厚可为全面性，也可仅限于心脏的某些部位，临床表现各异。如缩窄位于房室沟或肺静脉，则临床上类似二尖瓣狭窄；如位于主动脉根部，则类似主动脉狭窄。因此，在临床上须详细询问病史，注意鉴别。

（2）有时仅以体循环淤血表现为主，易误诊为门静脉高压或充血性心力衰竭。

（3）由于静脉压升高，阻碍小肠淋巴引流，导致淋巴液丢失、腹泻和低蛋白血症，易误诊为肠道疾病。由于肾静脉压升高，出现类似肾病综合征表现，也易误诊。

三、治　疗

筛查病因，如有无结核杆菌感染等，本例患者无结核杆菌感染及其他明确病因。内科治疗只能减轻症状，有持续性血流动力学障碍时，建议行心包剥离术。

（崔　洁　童步高　李　清）

第十一节　法洛四联症

一、临床资料

患者，男性，10岁，反复发作呼吸困难约10年，伴全身乏力，活动后症状加重，并常取下蹲位休息，曾有晕厥史，并有反复咳嗽、咯血、咳痰。

体格检查：P 110次/分，R 30次/分，BP 105/75mmHg，营养发育较差，颜面及口唇发绀，呼吸急促，双肺呼吸音粗，双肺底可闻及少许湿啰音，P_2减弱，胸骨左缘第2、3肋间有3级收缩期喷射性吹风样杂音，伴有收缩期震颤，腹部未见异常。

实验室检查：血红蛋白200g/L。超声心动图显示主动脉根部扩大，其位置前移并骑跨于室间隔上，主动脉前壁与室间隔呈连续性中断，右心室肥大，其流出道、肺动脉内径狭窄。心电图显示右心室肥大和心肌劳损。胸部X线检查显示双肺清晰，右心室增大，心尖向上翘起。心导管检查及造影结果：心导管可由右心室直接进入主动脉，动脉血氧饱和度为79%，右心室造影时，主动脉和肺动脉同时显影，左心室亦显影。

临床诊断为法洛四联症，转入心外科手术治疗。

二、临 床 分 析

（一）临床特点

根据以上临床资料，本例患者有如下特点。

（1）儿童，自幼反复发作呼吸困难，乏力，喜蹲位，经常出现肺部感染及有晕厥史。

（2）体征：营养发育较差，发绀，心率快，呼吸急促，双肺底有湿啰音，P_2 减弱，胸骨左缘第 2、3 肋间有 3 级收缩期杂音伴震颤。

（3）辅助检查：血红蛋白显著增高。超声心动图显示肺动脉狭窄，室间隔缺损，主动脉骑跨于缺损的室间隔上，右心室肥大。心电图示右心室肥大和心肌劳损。胸部 X 线检查及心导管检查显示右心室增大，心导管从右心室进入主动脉，动脉血氧饱和度降低，右心室造影显示左心室流出道及主动脉提早显影。

（二）临床诊断

根据以上特点，符合法洛四联症诊断。

法洛四联症是联合的先天性心脏血管畸形，包括肺动脉狭窄、室间隔缺损、主动脉右位（骑跨于缺损的心室间隔上）、右心室肥大 4 种情况，其中主要的是室间隔缺损和肺动脉口狭窄。法洛四联症是最常见的发绀型先天性心血管疾病。只有室间隔缺损、肺动脉口狭窄和右心室肥大无主动脉骑跨的患者，称为非典型法洛四联症。

（三）鉴别诊断

法洛四联症需与其他有发绀的先天性心血管疾病相鉴别。

1. 法洛三联症 特点：①发绀出现晚；②胸骨左缘第 2 肋间可闻及收缩期杂音，较响，持续时间较长；③辅助检查显示瓣膜型肺动脉口狭窄，心房水平右向左分流，右心室增大。

2. 艾森门格综合征 特点：①发绀出现晚，是左向右分流的先天性心脏病（如室间隔缺损、房间隔缺损、动脉导管未闭等），患者发生严重肺动脉高压时，变为右向左分流而引起；②P_2 亢进，可有分裂，肺动脉瓣区可闻及收缩期吹风样杂音或喷射音、舒张期杂音等；③胸部 X 线检查显示肺动脉总干弧明显凸出，肺门血管影粗大而肺野血管影细小，右心导管检查显示肺动脉显著高压等。

3. Ebstein 畸形 特点：①心前区常可闻及四音律；②辅助检查发现右心房增大，右心室相对较小，有房间隔缺损而引起右向左分流，三尖瓣畸形，其隔瓣叶和后瓣叶下移至心室。

三、治 疗

（一）直视下手术

直视下手术疗效好，是彻底纠正畸形的方法，在体外循环下修补室间隔缺损，切开狭窄的肺动脉瓣或肺动脉，纠正右心室漏斗部的狭窄。

（二）分流手术

在体循环与肺循环之间造成分流，以增加肺循环血流量，使氧合血液得以增加。分流手术有锁骨下动脉与肺动脉吻合、主动脉与肺动脉吻合、腔静脉与左肺动脉吻合等。分流手术不改变心脏本身的畸形，是姑息性手术，但可为将来行纠治性手术创造条件。

（崔　洁　童步高　李　清）

第十二节　主动脉夹层动脉瘤

一、临床资料

患者，男性，68 岁。因突然发生胸前撕裂样剧痛 1 小时入院。患者于 1 小时前饱餐后突发胸前撕裂样剧痛，难以忍受，并扩展至胸背及腰部，伴面色苍白、大汗淋漓、头晕。既往有高血压史 20 余年，糖尿病史 2 年。

体格检查：T 36.5℃，P 120 次/分，BP 157.5/90mmHg。精神紧张，表情痛苦，呼吸急促，口唇无发绀，颈静脉无怒张。双肺呼吸音粗，无啰音。心界向左下扩大，搏动强而有力，心音增强，HR 120 次/分，心律齐，无奔马律，心尖区可闻及 2 级吹风样收缩期杂音，无心包叩击音和心包摩擦音，$A_2 > P_2$，脉搏细速，无奇脉，左侧桡动脉搏动较右侧弱，双足背动脉搏动稍弱。腹软，无压痛，肝脾无增大，肠鸣音 3~4 次/分，四肢活动正常，无病理反射。

实验室检查：血常规显示血红蛋白 112g/L，白细胞计数 $108 \times 10^9/L$，中性粒细胞占比 0.80，淋巴细胞占比 0.20，尿常规正常，尿三胆阴性。心电图显示窦性心动过速，左心室肥厚。胸部 X 线检查显示主动脉影增宽，主动脉内膜明显钙化，钙化的内膜缘距外膜缘 1.2cm，双肺无异常，心脏向左下扩大。超声心动图显示主动脉前、后壁厚约 8mm，降主动脉壁呈水平状分离，主动脉病变处内径增宽至 46mm。

二、临床分析

（一）临床特点

根据以上临床资料，本例患者有如下特点。

（1）老年男性，有长期高血压和糖尿病史。

（2）起病急骤，表现为胸前撕裂样剧痛，较快波及胸背和腰部。

（3）虽有休克征象，但血压不低。

（4）胸部 X 线检查显示主动脉阴影增宽，主动脉内膜明显钙化，钙化的内膜缘距外膜缘 1.2cm。

（5）超声心动图显示主动脉壁增厚，降主动脉壁呈水平状分离，主动脉增宽。

（二）临床诊断

根据以上特点应考虑诊断为主动脉夹层动脉瘤。

主动脉夹层动脉瘤的主要病因是动脉粥样硬化、高血压、马方综合征等。本例的病因与冠心病及高血压有关。动脉内膜或中层撕裂后，血流冲击使中层逐渐形成夹层分离，在分离腔中积血、膨出，形成夹层血肿，其好发部位为升主动脉和胸降主动脉。DeBakey 分型将主动脉夹层分为 3 型：Ⅰ型，病变始于升主动脉，扩展到降主动脉，此型较常见；Ⅱ型，病变局限于升主动脉，此型最少见，多见于马方综合征；Ⅲ型，病变从降主动脉左锁骨下动脉开口远端开始，包括或超过胸主动脉，此型约占 1/3，大多合并高血压。

（三）鉴别诊断

1. 急性心肌梗死 胸痛可递增性加剧，但不是一开始即为撕裂样剧痛，心电图有心肌梗死表现，有休克征象时血压降低，心肌酶增高。均与本例不符。

2. 急性心包炎 胸痛可突发，但性质多为锐痛，可受呼吸和体位影响，多伴有发热，可有心包摩擦音或叩击音，心电图有 ST-T 改变。与本例不符。

3. 肺栓塞 多有产生栓塞的原发病，如骨折、长期卧床等，有呼吸困难、发绀、咯血等肺栓塞的症状，心电图有急性肺源性心脏病改变，如 S I Q Ⅲ、肺型 P 波或电轴右偏，胸部 X 线检查显示粗大的肺动脉阴影及周围血管变细等。必要时可行肺动脉 CTA 以除外。与本例不符。

（四）不典型表现与易误诊原因

如果亚急性或慢性起病，则症状可不典型。血肿波及主动脉根部时可造成主动脉瓣关闭不全，可与风湿性心脏病混淆。少数病例夹层血肿破入心包致心脏压塞，也可发生于胸主动脉或腹主动脉而破入胸腔或腹壁，造成误诊。超声心动图或主动脉造影可以明确诊断。

三、治 疗

立即监护心率、血压，严格卧床休息，应用镇静镇痛药、吸氧、降低血压。病情相对稳定后可行主动脉 CTA，以明确诊断，指导治疗。如果血肿逐渐增大，有破裂危险或同时累及主动脉大的分支时，应考虑手术治疗。根据病变程度采用开窗术、瘤体切除术或血管移植术，如累及主动脉瓣造成严重反流，可考虑瓣膜置换术。

（崔 洁 童步高 李 清）

第七章　消化系统疾病

第一节　消化性溃疡

一、临 床 资 料

患者，男性，42 岁，反复发作性上腹隐痛 1 年，加重 1 月余。患者于 1 年前出现反酸、嗳气，进食酸甜食物后尤甚，常于餐后半小时开始出现中上腹隐痛，灼烧样，持续 2～3 小时后逐渐缓解，曾按"胃炎"治疗，症状无明显改善。1 个月前症状加重，食欲缺乏，体重减轻 4kg。患者否认夜间痛及饥饿痛。大小便正常。有吸烟史 10 余年，每日 20 支。体格检查：一般情况可，心肺无特殊。腹平软，上腹部轻度压痛，以剑突下偏左处较明显。肝脾未触及肿大。腹水征（－）。辅助检查：血常规正常。粪便隐血试验阳性。血清胃泌素正常。心电图（ECG）、肝脾胰双肾 B 超无异常。胃肠钡餐：胃小弯 1cm×2cm 龛影，周围黏膜皱襞向龛影集中。内镜：胃窦小弯侧 1.5cm×2cm 溃疡，边缘规则，充血水肿明显，中央凹陷，覆白苔。十二指肠球部及降部无异常。活检病理符合慢性溃疡改变，未见肿瘤细胞。

二、临 床 分 析

（一）临床特点

（1）中年起病。

（2）中上腹节律性疼痛 1 年，餐后重，下一餐前缓解。

（3）剑突下偏左压痛。

（4）粪便隐血试验阳性，血清胃泌素正常。

（5）胃肠钡餐及内镜检查显示胃小弯溃疡。病理显示慢性溃疡，未见肿瘤细胞。

（二）临床诊断

根据慢性、周期性、节律性中上腹疼痛，应首先考虑消化性溃疡（PU）。由于其节律为进食—疼痛—缓解，体格检查压痛以剑突下偏左为主，故以胃溃疡可能性大。胃肠钡餐及内镜证实胃小弯有溃疡，故可确诊为胃溃疡（GU）。由于症状明显，病灶周围黏膜充血水肿明显，可诊断为胃小弯溃疡活动期。

（三）鉴别诊断

1. 十二指肠溃疡　该病腹痛的节律是疼痛—进食—缓解，常有饥饿痛及夜间痛，与本例不符。且胃肠钡餐及内镜未发现十二指肠球部及球后病变，可以除外。

2. 反流性食管炎　可有剑突下灼烧样痛、反酸、嗳气，但缺乏节律性，且常伴有吞咽困难及胸骨后灼烧样疼痛，内镜检查和（或）24 小时 pH 监测及食管测压有助于明确诊断。本例患者表现为节律性中上腹疼痛，不伴胸骨后疼痛，且内镜检查未发现食管炎改变，可以除外。

3. 功能性消化不良　多表现为餐后饱胀或早饱不适，也可表现为中上腹不适伴（不伴）烧灼感，症状可似消化性溃疡，但这类患者胃肠钡餐或内镜检查无溃疡表现，主要原因为胃肠动力和感觉功能异常。本例内镜及胃肠钡餐已发现溃疡，故不考虑此病。

4. 冠心病　可于餐后特别是饱餐后，因冠状动脉相对缺血而出现心绞痛。疼痛多见于胸骨后或剑突下，且无节律性疼痛，发作时 ECG 可见 ST 段压低。本例 ECG 正常，不考虑此病。

5. 胃黏膜脱垂　可有中上腹疼痛，尤以右侧卧位时加重，左侧卧位时缓解。胃肠钡餐可见幽门管增宽、胃黏膜脱入十二指肠球部，使球底部呈蕈伞状改变。内镜下可见增粗的胃黏膜皱襞随蠕动进入幽门。本例内镜下未见上述表现，可以除外。

6. 胃癌　患者溃疡为 1.5cm×2cm 大小，应警惕恶性溃疡的可能。鉴别依赖内镜检查加黏膜活检。癌性溃疡边缘不规则，活检时质硬，易出血，局部僵硬，蠕动少。病理检查可见肿瘤细胞。本例与此不符。但对本例患者，有必要治疗后复查胃镜，确定溃疡是否愈合，并重复活检以除外恶性溃疡。

7. 胃泌素瘤　典型胃泌素瘤临床表现：①高胃酸，血清胃泌素水平可异常升高；②溃疡常为多发，部位不典型，或表现为难治性消化性溃疡，容易复发并发生出血、穿孔等并发症；③腹泻，多为水样泻；④胰腺或腹腔内肿瘤。本例患者无腹泻，血清胃泌素正常，内镜下见胃窦单发溃疡，故胃泌素瘤可以除外。

（四）不典型表现与易误诊原因

1. 无症状溃疡　有部分胃溃疡平时可无典型症状，常以出血、穿孔等并发症为首诊表现。对于原因不明的消化不良者，应进行胃肠钡餐或内镜检查。

2. 高位胃溃疡　多见于中老年人。因溃疡好发于泌酸细胞与非泌酸细胞交界处，一般情况下胃体壁细胞泌酸，胃窦 G 细胞不泌酸，两者交界处为胃小弯，所以胃溃疡多发生于胃小弯。随着年龄增长，如有壁细胞萎缩，泌酸细胞与不泌酸细胞的交界处即向上移，故溃疡位置可在胃体部甚至胃底、胃体交界处，临床上症状不典型，可有左胸痛、胸闷、胸部压迫感，如有后壁穿透，可出现肩背部放射痛，临床可误诊为冠心病、胆囊炎等。如溃疡发生于贲门附近，患者出现吞咽困难、咽下疼痛而被误诊为胃癌、食管贲门癌等。

3. 胃癌　溃疡型胃癌在内镜活检时应在溃疡边缘多处取材，如取材过少，可能找不到肿瘤细胞。如仅取溃疡中央，常只有坏死渗出物，也易漏诊。有些胃癌按胃溃疡治疗，溃疡可明显缩小甚至完全愈合，但停药后又复发。因此，如临床疑为胃癌而病理未能证实，应近期行内镜复查及活检，即使按溃疡治疗有好转，也应在近期（4～6 周）复查，以免误诊。

三、治　疗

治疗原则为消除症状、促进溃疡愈合、避免并发症、预防复发。幽门螺杆菌与溃疡的形成和复发有关，故在治疗溃疡的同时，应设法根除幽门螺杆菌。

（一）一般治疗

本病一般治疗同慢性胃炎。

（二）抗溃疡治疗

胃溃疡发生主要是因为胃黏膜攻击因子（胃酸、幽门螺杆菌等）增强和保护因子（黏液屏障、前列腺素等）减弱。因此，抗溃疡治疗的方法为削弱攻击因子、增强保护因子。

1. 削弱攻击因子　抑酸治疗可采用 H_2 受体拮抗剂或质子泵抑制剂（PPI）；抗幽门螺杆菌治疗目前多采用四联疗法，质子泵抑制剂（PPI）、铋剂加两种抗生素同时应用。

2. 增强保护因子　应用胃黏膜保护剂，如硫糖铝、胶体铋、吉法酯（惠加强 G）、瑞巴派特等。

胃溃疡的治疗一般 6~8 周为 1 个疗程，停药后 30 天应内镜复查。如溃疡已愈合，幽门螺杆菌已根除，则不再用药，以后如有复发或在好发季节之前，再服药 1 个疗程即可，此即为症状自我控制疗法。长期服药不能预防复发，而且不良反应多，费用高，近年已少用。

（三）手术疗法

一般胃溃疡无手术指征。出现胃溃疡并发症，如大量出血且药物及内镜等治疗无效，胃穿孔、胃出口梗阻或怀疑恶性溃疡时，才考虑手术治疗。胃巨大溃疡或内科难治性溃疡也可考虑手术治疗。

（陈世耀　刘韬韬）

第二节　胃食管反流病

一、临 床 资 料

患者，男性，65 岁，8 个月前出现胸骨后闷堵不适、上腹部灼热感，伴有轻度胀痛、反酸、嗳气，咽部有梗阻感。症状多于餐后发生，但不影响进食，与活动无明显关系。持续 1 小时左右自行缓解。无放射痛，无心前区压榨感，无咳嗽。

患者曾在出现症状时急诊行心电图及心肌酶谱检查，均为正常。发病以来，患者精神可，大小便正常，体重无减轻。既往曾两次行冠状动脉支架置入术，术后一直服用氯吡格雷、阿司匹林。3 个月前患者做了冠状动脉 CTA，未见明显狭窄。有高血压病史 20 余年，药物控制中。吸烟史 10 年，10 支/日，否认饮酒史。

体格检查：BP 140/80mmHg，神志清楚，体态偏胖。皮肤、巩膜无黄染，全身浅表淋巴结未扪及肿大，心肺体检无异常发现。腹平软，无腹壁静脉曲张，全腹无压痛，无反跳痛，未扪及包块。肝脾肋下未触及，移动性浊音（－），双下肢无水肿。

辅助检查：血常规正常；粪便常规和粪便隐血试验未见异常。ECG：正常。腹部 B 超：轻度脂肪肝。胃镜：食管下段黏膜见红色条样糜烂带，最长径<0.5cm，病灶不融合，胃窦黏膜充血，十二指肠未见溃疡。食管下段黏膜病理：黏膜慢性炎。诊断：轻度食管炎，慢性胃炎（胃窦糜烂型）。快速尿素酶试验：阴性。食管钡餐未见异常。

二、临床分析

（一）临床特点

（1）男性，65 岁，以胸骨后闷堵不适伴上腹部灼热感、咽部梗阻感为主要临床表现。症状无进行性加重，无体重减轻。

（2）既往有冠心病、高血压病史，有吸烟史，体态偏胖。

（3）血常规正常，粪便隐血试验（－）。胃镜：轻度食管炎。食管钡餐未见异常。

（二）临床诊断

根据临床特点，可诊断为胃食管反流病（GERD），反流性食管炎。吸烟、肥胖均是该病的诱因。

（三）鉴别诊断

1. 心绞痛 患者为老年男性，有高血压、冠心病病史，反复出现胸骨后不适，应与心绞痛鉴别。但心绞痛疼痛持续时间较短，休息和含服硝酸甘油能缓解。本例患者胸骨后不适持续时间长，发作时心电图和心肌酶谱均正常。与本例患者不符。

2. 食管癌 患者为老年男性，有咽部梗阻感，应警惕食管癌可能。但除晚期食管癌患者有严重梗阻外，其他食管癌患者梗阻症状以进固体食物时明显，进流食时多症状不明显，且症状进行性加重，伴消瘦、贫血等表现。胃镜检查多能发现病灶，活检病理可确诊。但本例患者一般情况佳，胃镜及病理检查无肿瘤依据，可以排除该诊断。

3. 贲门失弛缓症 可有反酸、烧灼感，但常有间歇性吞咽困难，食管吞钡见"鸟嘴征"是其特征性表现。内镜下可见食管扩张，贲门部闭合，进镜有阻力感。本例患者食管钡餐未见异常，可以排除。

4. 纵隔肿瘤 纵隔肿瘤压迫食管也可以出现胸骨后不适及吞咽梗阻等症状，但症状一般为持续性、进行性加重，内镜下多可见食管外压性改变。本例患者无此病依据，必要时可行胸部 CT 检查以排除。

（四）诊断思路分析

（1）心源性胸痛和非心源性胸痛考虑有先后：胸痛、胸闷患者在考虑非心源性胸痛之前应先排除心源性因素。本例患者为老年男性，有高血压和冠心病病史，更要排除心源性因素。患者 3 个月前，即出现症状后 5 个月冠状动脉 CTA 未见冠状动脉狭窄，基本排除由冠状动脉缺血导致的胸骨后不适，考虑非心源性因素。

（2）胃镜检查的作用：本例患者怀疑胃食管反流病，尽管内镜检查对胃食管反流病的诊断作用有限，仅能诊断 1/3 的反流性食管炎和巴雷特食管，但有助于排除食管憩室、食管癌、消化性溃疡和胃癌等其他疾病。出现以下情况需要首先行胃镜检查：①报警症状；②年龄大于 40 岁；③患者要求或医生认为有必要。报警症状包括进行性吞咽困难、吞咽痛、体重减轻（非故意）、新发贫血、呕血和（或）黑便、胃癌和（或）食管癌家族史、长期应用非甾体抗炎药、胃癌高发地区年龄大于 40 岁者等。本例患者为老年人，长期服用非甾体抗炎药，有胸骨后不适，故有行胃镜检查指征。

（3）不同类型的胃食管反流病诊断思路不同：胃食管反流病分为非糜烂性胃食管反流病（NERD）、反流性食管炎和巴雷特食管三类。后两者胃镜下有典型的表现，被认为可以反映存在反流，根据典型表现可以做出胃食管反流病的诊断；NERD 有反流症状，但胃镜检查阴性，需要利用其他方法证实存在反流。

（4）证实反流的方法

1）质子泵抑制试验：应用质子泵抑制剂（PPI，标准剂量，2 次/日）治疗 2 周，PPI 治疗有效有助于证实存在酸反流。

2）食管 pH 监测（包括导管和 Bravo 胶囊两类）能够检测酸反流，阻抗监测能够检测所有反流，包括酸反流和非酸反流，对胃食管反流性疾病的诊断有帮助，而且食管反流监测是唯一能评估反流与症状之间关系的检查。

（5）胃食管反流病患者的典型症状包括胃灼热、反酸、反流，但也有相当比例的患者症状不典型，以消化道外症状如非心源性胸痛、哮喘、慢性咳嗽、鼻窦炎、声音嘶哑、喉炎、耳炎甚至龋齿等症状为主要表现，极易漏诊或误诊。对于这些患者，也要考虑胃食管反流病。

三、治　疗

（一）治疗方法

（1）一般治疗：抬高床头，避免进餐后立即卧床，戒烟、禁酒，避免高脂饮食、进食刺激性食物，控制体重。

（2）抑酸药物治疗：PPI 为首选的治疗药物。PPI 治疗 8 周可使 96% 的胃食管反流病患者治愈，并有效缓解胃食管反流病症状。长期应用 PPI 治疗时，应根据症状控制情况逐步减量，直至应用最小有效剂量。给予所有食管外症状患者经验性 2 次/日足量 PPI 治疗 8～12 周后，建议降阶梯维持治疗，维持治疗应选择满足症状缓解的最小 PPI 剂量。

（3）非酸反流引起的胃食管反流病对 PPI 治疗反应有限，促动力药和黏膜保护剂有一定的作用。

（4）若胃食管反流病患者对抑酸治疗有反应但不耐受，可推荐抗反流手术作为一种治疗选择。

（二）难治性胃食管反流病诊疗思路

标准剂量的 PPI 治疗 8 周仍有持续的反流症状称为难治性胃食管反流病。难治性胃食管反流病的处理原则如下。

（1）难治性胃食管反流病的处理需要基于对反流症状的原因分析。不是所有对 PPI 治疗没有反应的患者都是胃食管反流病，评估最重要的目的是区分因持续反流而有症状的患者与非胃食管反流病病因的患者。反流症状持续的原因包括反流因素和非反流因素（表 7-1）。

表 7-1　反流症状持续的原因

反流因素		非反流因素
持续酸反流	持续非酸反流	
PPI 治疗	持续非酸反流	食管运动障碍综合征
剂量	食管对生理量酸、弱酸、气体反流敏感性高	贲门失弛缓症
时间	食管黏膜完整性受损	硬皮病
依从性		其他食管炎
PPI 快代谢		嗜酸细胞性
夜间酸突破		感染性
高酸分泌状态		药物性
食管裂孔疝		功能性烧心
		功能性胸痛

（2）所有难治性患者均需行内镜检查。

（3）首选优化 PPI 治疗。

（4）对于胃食管反流病食管外症状在优化 PPI 治疗后仍然持续存在的患者，应由五官科、呼吸科和变态反应科专业医生共同评估，以寻找其他病因。

（5）内镜阴性或五官科、呼吸科和变态反应科专业医生评估阴性的难治性胃食管反流病患者，需进行反流监测。

（6）停药期间可用任何可获得的方法监测反流，如食管 pH 监测或阻抗-pH 监测，反映的是未治疗状态下的反流情况。如果结果阴性，胃食管反流病的可能性小，应停用 PPI，同时寻找非胃食管反流病病因；如果结果阳性，则提供了诊断胃食管反流病的客观证据，但是不能说明治疗失败的原因。但如果是服用 PPI 期间，应用阻抗-pH 方法监测酸反流和非酸反流，反映的是治疗（如 PPI）是否足够。

（高　虹）

第三节 胃 癌

一、临 床 资 料

患者，男性，46 岁。节律性中上腹痛 5 年余，近 3 个月黑便 2 次。病初上腹痛多发生于饥饿时或夜间，进餐后可缓解，曾做上消化道钡餐检查，显示为十二指肠球部溃疡，间断服用奥美拉唑治疗。近 3 个月来上腹痛加重且节律消失，奥美拉唑疗效不佳。曾有 1 次黑便，粪便隐血试验（+++）。医生曾建议其行内镜检查，但其因惧怕而拒绝。2 天前大便呈柏油状，再次就诊。体格检查：BP 110/70mmHg，左锁骨上淋巴结不肿大，心肺未见异常，腹平软，上腹部轻度压痛，未扪及包块。血常规：血红蛋白 110g/L，白细胞计数 6.5×10^9/L，中性粒细胞占比 0.62，粪便隐血试验（++++）。内镜检查见胃窦小弯侧 2cm×1cm 溃疡，中央凹陷，覆秽苔，见血痂附着，边缘质脆、易出血，十二指肠球腔畸形，但无活动性溃疡。溃疡病理检查为低分化腺癌。

遂行胃大部切除及胃十二指肠吻合术。手术标本病理检查显示低分化腺癌，癌细胞侵及浆膜层。D2 清扫的 16 个淋巴结中 6 个有转移。

二、临 床 分 析

（一）临床特点

（1）中年男性，节律性中上腹痛 5 年余，近 3 个月腹痛加剧，黑便 2 次。
（2）上腹部轻度压痛，未扪及包块。
（3）轻度贫血、粪便隐血试验（++++）。
（4）内镜见胃窦小弯侧溃疡，边缘质脆、易出血，病理诊断为低分化腺癌。
（5）手术探查胃窦低分化腺癌侵及浆膜层，周围淋巴结有转移。

（二）临床诊断

根据以上特点诊断为胃癌。癌肿侵犯浆膜层。按照胃癌的国际 TNM 分期，T 为原发肿瘤，N 为局部淋巴结，M 为远处转移。

Tis：原位癌。
T1：肿瘤局限于黏膜层或黏膜下层。
T2：肿瘤浸润超过黏膜下层，但局限于固有肌层。
T3：肿瘤浸润超过固有肌层，但局限于浆膜下组织。
T4a：肿瘤侵犯浆膜层。
T4b：肿瘤侵犯邻近组织结构。
N1：淋巴结转移 1～2 个。
N2：淋巴结转移 3～6 个。

N3：淋巴结转移≥7个。

M0：无远处转移。

M1：有远处转移，并进行具体部位说明。

本例完整的诊断应为胃窦癌，溃疡型，低分化腺癌，TNM分期为T4N2M0。

（三）鉴别诊断

1. 慢性胃炎、胃溃疡 许多临床表现与胃癌相似。依据症状、体征无法鉴别，胃肠钡餐检查可能漏诊早期胃癌，而误诊为慢性胃炎，即使发现龛影，有时也难以鉴别是良性还是恶性溃疡，最可靠的鉴别手段是内镜检查加病理活检。内镜下良性溃疡边缘规则、光滑、中央覆白苔，质地软，活检时出血少，周围蠕动好；恶性溃疡边缘常不规则，可为地图状，中央有污秽苔，活检时质硬、脆，易出血，周围有僵硬感。病理活检可确诊。

2. 胃巨大溃疡合并真菌感染 胃巨大溃疡常因幽门不全梗阻、胃潴留而继发真菌感染，中央凹陷，覆污秽苔，酷似溃疡型胃癌，但边缘较光滑，活检时虽质地偏韧，但不易出血，可资鉴别。溃疡表面刷检或病理检查找到真菌可明确诊断。治疗后重复胃镜检查非常必要。

3. 胃淋巴瘤 内镜下可见局限或多发的黏膜下肿块，表面可有糜烂及溃疡，组织脆且易出血，酷似进展型胃癌。活检时应采用挖掘式、大块活检钳，以便获得阳性结果。病理活检加免疫组化可帮助确诊。

（四）不典型表现与易误诊原因

（1）无症状的胃癌：常不去就医，出现消化道出血或幽门梗阻时才就诊，病情已属晚期。因此，提倡定期健康检查，特别是萎缩性胃炎出现中重度不典型增生者，应3~6个月内镜复查1次。

（2）原有消化性溃疡病史或经胃肠钡餐及内镜确诊为胃、十二指肠溃疡者，如经正规治疗不见好转，应及时复查，以免贻误诊断。

（3）内镜检查时忽略微小的病变，如小隆起、小糜烂，忽略胃体上部、贲门下方病变，或虽发现病变，但不进行活检，或虽然活检而取材不当（如只取病变中心可能只有坏死组织），都可导致漏诊。正确的做法是在可疑病变边缘及中央均取材，取材部位越多，阳性率越高。

（4）一些胃癌患者可出现伴癌综合征：包括反复发作的表浅性血栓静脉炎及过度色素沉着、黑棘皮病、皮肌炎、膜性肾病、累及感觉和运动的神经肌肉病变等。因此，遇有上述病变时应警惕胃癌的可能。

（五）早期诊断线索

下列情况应重点随访，尤其是应行内镜检查：①40岁以后出现中上腹不适或疼痛，无明显节律性并伴明显食欲缺乏和消瘦；②胃溃疡患者，经严格内科治疗而症状仍无好转者；③慢性萎缩性胃炎伴肠上皮化生及不典型增生，经内科治疗无效者；④X线检查显示胃息肉>2cm者；⑤中年以上患者，出现不明原因贫血、消瘦和粪便隐血持续阳性者。

三、治　疗

（一）手术治疗

手术切除是胃癌的主要治疗手段，也是目前能治愈胃癌的唯一方法。胃癌手术分为根治性手术和姑息性手术，应力争根治性切除。对于 Tis（原位癌）和 T1a 期患者，有经验的中心可行内镜黏膜切除术（EMR）和内镜黏膜下剥离术（ESD）治疗。

内镜下治疗绝对适应证：不伴溃疡，直径＜2cm 的分化型黏膜内癌（cT1a）。扩大适应证：不伴溃疡，直径≥2cm 的分化型黏膜内癌；伴有溃疡，直径＜3cm 的分化型黏膜内癌；不伴溃疡，直径＜2cm 的未分化型黏膜内癌。

（二）非手术治疗

早期胃癌不论有无淋巴结转移，术后一般不需要化疗。进展期胃癌均须辅以化疗，分为术前、术中、术后化疗，目的是使癌灶局限、消灭残存癌灶及防止复发和转移。晚期胃癌化疗的目的主要是缓解症状、改善生活质量及延长生存期。

常用药物有氟尿嘧啶（5-FU）、卡培他滨、S-1、表柔比星（ADM）、顺铂（DDP）或奥沙利铂、紫杉醇、多西紫杉醇、依托泊苷（VP-16）等，常用 2～3 种药物联合化疗，以减轻毒副作用，并提高疗效。

（三）放疗

放疗主要用于胃癌术后辅助治疗，不可手术的局部晚期胃癌的综合治疗，以及晚期胃癌的姑息治疗。

（四）靶向治疗

对 HER-2 阳性的晚期或转移性胃癌患者，推荐曲妥珠单抗联合化疗作为一线治疗方案。血管内皮生长因子受体-2 拮抗剂雷莫芦单抗单药或与紫杉醇联合用于治疗难治性或含氟尿嘧啶或铂类化疗方案失败的胃癌或食管胃结合部晚期腺癌。

（五）中医中药疗法

中医中药疗法可作为晚期胃癌的一种辅助治疗。

（董　玲）

第四节　功能性消化不良

一、临床资料

患者，女性，35 岁，反复上腹饱胀、隐痛 1 年多。腹痛无规律性，与进食无关。进食少量食物则有饱胀感，导致食量明显减少。腹胀可持续数小时，嗳气后缓解，偶有反酸，无呕吐，服用多种胃黏膜保护剂、制酸剂及中药无明显疗效。平日经常失眠多梦，否认肝病、肾病和糖尿病史。

患者父亲死于胃癌，病初也有腹痛、腹胀感，故明显忧虑，但多次胃镜检查仅提示慢性胃炎。

体格检查：一般情况可，心肺无特殊，腹软，全腹无明确压痛，肝脾肋下未触及，上腹叩诊呈鼓音，肠鸣音正常。血常规、尿常规、粪便常规检查无异常，粪便隐血试验多次阴性。肝肾功能、肿瘤标志物、血淀粉酶、内分泌及免疫系统疾病检查阴性。

B超检查未见异常。胃镜检查提示慢性浅表性胃炎（轻至中度），幽门螺杆菌（－）。

二、临 床 分 析

（一）临床特点

（1）女性，35岁。

（2）反复上腹部饱胀、隐痛1年多，腹痛无规律性，常有早饱感。有失眠多梦等神经衰弱症状，怀疑自己罹患胃癌。

（3）腹部查体无异常。

（4）无贫血、便血证据，B超未见异常，胃镜提示慢性浅表性胃炎，幽门螺杆菌（－）。肝肾功能、肿瘤标志物、血淀粉酶、内分泌及免疫系统疾病检查阴性。

（二）临床诊断

根据症状、体征、辅助检查可诊断为功能性消化不良（FD），餐后不适综合征（PDS）亚型。

功能性消化不良的罗马Ⅳ标准是诊断前症状出现至少6个月，近3个月必须满足以下1条或多条：①餐后饱胀不适；②早饱感；③上腹痛；④上腹烧灼感。并且通过常规检查没有可以解释上述症状的器质性或代谢性疾病。

（三）鉴别诊断

1. **胃癌**　可有上腹饱胀、早饱、上腹隐痛等症状，可有上腹烧灼感，晚期患者有消瘦、恶病质，体格检查可发现锁骨上淋巴结肿大，腹部肿块、直肠陷凹肿块等，胃镜及病理检查可确诊。

2. **消化性溃疡**　常有慢性周期性、规律性中上腹疼痛或不适，可伴有反酸，上腹嘈杂感，球部溃疡患者进食及服用制酸剂可缓解，胃镜检查可以明确诊断，经合理治疗，一般1～2个月可以痊愈。

3. **胃食管反流病**　主要症状为烧心、胸骨后疼痛、反酸和反食，内镜下可表现为食管炎，24小时食管pH监测证实有食管异常酸反流，制酸剂治疗有效。

4. **慢性胆囊炎**　常有上腹部闷胀、隐痛，进油腻食物症状加重，可向后背放射，B超可发现胆囊壁毛糙，也可同时有胆囊内结石。但症状多为间歇性，无早饱感；症状严重者有胆绞痛、发热、黄疸。

5. 慢性肝病　如肝炎、脂肪肝、肝硬化，可有上腹饱胀、隐痛，严重者伴有食欲缺乏、厌油，可有上腹早饱感，体格检查可有慢性肝病体征，实验室检查有肝功能异常，不难鉴别。

6. 慢性胰腺炎　可有反复发作的上腹部疼痛，常伴有消化不良症状、腹泻、消瘦；发作时血淀粉酶增高。胰腺外分泌功能降低，X线腹部平片可见胰腺部位钙化灶。B超、CT、MRI及ERCP检查可见胰腺实质性病变，胰管扩张、扭曲、狭窄等征象，可以明确诊断。

（四）不典型表现与易误诊原因

罗马Ⅳ标准将功能性消化不良分为餐后不适综合征和上腹疼痛综合征。

1. 餐后不适综合征　诊断前症状出现至少6个月，近3个月至少具备以下1个症状，每周至少发作3天：①进食正常食量后出现餐后饱胀不适感，严重到影响日常生活；②早饱感，抑制了正常进食。支持诊断的标准：①上腹部胀气或餐后恶心或过度嗳气；②可能同时存在上腹疼痛综合征。

2. 上腹疼痛综合征　诊断前症状出现至少6个月，近3个月每周至少1次，必须具备以下所有症状：①上腹部疼痛，严重到影响日常生活；②上腹部烧灼感，严重到影响日常生活。支持诊断的标准：①疼痛通常由进食诱发或缓解，但也可能在禁食时发生；②可能同时存在餐后不适综合征。

3. 慢性胃炎　一般而言，对于功能性疾病的诊断，须排除器质性疾病，但慢性胃炎存在不影响功能性消化不良的诊断，因为成年人几乎100%有慢性胃炎，大多数并无特别不适，即使有上腹隐痛及嗳气等症状也不难治疗，少有症状持续3个月者。

三、治　　疗

治疗原则：采用综合治疗措施，避免诱发因素，纠正病理生理异常，缓解症状，减少复发，提高患者的生活质量。

（一）一般治疗

建立良好的生活习惯，避免烟酒、咖啡、浓茶及服用非甾体抗炎药。建议少量多餐，避免一次大量进食。

（二）药物治疗

药物治疗主要是经验性治疗。上腹痛为主要症状者可选择H_2受体拮抗剂或质子泵抑制剂，如法莫替丁20mg，每日2次，或奥美拉唑20mg，每日1次；以上腹胀、早饱、嗳气为主要症状者可给予促胃肠动力药如多潘立酮（吗丁啉）10mg、每日3次，或莫沙比利5～10mg、每日3次、伊托必利50mg、每日3次，均在饭前15～30分钟服用。幽门螺杆菌相关消化不良者建议进行根治（参见本章第一节"消化性溃疡"）；上述治疗疗效欠佳而伴随精神症状（抑郁、焦虑、失眠等）者，可给予三环类抗抑郁药如阿米替林或选择性 5-羟色胺再摄取抑制药，宜从小剂量开始，注意药物的不良反应。

（董 玲 方 颖）

第五节　肠易激综合征

一、临 床 资 料

患者，女性，36 岁。反复腹泻 6 年余。每日排便 3～4 次，多在上午，便前下腹或左下腹疼痛，便后缓解。粪便糊状，有少许黏液，无血，有时带不消化的食物。常有排便不尽感。曾多次做粪便常规检查，无明显异常。粪便隐血试验（－），细菌培养（－）。胃肠钡餐检查：除肠蠕动增快外无明显异常。曾行纤维肠镜检查，无异常。曾用呋喃唑酮、诺氟沙星等多种药物治疗无好转。服用止泻药如复方地芬诺酯、洛哌丁胺等仅暂时有效。每年大多数时间腹泻，偶有便秘，粪便呈颗粒状如羊粪。腹部受凉、工作紧张及情绪不佳时病情加重。近年常有失眠、多梦。

体格检查：除左下腹部触及腊肠样肠管外无异常。

直肠指检可感到肛门痉挛，轻度触痛。B 超检查未见异常，血常规、肝肾功能、血糖、甲状腺功能检查正常。

二、临 床 分 析

（一）临床特点

（1）中年女性，有失眠、多梦等神经衰弱史。

（2）慢性腹泻 6 年余，偶有便秘。腹泻发作与腹部受凉、工作紧张及情绪不佳有关。

（3）便前下腹或左下腹疼痛，便后缓解。

（4）粪便糊状，有少许黏液，多次化验及细菌培养无异常，粪便隐血试验（－）。

（5）胃肠钡餐检查肠蠕动增快，肠镜无异常。

（6）多种抗炎药物治疗无效。

（7）虽然腹泻多年，但一般情况良好。

（二）临床诊断

慢性腹泻在排除肠道器质性病变后可诊断为 IBS。本例患者考虑腹泻型 IBS。

IBS 的罗马Ⅳ诊断标准是诊断前症状至少出现 6 个月，近 3 个月每周至少 1 次反复发作腹痛，且伴有以下 2 条或 2 条以上：①与排便相关；②发作时伴有排便频率改变；③发作时伴有粪便性状（外观）改变。根据粪便的性状对 IBS 分型：腹泻型 IBS；便秘型 IBS；混合型 IBS；不定型 IBS。

（三）鉴别诊断

1. 感染性肠病 包括细菌性痢疾、阿米巴痢疾、肠寄生虫病等肠道感染。由于本例患者多次粪便常规和细菌培养无异常，可以除外。

2. 炎性肠病 包括溃疡性结肠炎和克罗恩病。前者为结肠弥漫性、非特异性炎症，肠镜可见肠黏膜充血、水肿、质地脆、易出血，急性期有浅表溃疡，慢性反复发作可有息肉或肠管狭窄；后者可累及整个消化道，多见于回肠末端和右半结肠，呈节段性病变，间有正常黏膜组织，肠黏膜呈铺路石样改变，也可能有匐行性溃疡，可有腹部肿块、瘘管、肠梗阻等表现，本例结肠镜检查无异常，胃肠钡餐检查阴性，可以除外。

3. 全身性疾病引起的腹泻 如肝、胆、胰疾病，甲状腺功能亢进症、糖尿病、尿毒症等因无相关病史，可以除外。

（四）不典型表现与易误诊原因

1. 功能性腹泻 临床表现与 IBS 相仿，但无腹痛（详见第二章第十二节"腹泻"）。

2. 慢性结肠炎 许多慢性腹泻患者结肠镜检查常见直肠或乙状结肠黏膜充血，因此内镜诊断为"慢性结肠炎"。其实，如行黏膜活检并无炎性细胞浸润，即不存在结肠炎，这是 IBS 误诊的常见原因。

三、治 疗

（一）一般治疗

详细询问病史，探求诱发因素，并设法去除。告知患者 IBS 的诊断，并详细解释疾病的性质，明确告诉患者该病不影响健康、不影响寿命、不会癌变，以解除患者的顾虑和提高治愈的信心，这是治疗最重要的一步。一般治疗：改善生活习惯及调整饮食；对于失眠、焦虑者，可给予镇静药如艾司唑仑、阿普唑仑等；也可用自主神经调节药如谷维素。

（二）对症治疗

（1）解痉治疗：钙通道阻滞剂如匹维溴铵 50mg、每日 3 次；奥替溴铵 100mg、每日 3 次；屈他维林 1 粒、每日 3 次。

（2）胃肠运动节律调节剂曲美布汀对肠运动有双向调节作用，腹泻型、便秘型或腹泻便秘交替型均可使用，$0.1 \sim 0.2g$、每日 3 次。$5-HT_3$ 受体拮抗剂阿洛司琼由于可引起缺血性肠炎，已经退市。

（3）止泻药：洛哌丁胺或地芬诺酯，止泻效果好，可用于腹泻较重者，但不宜长期使用；吸附药如蒙脱石用于轻症腹泻者。

（4）利福昔明是非吸收抗生素，可用于腹泻型 IBS，200mg、每日 4 次，$10 \sim 14$ 日。

（5）肠道微生态重建（FMT）。

（三）其他

抗抑郁药（如百忧解）可用于腹痛症状较严重、上述治疗无效且精神症状明显者；肠道菌群调节药如双歧杆菌、乳酸菌、丁酸梭菌等制剂对腹泻、腹胀有一定的疗效，可以使用。症状严重而顽固者，可给予心理行为治疗。

（董　玲　方　颖）

第六节　溃疡性结肠炎

一、临　床　资　料

患者，男性，30 岁。反复发作性腹痛、腹泻 5 年，再发并加重半年。5 年来患者每遇受凉或进食刺激性食物即出现腹痛，以左下腹为重，排便后缓解，同时伴有黄色黏液便，每日 3～5 次，有里急后重感，曾诊断为"慢性结肠炎"，服多种抗生素治疗，无明显疗效。1 周左右可自行缓解。半年前又发作，每日排便 5～7 次，有时多达 10 余次，为黏液血便，呈果酱色，有里急后重感。曾查粪便常规，白细胞 5～10/HP，红细胞满视野，有吞噬细胞。曾行粪便细菌培养：无致病菌生长。既往反复发作口腔溃疡。否认血吸虫疫水接触史及慢性细菌性痢疾史。

体格检查：轻度贫血貌；心肺无异常；腹平软，肝右肋下 2cm，质软，无触痛，脾肋下未触及，左下腹压痛，未扪及包块；直肠指检发现直肠壁触痛，指套见少许黏液及血液。

辅助检查：血常规显示红细胞计数 $3.1 \times 10^{12}/L$，血红蛋白 100g/L，血小板 $340 \times 10^{9}/L$；粪便常规显示红细胞（＋＋＋），白细胞（＋＋），粪需氧菌培养（－）；肝功能显示 ALT 78U/L，白蛋白 54%，α_1 球蛋白 6.4%，α_2 球蛋白 10.6%，β 球蛋白 9.0%，γ 球蛋白 20%；乙型肝炎病毒标志物（HBVM）（－），抗 HCV（－）；红细胞沉降率 50mm/h。钡剂灌肠：降结肠钡剂通过迅速，乙状结肠袋消失，见多处细小圆形缺损。结肠镜检查：横结肠、降结肠、乙状结肠、直肠黏膜充血、水肿、轻度糜烂及多处浅小溃疡，乙状结肠有多处黄豆大息肉。病理检查：黏膜下层大量淋巴细胞、浆细胞浸润，并有隐窝脓肿形成。肝活检：符合慢性活动性肝炎改变。

二、临　床　分　析

（一）临床特点

（1）青壮年男性，反复发作腹痛、腹泻，近半年为黏液血便，呈果酱色，有里急后重感。

（2）有反复发作口腔溃疡史。

（3）抗生素治疗无明显疗效。

（4）粪便细菌培养无致病菌生长。结肠镜检查见横结肠至直肠黏膜弥漫性充血水肿，散在浅小溃疡及息肉。黏膜病理活检有隐窝脓肿。

（5）ALT 78U/L，α_2球蛋白、γ球蛋白增高。肝活检符合慢性活动性肝炎改变。

（二）临床诊断

根据临床表现及辅助检查结果，可诊断为溃疡性结肠炎（UC），慢性复发型（重度），左半结肠、横结肠炎，活动期；慢性活动性肝炎。复发性口腔溃疡考虑溃疡性结肠炎的肠外表现。

（三）鉴别诊断

1. 慢性细菌性痢疾 为痢疾杆菌所致，病变以左半结肠，尤其是乙状结肠为主，可有腹痛、腹泻、脓血样便，有里急后重感。由于细菌耐药，可久治不愈。粪便常规检查除红细胞、白细胞外，可有吞噬细胞，酷似溃疡性结肠炎，但反复粪便培养可发现病原菌——痢疾杆菌，抗生素治疗有效。本例可除外。

2. 阿米巴痢疾 是由溶组织阿米巴引起的消化道传染病，可有腹痛、腹泻，粪便呈果酱色，伴不同程度里急后重。症状可反复发作，间歇期可健康如常，应与溃疡性结肠炎相鉴别。但阿米巴痢疾病变以右半结肠为主，粪便可找见溶组织阿米巴滋养体。肠镜可见右半结肠散在圆形或长圆形溃疡，边缘充血隆起，中央开口下陷，内含黄色或暗红色脓样分泌物，溃疡间黏膜大多正常。自溃疡面刮取材料镜检常可发现病原体。本例与此不符合。

3. 艰难梭菌引起的假膜性肠炎 常见于院内感染，多有抗生素应用史，镜下可见特征性假膜形成，粪便毒素检测有助于诊断。

4. UC 合并巨细胞病毒感染 多见于免疫抑制患者，镜下可见深溃疡，活检查见细胞内包涵体可确诊。

5. 克罗恩病（Crohn 病） 主要病变多位于回肠末端及升结肠，若病变涉及全结肠和肛门部，也可有溃疡性结肠炎的表现，可伴有腹部肿块、肠梗阻、瘘管、穿孔等。结肠镜检查可见病变呈节段性分布，呈铺路石样，裂沟样溃疡，活组织检查为非干酪肉芽肿，肠壁全层炎症。本例与此不符。

6. 肠易激综合征 粪便有黏液，但无脓血，结肠镜检查无器质性病变，肠黏膜病理活检无异常。

（四）不典型表现与易误诊原因

（1）溃疡性结肠炎早期症状轻微，仅表现为腹泻或腹泻便秘交替，常易误诊为"肠功能紊乱"。

（2）溃疡性结肠炎并非一定有溃疡，如不见溃疡就不诊断该病，将导致误诊。因该病早期肠黏膜只有充血、水肿，质脆、易出血，而没有溃疡；慢性反复发作后的静止期也只有多发性炎性息肉或肠管狭窄变硬，也没有溃疡。因此，凡病变自肛门起向乙状结肠、降结肠蔓延，并呈弥漫性、连续性，特别是具有黏膜充血、水肿、质脆、易出血者，除外感染性肠病后，均需要考虑溃疡性结肠炎可能。

（3）溃疡性结肠炎可有肠外表现，如虹膜睫状体炎、慢性活动性肝炎、硬化性胆管炎、关节炎等；如以肠外表现为主，或发生于肠道症状出现之前，常掩盖或忽视肠道本身病变而导致漏诊。

三、治　　疗

1. 急性发作期　主张高糖、高蛋白、低脂、少渣饮食。适当补充叶酸、维生素和微量元素，全胃肠外营养适用于重症患者及有中毒性巨结肠等并发症者。

2. 氨基水杨酸类药物治疗　包括不同制剂的美沙拉嗪（5-aminosalicylic acid，5-ASA）和传统的柳氮磺胺吡啶（sulfasalazine，SASP），是治疗溃疡性结肠炎的主要药物。活动性病变给予 3~4g/d，维持期给予 2g/d。5-ASA 肛栓剂和灌肠剂对溃疡性直肠和乙状结肠炎有效。

3. 肾上腺皮质激素等灌肠治疗　适用于急性活动的中重度溃疡性结肠炎，无维持缓解作用。另外因其不良反应，限制长期应用。泼尼松常用剂量 0.75~1mg/kg，2 个月左右病情缓解。病变局限于直肠、乙状结肠者，可给予肾上腺皮质激素，每晚睡前保留灌肠 1 次，2 周 1 个疗程。待症状缓解后逐渐减量到停用。

4. 免疫抑制剂治疗　适用于激素依赖或无效及激素诱导缓解后的维持治疗。硫唑嘌呤（AZA）是维持缓解最常用的药物。目标剂量 1~2mg/kg。AZA 不能耐受者可换用 6-巯基嘌呤（6-MP）或甲氨蝶呤（MTX）。加用免疫抑制剂后可逐渐减少激素用量甚至停用。环孢素（CsA）2~4mg/kg，1 周内快速起效，因不良反应大，适用于短期治疗严重溃疡性结肠炎且激素无效者。

5. 生物制剂　主要用于经激素及免疫调节剂治疗无效或不能耐受者，抗 TNF-α 单抗是目前应用最多的生物制剂。维得利珠单抗特异性作用于肠道黏膜，感染不良反应较轻，可用于抗 TNF-α 单抗无效的患者。

6. 手术治疗　紧急手术治疗指征为并发大出血、肠穿孔；重型患者特别是并发中毒性巨结肠经积极内科治疗效果不佳伴严重毒血症者。

（董　玲）

第七节　肠　结　核

一、临 床 资 料

患者，女性，26 岁。腹痛、腹泻 2 年余，加重伴闭经 1 年。2 年前患者不明原因出现脐周及右下腹痛，排便每日 3~4 次，为黄色稀便，无黏液及脓血，无里急后重感，排便后腹痛明显缓解。自觉乏力、食欲减退，午后发热，体温 37~38℃，夜间盗汗，曾在当地医院诊断为"慢性阑尾炎"和"克罗恩病"，经多方治疗无明显效果。近 1 年上述症状加重并出现闭经。否认结核病史，婚后未生育。体重下降 5kg。

体格检查：轻度贫血貌，颈部触及黄豆大及花生米大淋巴结多个。双肺呼吸音清，无啰音。心脏无异常。腹平软，肝脾肋下未触及。脐周及右下腹压痛，未扪及包块。腹水征（−）。

辅助检查：血常规显示红细胞计数 $2.9×10^{12}/L$，血红蛋白 96g/L，白细胞计数 $4.3×10^9/L$，中性粒细胞占比 0.48，淋巴细胞占比 0.50，单核细胞占比 0.02。红细胞沉降率 30mm/h，PPD 试验强阳性（有水疱）。T-SPOT 强阳性。胃肠钡餐造影见回盲部黏膜较粗乱，有钡影跳跃征。电子结肠镜显示回盲部环形溃疡改变。CT 检查显示回盲部病变，肠壁呈环形增厚，回盲瓣增厚，网膜增厚，淋巴结肿大。输卵管造影提示双侧输卵管阻塞。颈淋巴结活检提示颈淋巴结结核。

二、临 床 分 析

（一）临床特点

（1）青年女性，以腹痛、腹泻、低热、盗汗为主要临床表现。

（2）病程较长，起病缓慢，婚后未生育，近 1 年闭经，体重下降 5kg。

（3）PPD 试验强阳性，T-SPOT 强阳性，红细胞沉降率增快，轻度贫血，胃肠钡餐提示回盲部有钡影跳跃征；肠镜提示回盲部环形溃疡；CT 提示回盲部病变，肠壁环形增厚。输卵管造影提示双侧输卵管阻塞；颈淋巴结活检为颈淋巴结结核。

（二）临床诊断

依据上述临床特点考虑溃疡型肠结核可能性大。因溃疡型结核病变局部有环形溃疡，胃肠钡餐检查时肠道激惹产生钡影跳跃征。CT 检查提示回盲部病变，淋巴结肿大。增生型肠结核常表现为便秘或肠梗阻。由于患者有颈淋巴结结核，可能双侧输卵管阻塞亦由结核病变所致。因此推测，本例患者很可能是通过血行播散途径导致包括肠结核在内的多处结核病变。

（三）鉴别诊断

1. 慢性阑尾炎 可由粪石、异物、寄生虫等刺激或急性阑尾炎转化而致。主要症状也可以为右下腹痛，间歇性或持续性，常因剧烈运动、行走而引起或加剧，可与肠结核混淆。右下腹有局限性固定压痛点，胃肠钡餐表现为阑尾未充盈或充盈不规则，排空延迟，粘连固定等。本例患者与此不符，可以除外。

2. 克罗恩病 好发于青年，80%的病变在回盲部，可表现为腹痛、腹泻、右下腹压痛，有消耗症状，红细胞沉降率可增快，CRP 可以增高，内镜下提示为肉芽肿病变，极似肠结核；但胃肠钡餐显示克罗恩病常为节段性改变。病理为非干酪样肉芽肿。肠镜可见肠黏膜呈铺路石样改变及纵行裂隙样溃疡。其可有瘘管、口腔溃疡、虹膜炎、皮肤改变等肠外表现，但无肠外结核表现。PPD 试验阴性。T-SPOT 阴性，一般可以鉴别。如有困难，可先按肠结核治疗 1～2 个月，从疗效判断病变性质。本例临床表现典型，不考虑克罗恩病。

3. 升结肠癌 发病年龄在 40 岁以上，无肠外结核证据。病程呈进行性发展，一般无结核毒血症症状。腹部肿块表现呈结节感，质较硬，压痛不明显。X 线检查主要表现为充盈缺损，涉及范围较局限，不累及回肠。纤维结肠镜检查可见肿瘤，活组织检查可明确诊断。

4. 阿米巴或血吸虫病性肉芽肿 既往有相应的感染史，可有腹痛、果酱样便、糊状便、消耗症状。通过直肠或乙状结肠镜检查或从粪便中检出阿米巴滋养体或血吸虫虫卵多可证实诊断，相应的特效治疗有效。

（四）不典型表现与易误诊原因

（1）肠结核早期症状较轻，或仅有排便习惯改变，特别是增生型肠结核，一般情况良好，极易误诊为肠功能紊乱。

（2）不同部位的肠结核临床表现不同，如结核病变在乙状结肠、直肠，可误诊为"慢性结肠炎"或"溃疡性结肠炎"，结核侵及阑尾可误诊为"阑尾炎"，对以上情况应保持警惕。

（3）如有肺结核，常掩盖肠结核的表现，容易漏诊。

三、治 疗

1. 治疗原则 与肺结核相同，剂量足、疗程长，用药要个体化。抗结核治疗方案：利福平、异烟肼、吡嗪酰胺和乙胺丁醇治疗3～4个月，随后异烟肼和利福平治疗6～12个月。

2. 加强支持疗法

3. 手术指征 有严重并发症如肠穿孔、肠梗阻、肠瘘形成或大量出血而内科治疗无效者及诊断困难需要剖腹探查者。

（董 玲）

第八节 结肠淋巴瘤

一、临 床 资 料

患者，男性，34岁。因"便血伴间断发热1个月"入院。患者于1个月前无明显诱因出现发热伴畏寒，体温最高达40℃，同时排暗红色血便，每日2～3次，每次约100ml。无黑矇，无晕厥。当地予以头孢类抗生素、止血治疗10天，体温仍波动在37.5～39℃，以午后明显。便血一度停止，外院行肠镜检查显示结肠脾曲见一约3cm×4cm大小溃疡，表面见暗红色血块，肠腔狭窄，结肠镜无法通过。活检病理：黏膜慢性炎。腹部增强CT提示降结肠肠壁局部稍厚。加用美沙拉嗪1g，4次/日口服，5日后患者再次排鲜血便2次，每次量约200ml，伴头晕、乏力，无腹痛，给予输血，输血前静脉注射地塞米松5mg后2日内体温正常，便血停止，后又出现间断发热，体温37.3～38.5℃，伴左上腹隐痛不适。为进一步诊治收入院。患病以来，患者精神萎靡，伴盗汗，体重下降5kg，有一次口腔溃疡，否认外阴溃疡、皮疹、关节肿痛史。既往史、个人史均无特殊。体格检查：精神萎靡，慢性病容，轻度贫血貌。心肺无特殊；腹平软，无腹壁静脉曲张，左上腹轻度压痛，无明显反跳痛，未扪及包块；肝脾肋下未触及；移动性浊音（-）；双下肢无水肿。

辅助检查：血常规显示红细胞计数 $3.0×10^9/L$，血红蛋白 85g/L，白细胞计数 $6.0×10^9/L$，中性粒细胞占比 0.50，淋巴细胞占比 0.45，血小板 $210×10^9/L$。红细胞沉降率 12mm/h。粪便隐血试验（+）。肝功能正常。T-SPOT（-），针刺试验（-），淋巴细胞 *IGH* 基因及 *TCR* 基因重排阴性。腹部超声显示肝、胆、胰、肾、输尿管未见异常。小肠 CT 显示左上腹结肠肠管增厚，肠腔狭窄，小肠未见明显异常。肠镜（复查）提示进镜至结肠脾曲见一约 3.5cm×4cm 深溃疡，表面污秽，肠腔狭窄，结肠镜无法通过，其余所见结肠黏膜正常。病理显示结肠黏膜重度急性和慢性炎症，见淋巴细胞、嗜酸性粒细胞浸润。1 周后再次行肠镜检查，深挖活检组织 6 块。

二、临 床 分 析

（一）临床特点

（1）青年男性，以便血伴间断发热为主要临床表现。发病后患者精神萎靡，消瘦明显。

（2）T-SPOT（-），针刺试验（-），淋巴细胞 *IgH* 及 *TCR* 基因重排阴性。

（3）小肠增强 CT：左上腹结肠肠管（脾曲）增厚，肠腔狭窄，小肠未见明显异常。

（4）两次肠镜均提示结肠脾曲孤立溃疡。

（二）临床诊断

本例患者共经过 3 次肠镜检查并取活组织检查，最后一次活检病理提示结外 NK/T 细胞淋巴瘤（鼻型）。依据上述临床特点和肠镜病理及进一步的免疫组化检查最终确立了结肠淋巴瘤的诊断。

（三）鉴别诊断

1. 克罗恩病 好发于青壮年，呈慢性、反复发作，可表现为腹痛、腹泻、腹部包块、发热。全消化道均可以受累，但以末端回肠和回盲部受累最多见。红细胞沉降率增快，CRP 可以增高，内镜提示病变呈跳跃性，阿弗他溃疡或纵行溃疡，病变之间黏膜正常。病理为非干酪样肉芽肿。本例患者急性起病，肠镜及 CT 提示为结肠脾曲孤立的溃疡病灶，小肠无累及，最终病理也排除了该诊断。

2. 肠结核 本例患者为青年男性，有发热、盗汗、消瘦，应考虑肠结核可能。但肠结核多为低热，高热罕见，常表现为腹痛、腹泻或便秘、右下腹包块，PPD 试验阳性，T-SPOT（+），结肠镜下多表现为回盲部环形溃疡，结肠病变少见。本例患者表现为便血，激素治疗发热有效，T-SPOT（-），结肠镜下表现和病理排除了该诊断。

3. 白塞综合征 患者有结肠溃疡，病程中有过口腔溃疡，但无外阴溃疡，无眼部症状，针刺试验（-），该病诊断依据不足。

（四）不典型表现与易误诊原因

（1）肠道淋巴瘤患者临床和结肠镜表现可能并不典型，尤其在疾病初期。在缺乏病理学证据的情况下，仅从临床角度鉴别肠道淋巴瘤、克罗恩病、肠结核有时相当困难。有时需要行诊断性治疗（如抗结核治疗）以协助诊断。

（2）因病变处存在坏死组织，且内镜下组织体积较小，肠道淋巴瘤通常无法通过内镜检查取得阳性结果，导致确诊困难。对于高度怀疑肠道淋巴瘤的患者，多次多点活检、深挖活检可提高阳性诊断率。对于诊断不明确者，手术探查也是积极有效的方法。

三、治　疗

（1）根据不同分期行化疗和（或）放疗。
（2）加强支持治疗。
（3）手术指征：有严重并发症如肠穿孔、肠梗阻或大量出血而内科治疗无效者可行手术。

（陈世耀　刘韬韬）

第九节　结核性腹膜炎

一、临 床 资 料

患者，男性，32岁，腹痛、腹胀2年，加重并低热2个月。病起腹部隐痛、饱胀、食欲减退，粪便稀薄，每日2~3次。粪便检查无异常。曾按"肠道感染"治疗无明显疗效。近2个月上述症状加重，并有午后发热（体温38℃左右）、夜间盗汗，体重减轻3kg，遂来院就诊。5年前患者诊断为肺结核，经异烟肼、链霉素及吡嗪酰胺治疗1年痊愈。否认肝病史。

体格检查：慢性病容，轻度贫血貌。心肺无特殊。腹平软，无腹壁静脉曲张，腹壁有柔韧感，全腹轻度压痛，无明显反跳痛，未扪及包块。肝剑突下2cm，质中，无触痛，肋下未触及。脾未触及，移动性浊音（＋）。

实验室检查：血常规显示红细胞计数 $3.1×10^9$/L，血红蛋白 100g/L，白细胞计数 $3.7×10^9$/L，中性粒细胞占比 0.50，淋巴细胞占比 0.45，单核细胞占比 0.50，血小板 $120×10^9$/L。红细胞沉降率32mm/h。肝功能正常。粪便常规及粪便隐血试验阴性。腹水常规：细胞总数 $0.75×10^9$/L，白细胞 $0.5×10^9$/L，多核细胞占比 0.20，单核细胞占比 0.80。间皮细胞（＋），李凡他试验（＋），比重 1.020，腹水肿瘤细胞（－），细菌培养（－）。腹水ADA增高，＞45U/L。SAAG 9g/L。PPD试验1：10 000（＋＋＋）。T-SPOT（＋＋＋）。

胸部X线片：右上肺见两处钙化灶。全消化道钡餐造影（－）。腹部超声：肝、胆、胰、肾、输尿管未见异常，腹水（＋）。

二、临 床 分 析

（一）临床特点

（1）青壮年男性，以腹痛、腹胀、稀便为主要临床表现。近2个月低热、盗汗、体重减轻。

（2）既往有肺结核病史，胸部 X 线片显示右上肺有结核钙化灶。

（3）腹壁柔韧感，全腹轻度压痛，无明显反跳痛。移动性浊音（+）。

（4）PPD 试验 1∶10 000（+++），红细胞沉降率 32mm/h，腹水符合渗出液，单核细胞占比 0.80，腹水 ADA 增高，>45U/L。T-SPOT（+++）。

（二）临床诊断

根据临床特点，可诊断为结核性腹膜炎，渗出型。可能 5 年前的肺结核发生了血行播散，在腹腔形成肠系膜淋巴结结核。当机体抵抗力下降时，淋巴结结核破溃形成腹膜结核。

（三）鉴别诊断

本病以腹痛伴腹水为主，故主要为腹水的鉴别诊断。

1. 肝硬化门静脉高压腹水　本例患者否认家族史、肝病史，无慢性肝病面容，无腹壁静脉曲张及脾大等门静脉高压体征，腹水为渗出液，SAAG<11g/L，腹水 ADA 增高，可以除外。

2. 腹膜间皮瘤　因腹水中找到间皮细胞，应除外腹膜间皮瘤。恶性间皮细胞瘤常为弥漫性，覆盖全部或部分腹膜，或弥漫性结节播散，或呈坚韧、带白色的腹膜增厚，腹水为浆液纤维素性或血性，有时为胶质状，腹水中常找到较多间皮细胞，腹腔镜活检病理可确诊。全身情况在较长时间内很少变化，多无发热，红细胞沉降率很少增快。上述表现均与本例患者不符，故可以除外。如诊断性抗结核治疗无效，建议行腹腔镜检查。

3. 化脓性腹膜炎　多由腹腔器官穿孔，腹腔内感染导致。发热、腹痛明显，全身毒血症症状明显，腹水为渗出液，腹水中白细胞明显增多，以多形核粒细胞为主，腹水培养可提示混合细菌感染。腹部影像学检查有阳性提示。抗生素治疗有效。本例患者与此不符，可以除外。

4. 腹膜继发性肿瘤　腹膜肿瘤常继发于胃癌、肝癌或结肠癌，有原发病表现，消瘦明显，腹水为渗出液，可为血性或黄色，腹水肿瘤标志物增高，可能找见肿瘤细胞。本例患者与此不符，可以除外。

（四）不典型表现与易误诊原因

（1）不同类型结核性腹膜炎临床表现差异较大。例如，干酪型腹膜炎因有干酪样坏死，中毒症状明显，腹痛较剧烈，可误诊为伤寒或急腹症；粘连型腹膜炎可误诊为肠梗阻，也可能因腹膜及肠管粘连，形成包裹性积液，触及腹部包块可误诊为腹腔肿瘤，可在 B 超定位下，细针穿刺抽取腹水送检，如为渗出液，则有助于结核性腹膜炎的诊断。

（2）如将确诊或排除诊断的关键立足于某些辅助检查项目，缺乏对病史、体征等的综合分析，常导致误诊。例如，少数结核性腹膜炎腹水为血性，或介于渗出液与漏出液之间，红细胞沉降率无增快，PPD 试验阴性等，应予以注意。

（3）少数结核性腹膜炎以并发症为首发症状，如以肠梗阻等就诊，应予警惕。

（4）对于非典型病例，腹水性质又难以确定者，可检测腹水结核杆菌 DNA，行腺苷脱氨酶（ADA）、T-SPOT 检查。必要时做腹腔镜检查行腹膜活检，以帮助鉴别，但粘连型腹膜炎应列为腹腔镜禁忌。

三、治 疗

（1）目前推荐的抗结核治疗方案为利福平、异烟肼、吡嗪酰胺和乙胺丁醇治疗 2 个月，随后异烟肼和利福平治疗 4 个月，总疗程为 6 个月。

（2）对于结核毒血症明显的患者，在充分抗结核治疗的前提下，可酌情加用肾上腺皮质激素以减轻中毒症状，减少渗出，促进腹水吸收。但应谨慎。

（3）应充分注意抗结核药物的不良反应，特别应注意监测肝功能。

（4）对于有严重并发症如肠穿孔、肠梗阻、肠系膜淋巴结破溃者，可考虑手术治疗。广泛粘连、干酪型患者及广泛腹膜外活动性结核者为手术禁忌证。

（董　玲）

第十节　肝　硬　化

一、临 床 资 料

患者，男性，45 岁。上腹部不适、乏力、食欲减退 4 年，腹泻 2 日，嗜睡 1 日。患者于 4 年前因乏力、食欲减退、恶心、厌油腻就诊，发现 ALT＞400U/L，诊断为"急性肝炎"，给予水飞蓟宾、复合维生素 B、维生素 C 等治疗后肝功能逐渐恢复正常。但此后患者经常自觉乏力、食欲减退，伴右季肋区疼痛，曾多次查肝功能，除 ALT 及 AST 轻度升高外，白蛋白进行性下降。近 1 年患者常出现鼻出血、齿龈出血，轻微碰撞皮肤出现瘀斑等表现。2 天前，患者出现水样腹泻，每日 7～8 次。昨天起患者出现嗜睡，自服盐酸小檗碱治疗，腹泻次数减少，但嗜睡加重。患者否认呕血、黑便。尿量约 1000ml/d。既往有饮酒史 10 年，200～250g/d，4 年前戒酒。其母亲死于肝癌。体格检查：发育正常，营养欠佳，慢性肝病容，精神恍惚，计算能力差。巩膜轻度黄染，面部毛细血管扩张，颈部可见 3 个蜘蛛痣，有肝掌，双手扑翼样震颤。心肺无特殊。腹膨隆，腹壁静脉曲张，血流方向脐以上向上，脐以下向下。肝肋下未触及，侧卧位脾肋下 3cm，移动性浊音（＋）。下肢轻度水肿。辅助检查：周围血红细胞计数 $3.2×10^{12}$/L，血红蛋白 86g/L，血小板 $80×10^9$/L，白细胞计数 $3.8×10^9$/L，中性粒细胞占比 0.72，淋巴细胞占比 0.24。尿胆原（＋），尿胆红素（＋）。粪便常规：黄色稀便，白细胞 2～4/HP。血生化：Na^+130mmol/L，K^+ 3.6mmol/L，Cl^- 98mmol/L，CO_2CP 25mmol/L。血氨 75μmol/L（正常＜35μmol/L），血糖 5.4mmol/L。肝功能：总胆红素 38μmol/L，结合胆红素 26μmol/L，白蛋白 30g/L，球蛋白 32g/L，ALT 72U/L，凝血酶原时间（PT）15 秒（对照 12 秒），AFP 30ng/ml。HBsAg（＋）、HBsAb（－）、HBeAg（－）、HBeAb（＋）、HBcAb（＋）。HBV-DNA $2×10^4$ IU/ml，抗 HCV 抗体（－）。腹水常规：淡黄色，红细胞 200/mm³，白细胞 550/mm³，腹水多形核白细胞 280/mm³，腹水 SAAG13g/L。

B 超：慢性肝病图像，脾大，门静脉内径 14mm，腹水 60mm。内镜检查显示食管下段中度静脉曲张，门静脉高压性胃病。

二、临 床 分 析

（一）临床特点

（1）中年男性。

（2）乏力、食欲减退 4 年，并逐渐出现鼻出血、齿龈出血及皮下瘀斑等。2 天前水样腹泻，1 天前嗜睡。既往有饮酒史，其母亲死于"肝癌"。

（3）神志恍惚。扑翼样震颤（＋），面部毛细血管扩张，有肝掌及蜘蛛痣。腹部膨隆，腹壁静脉曲张。肝未触及肿大，脾大。移动性浊音（＋）。

（4）辅助检查：白细胞、红细胞及血小板减少，白蛋白降低，ALT 轻度增高，PT 延长，胆红素升高。腹水为门静脉高压性腹水，多形核白细胞$>250/mm^3$。乙型肝炎标志物阳性。血氨增高。

（5）内镜证实有食管下段静脉曲张。B 超显示脾大、腹水、门静脉内径 14mm。

（二）临床诊断

根据病史、体格检查及辅助检查可诊断为乙型肝炎肝硬化（Child-Pugh C 级）、门静脉高压、肠道感染并发肝性脑病，自发性细菌性腹膜炎。脾功能亢进（简称脾亢）需进一步除外。肝硬化的金标准是肝组织活检。但由于本例患者血小板减少，PT 延长，有出血倾向，又有腹水，不能行肝穿刺活检，因而可结合病史与辅助检查做出临床诊断。门静脉高压的依据是脾大、腹水和侧支循环形成。B 超显示脾大、腹水及门静脉主干内径大于 13mm，并有腹壁、食管及胃底静脉曲张。本例患者均符合。肠道感染引起腹泻，腹泻导致低钾、碱中毒，诱发肝性脑病。嗜睡、计算能力降低、扑翼样震颤（＋）和血氨增高均支持肝性脑病的诊断。周围血中三系减少，不等于脾亢，因为也可见于再生障碍性贫血或阵发性睡眠性血红蛋白尿等，确诊的重要条件是骨髓检查。骨髓中红系、粒系和巨核系增生明显活跃，而周围血中三系减少时才考虑脾亢。本例结合病史，虽高度怀疑脾亢，但行脾切除前应行骨髓检查以排除其他引起三系减少的可能。

（三）鉴别诊断

1. 慢性肝炎　常与代偿期肝硬化不易鉴别。本例肝功能失代偿，并有明显的门静脉高压表现及肝性脑病发生，不易与慢性肝炎混淆。慢性肝炎反复活动通常伴有肝硬化逐渐形成，最好的鉴别方法仍为肝组织活检。

2. 原发性肝癌　通常有肝硬化的基础，也可形成门静脉高压和肝性脑病，但原发性肝癌患者中 70% AFP 阳性，且 B 超或 CT 检查可见肝内占位。本例患者可除外。

3. 肝硬化伴低血糖发作　肝硬化常因糖原合成及肝糖原分解障碍，加之食欲较差，进食较少，常可发生低血糖，导致嗜睡或意识障碍，可误诊为肝性脑病。本例患者血糖正常，也无低血糖发作的其他临床表现，如心悸、出汗等，可以除外低血糖发作。

4. 肝硬化伴低钠血症　肝硬化患者进食较少，常因腹水长期采取限钠饮食，加上排钠利尿，常导致低钠血症，表现为厌食、表情淡漠、嗜睡或昏迷，可误诊为肝性脑病。本例患者血清钠偏低，可能与水肿导致稀释性低钠有关，应复查血钠并同时检测尿钠，进一步除外真性低钠血症造成的意识障碍。

（四）不典型表现与易误诊原因

1. 肝硬化失代偿期与慢性肝炎活动期　两者临床十分相似，均有肝大、肝功能异常，但肝组织活检可予以鉴别，前者病理改变主要为假小叶形成，后者主要为碎屑样坏死。

2. 肝硬化与原发性肝癌　两者不但临床表现相似，在 B 超下，肝硬化结节和肝癌结节有时很难区分。对于这些患者，需密切观察，随访监测 AFP 水平，做腹部 MRI、增强 CT 等影像学检查或选择性肝动脉造影以资鉴别。无禁忌证的情况下可以采用细针穿刺活检确定肝癌诊断。

3. 肝性脑病　有的肝硬化患者长期无明显症状，而以肝性脑病为首发表现，表现为睡眠障碍、计算能力下降、行为异常甚至昏迷，以致误诊为精神病或其他原因的昏迷。因此，对于原因不明的昏迷，应想到是否有肝性脑病的可能，询问肝病病史、家族史，行血氨、肝功能及 B 超等检查以明确或排除诊断。

三、治　　疗

（一）一般治疗

除休息外，应特别注意饮食，以高热量、高维生素、易消化的食物为宜。戒酒，禁用损肝药物。蛋白质的摄入应视病情而定，本例患者有肝性脑病，蛋白质每日摄入量以 50g 为宜。如果患者好转，可逐渐增加。因有腹水，应采用低钠饮食（真性低钠血症者例外）。

（二）支持疗法

血清白蛋白<30g/L，有腹水或下肢水肿者，应酌情补充血浆或白蛋白。由于有肝性脑病，不宜大量口服蛋白质，但可静脉输注白蛋白。注意水、电解质与酸碱平衡，特别应防止低钾，因低钾可能诱发肝性脑病。

（三）药物治疗

首先需针对不同病因进行治疗。例如，乙型肝炎/丙型肝炎患者行抗病毒治疗，酒精性肝硬化患者戒酒，活动期自身免疫性肝炎肝硬化患者应用免疫抑制剂，肝豆状核变性患者行驱铜治疗。退黄、降酶药物可酌情选用。目前尚无经临床研究证明确实有效的抗肝纤维化西药。多种注册适应证为肝纤维化的中成药如扶正化瘀胶囊（片）、复方鳖甲软肝片等可酌情使用。

（四）腹水治疗

1. 限制水、钠摄入　腹水患者应控制盐分摄入（每日食盐 5.0g），伴稀释性低钠血症

（血钠＜125mmol/L）的患者应限制水摄入。值得提出的是，过度限钠及排钠利尿可能导致低钠血症，此时排钠利尿剂（如呋塞米、氢氯噻嗪等）失效，应予注意。

2. 利尿剂 根据患者腹水量，螺内酯单药或联合使用呋塞米仍作为肝硬化腹水的一线用药。血管加压素 V_2 受体拮抗剂——托伐普坦可短期用于肝硬化伴低钠血症的患者，推荐剂量为 3.75～7.5mg/d。

3. 放腹水加输注白蛋白 对于难治性腹水患者，如无肝性脑病、上消化道出血、感染等并发症，无出血倾向，可采取大量放腹水加输注白蛋白治疗。

4. 其他 如腹水浓缩回输、腹腔–颈静脉引流及颈静脉肝内门体分流术（TIPS）在有条件的医院可考虑应用。

（五）自发性腹膜炎治疗

本例患者腹水中性粒细胞计数＞250/mm³，应静脉使用三代头孢菌素开始经验性抗感染治疗。

（六）肝性脑病的治疗

肝性脑病的治疗主要是消除诱因，如积极寻找感染源，纠正电解质紊乱，处理消化道出血，改善便秘等。避免长时间过度限制蛋白质饮食，若患者对动物脂肪不耐受，可适当补充支链氨基酸和植物蛋白。乳果糖是治疗肝性脑病的一线药物，为肠道不吸收双糖，能酸化肠道，减少氨吸收，常用剂量为 15～30ml，每日 2～3 次口服，以每日排 2～3 次软便为宜。口服肠道非吸收抗生素如利福昔明-α 晶型可减少肠道中产氨细菌的数量，门冬氨酸-鸟氨酸可降低患者的血氨水平，均对肝性脑病有治疗作用。益生菌治疗对轻微肝性脑病患者也有改善作用。

（七）食管胃底静脉曲张的治疗

本例患者有中度食管静脉曲张、Child-Pugh C 级，可选用非选择性 β 受体阻滞剂（如普萘洛尔、卡维地洛）预防食管静脉曲张破裂出血。不推荐内镜下硬化剂治疗、各种外科手术和 TIPS 用于一级预防。对于反复发生食管静脉曲张破裂出血、脾功能亢进者，可考虑手术治疗，有各种分流、断流术和脾切除术等，其效果与病例选择和手术时机密切相关。一般而言，对于无黄疸或腹水，肝功能损害较轻或无并发症者，手术效果较好，大出血时急诊手术，机体一般状况差，肝功能损害显著，手术效果差；经内镜食管静脉曲张硬化剂注射或皮圈套扎对预防和治疗食管静脉曲张破裂出血有暂时疗效，但并不能降低门静脉压力；颈静脉肝内门腔内支架分流术（TIPS）适用于食管静脉曲张大出血药物、内镜治疗失败的患者。

（八）肝移植

肝移植是晚期肝硬化尤其是肝肾综合征的最佳治疗方法，可提高患者的生存率。

（陈世耀　刘韬韬）

第十一节 原发性肝癌

一、临 床 资 料

患者，男性，38岁，工人。因"乏力、食欲减退5年，加重伴右季肋区疼痛3个月"入院。5年前因乏力、食欲减退、转氨酶升高就诊，拟诊为"病毒性肝炎"，经保肝治疗后肝功能有所好转，但多次查肝功能提示转氨酶略高于正常。乏力、食欲减退无明显好转。近3个月症状加重伴右季肋区疼痛。体格检查：慢性肝病容，有肝掌、蜘蛛痣。心肺无特殊。腹平软，腹壁静脉显露，肝大，肋下1cm，剑突下3cm，质偏硬，表面光滑，肝区叩痛（±），侧卧位脾左肋下2cm，质地中等，移动性浊音（－），双下肢无水肿。实验室检查：总胆红素40μmol/L，结合胆红素17μmol/L，白蛋白32g/L，球蛋白35g/L，ALT 110U/L，AST 86U/L，ALP 90U/L，GGT 210U/L。肝炎标志物：HBsAg（＋），HBeAg（＋），HBcAb（＋），HBsAb、HBeAb（－），HCV-Ab（－）。AFP 1000ng/ml，CEA、CA19-9均正常。腹部彩超：肝区光点增强增粗，肝肋下1cm，肝右叶可见50mm×46mm低回声光团，原发性肝癌可能性大，脾肋下2cm，门静脉内径14mm，腹水（－）。胃镜：食管下段静脉轻度曲张，慢性浅表性胃炎。

二、临 床 分 析

（一）临床特点

（1）中年男性，有乙型肝炎史5年，且转氨酶反复异常。

（2）有肝掌、蜘蛛痣。肝大，无叩痛，伴脾大。

（3）肝功能检查：总胆红素、结合胆红素、转氨酶及ALP、GGT增高，A/G倒置，AFP 1000ng/ml，HBsAg、HBcAb、HBeAg（＋）。

（4）腹部B超：肝区光点增强增粗，右肝内实质性占位，门静脉内径14mm。胃镜提示食管下段静脉轻度曲张。

（二）临床诊断

（1）乙型肝炎后肝硬化：患者有乙型肝炎病毒感染的基础，5年来转氨酶反复异常，体格检查见肝掌及蜘蛛痣，脾大，目前肝功能提示白蛋白水平低下，B超提示肝区光点增强增粗，门静脉内径增宽，胃镜提示食管静脉曲张，故乙型肝炎肝硬化诊断明确。

（2）原发性肝癌：患者右季肋区疼痛，肝大，AFP＞800ng/ml，B超提示肝内实质低回声占位，原发性肝癌诊断基本成立，可行腹部增强MRI或CT检查以进一步明确诊断及了解分期。

（三）鉴别诊断

1. 肝内占位性病变的鉴别 肝内占位性病变包括肝囊肿、肝血管瘤、肝脓肿、肝棘球蜘病及肝肿瘤。肝囊肿及肝血管瘤多无症状,彩超或腹部增强 CT 可区别;肝脓肿(包括细菌性、结核性及阿米巴性),多有发热、肝区叩痛、周围血白细胞增多,超声检查显示肝内为液性暗区,肝穿刺抽脓结合实验室检查可明确诊断;肝棘球蚴病患者常生活于畜牧区,有吃生肉史,肝内占位可能为多个,肝棘球蚴血清试验阳性可确诊。在排除上述肝内占位病变的病因后,本例应为肝肿瘤。

2. 肝硬化结节和肝癌结节的鉴别 在我国,95%的肝癌患者具有乙型肝炎病毒感染的背景,80%的肝癌伴有不同程度的肝硬化。在 B 超下,肝硬化结节和肝癌结节有时很难区分。对于这些患者需密切观察,随访观察 AFP 水平的动态变化,结合腹部 MRI(尤其是增强 MRI)、增强 CT 等影像学检查,必要时可行选择性肝动脉造影或肝穿刺活检明确诊断。

3. 肝内恶性肿瘤性病变的鉴别 肝内恶性肿瘤性病变包括原发性肝癌与继发性肝癌。继发性肝癌通常是胃肠道、胰腺、泌尿道等处肿瘤转移至肝脏,腹部 B 超可见肝内多发大小相仿的占位,AFP 多无升高。本例患者有乙型肝炎肝硬化的基础,且 AFP 明显升高,首先考虑原发性肝癌。腹部 MRI、增强 CT、PET/CT 等影像学检查对明确诊断有较大的帮助。选择性肝动脉造影对诊断肝癌的敏感度和特异度也较高。病理学检查是诊断原发性肝癌的金标准,但术前常因肝硬化有出血倾向及易穿刺造成肿瘤种植等原因,一般不推荐肝穿刺活检。对于缺乏典型肝癌影像学特征的占位性病变,可在 B 超引导下行肝穿刺活检以获得病理诊断。

4. AFP 升高的其他原因 肝细胞破坏后再生、生殖系统肿瘤、其他恶性肿瘤如胃癌患者也可以出现 AFP 升高,需要注意鉴别。

(四)不典型表现与易误诊原因

1. 亚临床肝癌的诊断 亚临床肝癌是指无症状及体征,仅有 AFP 升高的病例,大多通过健康体检或对高危人群(有慢性乙型肝炎、丙型肝炎或肝硬化病史者)普查发现。对于≥35 岁的男性、具有乙型肝炎病毒和(或)丙型肝炎病毒感染、嗜酒的高危人群,若 AFP>400μg/L 而超声检查未发现肝脏占位,应注意排除妊娠、活动性肝病及生殖腺胚胎源性肿瘤;如能排除,应进行多层螺旋 CT 和(或)MRI 等检查,以明确是否存在原发性肝癌。如 AFP 出现升高但并未达到诊断水平,除了应排除上述可能引起 AFP 升高的情况外,还应密切追踪 AFP 的动态变化,将超声检查间隔缩短至 1~2 个月,需要时进行 CT 和(或)MRI 检查。若高度怀疑肝癌,则建议进行选择性肝动脉造影检查。

2. 原发性肝癌的伴癌综合征 有些原发性肝癌的伴癌综合征表现较突出,如不予以重视,通常导致误诊。原发性肝癌的伴癌综合征包括红细胞增多、高纤维蛋白原血症、低血糖、高血钙及高血脂等。

3. AFP 阴性肝癌的诊断 30%的原发性肝癌患者 AFP 不升高。对于这部分原发性肝癌的诊断,除腹部 B 超及 CT 外,还可检测甲胎蛋白异质体、异常凝血酶原、α-L-岩藻糖苷酶等协助诊断。

三、治　疗

（一）外科治疗

原发性肝癌的外科治疗包括肝切除和肝移植。对于肝脏储备功能良好的Ⅰa期、Ⅰb期和Ⅱb期肝癌患者，首选手术切除。肝移植可作为肝癌的补充治疗，用于无法手术切除，不能进行射频消融、微波消融和经导管动脉化疗栓塞治疗，肝功能不能耐受的患者。关于肝移植适应证，目前推荐采用美国加州大学旧金山分校（UCSF）标准。一般认为，对于局限性肝癌，如果患者不伴有肝硬化，则应首选肝切除；如果合并肝硬化，肝功能失代偿（Child-Pugh C级），且符合移植条件，应首选肝移植；对于可切除的局限性肝癌，且肝功能代偿良好（Child-Pugh A级），是否可进行肝移植，目前争议较大。

（二）非手术治疗

1. 介入治疗　适用于不能手术切除的中晚期原发性肝癌患者，或能手术切除，但由于其他原因（如高龄、严重肝硬化等）不能或不愿接受手术的患者。

2. 局部消融治疗　适用于单个肿瘤直径≤5cm；或肿瘤结节不超过3个、最大肿瘤直径≤3cm；无血管、胆管和邻近器官侵犯及远处转移，肝功能分级为Child-Pugh A或B级的肝癌患者。常见消融手段：射频消融（RFA）、微波消融（MWA）、冷冻治疗、高强度聚焦超声（HIFU）消融及无水乙醇注射治疗（PEI）等。

3. 放射治疗　简称放疗，分为外放疗和内放疗，适用于需要进行局部肿瘤处理，否则会产生一些并发症者，如对胆管梗阻、门静脉和肝静脉的瘤栓进行放疗；对远处转移灶如淋巴结转移、肾上腺转移及骨转移灶进行放疗，以减轻患者症状、改善生活质量。

4. 全身治疗　目前大多数生物治疗方法或技术尚处于研发和临床试验阶段。分子靶向药物索拉非尼能延缓肝细胞癌（HCC）进展，明显延长晚期患者生存期，已批准用于治疗不能手术切除和远处转移的HCC。系统化疗对HCC疗效有限。

5. 中医药治疗　可作为肝癌的辅助治疗方法，有助于减少放化疗毒性，改善癌症相关症状，提高患者生活质量。

（三）并发症的治疗

并发症治疗可参见本章第十节"肝硬化"。

（陈世耀　刘韬韬）

第十二节　急性胰腺炎

一、临　床　资　料

患者，女性，32岁。因"中上腹疼痛1天，加重半天"入院。患者发病前参加宴会时进食较多油腻食物，并饮啤酒 1 瓶（约 600ml），餐后感上腹饱胀，2 小时后出现腹部隐痛，持续并逐渐加重，以上腹偏左为重，无明显放射痛。曾呕吐 1 次，呕吐物为食物，呕吐后腹痛无明显缓解。无腹泻。晨起进食豆浆 1 杯（约 200ml），油条 2 根。腹痛剧烈难忍，曾去医院肌内注射山莨菪碱（654-2）10mg，疼痛稍缓解。既往无类似发作，无消化性溃疡史，体检时做 B 超曾提示"胆囊小结石"。体格检查：T 37.8℃，BP 110/70mmHg，急性痛苦病容。巩膜无黄染。心肺无异常。腹平软，上腹部及偏左腹肌稍紧张，压痛明显，并有轻度反跳痛，未扪及包块，肝脾肋下未触及，肝区叩痛不明显，墨菲征（−），肝浊音界位于右侧第 6 肋间，移动性浊音（−），下肢无水肿。查周围血白细胞 12.8×10⁹/L，中性粒细胞占比 0.83，淋巴细胞占比 0.17，尿常规无异常，血清淀粉酶 1000U（Somogyi 法），血糖 5.2mmol/L，血清钾、钠、钙、磷及氯化物正常。B 超：胆囊内见 1.2cm×1.5cm 强光团伴声影。腹部 CT 平扫：胰腺肿胀，胰腺密度轻度减低，胰腺轮廓不规则，边缘模糊，胰周未见积液。腹部 X 线片无明显异常。

二、临 床 分 析

（一）临床特点

（1）突发急性中上腹疼痛，持续并逐渐加重，曾呕吐 1 次。病前进食大量油腻食物。
（2）中上腹及偏左侧腹部有轻度肌紧张，压痛明显，并有轻度反跳痛。
（3）周围血白细胞总数及中性粒细胞占比增高。血清淀粉酶升高，血糖、血钙正常。
（4）B 超：胆囊结石。腹部 CT 平扫：胰腺肿胀，胰腺密度轻度减低，胰腺轮廓不规则，边缘模糊，胰周未见积液。

（二）临床诊断

根据临床表现及辅助检查可诊断为轻症急性胰腺炎。急性胰腺炎多以暴饮暴食或大量饮酒为诱因，常突然起病，以中上腹剧痛为主，呈持续性，剧烈，进食可使症状加重，80% 伴呕吐。体格检查：上腹部或左上腹部压痛，严重者可伴轻度腹膜炎表现，周围血白细胞总数及中性粒细胞占比增加，血清淀粉酶明显升高，CT 有不同程度的胰腺炎表现。本例患者均符合。由于患者不伴有器官功能衰竭及局部或全身并发症的表现，故诊断为轻症急性胰腺炎。

（三）鉴别诊断

1. 急性胆囊炎　油腻食物可诱发急性胆囊炎，以上腹疼痛为主，有胆囊结石者易诱发胆囊炎，并可有白细胞总数及血清淀粉酶升高，本例患者应予以考虑。但胆囊炎时疼痛以上腹偏右为主，墨菲征（＋），肝区叩痛明显，血清淀粉酶多小于 3 倍正常值上限。因此本例患者可以除外。但胆囊炎与胰腺炎常互为因果关系，应予以重视。

2. 消化性溃疡穿孔　约 15% 的消化性溃疡患者临床无症状，溃疡穿孔后才因腹痛就诊。但本例患者肝浊音界正常，腹部移动性浊音（−），腹部 X 线片无膈下游离气体，故溃疡穿孔可以除外。

3. 慢性胃炎急性发作 慢性胃炎起病常隐匿，以腹部隐痛为主，少有剧烈腹痛，更不会有腹膜炎表现。确诊有赖于内镜检查及胃黏膜活检。本例即使有慢性胃炎，也难以解释临床表现，如血清淀粉酶升高大于 3 倍正常值上限不可能发生于胃炎。

4. 心肌梗死 有冠心病或高血压病史，突然发病，有时疼痛限于上腹部，但心电图有特异性改变，血清心肌酶谱升高，血淀粉酶正常，不难鉴别。

（四）不典型表现与易误诊原因

（1）胰腺炎多有腹痛，因此凡是原因不明的中上腹疼痛均应怀疑胰腺炎而进行血清淀粉酶测定等有关检查，以免漏诊或误诊。

（2）胰腺炎时血清淀粉酶并非在腹痛开始即升高，而是在发病后逐渐增高，腹痛后 6～12 小时血清淀粉酶开始升高，12～24 小时达高峰，然后逐渐下降，72 小时恢复正常。因此，抽血时间过早或过晚，即使胰腺炎存在，血清淀粉酶也可能不高，故应特别注意抽血测淀粉酶的时间，以免漏诊。

（3）血清淀粉酶对胰腺炎的诊断有重要价值，但无特异性。引起血清淀粉酶升高的原因很多，如腮腺炎、胆囊炎、空腔器官穿孔、肠梗阻及异位妊娠或黄体破裂等均可导致血清淀粉酶升高，血清淀粉酶升高大于 3 倍正常值上限才有诊断价值。此外，血清淀粉酶水平与胰腺炎严重程度不成比例。肾功能不全者或巨淀粉酶血症者血清淀粉酶清除障碍，即使血清淀粉酶持续高水平也不能表明胰腺炎持续存在。重症胰腺炎者胰腺大部坏死时，血清淀粉酶反而不升高甚至偏低。因此，需同时检测血脂肪酶，提高诊断的特异度。

（4）复发性胰腺炎与慢性胰腺炎急性发作不是同一概念。慢性胰腺炎应具备胰腺内外分泌功能受损的表现，如胰腺内分泌不足而引起的血糖升高或胰腺外分泌功能不足而导致脂肪泻。腹部 X 线片或 ERCP 常发现有胰腺管结石等表现。因此，不应将急性复发性胰腺炎误诊为慢性胰腺炎。

三、治　疗

急性胰腺炎的治疗原则是去除诱因、抑制胰腺分泌和对症处理。

对于怀疑或已经证实的胆源性胰腺炎患者，如果符合重症指标和（或）有胆管炎、黄疸、胆总管扩张，或最初判断是胆源性胰腺炎，但在治疗中病情恶化者，应行鼻胆管引流或内镜下十二指肠乳头括约肌切开术。在胆源性胰腺炎恢复后应尽早行胆囊切除术，以防再次发生胰腺炎。

1. 一般处理 常规禁食，对于有严重腹胀、麻痹性肠梗阻者，应采取胃肠减压等相应措施。

2. 早期液体复苏 输液种类包括胶体溶液、生理盐水和平衡液。

3. 病情监护 包括血常规、尿常规、凝血常规测定；粪便隐血试验、肝肾功能测定；血糖、血钙测定；心电监护；血气分析；血清电解质测定；胸部 X 线片。动态观察腹部体征和肠鸣音改变。记录 24 小时尿量和液体出入量变化。如有以下表现，则应按重症胰腺炎处理。

（1）临床表现：烦躁不安、四肢厥冷、皮肤呈斑点状等休克表现；腹肌强直、腹膜刺激征、Grey-Turner 征或 Cullen 征阳性。

（2）实验室检查：血钙显著下降 2mmol/L 以下、血糖＞11.2mmol/L（无糖尿病史）、血清淀粉酶突然下降。

（3）腹腔诊断性穿刺：有高淀粉酶活性的腹水。

4. 抑制胰腺外分泌和胰酶抑制剂　应用生长抑素及其类似物（奥曲肽）可以通过直接抑制胰腺外分泌而发挥作用，H_2 受体拮抗剂或质子泵抑制剂可通过抑制胃酸分泌而间接抑制胰腺分泌，还可以预防应激性溃疡发生。蛋白酶抑制剂（如乌司他丁、加贝酯）能够广泛抑制与急性胰腺炎发展有关的胰蛋白酶、弹性蛋白酶、磷脂酶 A 等释放和活性，可早期足量应用。

5. 抗生素应用　对于非胆源性急性胰腺炎，不推荐预防性应用抗生素。对于胆源性急性胰腺炎或伴有感染的中度重症急性胰腺炎和重症急性胰腺炎，应常规应用抗生素。抗生素的应用应遵循"降阶梯"策略，选择抗菌谱针对革兰氏阴性菌和厌氧菌为主的抗生素，如碳青霉烯类，青霉素+β-内酰胺酶抑制剂，第三代头孢菌素+抗厌氧菌，喹诺酮+抗厌氧菌。疗程为 7～14 日，特殊情况下可延长应用时间。

6. 对症治疗　镇静镇痛可应用地西泮或哌替啶等，但吗啡可导致奥迪括约肌痉挛，不宜应用。

7. 中药治疗　生大黄、大承气汤、柴芍承气汤等对改善肠麻痹、保护肠黏膜屏障、减少肠道细菌易位和抑制炎症方面有独特的作用。

8. 手术治疗　对于重症胰腺炎经内科治疗无效者，并发胰腺脓肿、胰腺假性囊肿者可考虑 B 超引导下引流；弥漫性腹膜炎、肠麻痹坏死时，以及胰腺炎与其他急腹症如胃穿孔等难以鉴别者，可剖腹探查，手术治疗。

（陈世耀　刘韬韬）

第八章　泌尿系统疾病

第一节　急性肾小球肾炎

一、临床资料

患者，男性，17岁，学生，上海籍。因"3周前发热、咽痛，肉眼血尿1周"入院。患者入院前3周开始发热，体温39℃，伴咽痛，在当地医院诊断为"急性化脓性扁桃体炎"，给予青霉素肌内注射，数天后热退。入院前1周，发现肉眼血尿，伴眼睑水肿，约3日后水肿明显，并发现尿量减少，每日尿量约350ml，有轻度恶心，无呕吐。门诊查BP 130/90mmHg，全身水肿，以下肢和颜面为甚。咽无充血。心肺体征无特殊。腹平软，未触及肿块。尿常规：蛋白（++），红细胞满视野，白细胞5～10/HP，颗粒管型及透明管型各0～1/LP，偶见红细胞管型；血肌酐256μmol/L，尿素氮10.2mmol/L，即收治入院。平素健康。家族史无特殊。

入院时体格检查：T 37.2℃，P 100次/分，R 22次/分，BP 135/86mmHg，颜面及下肢水肿明显，巩膜无黄染，结膜轻度水肿，咽部无明显充血，双侧扁桃体Ⅱ度肿大，无脓性分泌物、渗出或充血。颈软，颈静脉稍充盈，气管居中，心界无扩大，心尖部闻及第三心音，无奔马律，各瓣膜区未闻及病理性杂音，心包摩擦音（-），右肺下部叩诊稍浊，呼吸音低于左侧，腹平软，肝脾肋下未触及，腹水征（-）。未引出病理征。

辅助检查：血常规显示血红蛋白130g/L，白细胞计数10.1×10⁹/L，中性粒细胞占比0.75，淋巴细胞占比0.25。尿常规：蛋白（++），红细胞20～50/HP，白细胞10～15/HP，颗粒管型0～1/LP。粪便常规（-）。24小时尿蛋白定量2.1g，尿圆盘电泳为高分子蛋白尿。肾功能：血尿素氮9.3mmol/L，血肌酐214μmol/L。肝功能诸项大致正常。抗链球菌溶血素O 800U，红细胞沉降率110mm/h，血补体C3 0.35g/L，CH50正常。血免疫球蛋白水平正常。B超显示双肾增大，左肾110mm×65mm×50mm，右肾108mm×63mm×56mm，结构大致正常；胸部X线片显示右侧胸腔少量积液，心影无明显增大。心电图显示窦性心动过速。乙型肝炎血清学标志物（-），抗核抗体（-）。眼科检查：晶状体及虹膜未见明显异常，眼底未见渗出。电测听检查正常。

入院后予以休息及对症处理，水肿迅速消退。3日后做经皮肾活检术。光镜下肾小球11个，系膜内皮细胞中度至重度弥漫性增生，基质明显增多，未见侵入基底膜下，肾小球血管祥内毛细血管内皮细胞可见肿胀，管腔变窄，未见微血栓形成。基底膜见部分增厚，上皮细胞无增生。肾内小血管如常，肾间质轻度水肿，少量炎性细胞浸润，以单核细胞为多，亦可见多核粒细胞，部分肾小管细胞可见肿胀。免疫荧光镜下见IgG（++），补体C3（+++），沉积于系膜区及基底膜上皮下区，呈颗粒状。电镜检查未见典型驼峰样沉积物，但可见小块电子致密物沉积于系膜区及基底膜上皮下。

经随访，患者肾功能在 2 日内恢复正常，血压亦降为正常，2 周后水肿消退，尿常规仍见蛋白（＋），红细胞少许，出院。

家族成员尿常规随访未见异常。

二、临 床 分 析

（一）临床特点

（1）男性，17 岁，"上呼吸道感染"后 2 周出现尿常规异常和肾功能减退，血压一过性升高。

（2）血清补体下降，抗链球菌溶血素 O 增高，红细胞沉降率加快。

（3）体液潴留，出现水肿，少量胸腔积液。

（4）肾脏病理显示弥漫性系膜内皮细胞增生。

（5）病情恢复较好，无其他系统性疾病或遗传性疾病证据。

（二）临床诊断

根据本例患者具有上呼吸道感染后 2 周出现一过性血压升高与少尿型急性肾损伤，有低补体血症和链球菌感染后证据，诊断急性链球菌感染后肾小球肾炎、弥漫性毛细血管内增生性肾炎、肾小球性急性肾损伤是可以成立的。

（三）鉴别诊断

1. 低补体血症　具有此特征的肾小球肾炎主要有急性链球菌感染后肾炎、急进性肾炎、感染性心内膜炎后肾炎、系膜毛细血管性肾小球肾炎、狼疮性肾炎和混合性冷球蛋白血症性肾炎等。由于抗 ds-DNA 抗体和 ANA 阴性，狼疮性肾炎可能性不大，系膜毛细血管性肾炎在病程早期不易鉴别，但该病 Ⅱ 型可有持续性低补体血症，Ⅰ 型和 Ⅲ 型低补体血症常为活动期短时间内出现，高血压和氮质血症一旦发现，恢复甚慢，可资鉴别。我国混合性冷球蛋白血症本就少见，亦缺乏实验室证据。故均可除外。

2. 慢性肾炎急性发作　此为一个临床综合征，多见于各种慢性肾炎患者，因感染、劳累、受凉、接触肾毒物、血压升高等因素诱发活动，其潜伏期一般较急性链球菌感染后肾炎短，常在 1 周左右发病。此外，原有慢性肾炎相应病史，诸如反复水肿、低蛋白血症、贫血、高血压、双肾缩小、皮质回声增强等客观体征和与这些疾病相关的其他临床证据，如出现肾病综合征表现等。IgA 肾病则是在感染当日或 2 日内出现肉眼血尿，患者血清补体 C3 无降低，具有感染好转后迅即好转的特点，病情易反复。此外，病理学证据足以排除其他各种类型的肾小球肾炎。

3. 其他可出现急性肾损伤的情况　很明显，本例患者仅需与肾小球性急性肾损伤鉴别，尤其是其他原因的重症肾小球肾炎。可呈现这种情况的肾炎主要是急进性肾炎。急进性肾炎的临床特点是以急性肾炎综合征起病，在 6 个月内发展为严重肾功能不全，通常起病不如急性肾炎迅速，故曾有"亚急性肾炎"之称。此外，其病理特点为 50% 以上的肾小球有新月体形成，故又称新月体性肾炎。显然与本例患者不符。应当指出，各种类型的肾炎，伴有大量新月体形成时，均可在临床上表现为急进性肾炎。本例患者之所以表现为有肾小球性急性肾损伤的过程，可以从病理上所见到的重度系膜内皮细胞增生，压迫毛细血管腔而降低肾小球滤过率（GFR）的事实中得到解释，而病程恢复较快就是很好的佐证。其他如间质性肾炎、急性肾小管坏死等显然与本例患者表现不符。

4. 继发性肾小球肾炎　如紫癜性肾炎、乙型肝炎相关性肾小球肾炎等，因病史与检查结果不支持，均可排除。急性病毒感染后肾炎则通常病情较轻，无低补体血症，可资鉴别。其他病原体引起的肾炎也因缺乏相关感染的临床证据可以排除。

5. 遗传性肾炎　主要是 Alport 综合征，常以男性病例为重，常伴眼晶状体、虹膜等处及听力的缺陷，尤其是电测听常可揭示其高频区听力缺失等异常。其常有家族史，可以性连锁显性遗传的方式发病，这些显然与本例不符。此外，肾病理切片在电镜下可见基底膜变薄或撕裂的表现，本例亦缺如。

（四）易误诊原因及疾病

本例患者在整个病程展示后诊断并不困难，然而在早期出现肾损伤而肾活检尚未施行前诊断却有一定的困难。此时，最易误诊的是急进性肾炎、慢性肾小球肾炎急性发作和重症 IgA 肾病等。适时的肾活检是明确诊断最有力的证据。

三、治　疗

本病可自愈，故治疗以对症为主，包括清除链球菌感染和感染灶、休息、饮食管理等。当肾小球滤过率严重下降时，除利尿等治疗外，对重症患者及时透析亦很重要。在出现心力衰竭、高血压时，应予以相应的处理。本病预后良好，约 95%的患者可获痊愈。临床症状常在 2～4 周消失，血清补体水平在 4～8 周恢复正常，蛋白尿和镜下血尿可迁延 6～12个月才消失。恢复期防止劳累和感染，对防止病情迁延或复发有重要意义。

（张晓丽　徐元钊）

第二节　慢性肾小球肾炎

一、临 床 资 料

患者，男性，19 岁，学生。因"反复肉眼血尿 6 个月"入院。患者 6 个月前因跌伤后出现腰痛，全程肉眼血尿，在就近医院诊治时发现尿常规蛋白(＋～＋＋),红细胞 50～100/HP，B 超及 CT 检查未见异常，疑为"肾挫伤"，予以相应处理，2 周后血尿消失。入院前 4 个月，患者无明显诱因下出现肉眼血尿，休息后好转，尿常规红细胞 5～10/HP，未予以特殊处理。入院前 1 个月，患者再次出现血尿，亦无明显诱因，BP 160/90mmHg，尿常规蛋白

（+～++），红细胞 15～20/HP，24 小时尿蛋白定量 0.49g；尿红细胞相差显微镜检查见 98% 红细胞异形多变，拟诊"慢性肾小球肾炎"入院。患者既往健康，家族史无特殊。

入院时体格检查：T 36.8℃，P 78 次/分，R 20 次/分，BP 165/90mmHg，巩膜无黄染，皮下无水肿，颈软，心肺体征无特殊，腹平软，肝脾肋下未触及，腹水征阴性，未引出病理反射。辅助检查：血红蛋白 130g/L，白细胞计数 4.8×10^9/L，分类在正常范围内；尿常规蛋白（++），红细胞 15～20/HP，白细胞 1～3/HP，未见管型；粪便常规正常。肾功能在正常范围内，血清白蛋白不低。24 小时尿蛋白定量 0.85g，尿红细胞相差显微镜检查 95% 红细胞异形多变。抗核抗体、抗 ds-DNA 抗体、类风湿因子、血清免疫球蛋白、病毒性肝炎血清学标志物均正常。血清补体测定结果亦在正常范围内。胸部 X 线片及心电图无异常发现，眼底检查未见渗出及出血，动脉反光稍增强。双肾 B 超显示左肾 110mm×49mm×60mm，右肾 97mm×51mm×59mm，肾脏结构大致正常。入院后给予对症处理，择期行经皮肾活检。病理报告：光镜下见肾小球 8 个，病变程度不一。4 个肾小球内见系膜细胞轻度至中度增生，伴基质增多。部分毛细血管襻有受压狭窄改变，个别肾小管腔内有少许蛋白管型形成，间质中有少量炎性细胞浸润。免疫荧光检查见部分肾小球系膜区内有 IgA 和 IgG 沉积，强度（+），未见 IgM 和补体 C3 沉积。电镜报告为系膜区见少许至中等量的电子致密物沉积，偶见足突部分融合。给予患者饮食指导、降压等治疗后蛋白尿消失，血尿改善，遂出院。

二、临床分析

（一）临床特点

（1）男性，19 岁，反复肉眼血尿 6 个月。

（2）曾有腰部外伤史，但 1 个月后血尿消失，影像学检查未见异常。肾功能正常，双肾不大，无低补体血症，有高血压。

（3）无上呼吸道感染病史及其他系统性损害表现。

（4）24 小时尿蛋白定量<1g，尿红细胞相差显微镜检查见 95%红细胞异形多变。

（5）肾活检显示局灶性系膜增生性肾小球肾炎。

（二）临床诊断

根据病史、体格检查、实验室检查及肾活检结果，诊断为局灶性系膜增生性肾小球肾炎可以成立。腰部外伤与目前血尿并无关联。由于未发现其他继发性肾小球疾病的证据，故考虑为原发性肾小球疾病。

（三）鉴别诊断

1. 急性肾小球肾炎 根据无感染及感染后的潜伏期表现，无低补体血症，双肾不大，以及肾活检表现，可排除此病。单从病理角度看，急性肾小球肾炎后 6 个月，可只残留系膜损害（内皮损害已恢复），亦可无低补体血症。然而，本例患者有高血压，不支持急性肾炎恢复期的诊断。

2. 隐匿性肾炎 即无症状单纯血尿和（或）蛋白尿。隐匿性肾炎虽然在临床上是一个独立的类型，但常随病情演变而改变，并非独立疾病。在慢性肾小球肾炎中各种类型的改变均可在隐匿性肾炎中出现。所以，隐匿性肾炎只是慢性肾炎的一种早期或缓解静止期的表现形式。但是，隐匿性肾炎中最多见的是 IgA 肾病和非 IgA 系膜增生性肾炎。本例患者由于有高血压，故不属于隐匿性肾炎。

3. 系膜毛细血管性肾小球肾炎早期 在本型早期系膜细胞及基质尚未插入内皮细胞与基底膜之间，在病理上酷似本型改变。但通常本型的改变以弥漫性多见，临床上蛋白尿的量常更多一些，蛋白尿的分子质量亦更高，肾功能受损亦出现得较早。所以，临床资料更支持非 IgA 系膜增生性肾炎。必要时，可重复肾活检予以证实。

4. 微小病变 常以肾病综合征为表现，虽然病理上可出现极轻微的系膜增生，但很少有血尿和高血压，可以排除。最近认为微小病变、非 IgA 系膜增生性肾炎和局灶节段性肾小球硬化症可能是一个疾病的不同阶段，可有演变与发展。本例以往并无微小病变的临床特征，如大量蛋白尿或肾病综合征，所以并不支持这种情况。电镜下广泛的肾小球上皮细胞足突融合是微小病变的重要特征，故微小病变肾病曾称"足细胞病"，且可有轻微系膜细胞增生和基质增多。本例由于蛋白尿较少，血尿明显，有高血压存在，电镜下足突融合仅偶见，且有电子致密物沉积，加上有免疫球蛋白着染，所以有明显区别，不支持演变过程的改变。

5. 局灶节段性肾小球硬化症 病理改变以硬化和变性为主，不以增生为表现，临床上多有蛋白尿（以高分子蛋白尿多见），常呈肾病综合征表现。与本例不符。

6. IgA 肾病 本例与 IgA 肾病鉴别相当困难。因为 IgA 肾病与本例的临床与病理改变均很相似，一般而言，IgA 肾病的免疫荧光中以 IgA 沉积为主，而本例 IgA 与 IgG 沉积相同。此外，电镜中 IgA 肾炎多见巨块型高密度电子致密物沉积，并可沉积于内皮下、肾小囊壁和小动脉壁；IgA 肾病中血清 IgA 连接蛋白聚合物增高，尿中血小板第 4 因子浓度增高。以上特点在本例临床资料中并不存在或提供不够，鉴别虽然相对困难，但应该更支持非 IgA 系膜增生性肾小球肾炎。

7. 其他继发性肾炎 以系膜增生为特点的继发性肾小球肾炎极多，如紫癜性肾炎、狼疮性肾炎及某些血管炎等，但这些疾病通常有其他临床表现如腹痛、黑便、皮疹、发热及关节疼痛等，本例提供的资料并不支持这些疾病的诊断。但测定抗中性粒细胞胞质抗体（ANCA）对诊断血管炎性肾小球肾炎有帮助。

8. 高血压 原发性高血压常可出现肾损害，但病理改变与本例绝然不同。此外，原发性高血压罕见于青年，而且本例在病程 6 个月以后才开始有血压升高的表现，故可以排除高血压性肾损害。

（四）易误诊的原因及疾病

1. 肾外伤 可有血尿、腰痛，亦可反复发作，常有影像学的支持，不可能出现本例所示的病理改变。此在无病理支持时，临床上极不易判断。因此，对所采集的病史资料进行认真分析是非常必要的。

2. 某些原发性肾小球病 与本例鉴别有困难的疾病主要有系膜毛细血管性肾小球肾

炎、急性链球菌感染后肾炎及 IgA 肾病。病程观察，密切随访，必要时重复肾活检都有极大的诊断价值，应引起重视。由于这些疾病的治疗方案有所不同，鉴别仍有重要的临床意义。

三、治　疗

本病无特殊治疗，但降压治疗对本例患者有重要意义，可减慢其向肾功能减退方向发展。降压药可选用 ACEI/ARB 或钙通道阻滞剂，临床和实验研究结果均证实，ACEI/ARB 具有减少尿蛋白、保护肾功能的作用。若蛋白尿量较多，尤其是达到肾病综合征水平，有报道短期使用类固醇激素可改善预后。增生明显时，亦可使用类固醇激素和免疫抑制剂。预防感染，避免使用肾毒性药物，适当限制蛋白及磷摄入，对延缓肾功能进展亦很重要。

（张晓丽　徐元钊）

第三节　肾病综合征

一、临　床　资　料

患者，女性，46 岁。因"尿泡沫增多 10 年，全身水肿 1 个月"入院。患者 10 年前曾在体检时发现尿蛋白（＋），未予以重视，但回忆中此时已有尿泡沫增多现象。1 个月前感疲劳及全身水肿，以下肢为主，清晨稍有改善。门诊检查发现尿蛋白（＋＋＋＋），24 小时尿蛋白定量 7.0g，肾功能正常，B 超显示双肾为慢性肾病图像，以肾病综合征收治入院。

入院体格检查：T 36.5℃，P 80 次/分，R 24 次/分，BP 105/75mmHg。颜面及皮下明显水肿，结膜下水肿明显，咽部无充血，气管居中，心界不大，各瓣膜区未闻及病理性杂音，双肺下部叩诊音浊，呼吸音消失，未闻及管状呼吸音，语音震颤及共振减弱。腹稍隆，腹壁静脉不显露，肝脾肋下未触及，腹水征（＋）。外阴水肿。未引出病理反射。

辅助检查：血红蛋白 120g/L，白细胞计数 6.4×10^9/L，分类在正常范围内。尿常规蛋白（＋＋＋＋），红细胞 5～6/HP，白细胞 1～2/HP，透明管型 0～2/LP。粪便常规正常。血清白蛋白 24g/L，球蛋白 26g/L，肾功能正常，血清总胆固醇及甘油三酯均高于正常。24 小时尿蛋白定量为 6.8～8.2g，圆盘电泳显示为高分子蛋白尿。尿相差显微镜检查见 89%的红细胞异形多变。尿细菌学检查 2 次未获病原菌生长。血糖正常。血清免疫球蛋白、补体、病毒性肝炎血清学标志物、ANA、抗 ds-DNA 抗体、类风湿因子、AFP 和癌胚抗原等测定结果均在正常范围内。胸部 X 线片显示双侧胸腔中等量积液，右侧略多，心影正常。心电图显示肢体导联低电压。B 超见中等量腹水，左肾 95mm×46mm×45mm，右肾 94mm×53mm×50mm，提示慢性肾病图像。全消化道造影、静脉肾盂造影及腹部和盆腔 CT 检查未见异常。眼底检查无特殊发现。

入院后予以静脉注射白蛋白、血浆及应用利尿剂等处理，水肿有所消退。遂行经皮肾活检术，病理报告：光镜见肾小球 18 个，2 个肾小球已硬化，其余均有轻度肿大，系膜细胞增生不明显，基质略增多，毛细血管祥明显增厚、不甚规则，PAS、Masson 和嗜银染色显示有钉突形成、上皮下沉积物和新生基底膜形成。毛细血管腔有受压现象。肾小管上皮细胞肿胀伴灶性萎缩，部分小管腔有扩张，间质可见灶性纤维化，有少量淋巴单核细胞浸润。免疫荧光检查见 IgG、补体 C3 呈细颗粒状沿基底膜排列，荧光强度均为阳性，IgA、IgM、补体 C1q 均为阴性。电镜见大量电子致密物沉积于上皮下侧。病理诊断膜性肾病 III 期。活检后给予泼尼松 1mg/kg 体重，加用环磷酰胺冲击治疗，蛋白尿有所减少，但病情并无明显缓解。6 个月后改用环孢素，3 个月后临床呈现缓解趋势。

二、临 床 分 析

（一）临床特点

（1）中年女性，蛋白尿 10 年，水肿加剧 1 个月。

（2）以水肿、大量蛋白尿、低蛋白血症和高胆固醇血症为特点。蛋白尿系高分子蛋白尿。

（3）继发性肾小球疾病的因素可以除外。

（4）肾活检诊断为膜性肾病 III 期。

（5）按膜性肾病治疗后病情有所缓解。

（二）临床诊断

本例临床诊断肾病综合征无疑问，其病理类型已证实为膜性肾病 III 期；又因各项有关继发性肾小球疾病的检查均阴性，故诊断特发性膜性肾病（IMN）。从病史来看，蛋白尿 10 年，符合慢性肾脏病（CKD）诊断，肾功能正常，分期为 CKD 1 期。目前未见感染、血栓栓塞及急性肾损伤等并发症发生，也无其他合并症。近年来发现，IMN 患者中约 80% 存在抗血清磷脂酶 A2 受体（PLA2R）抗体阳性。血清抗 PLA2R 抗体检测目前已成为诊断 IMN、指导治疗、评估疗效和预后的生物学标志物。如患者血清中检测到抗 PLA2R 抗体阳性，则高度提示 IMN，且高滴度的抗 PLA2R 抗体也往往提示 IMN 很难自发缓解，预后差。本例患者可进行血清抗 PLA2R 抗体检测，并动态监测其滴度变化，将有助于评估疾病活动和疗效。

（三）鉴别诊断

1. 继发性膜性肾病　膜性肾病中继发于全身性疾病或恶性肿瘤的很常见。比较常见的如下。

（1）狼疮性肾炎 V 型：多见于女性，常有 ANA 和抗 ds-DNA 抗体阳性结果，病理中也常有一些特征，免疫荧光也常呈多种免疫球蛋白和补体在毛细血管祥和系膜区着染。此外，还应有相应的系统性红斑狼疮其他体征。

（2）乙型肝炎相关性肾炎：以膜性肾病多见，在青少年及幼儿中较为常见，乙型肝炎病毒血清学标志物常为阳性，伴或不伴乙型肝炎的临床过程，肾活检病理中可发现乙型肝炎抗原沉积（尤其是 e 抗原）。本例已做的检查可排除本病的可能。

（3）新生物所致膜性肾病：以肺癌、乳腺癌、胃肠道肿瘤和肾癌为常见，其他肿瘤也可引起。本例已做的肿瘤抗原检查和影像学检查均为阴性结果，病史与体格检查亦未提示可疑的线索，可排除。

（4）药物引起的膜性肾病：已报道的可引起膜性肾病的药物甚多，但以金制剂、汞、青霉胺、ACEI、非甾体抗炎药最为常见。本例并无应用这类药物的病史，可除外。

2. 与其他原发性肾小球疾病的鉴别 本例早期病理不易与微小病变型肾病相鉴别，但电镜下可区别。对这类病理标本，应强调做电镜检查的重要性。此外，临床上微小病变常为肾病综合征，常无血尿、高血压等表现。与其他原发性肾小球疾病的鉴别可参阅"慢性肾小球肾炎"。

（四）不典型表现与易误诊原因

本病误诊最常见的原因是忽视了肾外的症状和体征，或因未及时寻找可能引起继发性膜性肾病的原因，造成误诊。因为对这些基础疾病的治疗方案与本例有一定的区别，而且对新生物所致膜性肾病的贻误治疗有可能酿成不治，所以要充分重视寻找可能引起膜性肾病的基础疾病。

三、治　疗

IMN 需根据蛋白尿程度和肾功能情况进行风险评估，并根据评估结果制定治疗方案。24 小时尿蛋白＜4g 且持续 6 个月以上、肾功能正常者属于低危；24 小时尿蛋白为 4～8g 持续 6 个月且肾功能正常者属于中危；持续 6 个月 24 小时蛋白尿＞8g 或肾功能异常者属于高危。对于低危患者，以保守治疗为主，主要以 ACEI 或 ARB 为基础，控制血压、降尿蛋白、保护肾功能，并给予低盐低脂饮食，适当限制蛋白摄入、调脂、抗凝等对症支持治疗。本例患者属于中危，建议先给予饮食控制及 ACEI/ARB 类药物降尿蛋白。因其血清白蛋白＜25g/L，发生血栓栓塞并发症的风险较高，给予低分子肝素或华法林抗凝治疗，同时给予他汀类药物调脂等对症支持治疗，观察 3～6 个月，若仍持续大量蛋白尿并出现预后不良的因素，则给予激素联合免疫抑制剂治疗。本例 IMN 初次治疗可首选糖皮质激素+烷化剂治疗 6 个月，烷化剂优先考虑环磷酰胺（CTX），对于不耐受烷化剂或存在治疗禁忌证的患者，亦考虑在初始治疗中使用环孢素（CsA）或他克莫司（FK506）。

本病可有自行缓解的表现，故临床缓解未必都是治疗的效果。影响本病预后的因素是大量蛋白尿和肾功能损害，故积极降尿蛋白和保护肾功能有积极意义。一般认为妊娠、高血压、肉眼血尿和病理类型亦对预后有影响，故本病活动期应避免妊娠，应积极控制高血压，以减缓病情进展速度。

（张晓丽　徐元钊）

第四节　尿　路　感　染

一、临　床　资　料

患者，女性，65岁。因"反复尿频、尿急10余年，加重1日"入院。患者近10余年反复尿频、尿急，有时伴尿痛和（或）发热。患者有时自行服用抗感染药物，有时前往医院就诊，检查曾发现尿常规白细胞、红细胞增多，1次尿培养发现大肠杆菌阳性，菌落计数>10^5/ml，医生曾诊断为尿路感染或急性肾盂肾炎，给予静脉或口服抗感染药物后症状可逐渐缓解，尿常规中白细胞、红细胞数可恢复至正常，但类似病情发作频繁，每年4~5次，多见于炎热季节，有时见于劳累、憋尿后，有时无明显诱因。且即使尿常规无明显尿白细胞、红细胞增多时，每天排尿次数也较多，白天6~8次，夜间4次。患者既往肾功能状况不详。昨日上午患者曾有憋尿史，下午即出现尿频、尿急，约每10分钟排尿1次，每次尿量少，尿急伴尿失禁，无明显尿痛。来院就诊，体温37.6℃。尿常规：白细胞满视野，红细胞15~20/HP，蛋白（+），尿pH 7，比重1.010。B超示右肾85mm×46mm×30mm，左肾105mm×56mm×34mm，双肾皮质回声增强，皮质稍薄，皮髓分界不清。留清洁中段尿进行细菌培养，结果未回。并给予左氧氟沙星0.5g，每日1次，口服治疗2次，患者症状无明显缓解。为进一步诊治收入院。

昨日发病以来，患者精神差、食欲减退、夜间睡眠差，大便正常。患者否认其他慢性病史。妊娠1次，生育1子，妊娠及分娩过程正常，无妊娠期尿路感染史。家族史无特殊。否认药物过敏史。

入院体格检查：T 38.0℃，P 84次/分，R 20次/分，BP 120/75mmHg。营养中等，皮肤黏膜无水肿，无贫血貌，浅表淋巴结未触及。头面部未见异常，颈软，气管居中，胸廓对称，心肺检查无阳性发现。腹平软，肝脾肋下未触及，腹部无明显压痛或反跳痛，双侧肾区叩击痛，腹水征阴性，肠鸣音如常。脊柱、四肢无特殊。未引出病理征。

辅助检查：血常规显示白细胞计数8.9×10^9/L，中性粒细胞占比0.81，其余在正常范围内。尿常规：白细胞满视野，红细胞10~15/HP，蛋白（+），尿pH 7，比重1.010。粪常规及粪便隐血试验正常。尿白蛋白/肌酐比值9.2mg/mmol，尿 N-乙酰-β-氨基葡萄糖苷酶（NAG）升高。24小时尿量1200ml，尿蛋白定量0.2g，尿电解质在正常范围。尿红细胞10%异形。肾功能：尿素氮5.6mmol/L，肌酐89μmol/L，尿酸312μmol/L，eGFR-EPI 59ml/min。血电解质正常。门诊尿培养结果回报：大肠杆菌阳性，菌落计数>10^5/ml，左氧氟沙星耐药，多种广谱青霉素、三代头孢菌素、碳青霉烯类及氨基糖苷类药物敏感，超广谱内酰胺酶（ESBL）阴性。T-SPOT阴性，尿找抗酸杆菌3次阴性，尿结核杆菌培养阴性。B超肾脏情况同门诊检查结果，输尿管未见异常，膀胱充盈欠佳。双侧肾动脉正常（患者入院后翻找出10余年前单位体检报告，当时B超描述为双肾未见异常）。同位素测GFR：左肾32ml/min，占61.5%；右肾20ml/min，占38.5%。

住院经过：入院后即给予头孢哌酮舒巴坦3g，每日2次静脉滴注治疗，同时进行生活方式宣教，鼓励患者多饮水，勤排尿，注意休息。尿培养结果回报后，显示头孢哌酮舒巴坦敏感,遂未更换抗菌药物,继续应用至 14 日。用药 2 日后腰酸消失,体温恢复正常。复查尿常规,第 3 日尿白细胞 50/HP,红细胞、蛋白(包括尿白蛋白/肌酐比值)转阴,1 周后尿白细胞正常,2 周时亦正常。但住院期间多次 pH 均为 7.0,比重持续 1.010。2 周后复查清洁中段尿培养,之后结果回报阴性。

2 周后出院,改用头孢克肟 0.1g,每晚 1 次口服维持。建议门诊随访尿常规及尿培养,并长程抑菌治疗。

二、临床分析

(一)临床特点

(1)女性,65 岁。

(2)反复出现尿路刺激征,尿常规多次呈白细胞尿,曾有 1 次中段尿培养获大肠杆菌生长,菌落计数大于 10^5/ml。抗感染治疗短期内有效。1 日前症状加重,再次出现尿常规异常,伴腰酸、发热、肾区叩击痛。

(3)病程中反复出现血尿,红细胞以正常形态为主,有时有蛋白尿。抗感染治疗后消失。

(4)病程中无急性感染证据时亦有尿频、尿急,持续性低比重尿,尿液 pH 一直呈中性。

(5)肾功能轻度减退。

(6)没有结核杆菌感染的证据。没有其他合并症或并发症。

(7)B 超显示双肾慢性肾病表现,且右肾缩小,无结石、梗阻、畸形、异位或肾血管病变。既往体检报告提示 10 余年前双肾 B 超图像正常。

(二)临床诊断

本例依据临床表现、辅助检查结果,可诊断为反复发作的尿路感染、慢性肾盂肾炎急性发作和慢性肾脏病 3 期。其根据如下。

(1)患者反复出现尿路刺激征,伴尿白细胞增多,尿培养大肠杆菌阳性,菌落计数 > 10^5/ml,此次发作还伴有发热,血中性粒细胞占比升高,抗菌药物治疗有效。因此尿路感染诊断成立。尿红细胞以正常形态为主且经治疗后消失。尿 NAG 升高等,也符合该诊断。

(2)患者每年尿路感染发作超过 3 次,因此符合反复发作的尿路感染诊断。

(3)患者病程较长,超过半年,双肾呈慢性肾病图像,且右肾明显较左肾小,夜尿增多,持续性低比重尿,尿液酸化功能异常,NAG 升高,提示存在持久性肾小管功能损害。患者没有结石、结核、肾动脉狭窄或先天性肾脏发育不良的病史或临床证据。因此,考虑患者存在慢性肾盂肾炎。此次再次出现症状加重,发热伴血、尿白细胞增多,考虑存在急性发作。

(4)根据患者血肌酐计算的 eGFR 或同位素测得的 GFR 均 < 60ml/min,患者既往肾功能情况不详,故据此还不能诊断为慢性肾脏病。但是因为患者存在右肾萎缩,估计病程不

止 3 个月，因此仍可诊断为慢性肾脏病，根据 eGFR 和蛋白尿情况，分为 G3aA1 期（详细参见本章第七节"慢性肾脏病"）。

（三）鉴别诊断

1. 尿路感染的定位诊断和病程诊断　尿路感染诊断确立后，就应该进行定位诊断，区分是下尿路的尿道炎、前列腺炎、膀胱炎，还是上尿路的肾盂肾炎，因为不同位置的尿路感染，其治疗用药的种类和疗程有所不同。一般根据是否伴有全身或腰部症状和体征来区分上下尿路感染，但腰痛、肾区叩击痛甚至发热等临床表现在鉴别上、下尿路感染时的特异性并不强，膀胱炎患者也会有腰痛、肾区叩击痛，急性前列腺炎也常有高热。肾盂肾炎理论上有肾小管功能损伤的证据，但是在急性肾盂肾炎时阳性率并不高。文献报道多种方法可用来鉴别上、下尿路感染，如输尿管导尿法、膀胱冲洗后尿培养法、免疫荧光检查尿沉渣中的抗体包裹细菌、尿白细胞管型等，但是临床可操作性不强，因此很少应用。既往认为尿路感染反复发作，病程半年或 1 年以上便可诊断为慢性肾盂肾炎。近几年的指南或专家共识提出反复发作的尿路感染的概念，指一年发作达到或超过 3 次，半年发作达到或超过 2 次的尿路感染。而慢性肾盂肾炎的诊断必须有明确的肾小管功能受损（且超过肾小球功能受损程度）证据和影像学的以单肾为主的受累或有瘢痕形成、肾盂肾盏变形等证据。不同定位和病程的尿路感染，治疗的难易程度有区别，因此使用的药物品种、剂量、疗程各有不同，因此一旦确认尿路感染，也应同时进行定位和病程诊断。

2. 慢性肾盂肾炎、反复发作的尿路感染和复杂性尿路感染　慢性肾盂肾炎常继发于反复发作的尿路感染，而且常有急性肾盂肾炎史。患者可能存在泌尿系结石、梗阻、畸形及异位肾、膀胱输尿管反流等影响尿流通畅的器质性或功能性疾病，或者存在恶性肿瘤、糖尿病、糖皮质激素或免疫抑制剂应用等影响全身抵抗力的因素，也就是复杂性尿路感染。或者患者在病程中存在难以纠正的诱因，如不良生活习惯——饮水少、憋尿、经常劳累、不注意个人卫生或过度清洁外阴部、经常盆浴、不洁性生活习惯或性伴侣感染、诊治依从性差等，或者医源性因素，如长期留置导尿、反复泌尿道器械检查、诊治不规范（剂量不足、疗程不足）等都可能造成病情反复发作。这些都需要仔细询问病史，一一明确，如有可能，积极纠治这些基础疾病和诱因，制订规范长程的治疗和随访计划，有助于提高治疗效果，减少急性发作，预防慢性肾盂肾炎的发生和发展。

3. 单侧肾脏缩小　病因可能为先天性发育不良和后天单肾疾病或损伤，如肾结石、肾结核、肾动脉狭窄、外伤、慢性肾盂肾炎、肾脓肿、肾梗死等。本例患者有反复发作的尿路刺激征、尿检白细胞增多、尿培养细菌阳性但结核杆菌阴性，以上均支持慢性肾盂肾炎的诊断。

（四）不典型表现与易误诊原因

本病十分常见，却又常被误诊，主要是因为对本病的认识不足。此外，本病的表现常不一致，也易造成误诊。下面举例说明。

1. 出血性膀胱炎　常见于女性患者，以血尿为特征，易误诊为结石、肿瘤、结核等。这类患者如无使用环磷酰胺等易引起出血性膀胱炎的因素，有明显膀胱炎症状，应做中段尿培养，并给予抗菌药物治疗，常可有效避免误诊。

2. 关于尿培养 细菌学检查应在应用抗菌药物前进行，尤其是反复发作的尿路感染和复杂性尿路感染。因为这两类尿路感染患者常有多次或长期应用抗菌药物的病史，易存在耐药菌株感染。一旦抗菌药物经验性治疗效果不好，之前的尿培养结果可以为下一步更换抗菌药物提供参考依据。为了减少尿培养假阳性或假阴性的概率，留取标本前应该先清洁外阴部，然后留取中段尿。

3. 尿路刺激征不明显的尿路感染 常见于老年患者。有些患者无任何不适症状；有些仅有腰酸或小腹不适；有些仅表现为发热、食欲减退、精神差等非特异性症状；有些患者因为精神异常或智力障碍，无法诉说症状。但尿白细胞增多伴尿细菌学检查阳性，可以帮助确诊。

4. 尿道综合征 指有尿路刺激征，却没有尿白细胞增多，也没有尿培养阳性证据的患者，可能存在其他盆腔或外阴部疾病，或由心理因素造成，应用抗菌药物疗效不佳，而且易发生药物副作用，因此需要注意鉴别。

三、治　疗

1. 药物种类 确诊尿路感染后，应尽早开始抗感染治疗。药物选择既要考虑常见菌种覆盖（最常见的是大肠杆菌），注意当地药物敏感数据，还要尽量选用在肾及尿内浓度高的药物和对肾损害小的药物；对于严重、混合感染，出现耐药菌，单一治疗失败的病例，可采用联合用药方案。

2. 给药途径 对全身毒性反应较明显的患者或不能耐受口服的患者，可优先采取静脉给药，否则可选择口服给药。

3. 疗程 急性膀胱炎和尿道炎，疗程 3~7 日。急性肾盂肾炎 7~14 日，慢性肾盂肾炎急性发作时，疗程同急性肾盂肾炎。急性前列腺炎疗程 2~4 周。对反复发作的尿路感染，可给予长程抑菌疗法，即选择几种敏感抗菌药物，每晚睡前小剂量应用，每 1~4 周更换一种药物，维持 1~3 个月，甚至更长时间。

4. 无症状菌尿 又称无症状尿路感染。无症状菌尿同时伴发脓尿的发生率从年轻女性的 30% 至留置导尿管患者的 100%。对于绝经前女性、未孕女性、糖尿病女性、老年人、脊髓损伤患者、留置导尿者、儿童的无症状菌尿不需要筛查和治疗，但是对于妊娠期女性和需要泌尿道手术的患者，因为菌尿可能会造成不良预后，因此需要积极抗感染治疗。

5. 针对引起感染的诱因和基础疾病治疗 积极治疗和控制基础疾病。减少医源性诱因，如尽量减少尿路留置导管等。改变相关的生活习惯和避孕方法等，如多饮水、勤排尿、注意休息、勿盆浴、减少外阴消毒剂的使用等。与性生活有关的反复发作尿路感染者，可以在性生活前服用单剂抗菌药物以预防急性发作。

（傅辰生　叶志斌）

第五节 肾小管性酸中毒

一、临床资料

患者，男性，30岁。因"四肢乏力伴发作性麻痹2个月"入院。患者入院前2个月开始感四肢乏力，以下肢为重，与饮食因素无关。症状时轻时重，轻时稍事休息便可好转，发作重时肢体麻痹不能运动，以近端肌群为重，无意识及感觉障碍，无呼吸困难，就诊于附近医院急诊，查血钾为2.3mmol/L，经补钾后好转。后有类似发作2次，每次均伴有低血钾，经静脉补钾后好转。患者因症状频繁发作来院求治，查尿常规，除pH为7.0外，其余均在正常范围内。查血电解质与肾功能显示高氯性酸中毒，低钾、低钙与低磷，肾小球滤过率正常。入院前3个月曾因"上感"自服"扑热息痛"和"消炎药"。发病以来，患者自觉尿量增多，时有口渴，曾查空腹血糖正常。无尿痛、尿急、尿频及肾绞痛史。既往健康，无高血压或糖尿病史。否认发热、皮疹、关节疼痛。否认特殊药物应用史。否认化学制品接触史。家族中无类似发病者。

入院体格检查：T 36.5℃，P 84次/分，BP 135/75mmHg，R 18次/分。发育正常，营养中等，神志清楚，对答切题。全身无皮下水肿，无皮疹，浅表淋巴结未扪及。巩膜无黄染。咽不充血。颈软，气管居中。心肺检查未发现特殊。腹平软，肝脾肋下未触及，腹水征（-）。双肾区无压痛、叩击痛，各输尿管点无压痛。四肢活动自如，脊柱无畸形、无叩击痛。感觉无缺失，生理反射存在，四肢肌力对称，未引出病理反射。

辅助检查：血常规显示血红蛋白135g/L，白细胞计数6.4×10⁹/L，分类无异常发现。尿常规显示pH 8.0，尿糖、尿蛋白均阴性，无细胞尿及管型尿。粪便检查阴性。肝、肾功能及内生肌酐清除率、血糖、血脂正常。血钠135mmol/L，血钾2.4mmol/L，血氯115mmol/L，HCO_3^- 10.4mmol/L，阴离子间隙12mmol/L。血钙2.0mmol/L，血磷0.8mmol/L。动脉血气分析：pH 7.324，PaO_2 94mmHg，PCO_2 34mmHg，碱剩余（BE）-9.8mmol/L。24小时尿蛋白及尿白蛋白正常，尿钾30mmol/24h，尿钠150mmol/24h（正常130～260mmol/24h），尿氯174mmol/24h（正常170～250mmol/24h），尿钙10mmol/24h（正常2.5～7.5mmol/24h）、尿磷53mmol/24h（正常16～42mmol/24h），尿HCO_3^-正常，尿糖正常。免疫球蛋白、ANA、抗ds-DNA抗体、抗RNP抗体、抗SSA抗体、抗SSB抗体和抗Sm抗体均阴性，类风湿因子阴性。血浆肾素活性、血管紧张素Ⅱ、醛固酮测定值在正常范围内。血清皮质醇浓度及节律正常。甲状腺功能各项指标正常。胸部CT正常。心电图为窦性心律，可见病理性u波。B超显示双肾大小正常，结构清晰，未见结石影。腹部平片及静脉肾盂造影无阳性发现。肾区及肾上腺区CT检查正常。腰椎X线片显示轻度骨质疏松。

二、临床分析

（一）临床特点

（1）男性，30岁，四肢乏力伴发作性麻痹2个月。

（2）肾小球滤过率正常。代谢性酸中毒、高氯血症、阴离子间隙正常。酸中毒时尿 pH＞5.5。尿净酸排泄（尿钠+尿钾−尿氯）＜10mmol/24h。尿 HCO_3^- 正常。

（3）有低钾血症，血钾低于 3.0mmol/L 时，尿钾超过 20mmol/24h。

（4）有尿量增多、低血钙、低血磷、高尿钙、高尿磷及轻度骨质疏松，无肾结石表现。

（5）无高血压和其他全身疾病的实验室检查和影像学检查证据。

（二）临床诊断

本例肾小球滤过功能正常，却出现高氯性代谢性酸中毒，阴离子间隙正常。在血液酸中毒时，尿 pH＞5.5，因此符合肾小管酸中毒的诊断。其病程中的肾性失钾、低血钙、低血磷、高尿钙、高尿磷等亦符合该诊断。

（三）鉴别诊断

1. 与其他类型肾小管酸中毒的鉴别　肾小管酸中毒有 4 型。Ⅰ 型为远端肾小管泌氢障碍；Ⅱ 型为近端肾小管重吸收 HCO_3^- 障碍；Ⅲ 型为混合性远端及近端肾小管酸中毒；Ⅳ 为醛固酮分泌减少或远端肾小管对醛固酮反应减弱，故表现为高钾血症。本例患者尿净酸排泄量减少，尿 HCO_3^- 正常，伴低钾血症，故诊断为 Ⅰ 型肾小管酸中毒。

2. 病因鉴别　肾小管酸中毒可以分为继发性和原发性，继发性肾小管酸中毒常见病因大致可分为以下几类。

（1）自身免疫性疾病：包括干燥综合征、系统性红斑狼疮、类风湿关节炎、原发性胆汁性胆管炎、特发性高丙种球蛋白血症、慢性活动性肝炎、血管炎等。

（2）与肾钙化有关的疾病：甲状腺功能亢进症、甲状旁腺功能亢进症、维生素 D 中毒、特发性高钙尿症、遗传性果糖不耐受症、肝豆状核变性、Fabry 病等。

（3）药物或毒物：如使用两性霉素 B、镇痛药、锂盐、甲苯环己氨基磺酸盐、棉酚和棉籽油等。

（4）其他肾脏疾病：如慢性肾盂肾炎、梗阻性肾病、高草酸血症、巴尔干肾病、肾髓质囊性病、麻风肾损害等。

（5）遗传性疾病：如 Ehlers-Danlos 综合征、遗传性椭圆形红细胞增多症、地中海贫血、马方综合征、碳酸酐酶缺乏症等。

以上各种疾病均应有其自身的临床特点，或特征性影像学证据或者实验室发现，显然与本例患者不相符。因此，本例患者可以诊断为原发性肾小管酸中毒 Ⅰ 型。由于缺乏阳性家族史，可疑为散发性。

3. 与常见低钾血症鉴别　患者虽然存在腹泻、进食少等可能导致低钾血症的情况，但因为血钾＜3.0mmol/L 时，尿钾仍＞20mmol/24h，所以可以判定存在肾性失钾。肾性失钾伴代谢性碱中毒的情况如应用利尿剂、Batter 综合征、Liddle 综合征、Gitelman 综合征等，肾性失钾而酸碱状态正常的情况如急性肾小管坏死的恢复期、梗阻后利尿等，或者肾性失钾伴阴离子间隙增加的代谢性酸中毒如糖尿病酮症酸中毒等，都与本例患者情况不符，因此不支持这些诊断。

（四）不典型表现与易误诊原因

本例患者起病隐匿，临床表现多样，继发性则易被基础疾病的症状、体征所掩盖，因此漏诊、误诊十分常见。引起误诊的主要原因是对本病的警惕性不高，未引起足够的重视。其次是对本病诊断的前提——阴离子间隙正常的高氯性酸中毒这一重要线索认识不足。以下几点应引起注意。

（1）以低钾麻痹起病较常见，但因急诊时只给予抢救处理，未能及时做进一步检查。

（2）以多尿为特点就诊，误诊为糖尿病或尿崩症者亦不少见。

（3）以骨关节痛就诊，对幼儿可能有类似佝偻病的表现而误诊为佝偻病；成人因骨痛而误诊为类风湿关节炎；年龄稍大者，因有骨质疏松而误诊为退行性变均不少见。

（4）本病亦可以高尿钙、肾结石、肾钙化为特点发病，造成漏诊和误诊则更为常见。

此外，对其他各型肾小管酸中毒的认识不足也可引起误诊。例如，不完全型Ⅰ型肾小管酸中毒则因血 pH 大致正常，可以缺乏酸中毒临床特征，常须依赖氯化铵（或氯化钙）负荷试验阳性结果确定诊断。Ⅱ型（近端型）肾小管酸中毒，可有其他近端肾小管功能改变，如肾小管性蛋白尿、肾性糖尿、肾性氨基酸尿等（可称范可尼综合征）。本症尿 pH 改变可因酸中毒发展反而下降（即有自限性），因此氯化铵负荷试验可为阴性结果，可通过碳酸氢钠负荷试验得到确诊。Ⅳ型肾小管酸中毒则常以较明显的高钾血症和肾功能轻度下降为特点，容易与慢性肾功能不全混淆，高钾血症的程度与肾功能下降程度不成比例可以帮助鉴别。

三、治　疗

本病无特殊治疗方法，故除了治疗原发病外，主要为对症治疗。

1. 纠正酸中毒　首选复方枸橼酸盐溶液（Shohl 溶液）口服。此可纠正酸中毒，避免血氯继续增高，还可避免因口服碳酸氢钠引起的消化道症状，也避免了长期静脉滴注的痛苦，且可增加肠道钙吸收，有利于提高尿钙溶解度，减少肾结石发生率。也可采取口服或静脉滴注碳酸氢钠治疗。

2. 低钾或高钾血症　常用枸橼酸钾溶液口服以纠正低钾血症，如 Albright 合剂，不宜使用氯化钾制剂。高钾血症处理参考其他类型高钾血症。

3. 低钙血症、骨病、肾结石的治疗　口服复方枸橼酸溶液可以预防肾结石和肾钙化。对已发生骨病者，可谨慎使用维生素 D 及其活性制剂，并补充钙盐，但应警惕引起高钙血症。

4. 低磷血症　口服或静脉滴注磷酸盐制剂。

（傅辰生　徐元钊）

第六节　急性肾损伤

一、临床资料

患者，男性，28 岁。因"腹泻、腹痛、发热 3 日，腰酸 1 日"入院。患者 3 日前进食自己烧烤的食物后 2 小时，出现水样腹泻，第 1 日约 10 余次。伴间歇性腹痛，喜按，排便后稍好转。并于当日夜间出现畏寒发热，体温最高达 39℃。患者自行服用"小檗碱"和"克感敏"。第 2 日起腹泻、发热较前好转，继续服用"小檗碱""克感敏"。1 日前患者出现腰酸，遂来院就诊。查血常规：血红蛋白 140g/L，白细胞计数 12×10⁹/L，中性粒细胞占比 0.70，嗜酸性粒细胞占比 0.80，血小板 115×10⁹/L。尿常规：蛋白（＋＋），红细胞 0～2/HP，白细胞 1～2/HP，pH 6.5，比重 1.010。血尿素氮 24mmol/L，肌酐 206μmol/L，血钾 3.5mmol/L，其他电解质正常，CO_2CP 15mmol/L。肝功能正常。彩色多普勒超声：双肾略偏大，结构清晰，无残余尿。拟诊"急性肾损伤"收治入院。

患者起病以来精神较差，食欲减退，每日仅进食少量稀粥。既往体健，1 个月前单位体检尿常规、肾功能正常。除过敏性鼻炎外，否认各种慢性病史。否认药物过敏史。否认特殊药物应用史。否认化学制品接触史。家族史无特殊。

入院体格检查：T 36.5℃，P 78 次/分，R 20 次/分，BP 110/70mmHg。神志清楚，发育营养中等，无皮下水肿，浅表淋巴结未扪及。颈软，气管居中，甲状腺不大。胸廓对称，双肺呼吸运动对称，叩诊为清音，听诊呼吸音清晰，无干湿啰音。心界不大，HR 84 次/分，心律齐，各瓣膜区未闻及病理性杂音，未闻及心包摩擦音。腹平软，无压痛或反跳痛，肝脾肋下未触及。腹水征（－），双肾区叩击痛（＋）。肠鸣音正常。脊柱平直，四肢活动自如。无感觉缺失，生理反射存在，病理反射未引出。

辅助检查：血常规显示血红蛋白 135g/L，白细胞计数 12×10⁹/L，中性粒细胞占比 0.68，嗜酸性粒细胞占比 0.80，血小板 115×10⁹/L。尿常规：蛋白（＋＋），红细胞 0～2/HP，白细胞 3～4/HP，pH 6.5，比重 1.010。尿培养：阴性。24 小时尿量 1500ml，24 小时尿蛋白定量 1.35g，尿电解质正常。尿白蛋白/肌酐比值 82（正常＜3）mg/mmol，NAG 25（正常＜15.7）μU/L。血渗透压 325mOsm/（kg·H_2O），禁水 12 小时尿渗透压 410mOsm/（kg·H_2O）。粪便检查：糊状，白细胞 0～1/LP。粪便培养无特殊细菌生长。血尿素氮 23mmol/L，肌酐 197μmol/L，血钾 3.5mmol/L，其他电解质正常，CO_2CP 22mmol/L。肝功能正常。IgE 400（正常＜200）U/L，其余免疫球蛋白正常。肝炎标志物、肿瘤标志物、ANA、抗 ds-DNA 抗体、抗 ENA 抗体、ANCA、抗 GBM 抗体均阴性。彩色多普勒超声：右肾 120mm×60mm×58mm，左肾 123mm×64mm×56mm，双肾结构清晰，输尿管、膀胱无异常，无残余尿。

住院经过：入院后给予蒙脱石止泻，鼓励多饮水，逐渐开放饮食。择期行肾穿刺活检：光镜下肾小球形态大致正常。肾小管细胞有肿胀变形，可见点灶状坏死灶，部分小管腔内见蛋白管型。间质水肿，弥漫性轻至中度淋巴细胞及少数嗜酸性粒细胞浸润。免疫荧光全阴性。给予泼尼松 0.5mg/（kg·d）口服，3 日后患者腰痛即好转。1 周后复查尿常规转阴，尿比重 1.012，pH 6.0。尿素氮 4.2mmol/L，血肌酐 121μmol/L。2 周后，尿常规阴性，尿比重 1.020，pH 5.0。尿素氮 4.5mmol/L，血肌酐 82μmol/L。

二、临床分析

（一）临床特点

（1）男性，28 岁，腹泻、腹痛、发热 3 日，腰酸 1 日。自服"小檗碱""克感敏"。入院时体温已正常。

（2）少到中等量蛋白尿，以白蛋白为主。尿 NAG 升高，尿比重、尿渗透压降低，尿 pH 接近中性。

（3）患者有过敏性鼻炎史。白细胞总数略高，中性粒细胞占比正常，嗜酸性粒细胞占比升高。血 IgE 上升。

（4）血肌酐中等程度升高。无尿量减少。

（5）双肾偏大，肾活检提示急性间质性肾炎。

（6）小剂量糖皮质激素治疗有效。

（二）临床诊断

急性肾损伤（acute kidney injury，AKI）：患者呈急性病程，短时间内出现蛋白尿、血肌酐升高，经治疗可以完全恢复正常。根据美国肾脏病基金会（KDIGO）的诊断标准，AKI 为 48 小时内血肌酐升高≥26.5μmol/L；或者确认或推测 7 日内血肌酐较基础值升高≥50%；或者尿量减少<0.5ml/（kg·h），持续≥6 小时。本例尿量无减少。虽然发病前 1 周无血肌酐资料，但 1 个月前血肌酐正常，急性起病，至入院时仅 3 日。治疗后血肌酐恢复至 82μmol/L，如果以此为患者肌酐基础值，发病时血肌酐最高值 206μmol/L，故推测患者符合 7 日内血肌酐较基础值升高≥50%标准，AKI 诊断成立，且血肌酐升高已超过基础值 2 倍，所以属于 AKI 3 期。

（三）鉴别诊断

1. 与慢性肾脏病鉴别 血肌酐升高患者，首先需要确定肾衰竭是急性的还是慢性的。一般来说，没有急性肾衰竭诱因，病情迁延不愈，缓慢进展，肾脏萎缩，已出现肾性贫血、肾性高血压，伴有严重钙、磷代谢紊乱等有利于慢性肾脏病的诊断。而本例患者呈急性病程，1 个月前尿常规、肾功能均正常。发病时有蛋白尿、肾小管功能受损、肾小球滤过率下降，经治疗 2 周后完全恢复正常。肾脏彩色多普勒超声见双肾偏大，肾内结构清晰，因此不符合慢性肾脏病诊断。

2. 急性肾损伤的病因鉴别 AKI 的病因分为肾前性、肾性、肾后性三大类。本例患者最后肾穿刺证实存在急性间质性肾炎，因此属于肾性 AKI。患者为过敏体质，发病前曾服用的药物尤其是"克感敏"可能是导致过敏性间质性肾炎的原因。一般过敏性间质性肾炎表现以肾小管间质病变为主，蛋白尿一般量较少，也可以有少量血尿、脓尿，但非甾体抗炎药引起的过敏性间质性肾炎有时蛋白尿较多，甚至达肾病综合征范围。本例少到中等量蛋白尿，肾小管功能受损表现，血嗜酸性粒细胞增多，血 IgE 升高，糖皮质激素治疗有效，这些都符合过敏性间质性肾炎诊断。但是本例 AKI 还需与以下情况鉴别。

（1）肾前性 AKI：各种原因导致的有效循环血量不足、心排血量下降、全身血管扩张或肾动脉收缩都有可能造成肾前性 AKI。本例患者发现血肌酐升高前有腹泻、进食少病史，因此有可能出现容量不足而诱发肾前性 AKI，而且患者血肌酐升高时，尿素氮上升比例更高，也同时提示可能存在肾前性 AKI。但是单纯肾前性 AKI 一般因容量不足，尿液呈浓缩状态，尿比重、渗透压升高，尿钠排泄减少。与本例患者不符，因此不能完全用肾前性 AKI 解释。

（2）急性肾小管坏死：也是常见的 AKI 病因，也可以继发于容量不足，但一般较长时间的容量不足才会造成肾小管缺血坏死。急性肾小管坏死也可以继发于药物、毒物或内源性毒素如血红蛋白、肌红蛋白、尿酸、免疫球蛋白轻链等肾损害。临床表现主要是肾小管功能损伤综合征，如低比重尿、肾小管性蛋白尿、尿钠排泄增多等。典型的急性肾小管坏死病程分为少尿期、多尿期、恢复期。肾穿刺病理可以帮助确诊。本例虽然有肾小管功能受损表现，但是为非少尿型 AKI，尤其是肾穿刺病理，虽然有点灶状肾小管坏死灶，但间质淋巴细胞及嗜酸性粒细胞浸润表现更突出，所以不支持急性肾小管坏死诊断。

（3）IgA 肾病：本例患者在出现蛋白尿和肾衰竭之前，有急性肠炎史，且间隔时间在 3 日以内，需要考虑是否有 IgA 肾病可能。但是 IgA 肾病最常见的尿常规表现是血尿，本例没有。更重要的是，肾穿刺病理不支持 IgA 肾病。

（4）溶血性尿毒综合征：典型的溶血性尿毒综合征常发生于小儿，大部分病例有腹泻，发病与大肠杆菌 O157：H7 感染有关，常通过未熟的肉类传播。本例发病前食用过自己烧烤的食物，且有腹泻表现，因此需与此病鉴别。但溶血性尿毒综合征病程中除了 AKI，还有溶血性贫血，病理表现是血栓性微血管病，这些都与本例患者不符，因此不支持该病诊断。

（5）其他可能引起 AKI 的疾病：如肾后性 AKI，可以通过影像学检查发现膀胱尿潴留或肾盂积水得以确证，本例患者彩色多普勒超声检查无此表现，故不考虑该诊断。另有很多其他肾实质性或肾血管性疾病可能引起 AKI，如原发性快速进展性肾小球肾炎、急性肾小球肾炎、重症狼疮性肾炎、紫癜性肾炎、急性肾乳头坏死、ANCA 相关性肾小血管炎、恶性高血压、双侧肾动脉或肾静脉栓塞、血栓性血小板减少症等所致的急性肾衰竭，各有其临床特征和（或）实验室检查相关指标，肾活检常能够发现其特征性表现，以此帮助鉴别。本例患者不具备这些疾病相关临床表现和病理表现，因此不考虑这些诊断。

3. 是否属于高分解代谢型 AKI　本型常见于严重创伤（如烧伤、挤压伤）、大手术后及严重感染，此时组织分解的速度提高到远超过残存肾功能可清除的程度。一般认为每日血尿素氮升高大于 8.9mmol/L，血肌酐升高大于 177μmol/L，每日血钾升高 1.0mmol/L，每日 HCO_3^- 下降超过 2.0mmol/L 时，可诊断高分解代谢型 AKI。目前，对这些数值的确切意义仍有一些争议，也并不一定要所有项都满足。列出这一类型，主要是给临床一个提示：应尽早透析、充分透析，积极预防并发症，仔细寻找病因和阻断高分解代谢，否则预后将十分凶险。

4. 是否有多器官功能衰竭　AKI 常伴有其他器官功能衰竭，如肝衰竭、呼吸衰竭、心力衰竭等。多器官功能衰竭通常意味着患者需要更密切的监测、更积极的治疗，预后也更差。据报道，最严重影响生命的是呼吸衰竭，其次为心力衰竭和腔道出血。此外，累及3个器官的死亡率为 79%～85%，累及 4 个器官的死亡率为 100%。合并呼吸衰竭、合并心力衰竭、合并腔道出血和合并肝衰竭的死亡率分别为 93%、67.6%、44.4%和 26.2%。本例患者均未受累，故预后良好。

（四）不典型表现与易误诊原因

1. 非少尿型 AKI　AKI 虽然都伴有肾小球滤过率下降，但却不一定都有尿量减少。因此如果仅通过尿量判断是否发生 AKI，常导致漏诊。因此，对临床上有可能发生 AKI 的患者，都需要密切进行血肌酐监测，以便及时诊断和及时治疗。

2. 多种病因混杂　临床上 AKI 常是多种病因共同作用的结果，尤其是老年患者，如本例，除了急性间质性肾炎，还存在一定程度的肾前性 AKI。因此，对于 AKI 患者，即使已经发现并确诊一种病因，仍要积极排查是否合并其他可能导致 AKI 的病因。只有尽早明确病因，尽量根据病因进行相应治疗，才能最大程度减轻或终止肾损伤。

三、治　　疗

1. 可能危及生命的急性并发症的治疗　水过多、高钾血症、代谢性酸中毒、尿毒症脑病等是肾衰竭常见的可能危及生命的急性并发症，需要紧急药物治疗。如果药物无法纠正，即有急诊肾脏替代治疗指征。间歇性血液透析、急诊腹膜透析和连续性肾脏替代治疗（CRRT）都可以作为急诊救治这些致死性严重并发症的方式，可以根据当时的医疗和患者条件加以选择。待病情缓解，须依据临床与生化指标正确掌握停止透析指征。单纯尿量减少并不是急诊透析的指征，多尿也并非停止透析的指征。例如，容量不足造成的肾前性 AKI，及时补足容量就可以达到很好的治疗效果。肾后性 AKI 如能快速解决尿路梗阻或压迫，通常能快速消除水和毒素蓄积。因此，在 AKI 诊断的同时，一般会对病因及其预后做出初步判断，如果有可靠线索，可以在药物防治上述急性严重并发症的同时，试行针对病因的治疗，可能有助于更快控制上述急性严重并发症，从而有可能避免透析。而对于高分解代谢型 AKI，可能在血肌酐、血钾及酸中毒指标具体数值还不是很严重时，就应尽早开始透析。

2. 防治多器官功能衰竭　如果存在多器官功能衰竭，必须同诊同治，以降低死亡率。即使暂时没有出现多器官功能衰竭，也需要尽量维持内环境平衡，谨慎用药和进行相关医疗操作，尽量减少诊疗过程中的二次伤害，密切监测，预防多器官功能衰竭发生。

3. 早期针对病因的治疗　如前所述，在 AKI 确诊之初，就需要对病因进行初步判断，尽早进行针对病因的干预，如扩容、改善心排血量、停用肾损害药物、控制血压、解除梗阻、肾动脉再通、糖皮质激素和（或）免疫抑制剂治疗部分肾性 AKI 等，有助于最大限度减轻肾损伤，促进肾功能恢复。

4. 营养支持　KDIGO 指南推荐 AKI 总的能量摄入为 20～30kcal/（kg·d）。蛋白质摄入量，不需要透析的 AKI 为 0.8～1.0g/（kg·d），需要透析的 AKI 至少为 1.0～1.5g/（kg·d），需要 CRRT 的 AKI 或高分解代谢型 AKI 摄入蛋白的量可以高达 1.7g/（kg·d）。不建议为了防止血肌酐升高而限制蛋白质摄入。建议营养摄入首选胃肠道途径,其次才是胃肠外营养。

5. 其他 防治感染。

(傅辰生 叶志斌)

第七节 慢性肾脏病

一、临床资料

患者,女性,46 岁。发现高血压 10 年,蛋白尿、血肌酐升高 4 年,头晕、乏力 1 个月。患者 10 年前无意中测血压,发现血压 200/100mmHg,于当地卫生院降压处理。当时患者无头晕、头痛,无恶心、呕吐等不适,故未予以重视。之后不规律测血压,血压均高,仍未治。5 年前在家人劝说下开始规律服用降压药物,具体不详,血压控制情况不详。4 年前于当地体检时,发现血压 140/95mmHg,血肌酐 235μmol/L,尿素氮 12.5mmol/L,尿酸 462.4μmol/L。遂于外院住院诊治,当时除肾功能同前之外,血红蛋白 120g/L,白细胞、血小板正常。尿蛋白 2.48g/24h,尿白蛋白/肌酐比值 118mg/mmol,彩色多普勒超声见双肾慢性肾病图像。其余不详。当时诊断为 CKD 4 期,高血压肾病。给予钙通道阻滞剂降压、通便等处理。此后未规律随访。一年半前,患者查血肌酐为 325μmol/L,其余不详。近 1 个月患者自觉间断性头晕、乏力,为进一步诊治收入院。

自发病以来,患者精神可,食欲可,睡眠佳,大小便正常,体重无明显改变。否认糖尿病、不规则发热、皮疹、关节痛、传染病等病史。否认其他系统性疾病史。月经史正常。已婚,顺产一子。否认家族相关疾病史。

入院体格检查:T 36.0℃(耳温),P 80 次/分,R 18 次/分,BP 150/90mmHg。神志清楚,发育中等,营养可,行动自如。皮下无水肿,浅表淋巴结未扪及。轻度贫血貌,颈软,气管居中,甲状腺不大。胸廓双侧对称,呼吸音清,未闻及干湿啰音。心界临界大小,HR 80 次/分,心律齐,心前区未闻及杂音或心包摩擦音。腹平软,无压痛或反跳痛,肝脾肋下未触及,腹水征(-),肾区无叩击痛,肠鸣音存在,2 次/分,未闻及腹部血管杂音。脊柱、四肢无明显异常。生理反射存在,病理反射未引出。

辅助检查:血常规显示血红蛋白 93g/L,MCV 90fl,MCH 30pg,MCHC 325g/L,白细胞、血小板正常。网织红细胞占比 0.30。尿常规:蛋白(++),红细胞 0~1/HP,白细胞 0~2/HP,pH 6,尿比重 1.010。尿白蛋白/肌酐比值 212mg/mmol。24 小时尿蛋白定量 2.8g。粪便常规加隐血试验阴性。肝功能正常,肾功能尿素氮 42mmol/L,肌酐 1012μmol/L,尿酸 607μmol/L。血糖、血脂正常,血钾 5.6 mmol/L,血钠 141mmol/L,血氯 101mmol/L,血钙 2.0mmol/L,血磷 2.1mmol/L,CO_2CP 12mmol/L。血气分析:pH 7.248,PO_2 80mmHg,PCO_2 25mmHg,BE-12mmol/L,标准碳酸氢盐(SB)13mmol/L。CRP 17mg/L,降钙素原 0.405ng/ml。cTNT 0.025ng/ml,CK-MB 正常。BNP 127pg/ml。PT、APTT 正常,D-二聚体 1.18mg/L。血甲状旁腺素 552.1pg/ml(正常 15~70pg/ml)。叶酸、维生素 B_{12} 水平正常,

铁蛋白 93.4ng/ml，血清铁 7.9μmol/L，转铁蛋白饱和度 19%。甲状腺功能在正常范围。血肾素水平、醛固酮水平正常且比值正常，血管紧张素Ⅰ、Ⅱ较正常略高。皮质醇节律正常。血、尿儿茶酚胺及其代谢产物测定结果正常。抗核抗体、抗 ds-DNA 抗体、ANCA、抗肾小球基底膜抗体及其他自身抗体阴性。血、尿免疫固定电泳阴性。甲型肝炎、乙型肝炎、丙型肝炎、戊型肝炎血清标志物均阴性，CYFRA211 4.93（正常 0~3.3）ng/ml，其余肿瘤标志物在正常范围。B 超显示左肾 76mm×40mm×42mm，右肾 74mm×42mm×38mm，双肾皮质回声增强，皮髓交界不清，肾动脉未见明显异常。输尿管、膀胱未见异常，无残余尿。超声心动图显示左心室略大，室间隔略增厚，其余正常。心电图显示窦性心律，左心室高电压。胸部 CT 除提示主动脉局部钙化，其余未见明显异常。肾上腺 MRI 未见异常。眼底检查显示视神经盘清晰，眼底动脉Ⅱ度硬化。

二、临　床　分　析

（一）临床特点

（1）女性，46 岁。

（2）发现高血压 10 年，蛋白尿、血肌酐升高 4 年，头晕、乏力 1 个月。

（3）入院发现中等量蛋白尿，与尿白蛋白排泄水平相当，无血尿。双肾缩小且呈慢性肾病图像。血肌酐较一年半前明显升高。既往无肿瘤、风湿、肝炎、糖尿病、血栓等相关病史或实验室检查证据。无肾损伤药物使用史。无肾病家族史。近期无恶性高血压史、无心力衰竭或急性冠脉综合征表现，无明显感染征象。精神、进食、二便正常。

（4）高血压为首发症状，发病年龄较轻，未发现肾动脉狭窄或肾上腺、甲状腺疾病证据。

（5）入院还发现左心肥大，轻度贫血，高钾，代谢性酸中毒，低钙高磷伴高甲状旁腺素。

（二）临床诊断

慢性肾脏病（chronic kidney disease，CKD）：患者病程中有蛋白尿、血肌酐升高、双肾缩小，且病程超过 3 个月，因此 CKD 诊断成立。但是患者随访资料较少，此次入院查血肌酐较上次检查结果明显升高，需首先排除急性因素造成肾功能短期内急性恶化的情况，才可以根据目前 eGFR、尿白蛋白/肌酐比值情况进行 CKD 分期（具体见下文鉴别诊断）。如果考虑为单纯 CKD 而未合并急性肾衰竭，根据 eGFR-EPI 公式计算 eGFR 为 4ml/min，尿白蛋白/肌酐比值 118mg/mmol，本例患者可以分为 CKD G5A 3 期。

另外，患者还存在左心肥大、高血压、高钾血症、代谢性酸中毒、慢性肾脏病-骨矿物质异常（低钙血症、高磷血症、继发性甲状旁腺功能亢进、主动脉钙化）、肾性贫血等 CKD 的并发症。鉴别诊断见下文。

（三）鉴别诊断

1. CKD 是否合并急性肾衰竭　要鉴别是否合并急性肾衰竭与诊断急性肾损伤类似，见前一病例。如果有完备的密切随访资料，根据血清肌酐上升的速度有助于判断。但是本例患者未规律随访，因此只能从以下两方面进行推断：首先，患者是否有可能引起急性肾衰竭的各种诱因，常见的如感染、心力衰竭、急性冠脉综合征、恶性高血压或低血压、尿路梗阻或尿潴留、应用肾损药物、容量不足等，少见的如自身免疫性疾病活动、溶血、肌溶解、溶瘤综合征等。本例患者均无以上相关病史、临床表现或检查证据。其次，合并急性肾衰竭的患者一般因内环境变化剧烈，常有较明显的胃肠道症状甚至脑病，后者表现为精神异常甚至意识障碍。本例患者这些表现也不明显。综上所述，考虑本例患者合并急性肾衰竭的可能性较小，而以 CKD 缓慢进展至目前肾功能水平的可能性较大。进一步随访肾功能变化趋势也可以帮助诊断。

2. 原发病的鉴别诊断　CKD 确诊后必须对原发病进行鉴别，尤其是分期较早的 CKD，因为在未进入终末期肾衰竭之前，可能尚有机会治疗原发病，以延缓 CKD 的进展。或者某些系统性疾病，即使进入终末期肾病，仍有全身系统性疾病活动，如系统性红斑狼疮、系统性血管炎、恶性肿瘤等，此时针对原发病进行治疗对改善患者总体预后仍有积极意义。但有时，部分肾脏原发性疾病在终末期肾病时，仅表现为双肾缩小，尿常规、肾穿刺病理等都不具有特异性，进一步鉴别相当困难。而且此时肾穿刺风险极大。因此，常仅根据本地流行病学数据（尿毒症病因谱），结合患者个体情况进行推测。例如本例，患者没有可能造成肾后性肾衰竭的疾病证据，也没有长期有效容量不足或心力衰竭或肾动脉狭窄、栓塞等证据，因此考虑肾性肾衰竭可能性大。患者病程中持续中等量蛋白尿，与尿白蛋白/肌酐比值水平一致，考虑原发病为肾小球疾病。患者目前仅有的一次尿常规检查提示低尿比重、尿液酸化不足，是否伴有肾小管功能异常尚需鉴别。但即使存在肾小管功能异常，因为损害程度未超过肾小球损害程度，也以肾小球疾病进入终末期合并肾小管损害可能性大，而不考虑仅由肾小管间质疾病导致尿毒症。患者未提供反复尿路感染病史，B 超检查见双肾大小相当，未见肾脏瘢痕性外观等改变，因此慢性肾盂肾炎也无证据。在肾小球疾病中，因为患者无肿瘤、风湿、肝炎、糖尿病、血栓等相关病史或实验室证据，无肾损伤药物应用史，无肾病家族史，尿蛋白量与血压波动无明显关系，因此继发性或遗传性肾小球疾病可能性较小，而原发性肾小球疾病可能性较大。再结合我国尿毒症流行病学数据提示，慢性肾小球肾炎仍是我国尿毒症最主要病因，故推测本例由慢性肾小球肾炎进展至 CKD 5 期可能性大。

3. 肾性高血压还是高血压肾病　本例患者以高血压起病，当时血压达到 3 级，但没有检查肾脏情况，后来才发现肾损害，外院曾诊断为"高血压肾病"，但患者仍以肾性高血压可能性大于高血压肾病，理由如下。首先患者发现高血压年龄较轻，必须要考虑继发性高血压可能。患者发现高血压时，血压水平达到 3 级，但并无自觉不适，提示患者对高血压已经耐受，所以实际高血压发病年龄可能更年轻。肾性高血压是最常见的继发性高血压，其他的尚有内分泌疾病、药物、大血管病等继发的高血压。本例患者没有相关病史和辅助检查证据，因此诊断其他继发性高血压没有依据。虽然患者发现肾脏病在高血压之后，但是发现时已存在肾功能不全，那时血压仅轻度升高，但存在每日 2g 以上的蛋白尿，与一般高血压肾病（良性肾小动脉硬化）以肾小管性蛋白尿为主，常表现为少量蛋白尿的临床特点不符。因此，仍考虑肾性高血压可能性大。发病之初行眼底检查，可能对鉴别也有所帮助，因为高血压肾病的程度大多与眼底动脉硬化程度相符，而肾性高血压初起时，眼底动脉硬化并不明显，晚期也可以很明显。本例肾衰竭较严重且病程较长，眼底动脉硬化已无法帮助鉴别。

4. 肾性贫血　患者存在轻度贫血，目前无失血、溶血、骨髓造血功能低下、造血原料缺乏等证据，结合尿毒症背景，考虑肾性贫血可能性大。

5. 甲状旁腺功能亢进的鉴别　原发性甲状旁腺功能亢进常表现为高钙血症，而且甲状旁腺素上升较肾衰竭出现早，程度重。而 CKD 继发性甲状旁腺功能亢进临床表现为低钙高磷，甲状旁腺素水平上升晚于肾衰竭，与血肌酐水平相匹配。因此考虑本例患者为继发性甲状旁腺功能亢进。

（四）不典型表现与易误诊原因

高血压和肾脏病可以互为因果，年轻人出现高血压，尤其是较严重的高血压，必须同时检查肾脏情况，否则容易漏诊高血压背后的疾病，这种情况在临床并不少见。肾性贫血是 CKD 患者常见的并发症，也是常见的首发症状，因此对病因不明的贫血，需要考虑有 CKD 的可能。但是并不是有 CKD 背景，所有的高血压、贫血等都一定是 CKD 造成的，CKD 合并其他疾病继发的高血压及合并失血、溶血、骨髓造血功能低下导致的贫血也非常常见。除此以外，CKD 患者可能存在多种并发症或合并症，都需要一一仔细鉴别其和肾脏病的因果关系，以免误诊、漏诊。

三、治　疗

1. 可能危及生命的急性并发症或合并症的治疗　CKD 一旦确诊，必须首先评估是否存在可能危及生命的急性并发症或合并症，如急性左心衰竭、急性冠脉综合征、恶性心律失常、恶性高血压、肺水肿、严重肺部感染、呼吸衰竭、严重电解质紊乱（尤其是高钾血症）、严重代谢性酸中毒、尿毒症脑病等。本例患者虽然存在代谢性酸中毒、高钾血症，但是症状轻微，可以先试行药物治疗。密切随访疗效，以决定下一步治疗方案。

2. 肾脏替代治疗　如果出现药物无法纠正的严重水过多、高钾血症、代谢性酸中毒、尿毒症脑病，即有急诊透析指征。没有急诊透析指征的患者，进入 CKD 5 期可以择期进行血液透析、腹膜透析或肾移植。无论是急诊透析，还是择期肾脏替代治疗，其方式的选择都需要因地制宜，根据患者病情、社会学因素及经医患充分沟通后选择决定。本例患者有择期肾脏替代治疗指征。

3. 饮食　CKD 患者能量补充原则同其他疾病，必须充足。在肾脏替代治疗之前，一旦出现肾功能不全，建议采用优质低蛋白饮食，每日蛋白质摄入总量为 0.6~0.8g/kg 体重，配合 α-酮酸治疗。开始透析后要增加蛋白质摄入，每日蛋白质摄入总量为 1~1.5g/kg 体重。要求动物蛋白至少占蛋白质总量的 50%。如合并高血压或水过多、心力衰竭等，则需限制水盐摄入。根据血钾情况决定合适的钾摄入量。应该低磷饮食。为预防软组织钙化，谨慎补钙。

4. 肾性贫血的治疗　包括使用红细胞生成素，根据需要补充造血原料，通便或肾替代治疗促进毒素排泄，改善造血微环境，改善凝血，减少出血和血细胞破坏。

5. 合并高血压的治疗　　无论是肾性高血压、高血压肾病还是肾病合并高血压，CKD 患者的血压控制有以下几个特点。首先，控制目标须根据是否血液透析、尿蛋白定量情况、是否合并心脑血管疾病或心脑血管疾病风险、年龄等决定。其次，在 CKD 早期，没有其他禁忌证的情况下，降压药物首选 ACEI/ARB，但是需要密切监测肾功能和血钾。再次，常需要联合用药。最后，透析脱水和肾移植也是治疗高血压的重要手段。

6. 慢性肾脏病–骨矿物质异常的治疗　　除了饮食限磷以外，可以口服磷结合剂，现主张首选不含钙的磷结合剂。透析患者充分选用合适钙浓度的透析液，以避免高钙血症。以往强调骨化三醇抑制继发性甲状旁腺功能亢进的治疗，现在更注重避免软组织钙化，避免产生无动力骨病。一般未进入透析的 CKD 不再主张积极使用骨化三醇。对于合并高钙血症的继发性甲状旁腺功能亢进患者，可以选择手术切除增生的甲状旁腺或使用拟钙剂。对甲状旁腺素的靶目标值近年来也有放宽的倾向。

7. 其他并发症与合并症的治疗　　也会影响 CKD 的进展、患者预后和生活质量，因此亦需要根据轻重缓急分别予以治疗。施行某些操作或手术前，需注意对患者进行的耐受性评估，尽量选择对肾功能影响小的方案，并进行充分的医患沟通。慎用肾损伤药物。某些药物未必具有肾毒性，但肾功能不全后排泄减少、蓄积会造成其他不良反应，因此需要根据 eGFR 调整剂量或用药频率。

（傅辰生　叶志斌）

第九章 血液系统疾病

第一节 缺铁性贫血

一、临 床 资 料

患者，女性，30岁，职员，头晕、乏力、面色苍白进行性加重1年余入院。患者1年前开始于活动或登楼时感到头晕、乏力、心悸、气急，且有加重趋势，同时家人发现其面色苍白。无发热、鼻出血、牙龈出血及皮肤瘀点等。到当地医院就诊，医生给予叶酸、维生素 B_{12} 及补血药治疗，治疗1个月症状无好转，自行停药。发病后食欲稍减，平时不挑食。既往体健，近3～4年来常感上腹部隐痛不适，疼痛与进食无关，与季节及气候变化无关，无反酸、嗳气症状。出生于农村，从事农业劳动，有农药及疫水接触史。25岁结婚，婚后生一子，产后置宫内节育环，月经尚规则，月经量较前增多。

体格检查：T 37.5℃，中度贫血貌，皮肤干燥，头发枯黄、易折断，浅表淋巴结不肿大，轻度口角炎，心率110次/分，心律齐，心尖部 SM Ⅱ，双肺未见异常，腹软，肝肋下一指、质软，脾未触及，踝部轻度水肿，直肠指检阴性。

辅助检查：血常规显示红细胞计数 2.5×10^{12}/L，血红蛋白60g/L，白细胞计数 5.2×10^9/L，血小板 126×10^9/L，网织红细胞占比0.03，MCV 70fl，MCH 25pg，MCHC 290g/L。尿常规（-），粪便隐血试验（±）。血清铁蛋白 11μg/L，肝肾功能正常。骨髓涂片有核细胞增生明显活跃，粒红比例 1.2∶1，红系以中、晚幼红细胞增生为主，此类细胞胞核小、胞质少、嗜碱性，成熟红细胞中央苍白区扩大，全片巨核细胞30个，以产板型巨核细胞为主。骨髓小粒铁染色：细胞外铁阴性，铁粒幼细胞10%。心电图显示窦性心动过速。胃镜及病理检查诊断为慢性浅表性胃炎。

二、临 床 分 析

（一）临床特点

（1）青年女性，有头晕、乏力、心悸、气急、面色苍白等贫血症状1年余。

（2）5年前生一子，产后置宫内节育环，此后月经量增多。

（3）有毛发枯黄等外胚叶组织异常的临床体征。

（4）辅助检查：显示为小细胞低色素性贫血，血清铁蛋白降低，骨髓涂片显示红系细胞增生，幼红细胞血红蛋白合成不足，骨髓小粒铁染色显示细胞外铁阴性、细胞内铁明显减少。

（二）临床诊断

有贫血症状和缺铁性贫血的临床表现，本例患者有毛发枯黄等外胚叶组织营养不良表现，典型病例还可有反甲，低热和下肢水肿也是贫血常见症状，血液检查白细胞及血小板正常，血红蛋白降低比红细胞减少明显，结合 MCV、MCH 及 MCHC 符合小细胞低色素性贫血。本例患者血清铁蛋白降低，骨髓幼红细胞血红蛋白形成不良，加上铁染色显示骨髓细胞外铁阴性、细胞内铁减少，因此符合缺铁性贫血的诊断。

缺铁性贫血是贫血的病因学诊断，但还应进一步找出其原发病，以利于根治，防止复发。本例铁缺乏主要原因是患者月经量增多所致的慢性失血。

（三）鉴别诊断

根据外周血象及骨髓检查，可以大致排除再生障碍性贫血、溶血性贫血及巨幼细胞贫血。本例应与其他小细胞低色素性贫血进行鉴别诊断。

1. 地中海贫血　为小细胞低色素性贫血，是珠蛋白肽链量异常引起的遗传性溶血性贫血，常有家族史，发病有一定的地区性。临床上有脾大，网织红细胞明显升高，血红蛋白电泳 HbA2 或 HbF 增多，血清铁及血清铁蛋白升高，骨髓细胞外铁及细胞内铁增加，本例患者可以除外。

2. 铁粒幼细胞贫血　为小细胞低色素性贫血，由铁利用障碍引起，血清铁及血清铁蛋白增加，而总铁结合力降低，骨髓细胞外铁增加，铁粒幼细胞增加，环形铁粒幼细胞常＞15%，均与本例患者不符，故可除外。

3. 慢性病贫血　为小细胞低色素性或小细胞正色素性改变，血清铁降低，骨髓细胞内铁减少，应与缺铁性贫血相鉴别，慢性病贫血是由于幼红细胞摄取铁障碍，骨髓细胞外铁增加，血清铁蛋白正常或增加，不难与本例鉴别。

（四）不典型表现与易误诊原因

1. 早期与慢性缺铁性贫血　由于缺铁性贫血起病隐匿，进展缓慢，机体有很大的适应性与耐受性，早期常无明显临床表现，极易漏诊。患者常因其他疾病就诊检查血象时发现贫血，进一步做铁代谢有关检查，才能确诊为缺铁性贫血。

2. 与巨幼细胞贫血合并存在　生长发育中婴幼儿、妊娠妇女或因进食（喂养）不当或因体内需要量增加，可同时发生缺铁性贫血与巨幼细胞贫血，血象或骨髓检查可见小细胞与大细胞同时存在，如不同时做血清铁、叶酸、维生素 B$_{12}$ 检查，易将其中一种贫血漏诊或误诊。

3. 只注意原发病诊治而忽略了缺铁性贫血　如反复溃疡病出血、反复胃底及食管静脉曲张破裂出血、胃癌出血等。由于原发病病情凶险，医生和患者高度重视，忽视了缺铁性贫血的诊治。

三、治　疗

（一）铁剂治疗

（1）琥珀酸亚铁（速力菲）0.1g/片，每次 1～2 片，每日 3 次。

（2）维铁缓释片（福乃得），每日1次，每次1片。

（3）多糖铁复合物胶囊（力蜚能），每日1次，每次1粒。

（二）原发病治疗

本例缺铁性贫血与月经量过多有关，而月经量过多又源于置宫内节育环，因此建议在贫血纠正后取出宫内节育环，改用其他避孕措施。

（三）药物相互作用及用药注意事项

（1）铁剂对胃肠道有明显刺激作用，因此宜选用含铁量高、吸收好、生物利用度高、不良反应小的含铁制剂。目前常用的有硫酸亚铁-维生素C、B族复合物，琥珀酸亚铁、多糖铁复合物（为无离子多糖铁有机复合物）及中药新血宝等。

（2）为减少铁剂的胃肠刺激作用，宜在饭后服用。

（3）服用亚铁时无须服用稀盐酸及维生素C，但当胃酸减少或缺乏时，可服用1%稀盐酸10~20滴/次，每日3次，或维生素C，每次0.2g，每日3次。

（4）服用铁剂后1周网织红细胞上升，2周血红蛋白开始升高，2个月接近正常，血红蛋白恢复正常后不能立即停药，应减量服用，持续2~3个月，以增加储存铁、减少复发。但不宜过长时间服用，以免铁在内脏组织及皮肤沉积，引起血色病。

（5）若服用铁剂1个月以上血红蛋白上升不足20g/L，或2个月未恢复正常，应寻找原因，如诊断是否正确、服药是否遵医嘱、有无活动性出血、铁剂是否失效、有无铁吸收障碍及有无干扰铁吸收和利用的因素存在。

（6）服用铁剂期间忌茶及四环素类药物，以免其与铁形成络合物，妨碍铁吸收。

（7）忌与抗酸药（碳酸钙、氢氧化钠、氢氧化铝、硫酸镁等）及H_2受体拮抗剂（雷尼替丁、法莫替丁、西咪替丁）同服，因为它们均可抑制铁吸收。

（蔡则骥　庄静丽）

第二节　巨幼细胞贫血

一、临床资料

患者，女性，64岁，农民。食欲减退、恶心、腹胀3周余，呕吐伴不规则腹泻10余日，家人发现其巩膜发黄，遂去当地卫生院诊治，检查肝功能总胆红素（TBil）48.5μmol/L，直接胆红素（DBil）6.9μmol/L，ALT 75IU/L，拟诊急性传染性肝炎，给予保肝及对症治疗，半个月后患者症状无好转，遂到上海某医院就诊。补充病史：患者近3~4个月以来有疲倦感，持续家务劳动后常感头晕、心悸、气短，近2周感到手足麻木。长期以素食为主，肉、鱼、禽类、蛋类进食甚少，15年前因胃出血行胃大部切除术，术后健康状况良好。

体格检查：轻度贫血貌，巩膜及皮肤轻度黄染，舌苔光剥，舌质绛红色，浅表淋巴结未触及肿大，心率 96 次/分，心律齐，双肺未见异常，腹软，肝脾肋下未触及，四肢末端痛觉、触觉略减退，行走时步态欠稳，闭目难立征（±）。

　　辅助检查：血常规显示红细胞 $2.01×10^{12}/L$，血红蛋白 86g/L，MCV 140fl，MCH 40pg，MCHC 340g/L，白细胞计数 $3.1×10^9/L$，血小板 $58×10^9/L$，RC 1.2%。肝功能显示 TBil 50.08μmol/L、DBil 7.3μmol/L，A 35g/L，G 28g/L，ALT 78IU/L、AST 65IU/L。总胆固醇（TC）3.5μmol/L，甘油三酯（TG）0.9μmol/L。骨髓涂片显示有核细胞明显增生，粒红比例为 1.5∶1，幼红细胞中 23%呈巨幼样变，大红细胞易见，红系分裂象及双核巨幼红细胞易见，可见 Howell-Jolly 小体及点彩红细胞，粒系可见巨晚幼粒及巨杆状核粒细胞，中性分叶核粒细胞有核分叶过多现象，巨核细胞全片为 243 个，其中产板巨核细胞为 130 个，部分有分叶过多现象，骨髓小粒铁染色细胞外铁（+++），89%幼细胞内有铁颗粒，环状铁粒幼细胞偶见。

　　Coombs 试验直接与间接反应均阴性。

二、临 床 分 析

（一）临床特点

　　（1）老年女性，居住于农村，有膳食不平衡习惯。

　　（2）15 年前胃大部切除。

　　（3）有贫血、消化道症状、周围神经及脊髓后侧束联合变性等。巩膜有轻度黄染。

　　（4）外周血检查表现为全血细胞减少，红细胞及血红蛋白不成比例下降，以红细胞减少显著。MCV、MCH 明显增加，网织红细胞轻度增多。

　　（5）血液生化检查：总胆红素轻度升高，以间接胆红素升高为主，肝酶轻度升高，胆固醇及白蛋白轻度降低。

　　（6）骨髓涂片：红系及巨核系明显增生，三系均有不同程度的病态造血，幼红细胞中 23%有巨幼样改变，可见巨晚幼粒及巨杆状核粒细胞，中性粒细胞核右移。

（二）临床诊断

　　营养性巨幼细胞贫血患者有易倦感，活动后有头晕、心悸、气促，有手足麻木、步态不稳，这些症状没引起患者重视，直到出现明显消化道症状、巩膜黄染才去就医。外周血检查为全血细胞减少，MCV 与 MCH 明显增加，提示为大细胞性贫血，结合骨髓检查有核细胞明显增生，以红系、巨核系增生为主，幼红细胞中 23%有巨幼样变，并出现巨晚幼粒与巨杆状核粒细胞，成熟粒细胞核分叶过多，提示为巨幼细胞贫血。患者在农村，由于饮食习惯或经济方面原因，肉食摄入少。实验室检查亦证实有低蛋白、低脂血症，故可诊断为营养性巨幼细胞贫血。患者 15 年前曾做胃大部切除术，可引起胃酸及胃蛋白酶分泌减少，也间接影响维生素 B_{12} 的吸收。本例患者究竟是叶酸还是维生素 B_{12} 缺乏引起的贫血，从病史分析得知以维生素 B_{12} 缺乏可能性更大，如能进一步进行血清叶酸和维生素 B_{12} 浓度测定，则有助于明确病因诊断，并指导治疗。由于巨幼细胞贫血骨髓中存在原位溶血（又称无效造血），故临床上出现黄疸及血清胆红素升高。

（三）鉴别诊断

本例主要与出现全血细胞减少及大细胞性贫血等疾病相鉴别。

1. 再生障碍性贫血 临床上有全血细胞减少的相应症状，体格检查时肝、脾、淋巴结不肿大易想到再生障碍性贫血，如能仔细研究外周血象变化，必要时再做骨髓涂片，两者鉴别实无困难。再生障碍性贫血为正细胞、正色素性贫血，MCV、MCH 均正常，骨髓涂片显示有核细胞增生低下或严重低下，即使有局灶性造血灶，但巨核细胞明显减少甚至缺如；而巨幼细胞性贫血为大细胞性贫血，MCV、MCH 均明显增大，骨髓涂片显示有核细胞增生明显活跃，红系及巨核系均显著增生，幼红细胞有巨幼样变。

2. 自身免疫性溶血性贫血（AIHA） 在溶血病程中约 15%的患者幼红细胞出现巨幼变，如 AIHA 出现巨幼细胞危象，幼红细胞巨幼变则明显增加，患者有黄疸及网织红细胞增多，增加两者之间误诊概率。但 AIHA 患者白细胞及血小板大多正常，少数患者白细胞显著增多，只有出现再生障碍性贫血危象时白细胞及血小板才可减少。溶血患者网织红细胞增多及骨髓红系增生程度均较巨幼细胞贫血显著。如 Coombs 试验阳性，则有助于 AIHA 诊断。

3. 骨髓增生异常综合征（MDS） MDS 中的难治性贫血与巨幼细胞贫血都可表现为全血细胞减少，骨髓涂片显示有核细胞增生旺盛，外周血 MCV、MCH 增加，均为大细胞性贫血，骨髓红系增生明显，幼红细胞有巨幼样变，粒系与巨核系都可出现病态造血，诸多相似使两者鉴别十分困难。一般说来，巨幼细胞贫血 MCV、MCH 增加更显著，粒系出现巨晚幼粒及巨杆状核粒细胞，中性粒细胞核右移等多见于巨幼细胞贫血。如果各系病态造血更加显著，尤其出现小巨核、微巨核，则支持 MDS 诊断，骨髓活检不成熟前体细胞异常定位（ALIP）阳性及染色体核型异常等也有助于 MDS 的诊断。当两者鉴别十分困难时，可按巨幼细胞贫血给予叶酸、维生素 B_{12} 治疗，用药 2～4 周，若网织红细胞及血红蛋白均无明显变化，则可排除巨幼细胞贫血，再按 MDS 给予相应治疗。

（四）不典型表现与易误诊原因

由于贫血进展缓慢，机体对缺氧逐渐适应，部分患者贫血症状不明显。叶酸、维生素 B_{12} 缺乏，影响细胞核的 DNA 合成，增生旺盛的消化道黏膜上皮细胞最易受影响，对于有些患者，厌食、恶心、呕吐、腹胀、腹泻等消化道症状可以是最先出现的症状，易误诊为功能性消化不良，胃肠功能紊乱，如有黄疸出现，则易误诊为急性黄疸型肝炎。完全素食者由维生素 B_{12} 缺乏引起手足麻木、对称性感觉异常，易误诊为周围神经炎。

少数患者可出现精神症状如失眠、健忘、动作迟钝、焦虑、抑郁，甚至出现谵妄、幻觉，易误诊为神经官能症、抑郁症、精神分裂症等，有些患者的神经精神症状出现在贫血之前，更易导致误诊。营养性巨幼细胞贫血患者，由于膳食质量差，常合并铁缺乏，由于铁缺乏使血红蛋白合成障碍，从而掩盖了幼红细胞的巨幼样变，使血象、骨髓象的巨幼样变不够显著（呈双向性贫血），易致误诊或诊断为原因不明的贫血。此时应注意骨髓铁负荷检查，如铁负荷不增加，或同时发现骨髓内有巨晚幼粒及巨杆状核粒细胞，中性粒细胞有多分叶核存在，提示巨幼细胞贫血合并铁缺乏。

三、治　疗

有条件的医院应进行血清叶酸及维生素 B_{12} 测定，根据测定结果，补充所缺乏的相应维生素。如无条件测定，或是病情危重的巨幼细胞贫血患者，可同时补充叶酸及维生素 B_{12}。

（1）叶酸 5～10mg，口服，每日 3 次。如患者有严重的恶心、呕吐或腹泻，可改用四氢叶酸钙 5～10mg/d，肌内注射，待消化道症状好转再改为口服，直至全血细胞恢复正常。

（2）维生素 B_{12} 0.5mg，肌内注射，每日 1 次，连续 2 周，以后每周 2 次，剂量同上。如有肢体麻木，更建议使用甲钴胺注射液 1 支/日肌内注射 2～4 周，对预防和治疗周围神经病变疗效更好。若患者不能应用肌内注射（如血友病甲、乙、丙），则可口服甲钴胺片，每日 3 次，每次 0.1g。

（3）用药注意事项及用药常见错误

1）巨幼细胞贫血是形态学诊断，还要进一步明确其发病原因，判断是营养性巨幼细胞贫血还是恶性贫血，前者大多是由于叶酸、维生素 B_{12} 摄入减少，少数也可能是由于肠道疾病影响其吸收，或是药物干扰核苷酸生物合成，从而影响 DNA 合成。后者是由于胃黏膜萎缩，内因子缺乏，影响维生素 B_{12} 吸收。前者除给予叶酸、维生素 B_{12} 纠正贫血外，还要注意病因治疗。后者仅需给予维生素 B_{12} 治疗，且需终身维持。然而，恶性贫血在我国少见。

2）营养性巨幼细胞贫血如能明确是叶酸抑或维生素 B_{12} 缺乏引起，此时可只补充所缺乏的叶酸或维生素 B_{12}。如不能明确或病情危重，应同时补充叶酸及维生素 B_{12}。若只补充叶酸，血象可以改善，但维生素 B_{12} 缺乏所致的神经精神损害仍会继续恶化，甚至不可逆转而终生致残。

3）对于贫血患者，在未明确病因诊断前，不可贸然给予叶酸、维生素 B_{12} 治疗，因为给药后 24 小时骨髓内巨幼红细胞可发生明显改变，甚至巨幼样变完全消失，从而给骨髓涂片诊断带来困难。

4）对于骨髓巨幼样改变不显著的双相性贫血患者，应同时检测血清铁、血清铁蛋白、血清叶酸及维生素 B_{12}，在补充叶酸、维生素 B_{12} 同时应给予铁剂治疗。

5）巨幼细胞贫血患者应用叶酸、维生素 B_{12} 治疗后造血功能迅速恢复，通常用药后 2～3 日网织红细胞升高，5～8 日达高峰，1 周后白细胞及血小板恢复正常，1～2 个月红细胞及血红蛋白恢复正常。1～2 个月后仍未能完全恢复，应考虑由于旺盛造血引起相对的铁缺乏，此时应用少量铁剂可加速血象恢复。

（蔡则骥　庄静丽）

第三节　自身免疫性溶血性贫血

一、临 床 资 料

患者，女性，20 岁，不规则低热 1 年余，伴膝关节、踝关节肿痛，曾到某医院就诊。

体格检查：T 37.5℃，心肺未见异常，腹软，肝脾肋下未触及，膝关节、踝关节对称性肿胀，轻度压痛。

化验检查：红细胞沉降率 40mm/h，抗链球菌溶血素 O 500U/ml，外周血白细胞计数 4.2×10^9/L，血红蛋白 100g/L，血小板 110×10^9/L，尿常规（－），拟诊风湿性关节炎，给予阿司匹林 1.0g，每日 3 次，1 周后症状好转，停药后时有复发。近 1 个月发热，体温常超过 38.5℃，关节疼痛加剧，并感头晕、乏力，活动后心悸、气急，1 周前家人发现其"眼白发黄"，遂来院就诊。门诊化验肝功能显示血清总胆红素（TBil）82μmol/L，直接胆红素（DBil）27μmol/L，ALT 210U/L，AST 120U/L，HBsAg（＋），拟诊为乙型肝炎，收住院。

入院体格检查：T 39.5℃，巩膜轻度黄染，中度贫血征，口腔黏膜可见 0.5cm×0.4cm 大小溃疡，心率 128 次/分，心律齐，心尖部可闻及 SM Ⅱ，心音低，双肺未见异常，腹软，肝肋下 1cm，脾肋下 2cm，双膝关节肿胀。

辅助检查：外周血白细胞计数 3.8×10^9/L，血红蛋白 70g/L，血小板 102×10^9/L，网织红细胞占比 0.086，尿常规蛋白（＋＋＋），尿胆红素（－），尿胆原 1：160（＋），1：320（－），血尿素氮 6.0mmol/L，血肌酐 120μmol/L，ANA 1：80（＋），抗 ds-DNA 抗体（＋），RF（＋），抗 Sm 抗体（－），抗 RNP 抗体（－），IgG 15g/L，IgA 4g/L，IgM 5g/L。超声心动图检查显示心包少量积液，B 超检查显示胆囊内有多个实质性光团伴声影，肝肋下 1.5cm，脾肋下 2cm，门静脉直径 12mm，Coombs 试验 IgG（＋），补体 C3（＋），Ham 试验（－），Rous 试验（－）。游离血红蛋白 50mg/L，骨髓涂片显示有核细胞增生明显活跃，红系占 60%，粒系增生欠活跃，粒红二系形态无特殊，巨核细胞 40 个/全片，血小板成簇可见。

二、临 床 分 析

（一）临床特点

（1）年轻女性，由不规则低热到高热，伴关节疼痛，入院前 1 个月自觉头晕、乏力、心悸、气急，伴巩膜黄染。

（2）体格检查：口腔黏膜有溃疡，心率快，心音低，脾大，双膝关节肿胀。

（3）辅助检查：白细胞及血红蛋白均低，网织红细胞升高，尿蛋白（＋＋＋），肝功能损害，血清总胆红素升高，以间接胆红素升高为主，尿胆红素（－），尿胆原（＋），ANA（＋），抗 ds-DNA 抗体（＋），RF（＋）。Coombs 试验（＋），超声心动图和 B 超提示心包积液、胆石症，骨髓涂片显示红系细胞＞50%。

（二）临床诊断

1. 系统性红斑狼疮（SLE） 患者为青年女性，有发热，大关节对称性肿痛，无痛性口腔溃疡，白细胞减少，贫血，ANA（＋），尿蛋白（＋＋＋），抗 ds-DNA 抗体（＋），以及心包少量积液等。按 2017 年欧洲抗风湿病联盟和美国风湿病学会联合推出 SLE 新分类标准，本例有 7 项符合 SLE 诊断。根据病史，患者 1 年前出现低热及关节痛，虽未做免疫学检查，可以推测为 SLE 的早期表现，本次住院表现为 SLE 活动，可进一步检查血清补体证实。

2. 自身免疫性溶血性贫血（AIHA）　SLE 为自身免疫性免疫复合体病，5%～15%的患者常合并自身免疫性溶血性贫血。本例患者在 1 年多前已有轻度贫血，因无贫血症状，未引起医生与患者重视，本次住院贫血加重，网织红细胞明显升高，轻度黄疸，以间接胆红素升高为主，脾大，Coombs 试验（＋），骨髓涂片显示幼红细胞占 60%，符合 AIHA 的诊断，胆石症是慢性溶血的常见并发症，间接支持溶血性贫血的诊断。

（三）鉴别诊断

1. 乙型肝炎　患者有发热、黄疸。化验检查 ALT 及 AST 均明显升高，HBsAg（＋），均支持乙型肝炎诊断，乙型肝炎常伴有关节痛、ANA（＋），甚至可查见狼疮细胞，但不会出现溶血性贫血、蛋白尿及抗 ds-DNA 抗体阳性等。然而，SLE 可引起肝功能异常，甚至可出现狼疮性肝炎。本例患者 HBsAg（＋），肝功能损害可能与 SLE 相关，也可能为乙型肝炎活动期，或者两个原因兼而有之。

2. 慢性肾小球肾炎　本例患者有贫血、蛋白尿，易误诊为慢性肾小球肾炎。但慢性肾炎贫血是由于红细胞生成素（EPO）生成减少，影响红系祖细胞及原始红细胞分化发育而致红细胞生成减少，而非溶血性贫血。此外，慢性肾炎不会出现自身抗体，足以和 SLE 合并 AIHA 相鉴别，但 SLE 若以肾功能损害和贫血为早期表现或表现为单器官损害起病，则诊断较为困难，此时进行肾活检有助于诊断。

3. 药物性狼疮及药物性溶血性贫血　此类患者有服药史，尤其是甲基多巴、普鲁卡因酰胺、异烟肼、苯妥英钠等药物。临床上可有关节痛、发热、ANA（＋）、Coombs 试验（＋），但抗 ds-DNA 抗体（－）、抗 Sm 抗体（－），本例患者无服药史，结合实验室检查可排除药物性狼疮及药物性溶血性贫血。

4. 肝炎后再生障碍性贫血　部分乙型肝炎病毒、丙型肝炎病毒感染可抑制骨髓造血细胞分化与增生，引起贫血，但肝炎病毒感染后引起全血细胞减少，即所谓肝炎后再生障碍性贫血。本例患者骨髓检查可排除此病。

（四）不典型表现与易误诊原因

1. 轻度溶血　由于骨髓有 6～8 倍代偿功能，故当轻度溶血时，临床上可无皮肤、黏膜苍白及黄疸，亦无脾大，常不引起患者及医生注意，多因其他疾病就诊。检查外周血象发现嗜多色性红细胞增多，进一步行骨髓涂片及 Coombs 试验而确诊为 AIHA。

2. 合并血小板减少　部分患者贫血合并血小板明显减少，或先有原发性血小板减少性紫癜（ITP），以后合并 AIHA，由于临床上有显著出血倾向，如月经过多、牙龈渗血、鼻出血等。医生常以急、慢性失血来解释贫血及网织红细胞增多，误诊为 ITP。如能进一步进行尿胆红素、尿胆原、骨髓涂片检查及红细胞寿命测定和 Coombs 试验等，则不难诊断为 ITP 合并 AIHA，即 Evans 综合征。

3. Coombs 试验阴性 AIHA　Coombs 试验是诊断 AIHA 的重要检查，部分患者由于吸附在红细胞膜上的抗体和（或）补体数量不多，或仅使用某一单价抗血清，或做 Coombs 试验时生理盐水洗涤不当，均可导致 Coombs 试验阴性，使诊断发生困难甚至误诊。如能采用更敏感的方法，使用多价抗血清，合理洗涤红细胞等，可增加 Coombs

试验阳性率。

三、治　疗

（一）肾上腺皮质激素

肾上腺皮质激素对 SLE、AIHA、ITP 及 Evans 综合征均为首选药物。泼尼松 1mg/（kg·d），口服，至红细胞恢复正常后维持治疗 1 个月开始减量，每周减 10～15mg，至每日 30mg 时，每 2 周减 5mg，至每日 15mg 时，每 2 周减 2.5mg，至每日 5～10mg 时，维持用药 3～6 个月。

（二）利妥昔单抗

最早报道使用 375mg/m^2，每周 1 次，共 4 次；后报道小剂量每周 100mg，连续 4 周，疗效相似。

（三）免疫抑制剂

当对肾上腺皮质激素有禁忌或肾上腺皮质激素应用 3 周无效，或维持量每日至少需20mg 时，可用免疫抑制剂。环磷酰胺 2mg/（kg·d），病情缓解后减为 1mg/（kg·d），2 周后减为 25mg/d，维持量 25mg，隔日 1 次或每周 2 次，总疗程半年左右。亦可免疫抑制剂与小剂量肾上腺皮质激素同时使用。

（四）治疗注意事项

关于肾上腺皮质激素应用见第十二章第二节"系统性红斑狼疮"。

（1）输血应慎重，因患者体内红细胞上有抗体，可破坏输入的正常红细胞。此外，输血时输入大量补体，可加重溶血，故一般应避免输血。但溶血不断加重，影响患者生理功能时，或患者合并外科急症必须手术时，可以输入用生理盐水洗涤 3 次的红细胞。

（2）溶血时骨髓造血代偿加速，对造血原料消耗增加，当造血原料耗竭时，出现巨幼细胞危象，红细胞上升迟缓，此时应补充叶酸及维生素 B$_{12}$。血管内溶血，因长期血红蛋白尿伴发缺铁时，应补充铁剂。但 PNH 患者补铁须谨慎。

（3）少数患者在病程中突然出现网织红细胞减少，贫血加重，白细胞与血小板轻度减少，称为再障危象，为促进造血功能恢复，可使用雄激素及细胞因子等。

（4）关于脾切除，原发性 AIHA 脾切除有效率为 60%～65%，完全缓解率约为 50%。继发性 AIHA 脾切除疗效不如原发性，有效率为 30% 左右。有学者认为继发于 SLE 的AIHA，脾切除可能使病情恶化，不主张脾切除，也有学者认为脾切除未必使病情恶化。笔者建议本例患者当用肾上腺皮质激素和免疫抑制剂不能控制病情时，在充分做好术前准备的情况下可谨慎行脾切除治疗。

（蔡则骥　庄静丽）

第四节　再生障碍性贫血

一、临床资料

患者，男性，32 岁，农民，2 年前自觉头晕、乏力，仍照常参加劳动，1 年前有牙龈出血，到当地卫生院就诊。当时查外周血白细胞计数 3.1×10^9/L，红细胞计数 3.2×10^{12}/L，血红蛋白 95g/L，血小板 43×10^9/L，中性粒细胞占比 0.48，淋巴细胞占比 0.50，嗜酸性粒细胞占比 0.02，MCV、MCH、MCHC 在正常范围内，给予脱氧核苷酸钠、利血生、司坦唑醇（康力龙）及肌内注射维生素 B_{12} 等治疗。2 个月后复查血象无明显改善，患者自行中断治疗，仍能坚持工作。3 个月前出现鼻出血，每月 1～2 次，10 天前发热、咽痛、皮肤瘀点来院检查，以全血细胞减少原因待查住院。5 年前患乙型肝炎，经治疗 1 个月后肝功能正常，此后多次查 HBsAg（+），HBeAb（+），HBcAb（+）。

入院体格检查：T 39.8℃，重度贫血貌，全身皮肤均可见散在瘀点，浅表淋巴结不肿大，鼻孔有血迹，口腔有血腥气味，牙龈渗血，舌及颊黏膜有血疱，扁桃体 Ⅱ 度肿大，有渗出物，部分溃烂，心率 150 次/分，心律齐，心尖部 SM Ⅱ 级，双肺未见异常，腹软，肝脾肋下未触及。

辅助检查：红细胞计数 2.2×10^{12}/L，血红蛋白 65g/L，白细胞计数 1.5×10^9/L，中性粒细胞占比 0.2，淋巴细胞占比 0.78，嗜碱性粒细胞占比 0.01，嗜酸性粒细胞占比 0.01，血小板 12×10^9/L，网织红细胞百分比 0.001，尿常规（-），粪便隐血试验（++），胸部 X 线片未见异常，心电图显示窦性心动过速，血培养（-），扁桃体分泌物培养表皮葡萄球菌生长，骨髓穿刺涂片 2 次稀释，1 次为有核细胞增生明显低下，粒红比例为 2.5：1，粒系以成熟分叶核为主，红系细胞为中、晚幼红细胞，全片未找见巨核细胞，血小板罕见。骨髓活检显示造血组织少见，几乎为脂肪组织替代。

二、临床分析

（一）临床特点

（1）青年男性，有 2 年头晕、乏力史，1 年前有自发性出血倾向，10 天前发热、咽痛、出血倾向加重。

（2）体格检查见重度贫血貌，全身皮肤均有出血点，鼻出血、牙龈渗血、舌及颊黏膜出血，扁桃体肿大，有渗出物及溃烂，心率快，心尖部有 SM Ⅱ 级，肝脾不肿大。

（3）辅助检查：2 年前化验为全血细胞中等程度减少，网织红细胞减少，本次住院血红蛋白较 2 年前降低，白细胞及血小板显著降低，中性粒细胞计数为 0.3×10^9/L，骨髓穿刺极易稀释，本例患者骨髓穿刺 3 次有 1 次成功，表现为有核细胞增生明显低下，巨核细胞未找到，骨髓活检为骨髓脂肪化。

（4）曾给升白细胞药及维生素 B_{12}、司坦唑醇（康力龙）治疗 2 个月无明显疗效。

（二）临床诊断

1. 重型再生障碍性贫血Ⅱ型 即慢性再生障碍性贫血的临床表现及实验室检查突然恶化，其表现同急性再生障碍性贫血，如严重出血。本例除皮肤黏膜广泛出血外，还有消化道出血；严重感染，表现为高热，伴有坏死性扁桃体炎；血象显示中性粒细胞<0.5×10⁹/L，血小板<20×10⁹/L，网织红细胞绝对计数<15×10⁹/L，骨髓增生明显低下等，符合重型再生障碍性贫血Ⅱ型的诊断。

2. 坏死性扁桃体炎 粒细胞缺乏症极易合并严重感染，患者主诉有咽痛，检查扁桃体肿大，其上有分泌物，部分溃烂，分泌物培养有表皮葡萄球菌生长。

（三）鉴别诊断

本例应与其他全血细胞减少性疾病相鉴别。

1. 骨髓增生异常综合征（MDS） 多见于 50 岁以上中老年人，但青、中年发病并不少见，临床上起病隐匿，进展缓慢，有些病例可长期稳定，也可突然加重，表现为出血、贫血及感染，常提示向白血病转化或已转化为白血病。重型再生障碍性贫血Ⅱ型与 MDS 的鉴别主要依靠骨髓检查，后者表现为骨髓增生明显或极度活跃，伴有病态造血。如骨髓中原始 +（早）幼细胞>20%，则表明已转化为急性白血病，部分病例原始和幼稚细胞胞质中可见 Auer 小体。

2. 白细胞不增多性急性白血病 临床表现为严重贫血、出血及感染，外周血象检查为全血细胞减少，常无幼稚细胞出现，与本例表现相似。骨髓检查可资鉴别，白细胞不增多性急性白血病骨髓涂片表现为有核细胞增生活跃到极度活跃，并可见大量白血病细胞，至少>20%，甚至可达 80%～90%。

（四）不典型表现与易误诊原因

1. 再生障碍性贫血-PNH 综合征 临床上可有发热、贫血、出血等表现，外周血全细胞减少，骨髓涂片有核细胞增生低下，巨核细胞减少或缺如，但红系细胞增生活跃，或外周血出现有核红细胞等易误诊为不典型再生障碍性贫血。仔细询问病史，部分患者有酱油样尿，体格检查与实验室检查有其他溶血性贫血证据，电镜检查有 PNH 细胞。

2. 骨髓增生异常综合征（MDS） 慢性再生障碍性贫血有一个逐渐发展的过程，起病时可仅有 1～2 系造血细胞减少，或骨髓穿刺涂片有灶性造血，表现为有核细胞增生活跃，此时易误诊为 MDS 伴单系血细胞发育异常（MDS-SLD），但如果长期随访和多部位骨髓检查，终究会出现全血细胞减少和骨髓增生低下，即使灶性造血，巨核细胞仍缺如。

三、治　疗

（一）无菌环境

置患者于无菌层流室，无此设施应为患者建立隔离岛，避免交叉感染。

（二）积极控制感染

患者由于粒细胞缺乏而发生坏死性扁桃体炎，应经验性使用广谱抗生素，覆盖革兰氏阴性菌，如第三、四代头孢菌素及碳青霉烯类抗生素，如患者有阳性菌高危因素（如血压不稳定、糖尿病、静脉置管、腹部不适等），应联合应用抗革兰氏阳性菌药物，如糖肽类抗生素；根据扁桃体细菌培养及药敏试验结果选择敏感抗生素。同时，注意观察肺部症状和体征，必要时可做胸部 CT 检查，警惕真菌感染可能，如有相应提示，需要联合应用抗真菌药物治疗。

（三）免疫抑制剂

1. 抗淋巴细胞球蛋白（ALG）或抗胸腺细胞球蛋白（ATG） 兔源 ATG/ALG 3～4mg/（kg·d），马源 ALG 10～15mg/（kg·d），+氢化可的松 100～200mg+生理盐水 500ml，缓慢静脉滴注，全量在 12～18 小时滴完，共 5～7 天，有效率为 50%～70%。猪源 ALG 亦可使用，剂量参照说明书。

2. 环孢素 A（CsA） 3～6mg/（kg·d），口服，维持血药浓度 100～200μg/L，疗程数周至 3～4 个月，多数病例须长期维持，维持量 2～5mg/（kg·d），有效率为 50%～60%。

3. 其他 雄激素可以刺激骨髓红系造血，减轻女性患者月经出血过多，是 AA 治疗的基础用药，其与 CSA 配伍，治疗非重型 AA 有一定疗效，一般应用司坦唑醇、十一酸睾酮或达那唑，应定期复查肝功能。单克隆抗 T 细胞抗体、大剂量甲泼尼龙、大剂量免疫球蛋白等均可使用，但疗效均不如 ALG 及环孢素 A。

（四）造血细胞生长因子

（1）艾曲波帕、海曲波帕：是血小板受体激动剂，前者美国 FDA 已批准用于难治性重型再生障碍性贫血，后者我国已批准用于重型再生障碍性贫血。

（2）粒细胞集落刺激因子（G-CSF）或粒细胞-巨噬细胞集落刺激因子（GM-CSF）：8～10μg/（kg·d），皮下注射，14 天为 1 个疗程。

（3）红细胞生成素：起始剂量为 3000U，肌内注射，每周 3 次，以后可增至 12 000U，亦可静脉滴注。

（五）造血干细胞移植

如患者年龄小于 40 岁，有 HLA 相合的兄弟姐妹供者，可行同种异基因造血干细胞移植。

（六）治疗注意事项

（1）ALG、ATG 均系动物（马、兔、猪）抗人淋巴细胞的抗血清，应用过程中易造成超敏反应和（或）血清病等严重反应。因此，使用前应做过敏试验（1mg 置于 100ml 生理盐水静脉滴注 1 小时），无反应才可使用，如有反应，则应脱敏。

（2）为预防超敏反应，在使用过程中加用氢化可的松，为预防血清病，在第 5 日口服泼尼松 1mg/（kg·d），第 15 日减半，第 30 日停用。

（3）应用 ATG（或）ALG 治疗 3 个月后血象无改善，可换另一种制剂再次治疗。

（4）再生障碍性贫血患者体内红细胞生成素水平很高，因此治疗再生障碍性贫血时宜用大剂量。IL-3、GM-CSF、G-CSF 对提高中性粒细胞、防止感染有一定效果，但对改善贫血、提高血小板效果不佳。

（5）ATG（或 ALG）与 G-CSF 联合应用，ATG（或 ALG）与环孢素 A 联合应用，环孢素 A 与雄性激素联合应用可提高疗效。有报道 ATG（或 ALG）、环孢素 A、G-CSF 和甲泼尼龙联合应用治疗重型再生障碍性贫血有效率达 82%。

（6）年龄<40 岁的急性重型再生障碍性贫血，以前无输血史的患者，如有 HLA 配型相合的同胞供髓者，宜首选骨髓移植。

（7）雄激素（十一酸睾酮除外，因其不经肝脏代谢）对肝有损伤作用，环孢素 A 具有肝肾毒性，因此在使用过程中要定期随访肝功能、肾功能。

（8）坚持维持治疗和长期治疗，重型再生障碍性贫血缓解后至少维持治疗 2 年。

（蔡则骥 庄静丽）

第五节 恶性淋巴瘤

一、临 床 资 料

患者，男性，28 岁，不规则发热 2 月余，发热无一定规律，发热前不伴有畏寒及寒战，发热后常有盗汗、乏力，有时出现胸部皮疹伴轻微瘙痒，在当地医院诊断不明转入笔者所在医院。

入院体格检查：T 39.6℃，巩膜轻度黄染，结膜稍苍白，左颈部扪及小花生仁大小淋巴结 1 枚，质韧如橡皮，活动、无压痛，其余浅表淋巴结未扪及，胸骨无压痛，心率 140 次/分，心律齐，双肺未见异常，腹软，肝肋下 1cm、剑突下 3cm，脾肋下 2cm，质硬、无压痛，腹水征（-），下肢无水肿。

辅助检查：外周血红细胞计数 3.2×10^{12}/L，血红蛋白 95g/L，白细胞计数 32×10^9/L，血小板 102×10^9/L。白细胞分类：中性粒细胞占比 0.41，淋巴细胞占比 0.50，幼稚淋巴细胞占比 0.03，异形淋巴细胞占比 0.06，网织红细胞占比 0.08。NAP 阳性率 80%，积分 172 分。

骨髓涂片有核细胞增生明显活跃，粒系轻度核左移，成熟中性粒细胞内可见中毒颗粒，红系细胞占 48%，淋巴细胞比例相对偏高，淋巴瘤样细胞占 4%，巨核细胞 40 个/全片，以产板型巨核细胞为主。

肝功能检查：TBil 40μmol/L、CB 10μmol/L，ALT 60U/L，AST 64U/L，白蛋白 35g/L，球蛋白 40g/L，IgG 30g/L，IgA 0.3g/L，IgM 10g/L。

Coombs 试验直接反应阳性，间接反应阴性。

PET/CT：①考虑为淋巴瘤累及双侧颈部、锁骨区、腋窝、胸内、膈脚后，腹膜后及腹股沟淋巴结、咽淋巴环、脾脏及骨髓淋巴瘤累及可能；②两下肺少许炎症。左颈部淋巴结活检显示淋巴结结构破坏，并见大量异常淋巴细胞。细胞免疫组化：LCA（+），CD20（+），UCHL 散在阳性，κ 轻链（-），λ 轻链（+），CD10（个别+），BCL6（-），Mum-1（+），Ki-67 80%，EBER（-），bcl-2（+），结合免疫组化考虑弥漫大 B 细胞淋巴瘤（non-GCB 型）。

骨髓活检提示 B 细胞淋巴瘤累及骨髓。

二、临 床 分 析

（一）临床特点

（1）青年男性，不规则发热 2 月余，伴乏力、盗汗、皮肤瘙痒。

（2）体格检查：巩膜轻度黄染，结膜稍苍白，左颈部淋巴结肿大，心率 140 次/分，脾大。

（3）辅助检查：血红蛋白 95g/L，白细胞计数 $32×10^9$/L，分类以淋巴细胞为主，并见幼稚及异常淋巴细胞，网织红细胞占比 0.08。骨髓涂片，红系增生为主，淋巴细胞比例偏高，幼稚淋巴细胞占 3%。总胆红素升高，以间接胆红素升高为主，球蛋白增多，IgG、IgM 增高。NAP 活性及积分升高。Coombs 试验直接反应阳性。PET/CT 腹腔扫描见腹膜后淋巴结肿大，淋巴结活检及免疫组化提示为非霍奇金淋巴瘤。

（二）临床诊断

1. 弥漫大 B 细胞淋巴瘤（non-GCB）**Ⅳ期 B 组**　根据淋巴结活检非霍奇金淋巴瘤诊断明确。鉴于患者全身多处淋巴结肿大，骨髓涂片及骨髓活检均提示淋巴瘤累及骨髓。故临床分期属于Ⅳ期。患者有不明原因发热，体温超过 38℃，伴盗汗，属于 B 组。

2. 自身免疫性溶血性贫血（AIHA）　患者有贫血，网织红细胞增多，骨髓红系细胞明显增生，以间接胆红素升高为主，Coombs 试验直接反应阳性，故符合 AIHA 诊断，5%～10% 的恶性淋巴瘤患者可合并 AIHA。

3. 类白血病反应　患者外周血白细胞计数 $32×10^9$/L，以淋巴细胞增多为主，出现幼稚及异形淋巴细胞，NAP 活性及积分升高，中性粒细胞内有中毒颗粒，符合淋巴细胞性类白血病反应。恶性淋巴瘤发生骨髓浸润引起类白血病反应屡见报道。

（三）鉴别诊断

1. 淋巴结结核　好发于颈部，患者可有发热、盗汗、消瘦等中毒症状，严重结核杆菌感染（如粟粒型肺结核）亦可引起类白血病反应，应注意鉴别。鉴别诊断依赖淋巴结活检。

2. 急性白血病　起病急骤，临床常有发热、贫血，肝、脾及淋巴结肿大，早期患者血小板可以正常而无出血倾向。当白血病细胞浸润淋巴结时，淋巴结活检与恶性淋巴瘤相似，急性淋巴细胞性白血病亦常合并 AIHA。两者鉴别依靠骨髓涂片检查，当骨髓中原始粒（或单核）细胞≥20% 时，可诊断为急性髓系白血病；骨髓中幼稚淋巴细胞>25% 时，可诊断为急性淋巴细胞白血病。

3. 系统性红斑狼疮（SLE）　可以突然发热，肝、脾、淋巴结肿大，15% 的患者可合并 AIHA，应注意鉴别。SLE 多见于年轻女性，一般无白细胞增多，常出现多种自身抗体，淋巴结活检可资鉴别。

（四）不典型表现与易误诊原因

1. 深部淋巴结肿大　部分恶性淋巴瘤患者无浅表淋巴结肿大，通过胸腹部 CT 或 PET/CT 检查，可以发现纵隔、肺门或主动脉旁、肠系膜淋巴结肿大。然而，发热伴淋巴结肿大可见于多种疾病，如结核病、败血症、风湿病、噬血细胞综合征等，确诊淋巴瘤必须依靠淋巴结病理学检查，深部淋巴结肿大给诊断带来一定的困难，可选择 B 超引导下穿刺、微创手术等方法进行活组织检查。

2. 淋巴结外恶性淋巴瘤　25%~40%的恶性淋巴瘤发生于淋巴结外器官，诸如胃、肠、扁桃体、甲状腺、乳腺、肺、肝、脾、生殖器官等，临床上常易误诊为该器官的肿瘤，需要在手术后进行组织病理学检查才能确诊为恶性淋巴瘤。

三、治　疗

（一）化疗

1. R-CHOP　利妥昔单抗（美罗华）375mg/m²，化疗前 1 日静脉滴注；环磷酰胺（CTX）750mg/m²，静脉注射，第 1 日；多柔比星（ADM）50mg/m²，静脉注射，第 1 日；长春新碱（VCR）1.4mg/m²，静脉注射，第 1 日；泼尼松（Pred）100mg/m²，口服，第 1~5日。每 3 周重复使用，通常 6~8 个疗程。

2. R-CHOPE　美罗华 375mg/m²，化疗前 1 日静脉滴注；环磷酰胺 750mg/m²，静脉注射，第 1 日；多柔比星 50mg/m²，静脉注射，第 1 日；长春新碱 1.4mg/m²，静脉注射，第 1 日；泼尼松 100mg/d，第 1~5 日；足叶乙苷 100mg/m²，静脉注射，第 1~3 日。每 3 周重复使用，至少 6 个疗程。

（二）治疗注意事项

（1）本例合并 AIHA，当 R-CHOP 化疗达完全缓解（CR）时，溶血可随之纠正。

（2）对中、高度恶性淋巴瘤开始治疗时，必须给予足够剂量化疗，争取达到完全缓解，进而达到治愈目的。化疗通常进行 6~8 个疗程，可以自体干细胞移植作为巩固治疗，CR 后不必长期维持治疗。若 3~4 个疗程不能缓解，则应改变化疗方案。

（3）大剂量强化疗易引起骨髓抑制，可给予 G-CSF 支持治疗。

（4）大剂量化疗致大量肿瘤细胞崩解而发生溶瘤综合征，表现为高钾血症、急性肾衰竭等危及生命。因此，应监测电解质及肾功能变化，充分补液，给予别嘌醇片口服，以预防综合征发生。

（5）若胸腔、腹腔或腹膜后淋巴结肿大产生压迫症状（如上腔静脉综合征、梗阻性黄疸、梗阻性肾病等），可行局部放射治疗。

（蔡则骥　庄静丽）

第六节　急性白血病

一、临 床 资 料

患者，男性，18 岁，学生，2 周前参加足球比赛后患"上感"，发热、咽痛、咳嗽，医务室给予"安乃近"及"交沙霉素"治疗。3天后症状未见好转，体温上升到40℃，伴畏寒，咳嗽加重，咳黄脓痰。1周前出现牙龈渗血、头晕、心悸来院门诊。体格检查：T 40℃，中度贫血貌，下肢皮肤散在瘀点，颈部、腋下可扪及多个蚕豆大小淋巴结，质地中等、活动，无压痛，咽部充血，扁桃体Ⅱ度肿大，牙龈渗血，舌尖有小溃疡，胸骨下端有压痛，心率136次/分，心律齐，无杂音，左下肺少许湿啰音，腹软，肝肋下2cm，脾肋下3cm，质地中等，无压痛。化验检查：血常规红细胞计数 $2.4×10^{12}/L$，血红蛋白70g/L，白细胞计数 $52×10^9/L$，血小板 $32×10^9/L$，中性粒细胞占比0.10，淋巴细胞占比0.54，原始细胞+幼稚细胞占比0.36，有核红细胞4/100WBC。胸部X线片示左下肺片状阴影。以急性白血病收入院。

　　住院后骨髓穿刺涂片，有核细胞增生明显活跃，片中见原始细胞+幼稚细胞占80%，此类细胞大小不等，以大细胞为主、胞核大、胞质少，核形不规则，核染色质疏松，核仁清晰，1～2个，蓝细胞易见，细胞化学染色 POX（-）、PAS（++），呈粗颗粒状，NSE（-）。骨髓流式检查：Gate 80%，CD10（+），CD19（+），CD20（+），HLA-DR（+），CD34（-），CD33（+），CD15（-），CD11b（-），TDT（+），sIgM（-），CD3（-），CD2（-），CD5（-）。染色体：t（9；22）（q34；q11）。融合基因：*BCR/ABL*（+）。

　　入院后先给予抗生素控制感染，1周后患者诉头痛、视物模糊，眼底检查见黄斑区少量出血点。

　　腰椎穿刺检查：压力 $25cmH_2O$，白细胞 $24×10^6/L$，红细胞 $0～1×10^6/L$，蛋白定量 8.0g/L，糖 2.0mmol/L。

二、临 床 分 析

（一）临床特点

（1）突然起病，以发热和呼吸道感染为主要症状，随后出现出血倾向及贫血症候群，3周后出现头痛及视物模糊。

（2）查体发现皮肤、黏膜出血，浅表淋巴结肿大，胸骨压痛，左下肺少许湿啰音，心动过速，肝脾大。

（3）辅助检查：外周血象显示红细胞及血小板降低，白细胞升高，分类中淋巴细胞占比增加，出现幼稚红细胞、幼稚白细胞。骨髓检查有核细胞增生明显活跃，不成熟细胞形态学符合原始及幼稚淋巴细胞，结合细胞化学POX（-）、NSE（-）、PAS呈粗颗粒状阳性。流式细胞术提示白细胞来源于前体B细胞，染色体及融合基因提示本例患者为Ph（+）急性淋巴细胞白血病，预后不良。胸部X线片见左下肺片状阴影。脑脊液（CSF）压力升高，蛋白增加，糖降低，白细胞数增多。

（二）临床诊断

1. 急性淋巴细胞白血病　多见于儿童和青少年，临床上除白血病常见症状外，还以肝、脾、淋巴结肿大及合并脑膜白血病多见。确诊依据骨髓涂片原始细胞+幼稚细胞>20%，本例骨髓细胞形态及组织化学、流式细胞术等检查均符合急性淋巴细胞白血病的诊断。染色体及融合基因提示本例患者为Ph（+）急性淋巴细胞白血病，预后不良。

2. 肺炎　呼吸道感染是急性白血病最常见的并发症，此与中性粒细胞减少，机体对细菌易感性增加有关，常见菌种有大肠杆菌、克雷伯杆菌、葡萄球菌及铜绿假单胞菌等。

3. 脑膜白血病　是儿童和青少年急性淋巴细胞白血病的常见并发症，其发生率为28%～80%。本例患者有头痛、视物模糊，脑脊液检查显示压力升高，脑脊液中蛋白含量增加，糖减少，白细胞$> 10 \times 10^6/L$或找到白血病细胞有确诊价值。

（三）鉴别诊断

1. 类白血病反应　某些严重感染如中毒性肺炎，可引起白细胞明显升高，可达$50 \times 10^9/L \sim 100 \times 10^9/L$，分类中出现少量幼稚细胞。但类白血病反应时，血象中红细胞、血红蛋白、血小板无明显变化，中性粒细胞胞质内有中毒性改变，NAP 积分显著升高，骨髓检查除粒细胞核左移及中毒性改变外，其他各系细胞无明显异常。

2. 传染性单核细胞增多症　临床表现有发热，咽痛，肝、脾、淋巴结肿大，外周血象白细胞增多，可达$30 \times 10^9/L$以上，并可出现形态异常的淋巴细胞。但本病病程经过良性，外周血象红细胞及血小板基本正常，嗜异性抗体效价升高，骨髓检查无原始淋巴细胞及幼稚淋巴细胞。

3. 病毒性脑炎　患者有发热、头痛、呕吐，血象中白细胞可以升高或正常，脑脊液压力稍升高，蛋白轻度增加，糖正常或稍高，白细胞增至数十到数百，以淋巴细胞为主，但外周血红细胞及血小板正常，骨髓涂片基本正常。

（四）不典型表现与易误诊原因

1. 以脑膜白血病为首发症状的急性白血病　少数患者以突然发热、头痛、呕吐起病，脑脊液检查压力增高，蛋白轻度增加，白细胞稍多，由于血象基本正常，易误诊为散发性脑炎，但在继续观察治疗过程中，出现血象改变，再做骨髓检查即可明确诊断。

2. 老年人白血病和隐匿性白血病　这类患者起病隐匿，病程进展缓慢，可无发热及出血症状，亦无明显肝、脾、淋巴结肿大，外周血象白细胞正常或稍低，或有轻度贫血和血小板减少，临床上易误诊为难治性贫血或不典型再生障碍性贫血，如能做骨髓检查，即可明确诊断。

3. 白细胞不增多性白血病　患者有发热、出血倾向及进行性贫血，外周血白细胞不增高，甚至呈全血细胞减少，易误诊为急性再生障碍性贫血或噬血细胞综合征，骨髓检查可明确诊断。

三、治　疗

（一）支持及对症治疗

1. 抗感染治疗　患者肺炎诊断明确，宜多次送痰培养、血培养以了解致病菌种。同时给予高效、广谱、足量的抗生素治疗，如第三代头孢菌素（或碳青霉烯类）+ 氨基糖苷类（或糖肽类，如万古霉素、去甲万古霉素），以后根据病原学检查及药敏试验结果调整抗生素。

2. 成分输血 患者贫血及血小板减少会日趋严重，可输注单采血小板和少浆血或浓缩红细胞。

3. 防治高尿酸血症 因患者白细胞较高，宜给予别嘌醇 300mg/d，并增加输液量和碱化小便。

（二）化学治疗

1. 诱导缓解治疗

（1）TKI+VDLP：长春新碱（VCR）1～2mg，静脉注射，每周第 1 日，即第 1、8、15、21 日。柔红霉素（DNR）30～40mg/m²，静脉注射，第 1～3 日及第 15～17 日。门冬酰胺酶（L-ASP）5000～10 000U，静脉滴注，第 19～28 日。泼尼松（Pred）40～60mg/d，分次口服，第 1～14 日，第 15 日起逐渐减量。每 4 周为 1 个疗程。

（2）CVDP：环磷酰胺（CTX）600mg，静脉注射，第 1、15 日；VCR、DNR、Pred 剂量与用法同上。每 4 周为 1 个疗程。

（3）靶向治疗：本例患者经检测有 Ph 染色体，可联合靶向治疗药物酪氨酸激酶抑制剂（TKI），如第一代 TKI 伊马替尼，可显著改善疗效。

2. 缓解后治疗

（1）巩固强化治疗：对于普通型 ALL，在 CR 后第 2 周开始应用多种方案交替序贯治疗。早期强化方案有原诱导方案，CAM（T）、MTX+LASP、MA。

CAM（T）：环磷酰胺 750mg/m²，第 1、8 日，阿糖胞苷 100mg/m²，第 1～3 日、第 8～10 日，6-巯基嘌呤（6-MP）或代鸟嘌呤（6-TG）60mg/m²，第 1～7 日。

MTX+LASP：MTX 3.0g/m²，第 1 日（T-ALL 可加至 5.0g/m²），L-ASP 6000IU/m²，第 3、4 日。

MA：Mito 8mg/m²，第 1～3 日，Ara-C 750mg/m²，1 次/12 小时，第 1～3 日。

晚期强化方案：VDLP、COATD、MTX+LASP、TA 交替使用。

（2）维持治疗：MTX 20mg/m²，每周口服 1 日；6-巯基嘌呤（6-MP）75mg/m²，每日 1 次。

以上两药联合维持治疗通常持续 3～5 年，在维持治疗期间可定期再用以上方案进行强化。

（三）脑膜白血病治疗

MTX 10mg+地塞米松 5mg 缓慢鞘内注射，每周 2 次，直至脑脊液检查恢复正常，然后每 6 周鞘内注射 1 次，至少 1 年。可同时进行头颅放射治疗，总剂量 1800～2400cGy。

（四）造血干细胞移植

如有 HLA 相匹配的同胞作供体，可在 CR 时做异基因造血干细胞移植。

（五）治疗注意事项及其他类型白血病治疗原则

（1）选择化疗方案及剂量必须个体化，根据白血病类型、亚型、病情进展（初治、难治、复发）及患者条件（年龄、身体素质等）而定，但原则上化疗剂量应达到患者最大耐受程度，以更多杀伤白血病细胞。

（2）化疗过程中要密切观察病情，严密随访血象及肝肾功能，发现异常及时采取补救措施。

（3）化疗期间必须加强各种支持治疗，包括应用细胞因子、输血和输注单采血小板，以防出血和感染，保证化疗顺利进行。

（4）急性非淋巴细胞白血病治疗首选 DA 或 HA 方案，化疗程序亦包括诱导缓解治疗和缓解后巩固强化治疗，根据细胞遗传学和基因结果，选择异基因干细胞移植（预后差）、异基因或自体干细胞移植（预后中等）、巩固强化后停止治疗（预后好）。

（5）M3 型白血病诱导化疗，根据预后分层，分别采用单独使用全反式维甲酸（ATRA）、ATRA 联合亚砷酸，或 ATRA 联合应用柔红霉素（DNR），如联合 DNR。可根据治疗过程中白细胞数量变化适量加用羟基脲等细胞毒性药物。治疗过程中，积极治疗出凝血异常，警惕维甲酸综合征，积极支持治疗。

（6）绝大多数急性白血病最终进入难治及复发阶段，一般说来难治的急性淋巴细胞白血病首选中、大剂量 MTX，急性非淋巴细胞白血病（M3 除外）首选中、大剂量 Ara-C，M3 型可选用三氧化二砷。

（7）老年白血病、低增生白血病、治疗相关白血病不能耐受强烈化疗，宜选择小剂量化疗，或联合去甲基化治疗。

（蔡则骥　庄静丽）

第七节　慢性粒细胞白血病

一、临 床 资 料

患者，男性，32 岁，工人，自觉乏力、多汗、体重减轻半年余，但照常从事日常工作。近 3 个月来感左上腹胀，进食后加重，体力劳动受到一定限制而来院就诊。体格检查：略消瘦，轻度贫血貌，浅表淋巴结不肿大，胸骨中下段轻压痛，心率 96 次/分，心律齐，双肺未见异常，腹软，肝肋下 2cm、剑突下 3cm，质中，无压痛，脾脐下 2cm，右缘过腹正中线 1cm，质地坚实，表面光滑，无压痛，腹水征（-）。外周血象显示白细胞计数 150×10^9/L，红细胞计数 3.0×10^{12}/L，血红蛋白 92g/L，血小板 110×10^9/L，分类中性粒细胞占比 0.56，淋巴细胞占比 0.1，嗜酸性粒细胞占比 0.06，嗜碱性粒细胞占比 0.02，原粒细胞占比 0.02，早幼粒细胞占比 0.04，中幼粒细胞占比 0.08，晚幼粒细胞占比 0.06，杆状核粒细胞占比 0.06。拟诊慢性粒细胞白血病收住院。

住院后行骨髓穿刺涂片＋活检＋染色体+融合基因检查，涂片显示有核细胞增生极度活跃，以粒系增生为主，粒红比例为 30∶1。骨髓粒细胞分类：原粒细胞占 3%，早幼粒细胞 4%，中幼粒细胞 20%，晚幼粒细胞 22%，杆状核粒细胞 25%，分叶核粒细胞 8%，嗜酸性粒细胞 6%，嗜碱性粒细胞 3%，中幼红细胞 1%，晚幼红细胞 2%，淋巴细胞 6%。巨核细胞全片 32 个。NAP 呈阴性反应。骨髓组织病理学检查显示造血组织明显增生，嗜银纤维染色显示网状纤维增多。染色体核型：46，XY，t（9；22）(q34；q11)，*BCR/ABL*（＋）。肝功能检查在正常范围内，肾功能检查血尿素氮 5.6mmol/L，血肌酐 120μmol/L，血尿酸 680μmol/L。血糖 5.2mmol/L。

二、临 床 分 析

（一）临床特点

1. 病史 青年男性，乏力、多汗、体重减轻半年余，左上腹胀、进餐后加重 3 个月。

2. 体格检查 轻度贫血貌，略消瘦，胸骨中下段轻压痛，肝脏轻度增大，巨脾。

3. 实验室检查 外周血象白细胞明显升高，白细胞分类各期粒细胞均见，以中性分叶核粒细胞增多为主，嗜酸性粒细胞、嗜碱性粒细胞易见，红细胞轻度减少。骨髓涂片显示有核细胞增生极度活跃，以粒系增生为主，各期粒细胞均增多，但以中、晚幼粒细胞及杆状核粒细胞增生为主，嗜酸性粒细胞及嗜碱性粒细胞增多。红系受抑，淋巴细胞减少。骨髓活检嗜银纤维染色显示网状纤维增多，遗传学检查 Ph 染色体阳性，NAP 积分为 0，血尿酸明显升高。

（二）临床诊断

1. 慢性粒细胞白血病 临床表现无特异性，部分患者可无症状。部分患者有乏力、盗汗、消瘦等代谢亢进综合征。体格检查突出表现为脾大。实验室检查有确诊价值，外周血白细胞显著升高，出现各期幼稚细胞，骨髓有核细胞增生极度活跃，粒系显著增生，以中幼、晚幼及杆状核粒细胞增生为主，嗜酸性粒细胞、嗜碱性粒细胞增多。NAP 染色呈阴性反应，Ph 染色体阳性。本例为典型慢性粒细胞白血病。

2. 继发性骨髓纤维化 慢性粒细胞白血病患者约 20% 合并骨髓纤维化。本例骨髓活检中嗜银纤维染色显示网状纤维增多，故骨髓纤维化诊断成立。

3. 高尿酸血症 由于患者白细胞明显升高，白细胞破坏增加，核酸代谢增加，其代谢产物尿酸明显升高，出现高尿酸血症。

（三）鉴别诊断

1. 类白血病反应 严重感染、恶性肿瘤、急性溶血等常引起类白血病反应，但类白血病反应白细胞升高，通常为 $30×10^9$/L～$50×10^9$/L，最多不超过 $100×10^9$/L，分类中嗜酸性粒细胞、嗜碱性粒细胞不增多，NAP 反应强阳性，Ph 染色体阴性。以上各点足以将慢性粒细胞白血病与类白血病反应相鉴别。

2. 日本血吸虫病、疟疾、黑热病等 常有显著脾大，易和慢性粒细胞白血病混淆，但这类疾病由于脾大常伴有脾功能亢进，白细胞正常或降低，骨髓涂片无慢性粒细胞白血病改变，Ph 染色体阴性。

3. 原发性骨髓纤维化 患者有显著脾大，血象中白细胞总数增多，并出现有核红细胞及幼稚粒细胞，可与慢性粒细胞白血病相混淆，但原发性骨髓纤维化白细胞通常不超过

30×10^9/L，外周血幼稚粒细胞远不如慢性粒细胞白血病显著，Ph 染色体阴性等可与慢性粒细胞白血病鉴别，虽然慢性粒细胞白血病可并发骨髓纤维化，但这与原发性骨髓纤维化是概念完全不同的两个独立疾病。

（四）不典型表现与易误诊原因

1. 脾不大的慢性粒细胞白血病　慢性粒细胞白血病以巨脾著称，即使早期，慢性粒细胞白血病也常有脾大。因此，脾大已作为慢性粒细胞白血病的诊断标准之一。但约 6% 的慢性粒细胞白血病患者脾不大，如果这部分患者白细胞为 20×10^9/L 左右，常易被漏诊或误诊为某器官的慢性炎症（如慢性肾盂肾炎、慢性盆腔炎、慢性胆囊炎等），如能查 NAP 积分值及骨髓细胞 Ph 染色体，可明确诊断。

2. Ph 阴性慢性粒细胞白血病　用分带技术检查，约 10% 的慢性粒细胞白血病患者 Ph 染色体阴性，如果患者白细胞轻度升高，或脾不肿大，加上 Ph 染色体阴性，则常易被误诊，如能利用分子生物学技术检测 *BCR/ABL* 融合基因，则可发现 22 号染色体长臂异常，从而检出变异型或隐匿型 Ph 染色体，结合 NAP 活性降低或阴性，则可做出慢性粒细胞白血病的诊断。

3. 以急变起病的慢性粒细胞白血病患者　少数慢性粒细胞白血病患者由于无明显症状而懒于就医，直至急变时才就诊，此时血象与骨髓象均与急性白血病相似，易被误诊为急性白血病，如能仔细询问病史，结合重度脾大，骨髓中嗜酸性粒细胞、嗜碱性粒细胞多见，Ph 染色体阳性，仍能做出慢性粒细胞白血病急变的诊断。

三、治　疗

（一）酪氨酸激酶抑制剂

第一代酪氨酸激酶抑制剂（TKI）伊马替尼目前推荐为慢性期一线用药，400mg/d 口服，加速期可增至 600mg/d。初治患者血液学 CR 达 98%，遗传学 CR 为 68%，30%～40% 的慢性期患者 *BCR/ABL* 融合基因转阴（逆转录聚合酶链反应法）。目前第二代 TKI 达沙替尼、氟马替尼、尼洛替尼可作为一线用药，也可作为第一代 TKI 无法耐受、疗效不好的二线用药。

（二）化疗

羟基脲（Hu）仅作为确诊慢性粒细胞白血病前的过渡性药物，不推荐为一线用药。根据患者血象调整剂量，1～3g/d，一旦患者 *BCR-ABL* 融合基因结果证实为慢性粒细胞白血病，及时调整为 TKI 治疗。

（三）高尿酸血症治疗

（1）多饮水，碱化尿液，碳酸氢钠 1.0g，每日 3 次。

（2）别嘌醇 0.1g，每日 3 次。

（3）苯溴马隆（痛风利仙）50mg，每日 1 次。

（四）造血干细胞移植

造血干细胞移植适用于 TKI 治疗效果不好、加速期、急变期患者。

（五）治疗注意事项

（1）治疗过程中密切观察血象与病情变化，随时调整药物剂量与更改治疗策略。

1）加速期：加速早期仍可用羟基脲加小剂量阿糖胞苷（25mg/d），化疗无效时骨髓移植可使 15%～25% 的患者获得长期无病生存。

2）急变期：约 70% 的患者在病程不同时期进入急变期，此时按急性白血病治疗，但缓解率低，生存期短。对于加速期或急变期的患者，未曾使用过伊马替尼治疗者，可考虑使用，在使用伊马替尼治疗过程中疾病进展可考虑使用尼罗替尼或达沙替尼。

（2）熟悉各种药物副作用与对策。

1）羟基脲可迅速使白细胞下降，停药后后继作用小，白细胞随之上升，因此宜经常随访血象，随时调整剂量。该药物骨髓抑制作用小，但较大剂量亦可引起红细胞与血小板减少。羟基脲只能减少白细胞数量，不能引起 Ph 染色体减少，不能减少急变。

2）伊马替尼主要副作用为水肿，可能伴随终身，如不影响生活质量，可不处理，患者可逐步耐受，必要时可给予利尿剂处理；用药最初 3 个月，会有恶心、食欲减退、呕吐等副作用，可以补充 B 族维生素，患者后期可逐步耐受；部分患者会有肌肉、骨骼疼痛，可给予非甾体抗炎药对症治疗；部分患者可出现皮疹，可局部应用激素类药膏外涂，严重者可全身应用激素，可酌情暂停伊马替尼，如发生剥脱性皮炎，可能提示患者无法耐受，应更换第二代 TKI。

3）达沙替尼主要副作用有液体潴留、腹泻、头痛、恶心、皮疹、肌肉骨骼疼痛、发热，需要特别留意的是液体潴留，可表现为心包积液、胸腔积液，严重者可出现呼吸困难，可给予利尿剂、短期激素治疗，必要时停用达沙替尼。其他副作用可对症支持治疗。

4）尼洛替尼的主要副作用是 Q-T 间期延长，需注意随访电解质和心电图，本药物可引起心搏骤停危及生命。

（3）造血干细胞移植曾是慢性粒细胞白血病唯一可治愈的方法，随着 TKI 的应用和长期随访良好数据的影响，本治疗逐步减少。对于 TKI 治疗无效、加速期或急变期的患者，可考虑本治疗。

（4）对巨脾产生明显压迫症状或脾功能亢进影响化疗时，可考虑脾切除或脾脏照射，但应慎重。

（5）慢性期其他治疗药物还有白消安、靛玉红、高三尖杉酯碱、巯嘌呤、硫鸟嘌呤、二溴甘露醇等，现已极少应用。

（蔡则骥　庄静丽）

第八节　多发性骨髓瘤

一、临床资料

患者，男性，56岁，因乘汽车在山路上颠簸，突感腰痛，当地医院X线检查显示第1腰椎压缩性骨折，医生嘱卧床休息3个月。3个月后疼痛未减轻反而加重并感胸痛，复查X线片见第2腰椎、肋骨、锁骨均有骨质破坏，拟诊为骨转移癌入院。

体格检查：抬入病房，被动体位，中度贫血貌，皮肤、黏膜未见出血点，浅表淋巴结不肿大，胸骨、肋骨、锁骨有压痛，心率110次/分，心律齐，心尖部SM Ⅱ级，右肺底部少量捻发音。腹软，肝肋下1cm，脾肋下刚触及，质地中等，无压痛。

辅助检查：血常规显示红细胞计数2.5×10^{12}/L，血红蛋白76g/L，白细胞计数4.2×10^9/L，血小板82×10^9/L，血涂片见浆细胞0.01，晚幼红细胞2/100白细胞，红细胞沉降率120mm/h，尿检蛋白（++），白细胞2～3/HP，颗粒管型0～1/HP，本周蛋白（+）。血生化示TBil 18μmol/L，DBil 6μmol/L，ALT 32U/L，AST 20U/L，TP 110g/L，白蛋白32g/L，球蛋白78g/L，蛋白电泳M蛋白占65%，ALP 40U/L，血钙4μmol/L，血尿素氮11mmol/L，血肌酐201μmol/L，IgG 80g/L，IgA 2.0g/L，IgM 0.5g/L。β_2-微球蛋白（β_2-MG）4.2mg/L。补充X线摄片头颅见多个圆形虫蚀样骨质缺损，骨盆普遍骨质疏松，骨髓检查显示有核细胞增生活跃，粒红比例正常，粒红二系细胞形态无异常，原浆细胞0.12，幼浆细胞0.25，此类细胞胞体大，胞质灰蓝色，可见空泡，部分原幼浆细胞可见2～4个核，核仁清晰，成熟浆细胞0.20。全片巨核细胞20个，颗粒型8个，产板型12个，成熟红细胞呈缗钱状排列。

二、临床分析

（一）临床特点

（1）男性，56岁，腰痛进行性加重3个月，以后又出现胸痛。

（2）体格检查：贫血貌，被动体位，胸骨、肋骨、锁骨多处有压痛，心率快，右肺底少量捻发音，脾稍增大。

（3）辅助检查：血象呈正常细胞、正常色素性贫血，血涂片见少量浆细胞及有核红细胞，红细胞沉降率增快。尿检显示蛋白尿（++），有颗粒管型，本周蛋白（+）。肝功能检查显示球蛋白增多，蛋白电泳有M蛋白。血钙升高，ALP正常，肾功能轻度损害，IgG增高，IgA、IgM降低。X线摄片见颅骨、胸骨、肋骨、锁骨呈多发性溶骨性损害。第1、2腰椎呈病理性压缩性骨折，骨盆呈普遍性骨质疏松。骨髓检查浆细胞占57%，其中原幼浆细胞占37%，成熟红细胞呈缗钱状排列。

（二）临床诊断

1. 多发性骨髓瘤（MM）　好发于中老年人，98%的患者年龄≥40岁。符合下列2项即可做出诊断：①骨髓中浆细胞＞0.10或组织活检证实为浆细胞瘤；②血中或尿中有M蛋白。具备以下任何一条，即有治疗指征：①贫血，排除其他原因；②肾功能不全，确认与骨髓瘤相关；③骨损害；④高钙血症；⑤骨髓浆细胞≥60%；⑥血清游离轻链比值＞100；⑦MRI 或 PET/CT 提示骨骼局限性病灶＞1 处。

2. 临床分型、分期、分组　MM 确诊后必须进行正确分型、分期、分组，此与预后密切相关。本例由于 IgG 明显增多，免疫固定电泳检测为 IgG κ 型轻链，因此属于 IgG κ 型。目前常用的有 Durie-Salmon 分期体系（DS）及国际分期体系（ISS）、修正的国际分期体系（R-ISS）。与 DS 分期相比，R-ISS 分期对预后有更好的预测结果，DS 分期取决于血红蛋白水平、血钙浓度、骨骼有无损害及损害程度和免疫球蛋白（Ig）含量，本例患者血红蛋白＜85g/L，血钙＞3.0μmol/L，多发性溶骨，IgG＞70g/L，均符合 MM Ⅲ期（DS 分期），根据肾功能将 MM 分为 A、B 两组，血尿素氮＞10.7mmol/L 或血肌酐＞177μmol/L 为 B 组，本例属于 B 组。而 ISS 分期取决于 β_2-MG 和白蛋白两个指标，本例患者白蛋白 32g/L，β_2-MG 4.2mg/L，符合 Ⅱ期（ISS 分期）的诊断。R-ISS 分期在 ISS 分期基础上加入 LDH 和分子标志物[FISH 检测发现 del（17p）、t（4；14）或 t（14；16）]作为分期因素，LDH 升高或带有高危分子标志物的患者，均为Ⅲ期患者，R-ISS 分期较 ISS 分期能更精确地预测生存时间。

（三）鉴别诊断

1. 意义未定的单克隆丙种球蛋白血症（MGUS）　指血中有 M 蛋白出现，但无 MM、华氏巨球蛋白血症、淀粉样变及其他相关疾病的证据。其发生率高于 MM，应注意鉴别。MGUS 血中 M 蛋白＜30g/L，骨髓浆细胞＜5%，X 线检查骨骼无溶骨表现，临床上无贫血、高钙血症及肾功能损害证据。长期随访约 1/4 的患者转变为恶性浆细胞病，但大多数患者 M 蛋白稳定或死于其他无关疾病。

2. 反应性浆细胞增多症　见于慢性炎症、结缔组织病、恶性肿瘤、慢性肝病、病毒感染、药物过敏及某些血液病（如再生障碍性贫血）。骨髓中浆细胞增多，血中可出现 M 蛋白，应注意和 MM 鉴别。但浆细胞一般不超过 10%，个别报道虽可达 50%，但均为成熟型浆细胞。增多的 M 蛋白为多克隆性，无溶骨性破坏等可资鉴别。

3. 骨转移癌　甲状腺癌、肺癌、乳腺癌、胃癌及前列腺癌等易转移至骨及骨髓，临床上出现骨痛、骨骼破坏、贫血等，常易将 MM 误诊为骨转移癌，延误治疗时机。后者 AKP 常明显升高，骨髓穿刺找到转移癌细胞有助于鉴别。

4. 甲状旁腺功能亢进　患者有骨痛，X 线检查表现为普遍性骨质疏松、多发性骨折，化验检查有高钙血症、肾功能损害等。但本病 ALP 及甲状旁腺激素（PTH）升高，血中无 M 蛋白，骨髓涂片浆细胞不增多，无贫血等均不同于 MM。

（四）不典型表现与易误诊原因

由于本病发病率较低，临床首发症状不一，门诊及住院误诊率高达 50% 以上，应引起临床医生警惕，常易误诊为以下疾病。

1. 骨骼转移癌　由于部分患者常以骨痛为首发症状，X 线骨骼摄片见多发性骨骼破坏，而误诊为骨转移癌。若能注意尿检有蛋白尿、管型尿，肝功能检查显示球蛋白升高，即对骨转移癌的诊断提出严重挑战，若再做免疫球蛋白测定、蛋白电泳及骨髓涂片检查即可明确诊断。

2. 尿毒症 患者以贫血、尿检异常及肾功能损害为主要表现，常被误诊为慢性肾炎、尿毒症。如能注意血钙检查、免疫球蛋白测定或蛋白电泳检测，若发现单克隆免疫球蛋白增高或血清中有 M 蛋白，进一步做骨髓涂片，不难做出 MM 的诊断。

3. 冠心病或心肌病 以心包积液、心律失常、心力衰竭为首发症状易误诊为冠心病或心肌病，如能注意到患者红细胞沉降率增快、球蛋白升高，进一步检查蛋白电泳、免疫球蛋白及骨髓涂片，则可及时纠正诊断。

4. 慢性肝炎、肝硬化 患者常因球蛋白升高、贫血及肝功能损害而误诊为慢性肝炎、肝硬化。若发现球蛋白升高，应进一步进行蛋白电泳及免疫球蛋白检测，若单克隆免疫球蛋白升高，再做骨髓检查即可明确诊断。

5. 其他 因腰痛进行 X 线摄片见骨质疏松误诊为老年骨质疏松症。因低热、关节痛、红细胞沉降率增快误诊为风湿病。因腰痛、X 线摄片腰椎正常而误诊为腰肌劳损等，对这些年龄＞40 岁患者应做免疫球蛋白测定，尿本周蛋白检查，蛋白电泳乃至骨髓涂片，可避免误诊。

三、治　疗

（一）化学治疗

患者进行系统化疗之前，需明确是否准备接受造血干细胞移植（HSCT）治疗。需要指出，高龄和肾功能损害并不是移植的绝对禁忌证。由于本例患者属Ⅲ期B组，年龄 56 岁，因此宜作为移植候选者，先进行多药联合化疗。可选择的方案如下：BD（硼替佐米+地塞米松）、VCD（硼替佐米+环磷酰胺+地塞米松）、PAD（硼替佐米+多柔比星+地塞米松）、VRD（硼替佐米+来那度胺+地塞米松）、VTD（硼替佐米+沙利度胺+地塞米松）、DXM（地塞米松）、RD（来那度胺+地塞米松）。二线药物可选择伊沙佐米、泊马度胺、卡菲佐米及 CD 38 单抗组成的方案。

（二）造血干细胞移植

与常规剂量化疗相比，大剂量化疗结合自体造血干细胞移植（HSCT）能够明显提高疗效，对高危患者大剂量化疗的疗效尤为明显。对于年龄＜65 岁，或者＜70 岁无器官功能障碍者，自体 HSCT 是强化的治疗手段。

（三）对症、支持治疗

1. 骨病治疗 静脉用双膦酸盐，常用药物为唑来膦酸，需注意本药物有肾毒性，应根据肌酐清除率调整剂量，有下颌骨坏死风险，用药后应嘱患者 2 年内（最后一剂后 2 年内）不可进行拔牙等口腔操作。近年来地舒单抗是首个 RANKL 抑制剂，用于预防多发性骨髓瘤骨不良事件及高钙血症。

2. 镇痛治疗

（1）镇痛药：非甾体抗炎药有肾损伤风险，镇痛药宜选择三阶梯药物。

（2）放射治疗：如上述治疗仍不能缓解疼痛，可给予局部单次或分次照射治疗，总剂量为 8~10Gy。

（3）双膦酸盐：用法同上。

3. 高钙血症 患者血钙达 4.0μmol/L 时应给予处理，包括：①加大补液量，每日至少 2000ml 以增加钙排泄；②利尿剂，呋塞米 80mg，静脉注射，每日 1 次；③降钙素（密盖息），4U/kg，肌内注射，每日 2 次；④双膦酸盐，用法同上；以上治疗直至血钙正常；⑤地舒单抗。

4. 贫血

（1）输少浆血或浓缩红细胞。

（2）红细胞生成素：6000~10 000U，肌内注射，每周 2 次。

5. 抗感染治疗 患者长期卧床，肺底可闻及湿啰音，提示有肺部感染可能，可经验性用药，同时积极进行痰培养及药敏试验，根据检测结果调整用药。

（四）治疗注意事项、可能发生的情况及对策

（1）患者宜睡硬板床，减少骨骼损伤，减轻疼痛。

（2）多发性骨髓瘤患者本身有免疫缺陷，加上药物治疗，患者容易感染，尤其是带状疱疹病毒感染，需积极预防。

（3）患者已有肾功能损伤，应避免使用肾毒性药物，如氨基糖苷类抗生素。避免脱水，禁做静脉肾盂造影。若患者出现肾衰竭，应给予血液透析或腹膜透析治疗。

（4）患者腰椎骨折需制动，骨髓瘤及激素治疗均为血栓高危因素，应给予抗血小板药物或抗凝药物预防血栓形成。

（蔡则骥 庄静丽）

第九节 骨髓增生异常综合征

一、临 床 资 料

患者，男性，52 岁，进行性面色苍白 1 年余，3 个月来头晕、乏力，上 3 层楼即感心悸、气急，1 周来低热、咳嗽。门诊化验红细胞计数 2.2×10^{12}/L，血红蛋白 65g/L，白细胞计数 2.6×10^9/L，血小板 41×10^9/L，外周血涂片中性粒细胞占比 0.54，淋巴细胞占比 0.26，嗜酸性粒细胞占比 0.02，单核细胞占比 0.12，原粒细胞占比 0.01，早幼粒细胞占比 0.01，中幼粒细胞占比 0.02，晚幼粒细胞占比 0.02，晚幼红细胞 6/100 白细胞，网织红细胞 0.01。胸部 X 线片显示右下肺少许斑片状阴影，以全血细胞减少原因待查、非白血性白血病、右下肺炎收治住院。

体格检查：T 37.8℃，中度贫血貌，皮肤、黏膜未见出血点，浅表淋巴结不肿大，胸骨无压痛，心率 112 次/分，心律齐，心尖部 SM Ⅱ级，右下肺闻及少量细湿啰音，腹软，肝肋下未触及，脾肋下 1cm，质地中等，无压痛，下肢无水肿。

　　辅助检查：外周血检查基本同门诊所见，大小便常规无异常。肝肾功能正常。骨髓检查显示有核细胞增生极度活跃，粒红比例倒置，为 0.8∶1，幼红细胞有巨幼样变，胞核成熟落后于胞质，可见多核红细胞，成熟红细胞大小不一，巨大红细胞易见，粒系增生相对降低，原粒细胞占 11%，幼稚粒细胞胞质中未见 Auer 小体，中性粒细胞核分叶过多，5~6 叶核易见，胞质内中性颗粒减少，巨核细胞 5 个/全片，微小巨核细胞易见，片中未见巨大血小板。骨髓活体组织学检查见未成熟前体细胞位置异常（ALIP）阳性，即未成熟的前体细胞位于骨小梁间区，而红系造血岛及巨核细胞位于骨小梁旁区，细胞遗传学检查 7 号染色体异常（-7）。

二、临 床 分 析

（一）临床特点

　　1. 病史　男性，52 岁，进行性面色苍白 1 年余，头晕、乏力、心悸、气急 3 个月，低热伴咳嗽 1 周。

　　2. 体格检查　中度贫血貌，心率快，右下肺有少量湿啰音，脾大。

　　3. 辅助检查　①外周血象呈全血细胞减少，分类中单核细胞比例增加，可见幼红细胞及幼稚粒细胞；②骨髓检查有核细胞增生极度活跃，红系增生为主，粒红比例倒置，红系、粒系及巨核系均见病态造血现象，原粒细胞占 11%；③骨髓活体组织病理学检查见未成熟前体细胞位置异常（ALIP）阳性；④细胞遗传学检查可见 2 种核型异常，即-7 异常。

（二）临床诊断

　　1. 骨髓增生异常综合征（MDS）　高危，即难治性贫血伴原始细胞过多Ⅱ型，MDS 常见于中老年人，起病隐匿，临床表现主要是贫血，约半数患者起病时或病程中有发热和出血倾向，20%的患者有脾大，实验室检查主要表现为全血细胞减少（亦可表现为一或二系血细胞减少）而骨髓增生性增高伴病态造血，故本例患者符合 MDS 诊断。本例患者骨髓涂片三系均见病态造血，原粒细胞占 11%，有 7 号染色体异常，故可诊断为难治性贫血伴原始细胞过多Ⅱ型（MDS-EB-2）。按国际预后积分系统（IPSS）计算积分 3 分，判断为高危。

　　2. 右下肺炎　由于患者中性粒细胞减少，对细菌易感性增加，临床上患者有低热、咳嗽，体格检查发现右下肺有少量湿啰音，胸部 X 线片显示右下肺斑片状阴影，故右下肺炎诊断成立。此为 MDS 常见的感染并发症。

（三）鉴别诊断

　　1. 巨幼细胞贫血　严重巨幼细胞贫血可出现全血细胞减少，骨髓红系增生明显活跃，可见幼稚红细胞巨幼样变，胞核发育落后于胞质，中性粒细胞核分叶过多，出现核右移，本例患者有诸多符合之处。但本例患者粒系及巨核系亦出现病态造血，原粒细胞达 11%，以及 ALIP 阳性、细胞遗传学异常等均不支持巨幼细胞贫血的诊断。

　　2. 溶血性贫血　出现再障危象时，可表现为全血细胞减少，网织红细胞减少，但骨髓检查表现增生低下，本例患者不符。当骨髓涂片红系细胞＞0.50，外周血出现较多有核红细胞，尤其是 PNH，除贫血外，白细胞及血小板亦可减少，但网织红细胞应明显升高，骨髓涂片无病态造血现象，故本例患者可除外溶血性贫血。

3. 非白血性白血病　表现为全血细胞减少，骨髓增生旺盛，原始细胞增多，通常应≥0.20，本例患者尚未达到白血病诊断标准，但随病情发展有可能转化为急性白血病。

4. 再生障碍性贫血　表现为全血细胞减少，骨髓涂片若穿刺到造血灶亦可表现为增生活跃，但不会极度活跃，无病态造血，无遗传学上异常，无前体细胞位置异常等，故本例患者可排除再生障碍性贫血。

（四）不典型表现与易误诊原因

MDS 也可发生于年轻人，全血细胞减少，少数患者（5%～6%）骨髓增生低下，易误诊为再生障碍性贫血或不典型再生障碍性贫血。如外周血发现有核红细胞，不支持再生障碍性贫血诊断，并进一步做骨髓活检及染色体检查，观察有无病态造血，原始细胞比例是否增加，有无染色体核型异常。

三、治　疗

（一）支持与对症治疗

1. 抗感染治疗　右下肺炎诊断明确，鉴于原发病为 MDS，因此抗生素应用要积极，以广谱、足量、联合为原则。同时多次送痰培养，尽早明确致病菌种类。

2. 输血　当患者血红蛋白<50g/L 时，应给予输血或输浓缩红细胞，当血小板<20×10^9/L 时，应输单采血小板。

（二）去甲基化及 Bcl-2 抑制剂等治疗

本例为高危患者，可采取去甲基化治疗（如阿扎胞苷、地西他滨），或去甲基化治疗联合化疗，后续桥接异基因干细胞移植。Bcl-2 抑制剂、免疫检查点抑制剂、口服组蛋白脱乙酰酶抑制剂及 CD47 单抗等联合去甲化药物在高危 MDS 治疗初步获得可观结果，未来有可能改善 MDS-EB 患者的总体预后。

（三）化疗

较高危组尤其是原始细胞比例增高的 MDS-EB 患者，在非移植患者可采用 AML 标准3+7 诱导方案或预激方案，预激方案也可与去甲基化药物联合。

（四）异基因干细胞移植

若有 HLA 相合的供髓者，可行异基因骨髓移植，以延长无病生存期。

（五）治疗注意事项

MDS 是一组异质性克隆性造血异常综合征，2008 年 WHO 造血和淋巴组织肿瘤分类将MDS 分为 RCUC（包括 RA、RN、RT）、RARS、RCMD、RAEB-1、RAEB-2、MDS-U 及伴独立 5q 综合征。对于初发 MDS，按估计预后积分体系（IPSS）分为低危、中危-1、中危-2 和高危。低危未治疗组中位生存时间为 5.7 年，未治疗组 25% 的 MDS 发展为 AML 的时间约为 9.4 年，而高危未治疗组中位生存时间为 0.4 年，未治疗组 25% 的 MDS 发展为 AML 的时间为 0.2 年。对于 IPSS 低危、中危-1 患者，有症状性贫血，伴有 5q 或不伴其他细胞学异常，可以应用来那度胺治疗，血清红细胞生成素≤500mU/ml，可给予 EPO±GM-CSF 治疗，血清红细胞生成素≥500mU/ml，尤其是≤60 岁，或伴骨髓增生低下，HLA-DR15 或 PNH 克隆阳性的患者，对免疫抑制剂治疗反应良好，可用抗胸腺细胞球蛋白（ATG）、环孢素（200～300mg/d）治疗。血小板减少、中性粒细胞减少，可用 5-氮杂胞苷、地西他滨治疗。

（蔡则骥　庄静丽）

第十节　免疫性血小板减少症

一、临　床　资　料

患者，女性，20 岁，半年来下肢反复出现瘀斑，因无任何不适未加注意，近 1 个月常有刷牙时出血，1 周来下肢出现较多紫癜伴月经量增多，经期延长而来院就诊。近 2 年月经量较前增多。门诊检查：红细胞计数 $2.6×10^{12}$/L，血红蛋白 80g/L，白细胞计数 $5.2×10^9$/L，血小板 $22×10^9$/L，网织红细胞 0.03，MCV 78fl，MCH 26pg，MCHC 290g/L，拟诊为原发性血小板减少症住院。

入院体格检查：中度贫血貌，浅表淋巴结不肿大，五官正常，口腔右颊部可见 2 个出血点，心率 106 次/分，心律齐，心尖部 SM Ⅱ级，双肺未见异常，腹平软，肝脾肋下未触及。下肢皮肤见散在紫癜及瘀斑。

辅助检查：外周血象检查结果基本同门诊，尿液检查蛋白（+），白细胞 0～3/HP，红细胞 10～20/HP，粪便隐血试验阳性，肝肾功能正常。骨髓检查有核细胞增生明显活跃，粒红比例 1.5∶1，粒系细胞形态无特殊，红系细胞占 45%，以中晚幼红细胞增生为主，此类细胞胞核小、胞质少，胞质嗜碱性，巨核细胞全片 152 个，幼巨核细胞 10 个，颗粒型巨核细胞 140 个，产板型巨核细胞 2 个，片中血小板散在少见，偶见巨大及畸形血小板，骨髓铁染色外铁（－），铁粒幼细胞 0.30，血清铁蛋白 12μg/L。Coombs 试验直接与间接反应均阴性，ANA、抗 ds-DNA 抗体、抗 ENA 抗体均阴性，碳-13 呼气试验阴性。

二、临　床　分　析

（一）临床特点

（1）年轻女性，有出血倾向半年，加重 1 周，表现为皮肤瘀点、牙龈出血、月经量增多、镜下血尿等。

（2）体格检查：中度贫血貌，口腔黏膜及下肢皮肤有瘀点及瘀斑，心率增快，心尖部 SM Ⅱ级。

（3）辅助检查：血红蛋白 80g/L，血小板 $22×10^9$/L，白细胞正常，网织红细胞偏高，

MCV、MCH、MCHC 均低于正常参考值，尿液检查有镜下血尿。骨髓红系增生，幼红细胞血红蛋白合成不足，巨核细胞增生明显活跃，伴成熟障碍，有巨大和畸形血小板。骨髓外铁（−），内铁尚在正常范围内，血清铁蛋白降低。Coombs 试验阴性，ANA、抗 ds-DNA 抗体、抗 ENA 抗体均阴性，碳-13 呼气试验阴性。

（二）临床诊断

1. 原发性免疫性血小板减少症　患者有出血倾向及下肢皮肤紫癜，外周血血小板明显减少，涂片见畸形及巨大血小板，骨髓巨核细胞明显增生伴成熟障碍，支持免疫性血小板减少症的诊断。特发性血小板减少性紫癜（ITP）有原发性和继发性，该患者无特殊药物应用史，Coombs 试验直接与间接反应均阴性，ANA 及抗 ds-DNA 抗体阴性，碳-13 呼气试验阴性，没有明确继发原因，所以诊断为原发性。

2. 缺铁性贫血　患者虽无贫血症状，但体格检查有贫血貌，外周血血红蛋白 80g/L，MCV、MCH 及 MCHC 均低于正常值，提示为小细胞低色素性贫血，结合骨髓涂片幼红细胞增生明显活跃，晚幼红细胞胞质嗜碱性，骨髓铁染色细胞外铁阴性、细胞内铁减少，血清铁蛋白降低，故符合缺铁性贫血的诊断。本例患者缺铁原因与月经量增多引起慢性失血有关。月经量增多又是 ITP 一个常见临床表现。

（三）鉴别诊断

1. 继发性血小板减少症

（1）继发性血小板减少症：包括再生障碍性贫血、急性白血病、恶性肿瘤骨髓浸润等。此类疾病临床上均可有出血、贫血表现，外周血常有二系甚至全血细胞减少，但主要鉴别点是骨髓巨核细胞减少。

（2）血栓性血小板减少性紫癜：是由于血小板消耗过多引起血小板减少，临床上常有发热，Coombs 试验阴性的溶血性贫血，一过性神经精神症状及肾功能损害等表现，可检测血清血管性血友病因子裂解蛋白酶（ADAMTS13）活性以进一步明确诊断。

（3）脾功能亢进性血小板减少性紫癜：增大脾脏可滞留全身血小板的 85% 以上，引起外周血血小板减少，此与血小板重新分布有关，此类患者脾大常较明显，常有白细胞及红细胞减少，血小板抗体阴性等可资鉴别。

2. Evans 综合征　即 ITP 合并 AIHA，临床上有血小板减少及贫血，须与本例相鉴别，但本例网织红细胞无明显升高。Coombs 试验阴性，骨髓红系细胞＜0.50 等均不支持 AIHA，实验室检查证实为缺铁性贫血，故可排除 Evans 综合征。

三、治　疗

（一）肾上腺皮质激素

肾上腺皮质激素为治疗 ITP 首选药物。

1. 常规剂量　泼尼松 1mg/（kg·d），一般泼尼松每次 20mg，每日 3 次，口服。通常用药 3～4 日出血减轻，1 周内血小板开始上升，2～4 周达峰值，稳定后可逐渐减量，至 5～

10mg/d 维持,维持用药一般半年,最多不超过 1 年。若治疗 4 周后血小板仍低于 $50\times10^9/L$,表明肾上腺皮质激素治疗无效。

2. 短疗程大剂量给药　对于年轻患者,有学者倾向大剂量地塞米松冲击治疗,40mg/d,连用 4 日。本疗法较常规剂量疗程短,副作用小,疗效相似。

(二)急症治疗

急症治疗适用于严重、广泛出血;可疑或明确颅内出血;需要紧急手术或分娩者。

(1)静脉输注丙种球蛋白:0.4g/(kg·d)×5 日或 1.0g/(kg·d)×2 日。

(2)输注血小板。

(三)二线治疗

肾上腺皮质激素治疗无效者,可选择二线治疗。

1. 血小板受体激动剂　有皮下针剂和口服制剂。皮下针剂为特比奥,是大分子物质,适用于妊娠血小板减少患者;口服制剂应用方便。

2. 利妥昔单抗　标准剂量为 $375mg/m^2$,每周 1 次,共 4 次;小剂量为每次 100mg,每周 1 次,共 4 次。

3. 脾切除　由于新型药物和治疗的应用,脾切除较以前减少,但仍被认为是有效治疗 ITP 的方法。

4. 艾曲泊帕　初始剂量 25mg,每日 1 次,必要时调整剂量,使血小板达到 $>50\times10^9/L$,每日剂量不超过 75mg/d。

(四)其他免疫抑制剂

(1)长春新碱 2mg+生理盐水 500ml,缓慢静脉滴注 6~8 小时,每周 1 次,连续应用 4~6 周。

(2)达那唑 0.2g,每日 3 次口服。

(3)硫唑嘌呤 1~3mg/(kg·d),口服,连续服用 2~3 个月。

(4)环磷酰胺 300~600mg/m²+生理盐水 40ml,静脉注射,每 3 周 1 次,共 4~5 次。

(5)甲氨蝶呤 10~15mg/d,每周服 1 日,连续服用 3~4 个月,最多不超过半年。

(6)环孢素每次 100~150mg,12 小时 1 次。

(五)缺铁性贫血的治疗

缺铁性贫血的治疗参见本章第一节"缺铁性贫血"。

(六)药物副作用及治疗注意事项

(1)长期大剂量应用肾上腺皮质激素势必引起激素面容,腹部、臀部、上臂及大腿根部紫纹等,应向患者做好解释工作。

(2)肾上腺皮质激素其他副作用如高血压、类固醇糖尿病、消化道出血、电解质紊乱等,应给予积极防范。

（3）肾上腺皮质激素在减量至 30mg/d 以下才可加用免疫抑制剂，避免大剂量肾上腺皮质激素和大剂量免疫抑制剂抑制机体免疫功能，引发严重感染。

（4）在应用免疫抑制剂过程中，应每周检查 1 次血象，及时发现骨髓抑制并给予积极处理。

（5）拟行脾切除者，应充分做好术前准备。血小板严重低下者应输注单采血小板或静脉输注大剂量丙种球蛋白[0.4g/（kg·d），连用 4～5 日]。切脾术中积极寻找副脾并一起切除。切脾过程中严防脾损伤引起的脾种植。

（6）各种治疗方法均希望血小板上升，达到 $100 \times 10^9/L$，但若血小板只达到 $50 \times 10^9/L$，临床无出血倾向，亦认为治疗有效。

（7）血小板上升至正常或接近正常后，患者月经量仍很多，应请妇科诊治以查明月经过多原因，并做相应处理，否则缺铁性贫血难以纠正。

（蔡则骥　庄静丽）

第十一节　弥散性血管内凝血

一、临床资料

患者，男性，33 岁，农民，突然畏寒、发热、头痛、腰痛 2 日，去当地卫生院就诊，按"上感"治疗，服药 3 天热退，但自觉症状无好转，疲劳感加重，口渴多汗，尿量减少，时有烦躁不安，于 11 月初来笔者所在医院急诊。体格检查：神志清楚，反应迟钝，BP 80/40mmHg，面部充血，球结膜充血、水肿，上腭及两侧腋下见少量条索状出血点，HR 120 次/分，心律齐，双肺未见异常，腹软，肝、脾肋下未触及，肾区有明显叩击痛，下肢水肿。化验：外周血红细胞计数 $6.0 \times 10^{12}/L$，血红蛋白 176g/L，白细胞计数 $15 \times 10^9/L$，中性粒细胞占比 0.40，淋巴细胞占比 0.52，异常淋巴细胞占比 0.08，PLT $41 \times 10^9/L$。尿检：蛋白（+++），红细胞（++），白细胞（+），以感染性休克收入院。

入院后通过积极抢救血压逐渐稳定，但尿量逐渐减少，由入院时 400～500ml/d，减少至 200～300ml/d，水肿加重，血压上升至 160/100mmHg，肋下部及臀部出现大片瘀斑，并有咯血及便血等症状。入院 1 周后实验室检查血红蛋白 80g/L，白细胞计数 $8.2 \times 10^9/L$，血小板 $31 \times 10^9/L$，涂片中破碎红细胞 0.02。尿检：蛋白（++++），红细胞满视野，颗粒管型 0～2/HP。血尿素氮 18mmol/L，血肌酐 432μmol/L，血钾 6.5mmol/L，血钠 130mmol/L，血氯 86mmol/L，纤维蛋白原 1.4g/L，凝血酶原时间 16 秒（正常对照 12 秒），3P 试验（+），凝血酶时间 15 秒（正常对照 11 秒），出血热抗体测定阳性。

二、临床分析

（一）临床特点

（1）中年男性，农民，发病于秋末冬初，主要症状是突然畏寒、发热、头痛、腰痛等，类似流感症状。给予解热镇痛治疗，5 天后热退，但热退后症状反而加重。病程中出现烦躁不安、反应迟钝、口渴、尿少，以及上腭、两腋下索条状出血点。又过 1 周后出血加重，表现为皮肤大片瘀斑，并有呼吸道及消化道出血，尿量呈进行性减少。

（2）体格检查：初期面部充血，球结膜充血水肿，腭疹，两腋下有出血点，心率快，下肢水肿，血压动态变化，低血压→正常血压→高血压，出血从单纯条索状瘀点到大片皮肤瘀斑及腔道出血。

（3）实验室检查：血液检查白细胞从起病时增多到正常，血红蛋白从升高到减少，血小板进行性减少，分类中淋巴细胞增多并出现异常淋巴细胞。尿液检查蛋白尿从（+++）到（++++），红细胞从镜下血尿到肉眼血尿，并出现管型尿，肾功能损害，高钾血症。凝血功能检查异常，出血热抗体阳性。

（二）临床诊断

1. 流行性出血热重型、少尿期　发病在流行季节，农民秋收后发病，常有鼠类接触史。临床表现典型，如突然高热、头痛、腰痛、口渴、球结膜充血水肿，腭疹，腋下出血点，肾区叩击痛。临床上有发热期、低血压期及少尿期。实验室检查外周血白细胞升高，分类中淋巴细胞增多，有异常淋巴细胞，血小板减少。尿中有蛋白、红细胞及管型，出血热抗体阳性。故流行性出血热确诊无疑。

2. 弥散性血管内凝血（DIC）

（1）有原发病：流行性出血热，广泛小血管内皮损伤是 DIC 的病理基础。

（2）有临床表现：皮肤大片淤血及内脏出血。

（3）实验室检查：血小板进行性减少，凝血酶原时间延长 3 秒以上，纤维蛋白原定量＜1.5g/L，3P 试验（+），凝血酶时间延长 3 秒以上，外周血涂片破碎红细胞＞0.02。

（三）鉴别诊断

1. 血栓性血小板减少性紫癜（TTP）　为血栓性微血管病，临床上有发热、皮肤出血、贫血、神经精神症状，实验室检查有血小板减少，肾功能损害，血涂片中见较多红细胞碎片。其与 DIC 有诸多相似之处。但 TTP 的出血以皮肤瘀点、紫癜为主，无大片瘀斑，凝血功能检查正常或仅有轻微变化，是与 DIC 的主要鉴别点。

2. 血友病　是遗传性出血性疾病，但有近半数患者无家族史，或轻型患者平时无出血倾向。其出血特征主要表现为皮肤大片瘀斑，肌肉血肿，与 DIC 出血表现相似。但血友病出血常有外伤史，血小板计数、凝血酶原时间及纤维蛋白原测定正常。APTT 延长 10 秒以上，可被硫酸钡吸附血浆所纠正。

3. 原发性纤维蛋白溶解症　是某些不明因素使纤溶酶原活化物活性增强，致大量纤溶酶原转化为纤溶酶，继而降解纤维蛋白原，水解凝血因子Ⅴ、Ⅷ、Ⅻ等，使这些凝血因子减少，引起出血，临床表现与 DIC 相似，实验室检查亦有纤维蛋白原明显减少，凝血酶原时间及凝血酶时间延长，易与 DIC 相混淆。但原发性纤维蛋白原溶解症血小板计数正常，外周血红细胞形态正常，3P 试验（−），血浆 D-二聚体正常，可与 DIC 相鉴别。

（四）不典型表现与易误诊原因

1. 早期 DIC　可无出血或无大量出血，或有轻度血栓形成，其临床表现常被原发病所掩盖，易被忽视。病理上此时为高凝期，表现为凝血时间缩短。如能做纤溶酶-纤溶酶抑制物复合体测定、纤维蛋白肽 A 测定，则有助于早期 DIC 诊断。

2. 慢性 DIC　某些疾病如恶性肿瘤、系统性红斑狼疮、慢性溶血性贫血、巨大血管瘤、糖尿病等易合并慢性 DIC，由于机体有一定的代偿能力，单核-吞噬细胞系统功能较健全，DIC 临床表现轻微而不明显，常以高凝状态为主，病程可迁延数月，诊断困难，常易误诊。可进行凝血时间及纤维蛋白 A 肽测定等，大部分患者仍在尸解后被发现。凡临床上遇有严重感染（细菌、病毒、原虫）、各种原因休克、恶性肿瘤、组织创伤、胎盘早剥离、羊水栓塞、死胎滞留、子痫等情况，若伴有多部位出血、顽固性休克、肾衰竭或呼吸衰竭等，则应想到合并 DIC 可能，应进行血小板及凝血功能检查。

三、治　疗

（一）流行性出血热的治疗

治疗的关键是改善肾功能，增加尿量，随着尿量增多，高血容量及高钾血症也随之纠正。

1. 限制入液量　通常以前 1 日尿量、粪便及呕吐量加 400ml 为当日的入液量。在少尿期每日入液量一般不超过 1000ml。

2. 利尿合剂　即 25%葡萄糖溶液 300ml 中加入咖啡因 0.25～0.5g、氨茶碱 0.25g、维生素 C 2.0g、普鲁卡因 0.5g 及氢化可的松 25mg，静脉滴注，每日 1 次。此有助于解除病毒血症引起的肾血管痉挛。

3. 利尿剂　呋塞米 20～200mg 静脉注射，必要时可重复使用。

4. 抗病毒治疗　尽量在病程早期使用。

（1）利巴韦林：10～15mg/（kg·d），分 2 次静脉滴注，连用 5～7 日；或给予利巴韦林 1g 溶于葡萄糖溶液静脉滴注，每日 1 次，疗程 3～4 日。

（2）干扰素 α：100 万 U/d，肌内注射，连用 3～5 日。

5. 镇静药　当患者烦躁进一步加重时，可给予地西泮 10mg，静脉注射。

6. 肾上腺皮质激素　中毒症状严重时可选用氢化可的松每日 100～200mg 或地塞米松 5～10mg 加入液体稀释后缓慢分次静脉滴注。

（二）弥散性血管内凝血治疗

目前患者处于广泛微血栓形成及消耗性低凝期，出血倾向明显，必须积极建立凝血-抗凝之间的平衡。

1. 抗凝治疗

（1）低分子肝素：75～150IUAXa（抗活化因子X国际单位）/（kg·d），分 2 次皮下注射，连用 5～7 日。

（2）AT-Ⅲ：1500～3000U 加入补液中持续静脉滴注，每日 2 次，连用 5～7 日，通常与肝素合用。

（3）右旋糖酐：500ml 加丹参注射液 20～40ml，静脉滴注，每日 1～2 次，连用 3～5 日。

（4）抗血小板药物：双嘧达莫 200～500mg 加生理盐水 250ml，静脉滴注，每日 2 次；噻氯匹啶 250mg，口服，每日 2 次，连用 5～7 日。

2. 补充血小板及凝血因子 通过以上治疗，DIC 未能得到控制，仍有血小板及凝血因子减少时，应补充血制品。

（1）新鲜血浆：400～600ml/d，1 次或分次输注，根据病情可连用数日。

（2）血小板悬液：每日输注 5～10U，使血小板计数＞50×10^9/L 为宜。

（3）纤维蛋白原：2.0～4.0g/d，静脉输注，使血浆维持纤维蛋白原＞1.0g/L。

（三）注意事项

（1）由于患者属于中至重型出血热，临床处于少尿期，此期并发症甚多，如消化道出血、脑出血、脑水肿、急性左心衰竭、急性肾衰竭、急性呼吸窘迫综合征及 DIC 等。无论哪一种并发症如不积极妥善处理均可导致患者死亡。因此，在病程中应密切观察病情变化，及时发现并发症并积极处理。

（2）DIC 治疗过程中的肝素使用、血制品应用及抗纤溶治疗十分复杂，用药、停药的时间及剂量选择必须根据临床病情变化及实验室监测结果，随时调整，任何疏漏皆可造成严重后果。

（3）在使用肝素过程中必须进行血液学监护，要求：①凝血时间（试管法）在正常高限 2 倍左右即 25 分钟，超过 30 分钟意味肝素过量，低于 15 分钟提示肝素用量不足；②APTT 控制在正常对照的 1～1.5 倍为宜。

（4）急性、重症、早期 DIC，酸中毒时及血浆 AT-Ⅲ减少时，肝素用量宜适当增加；而肝功能、肾功能障碍时，血小板重度减少，凝血因子明显低下时，应减少肝素用量。

（5）当原发病已经控制，出血停止，受损器官功能恢复正常，血小板逐渐回升，纤维蛋白原＞1.5g/L 等时，可停用肝素。

（6）纤溶抑制药物在 DIC 时不宜常规使用，只有在 DIC 晚期，继发性纤溶亢进成为主要矛盾时，且在使用适量肝素基础上，才可使用抗纤溶药物。

（蔡则骥　庄静丽）

第十章 内分泌与代谢性疾病

第一节 甲状腺功能亢进

一、临床资料

患者，男性，30 岁，农民。因"心悸伴发作性轻瘫 2 年，气促、双下肢水肿 2 周"入院。患者 2 年前起劳动时易疲劳，曾发生 1 次四肢无力，轻瘫，当时意识清楚，进餐后好转。此后渐感怕热、多汗、食欲亢进。后发生轻瘫数次，症状较轻，均在进餐或休息后好转，未就诊与采取任何治疗。半年来心悸逐渐加重，不能进行体力劳动，可正常生活，仍有食欲亢进。家人发现其明显消瘦，仍未就医。入院前 2 周淋雨后发热、咳嗽，伴中等量脓痰，心悸加重，不能平卧，活动后气促，食欲减退，腹胀，逐渐出现双下肢水肿，伴尿量减少。患者发病以来，体重下降 15kg。入院当天上午 9：00 再次发生轻瘫，不能自行恢复，急送医院就诊。既往体健，个人史无特殊。其母亲有"甲状腺肿大"史。

体格检查：T 38.4℃，P 140 次/分，R 38 次/分，BP 110/60mmHg。营养差，明显消瘦，神志清楚，对答切题，坐于床上，不能平卧，气促明显。皮肤潮湿多汗，浅表淋巴结不大。眼裂宽，稍突眼，双侧对称，双眼球活动好，巩膜无黄染。甲状腺Ⅱ度肿大，质较软，双上极可闻及血管杂音，未触及结节。颈静脉充盈，肝颈静脉回流征（＋）。双肺中下部可闻及湿啰音，以右侧为重。心界位于左锁骨中线外 1cm，心尖搏动弥散，心前区收缩期杂音，心律不齐。肝于肋下 4.5cm 可触及，质地中等，压痛（±），脾未触及，腹水征（＋），双下肢凹陷性水肿。四肢肌力Ⅱ级，腱反射未引出，未引出病理反射。

实验室检查：白细胞 $6.4×10^9$/L，中性粒细胞占比 0.77，淋巴细胞占比 0.22，大单核细胞占比 0.01，红细胞、血小板在正常范围。尿常规、粪便常规正常。ALT 139U/L，AST 64U/L，SB 27μmol/L，Cr 144μmol/L，BUN 10mmol/L，K^+ 2.3mmol/L，Na^+ 135mmol/L，Cl^- 104mmol/L，CO_2CP 26mmol/L，尿钾 13mmol/24h。TT_3 4.4ng/ml，TT_4 329ng/ml，FT_3 27pmol/L，FT_4 89pmol/L，TSH 0.005μIU/ml，TGAb 135IU/ml，TPOAb 168IU/ml，TRAb 11.2IU/L。

胸部 X 线片：肺淤血，右下肺大片模糊阴影，心界扩大。

心电图：心房颤动，心室率 132 次/分。

B 超：肝大。甲状腺弥漫性病变，甲状腺内血流丰富。

二、临床分析

（一）临床特点

（1）青壮年男性，病程 2 年，以反复发作性轻瘫为主要表现。

（2）病程中高代谢综合征逐渐加重，包括心悸、多汗、食欲亢进和消瘦等。

（3）入院前 2 周发热、咳嗽，原有症状加重，并出现食欲减退、气促、不能平卧和下肢水肿。

（4）查体发现轻度突眼，颈静脉充盈，甲状腺肿大伴血管杂音，肺部湿啰音，心界扩大，心前区杂音，心律不齐，肝大，双下肢水肿，四肢肌力下降。

（5）实验室检查提示低钾血症不伴尿钾排泄增多，T_3 和 T_4 增高，TSH 下降，TRAb 增高。胸部 X 线片提示肺部感染，肺淤血和心界扩大。心电图提示心房颤动。

（二）临床诊断

1. 临床诊断 ①弥漫性甲状腺肿伴甲状腺功能亢进（格雷夫斯病），甲状腺功能亢进（简称甲亢）伴周期性低钾麻痹，甲亢性心脏病（心房颤动，心功能Ⅳ级）；②肺部感染。

2. 诊断依据的分析 根据病史中高代谢综合征，甲状腺肿大伴血管杂音，轻度突眼，血清甲状腺激素水平升高、TSH 降低、TRAb 升高等临床特点，格雷夫斯病的诊断可以成立。

讨论分析如下：

（1）甲亢伴周期性低钾麻痹：本例患者除了高代谢综合征（如怕热、多汗、食欲亢进、消瘦等）外，还有周期性发作性轻瘫。入院时再次发生轻瘫，检查发现血钾 2.3mmol/L。本例患者甲亢诊断的依据充分，根据周期性轻瘫、低钾的证据，应考虑甲亢伴周期性低钾麻痹。低钾麻痹是由钾离子向细胞内转移导致血钾降低引起的，其机制可能与过多的甲状腺激素促进 Na^+-K^+-ATP 酶的活性有关。饱餐、高糖饮食、运动、劳累，或静脉输注葡萄糖溶液及胰岛素治疗常诱导发作。

（2）甲亢性心脏病，心功能不全：本例患者病程中已出现心悸加重，活动后气促，不能平卧，下肢水肿。查体发现心脏扩大，心律不齐，心前区收缩期杂音，体循环瘀血的表现[颈静脉怒张，肝颈静脉回流征（＋），肝大，双下肢水肿等]。胸部 X 线片见肺瘀血表现。心电图显示心房颤动，心室率 132 次/分。结合患者的病史、症状和体征，考虑合并甲亢性心脏病。

长期高甲状腺激素水平对心脏有毒性作用。正常心脏在适量的甲状腺激素存在的情况下，维持其正常功能，甲状腺激素过少或过多均可造成心肌损害。甲状腺激素可增敏儿茶酚胺的作用，儿茶酚胺作用于心肌细胞 β 受体，加强心脏的收缩功能；甲状腺激素过量时，儿茶酚胺过度兴奋心肌组织，心脏收缩进一步加强，长期可造成心功能失代偿。另有实验证实，甲状腺激素对心肌某些酶类有抑制作用。甲亢性心脏病的特点：发作初期可仅表现为窦性心动过速、心悸、房性期前收缩，偶有室性期前收缩，以后发展为心房颤动、室性期前收缩，可伴有心肌损伤。失代偿时，心脏扩张、心力衰竭。由于在甲状腺激素过量的情况下，整个心脏均受到损伤，一旦出现心力衰竭，则表现为全心衰竭。

一般来讲，甲亢性心脏病应属回顾性诊断，即甲亢患者所有心脏病变应随着甲亢的控制逐渐好转，临床上应见到其症状消失，心脏大小恢复正常，杂音消失，肝脏缩小，胸腔积液、腹水及下肢水肿消失。如果心脏病变呈现这样一个临床过程，则甲亢性心脏病诊断十分明确。如果甲亢完全控制，而心力衰竭仍不能纠正甚至进展，应进一步寻找心脏原有的其他基础病变。

（3）肺部感染：患者入院前 2 周淋雨后出现发热、咳嗽、咳脓痰，右肺大片模糊影，右肺炎症可以明确诊断。本次发生的肺部感染对患者是强烈的应激刺激，加重了心脏负担，导致短期内发生心力衰竭。

（三）鉴别诊断

1. 原发性醛固酮增多症　以高血压、低血钾、血尿高醛固酮水平、低肾素活性为特征。低血钾时有肾脏失钾的证据。本例患者有低血钾，但无尿钾排泄增多，无高血压，因此原发性醛固酮增多症可以除外。

2. 多发性神经根神经炎（吉兰-巴雷综合征）　属神经系统疾病，临床上可有肢体轻瘫。发病初期，有些患者可有间断发作，有时类似周期性低钾麻痹的表现，需要鉴别。吉兰-巴雷综合征发病后，可进行性加重，表现为持续性轻瘫至严重瘫痪，同时伴全身症状，如发热、神经根症状、脑脊液检查异常，而不伴高代谢综合征，甲状腺激素及血钾水平正常等，临床上不难鉴别。

3. 癔症性瘫痪　有明显的精神因素，通常在精神刺激、情绪剧烈变化时发病，有很强的暗示性，精神因素去除后症状可消失。发作时无明确生化异常。

4. 注意与其他肾脏排钾增多的疾病相鉴别　如肾小管酸中毒、间质性肾炎，可见低血钾、多尿、低比重尿、尿钾排出增多。肾小管酸中毒者因肾小管酸化功能障碍，可见血 pH 降低、反常碱性尿等。此类疾病不伴有高代谢综合征，T_3 和 T_4 水平正常。

5. 家族性周期性低钾麻痹　如有反复发作轻瘫，生化检测有反复低钾证据，不伴其他疾病，尤其有家族史者，应考虑本病。本例患者甲亢诊断明确，可除外本病。

6. 其他原因的心脏病　各种心脏瓣膜疾病、心肌病、心肌炎等需要进行鉴别，可通过病史、查体、超声心动图，以及甲状腺激素测定等加以鉴别。

7. 慢性肝病　本例患者存在肝大，肝功能异常，ALT 139U/L，AST 64U/L。如果初诊时采集病史不全，可能误诊为肝炎或慢性肝病。甲亢本身可以造成肝损害。甲亢时过量甲状腺激素对肝脏的直接毒性作用，高代谢导致肝脏相对缺氧和营养不良，自身免疫反应，肝内各种酶活性的改变，合并心力衰竭等均是造成肝损害的原因。

（四）不典型表现与易误诊原因

1. 甲亢早期，由于高代谢综合征不典型，在伴有特殊临床表现时，通常受先入为主的影响，以首发症状为诊断的主要依据，导致误诊。

2. 心肌炎　与甲亢均好发于青壮年，如果医生经验不足，通常根据患者心悸的主诉，行心电图检查后发现房性期前收缩或心房颤动等，易误诊为心肌炎。如果仔细询问病史，可以发现高代谢综合征的特征，查体可以发现甲状腺肿大，在部分患者中可闻及甲状腺血管杂音，可伴不同程度的眼征，再进行甲状腺激素检测，不难做出诊断。有时心电图提示窦性心动过速，如不做进一步分析，盲目地给予 β 受体阻滞剂，可使症状缓解（因 β 受体阻滞剂是甲亢治疗的基础用药，既可降低儿茶酚胺的反应性，又可减少 T_4 在组织中向 T_3 转化，与抗甲状腺药物合用，有协同作用），结果使患者长期不能确诊，贻误病情。

3. 心肌病　严重甲亢性心脏病伴心力衰竭时，可误诊为心肌病、心力衰竭，甚至给予地高辛治疗，非但不能奏效，还可能导致病情加重。因为地高辛属正性肌力药物，增强心肌的收缩力，这会加重甲亢时的心脏负担，使心力衰竭难以纠正。甲亢性心脏病伴心力衰竭时，应在抗甲状腺药物治疗同时，加用适量的 β 受体阻滞剂。有时为了避免 β 受体阻滞剂的负性肌力作用，可以加用小剂量地高辛。

三、治　疗

（一）一般治疗

嘱患者充分休息，给予充足的热量，并补充足够的维生素、微量元素等营养素。记录 24 小时液体出入量，纠正电解质紊乱。

（二）抗甲状腺药物治疗

本例患者为重症甲亢，应及时抢救，否则易出现甲亢危象，病死率极高。在重症甲亢及甲亢危象时，抗甲状腺药物首选丙硫氧嘧啶。此药除具有抑制甲状腺激素合成作用外，还可以抑制外周组织中 T_4 向 T_3 转化，有利于尽快取得疗效。同时，应给予 β 受体阻滞剂。

（三）积极抗感染治疗

肺部感染是本例心力衰竭的诱因，可先给予经验性广谱抗生素治疗，同时根据痰和血液病原菌培养及药敏试验结果及时调整抗生素。静脉给予抗生素时，注意输液速度，防止心力衰竭加重。

（四）立即纠正心力衰竭

纠正心力衰竭采用利尿、强心、改善心肌功能等综合方法。应用利尿剂后如心力衰竭仍未控制，可给予去乙酰毛花苷注射液（西地兰）0.2mg+5% 葡萄糖溶液 20ml 缓慢静脉推注以缓解心力衰竭。

（五）纠正电解质紊乱

本例患者入院时发现严重低钾血症，如果不立即纠正低钾，对抢救心力衰竭不利。在尿量＞30ml/h 情况下立即静脉补钾，可给予 10% KCl 溶液 15ml+5% 葡萄糖溶液 500ml 缓慢静脉滴注。根据血钾监测情况计算补钾总量。如有少尿或无尿的情况，应分析少尿原因，有尿后才可补钾，并严密监测血钾，谨防补钾过量导致高钾血症发生。

（凌　雁　高　鑫）

第二节 甲状腺功能减退

一、临床资料

患者，女性，29 岁，会计。乏力、抑郁一年半，伴下肢水肿 3 个月。患者于一年半前，无明显诱因情况下经常感乏力，心情郁闷，对身边事务关心逐渐减少，逐渐变得懒散，不想做家务，严重时对工作亦觉得不能胜任。家属曾带其到心理医生处就诊，诊断为"抑郁症"，曾服抗抑郁药物治疗，症状稍减轻，可以完成当日工作，仍感十分疲劳。8 个月前，因其面色较苍白，在外院就医时发现血红蛋白 80g/L，诊断为"贫血"，曾服过硫酸亚铁 3 周，不见好转。3 个月前发现双下肢水肿，尿常规检查正常。

患者自发病以来体重增加，1 年内增加 8kg，怕冷较明显，冬季尤甚。月经量增多，经期延长，周期正常。有便秘，平均 2~3 日排便 1 次。既往健康，无特殊疾病史。

体格检查：T 36℃，P 54 次/分，R 14 次/分，BP 130/80mmHg，略胖。神志清楚，对答切题。表情淡漠，语音粗厚。贫血貌，双眼睑稍水肿，面部皮肤肿胀感。巩膜无黄染，浅表淋巴结不大，甲状腺不肿大。双肺未闻及干湿啰音。心界大小正常，心音低钝，心率 54 次/分，心律齐，各瓣膜区未闻及病理性杂音。腹部平软，肝、脾肋下未触及。双下肢肌肉僵硬，胫前黏液性水肿（++），足背及内踝未见水肿。双膝反射未引出，巴宾斯基征（-）。

辅助检查：红细胞计数 2.9×10^{12}/L，血红蛋白 82g/L，白细胞计数 5.7×10^{9}/L，中性粒细胞占比 0.69，淋巴细胞占比 0.28，大单核细胞占比 0.03。尿常规、粪便常规（-）。T_3 0.4ng/ml，T_4 17ng/ml，FT_3 2.2pmol/L，FT_4 12pmol/L，TSH 39μIU/ml，TGAb 325IU/ml，TPOAb 680IU/ml。肝功能、肾功能正常。血清铁 7μmol/L。骨髓穿刺检查：红系增生活跃，铁染色（-）。甲状腺彩色多普勒超声：甲状腺弥漫性病变。心电图：窦性心动过缓，心室率 52 次/分。胸部 X 线片、腹部彩色多普勒超声检查未见异常。

二、临床分析

（一）临床特点

（1）青年女性，乏力、抑郁一年半，伴下肢肿胀、月经量多、贫血、怕冷、便秘。

（2）查体发现贫血貌，表情淡漠，语音粗厚，面部肿胀，甲状腺不大，心率较慢，心音低钝，双下肢肌肉僵硬，胫前黏液性水肿，足背及内踝未见水肿。

（3）实验室检查提示 T_3、T_4 水平降低，TSH 水平增高，TGAb 和 TPOAb 增高；血红蛋白降低，血清铁下降，骨髓检查见铁染色（-）。彩色多普勒超声提示甲状腺弥漫性病变。

（二）临床诊断

根据以上特点，本例患者可以明确诊断为原发性甲状腺功能减退（简称甲减），慢性淋巴细胞性甲状腺炎。甲减根据病因分为 3 种类型（按照病变部位来分）：甲状腺性甲减、垂体性甲减和下丘脑性甲减。甲状腺性甲减由甲状腺本身疾病所引起，又称原发性甲减，约占所有甲减的 95%，而其中大部分患者由慢性淋巴细胞性甲状腺炎引起。本例患者虽然甲状腺不肿大，但 TGAb、TPOAb 增高，提示自身免疫性甲状腺疾病。

根据临床表现及富有特征性的实验室检查和功能试验完全可以区分甲减的 3 种类型。

（1）甲状腺性甲减：可有慢性淋巴细胞性甲状腺炎病史，有低代谢综合征表现，可有甲状腺肿大（但部分患者可不伴有甲状腺肿），TT_3、TT_4、FT_3、FT_4 降低，TSH 升高，TRH 兴奋试验呈过强反应。

（2）垂体性甲减：常伴有垂体瘤，垂体瘤手术史和放疗史、希恩综合征及其他导致腺垂体功能减退的病变，除了甲状腺功能低下外，还常伴性腺轴、肾上腺轴功能减退及生长激素分泌减少等。TT_3、TT_4、FT_3、FT_4 下降，TSH 也下降，TRH 兴奋试验无反应。

（3）下丘脑性甲减：由下丘脑或附近的肿瘤、炎症、血管病变等因素引起。除有甲减的临床表现外，常伴有下丘脑综合征的其他临床表现。TT_3、TT_4、FT_3、FT_4 下降，TSH 下降，TRH 兴奋试验呈延迟反应。

因此，在临床上若考虑甲减的诊断，必须考虑定位诊断及病因诊断。确定甲减及定位诊断后，还须明确肾上腺皮质功能状态，判断是否伴有肾上腺皮质功能不全。

（三）鉴别诊断与误诊原因

因甲减尤其早期以某一症状为主要表现时通常与其他疾病相混淆，必须注意鉴别。

1. 与其他原因引起的贫血相鉴别 甲减时有很多因素可以影响红细胞计数及血红蛋白含量，如本例患者贫血貌、红细胞计数和血红蛋白含量降低，因此曾将注意力集中在"贫血"，但因没有针对病因进行治疗，疗效很差。本例患者有月经过多史。甲减患者常有月经量增多，与自身免疫有一定的关系。慢性淋巴细胞性甲状腺炎时，体内可产生针对机体其他成分的自身抗体，如抗血小板抗体，使血小板功能下降，月经量增多，导致缺铁性贫血。亦可出现抗壁细胞抗体，维生素 B_{12} 吸收障碍导致巨幼红细胞贫血。另外，甲减时体内胡萝卜素累积，使面色发黄，与贫血面容叠加在一起，使面色苍黄水肿，形成甲减时特征性表现之一。

2. 与抑郁症相鉴别 甲状腺激素水平降低，使机体呈低代谢状态，中枢神经系统的兴奋性和反应性均降低，患者可表现为淡漠、抑郁，严重时嗜睡、昏睡乃至昏迷。甲减时并非每一名患者均能表现出全部的甲减症状，有时以一个或几个症状为突出表现，这就增加了诊断的难度。本例发病初期以抑郁为主要特征，曾误诊为"抑郁症"。如果能仔细询问病史，有怕冷、便秘等低代谢的表现，可想到甲减的可能，再有针对性地检查甲状腺激素水平及 TSH 则可明确诊断。

3. 与引起水肿的疾病相鉴别 最易与本病混淆的是肾脏疾病，如因颜面及下肢水肿为主诉就诊时，一般会做尿常规检查，如果碰巧个别甲减患者又同时伴肾小球肾炎，则增加了诊断的难度。尤其肾病综合征时患者常表现为低 T_3 综合征及高胆固醇血症，与甲减很难鉴别。此时，主要靠全面采集病史，仔细查体，首先明确是否存在不同程度的甲状腺肿大。如有水肿，则应检查水肿的性质，如甲减水肿是黏液性水肿，面部（双颊部、额部）软组织僵硬，压之有蜡样感，而肾病患者水肿在眼睑周围较突出，但无明显僵硬感。甲减患者双下肢水肿也很有特点，黏液性水肿主要在下肢胫前区，而足背、内踝部水肿不明显。肾病患者的水肿主要是低蛋白血症所致，液体向组织间隙渗出，在疏松的组织容易发生水肿，因此，以眼睑、足背、内踝水肿为常见。本例患者虽然既往无肾脏病史，但临床上遇到不典型的患者，一定要全面考虑，认真鉴别，这样才能做出正确诊断。

三、治　疗

（一）甲状腺激素替代治疗

本例患者应给予左甲状腺素片治疗，可从 25μg 每日 1 次口服开始，根据症状及 T_3、T_4、TSH 水平逐渐调整剂量，直至症状消失，甲状腺激素和 TSH 水平恢复正常。应用甲状腺激素替代治疗的一般原则：应从小剂量开始，每 2～4 周递增 1 次，如果是老年患者或有基础心脏疾病的患者，初次剂量应更小，递增间隔时间应更长。甲减时通过甲状腺激素受体的表达上调进行代偿，如果初始剂量偏大，会引起机体不适应，出现类似甲亢的表现，尤其是老年伴心脏缺血性病变的患者，容易诱发心绞痛甚至心肌梗死。

值得注意的是，在诊断甲减时，一定要评估肾上腺皮质功能是否正常。甲减最常见的原因是自身免疫性甲状腺炎，可合并其他多组织器官的自身免疫病变，如原发性肾上腺皮质功能不全、2 型糖尿病等（称为自身免疫性多内分泌腺综合征或 Schmidt 综合征）。当伴有肾上腺皮质功能不全时，在治疗时应首先补充糖皮质激素，在此基础上，才能补充甲状腺激素。切不可先采取甲状腺激素替代治疗，否则可因皮质醇代谢失活增加，诱发肾上腺功能不全危象。

（二）做好一般治疗与宣教

一般冬季就诊患者较多，嘱患者注意保暖，补充丰富的维生素和微量元素。便秘严重者可对症处理，一般在替代治疗见效时，便秘症状可消失。水肿严重者可在甲状腺素发挥作用前给予适当利尿剂治疗。

宣教尤为重要。本病属终身性疾病，激素替代治疗持续终身，应嘱患者不能随意停药。但服药的剂量可因病情变化与气候变化而改变，冬季用量偏大，而夏季用量较小，患者须定期随访 T_3、T_4、TSH 水平，根据激素水平调节剂量，达到最佳疗效。

（凌　雁　高　鑫）

第三节　原发性醛固酮增多症

一、临　床　资　料

患者，女性，34 岁，农民。反复四肢无力 5 年，加重 3 个月。患者于 5 年前开始经常出现劳动后四肢乏力，休息后好转，未曾就诊。去年以来发作次数增多，几乎每个月均有发作，伴尿量增多，以夜尿增多为主，有口渴、多饮。3个月前出现咽痛、畏寒、发热和食欲减退。当时最高体温达 39.1℃，发热第 2 日出现四肢麻木、全身无力，4～5 日后逐渐缓解。之后发作日趋频繁，每隔数日即有四肢麻木无力的症状出现。到当地医院就诊。测血压为 150/100mmHg，空腹血糖 5.0mmol/L，遂给予钙通道阻滞剂降压治疗，血压下降不明显。近 3 个月，患者食欲减退伴腹胀，疑有胃病，曾做胃镜检查，提示浅表性胃炎。入院前 2 日再次发作全身无力，伴四肢麻木、抽搐，四肢完全不能活动，转至笔者所在医院。

体格检查：T 36℃，P 102 次/分，R 15 次/分，BP 170/120mmHg，BMI 21kg/m^2，腰围76cm。慢性病容，极度乏力状，呼吸尚平稳，神志清楚，能对答，说话较费力。双肺呼吸音清，心界不大，心律齐，未闻及病理性杂音。肝、脾肋下未触及。双下肢无水肿，四肢肌力 Ⅱ 级，远端为 0 级。腱反射未引出，病理反射未引出。

辅助检查：血常规、粪便常规无异常。尿常规白细胞 1～3/HP，红细胞 0～1/HP，尿蛋白（++）。血钾 1.9mmol/L，血钠 152mmol/L，血 pH 7.489，CO_2CP 35.1mmol/L。24 小时尿蛋白 1.2g，24 小时尿钾 32mmol，24 小时尿游离皮质醇正常。血甲氧基肾上腺素和甲氧基去甲肾上腺素正常。血肾素活性 0.01ng/（ml·h），血醛固酮 352pg/ml。空腹血糖 5.1mmol/L，肝功能正常，血肌酐 112μmol/L，尿素氮 6.6mmol/L。心电图：窦性心动过速，见 U 波。肾上腺 CT：左侧肾上腺见 1cm×1.5cm 结节，考虑左肾上腺腺瘤。

二、临 床 分 析

（一）临床特点

（1）中青年女性，反复发生四肢无力，进行性加重，伴四肢麻木，有腹胀、食欲减退、口干、多饮和多尿。

（2）发现血压升高 3 个月，常规降压治疗效果不佳。

（3）有明显低钾血症，血钠增高，代谢性碱中毒，尿钾排泄增多。

（4）血浆肾素活性降低，血醛固酮水平升高。

（5）左侧肾上腺见占位性病变。

（二）临床诊断

本例患者的特点为高血压、低血钾，血醛固酮升高，血浆肾素活性降低，左侧肾上腺占位病变，应考虑原发性醛固酮增多症，可以进一步行确诊试验，如生理盐水抑制试验和卡托普利试验。

（三）鉴别诊断

对于同时存在高血压和低钾血症的患者，应想到原发性醛固酮增多症的可能，同时应进行以下鉴别诊断。

1. 继发性醛固酮增多症　包括一大组疾病，其中有肾动脉狭窄、急进性高血压、水肿综合征（肾病综合征、肝硬化腹水、慢性充血性心力衰竭）、失钾性肾炎、失钠性肾病等。

这些疾病均可有高血压、低血钾表现及醛固酮分泌增多的证据，但血浆肾素活性也同时升高。因此，这类疾病的醛固酮分泌增多是继发于肾素活性升高之后，临床上除了上述特点外，还有原发病的临床特点，可以鉴别。

2. 原发性醛固酮增多症的病因鉴别　最为常见的是特发性醛固酮增多症（约占 60%），其次为醛固酮瘤（约占 35%），其他原因如原发性单侧肾上腺增生、糖皮质激素可抑制性醛固酮增多症等较少见。

通过测定上午立卧位血浆肾素-醛固酮变化、肾上腺 CT 等影像学检查，以及双侧肾上腺静脉插管采血等可以对双侧病变（特发性醛固酮增多症）和单侧病变（醛固酮瘤、原发性单侧肾上腺增生）进行鉴别。

3. 与其他肾上腺激素分泌过多引起的高血压、低血钾的鉴别

（1）皮质醇增多症：尤其以肾上腺腺癌、异位 ACTH 综合征所致者，高血压伴低血钾严重，类似原发性醛固酮增多症的表现，依据皮质醇增多症的特点，较易鉴别。

（2）先天性肾上腺皮质增生症：主要是类固醇激素合成酶系异常所致，如 11-羟化酶和 17-羟化酶缺乏，除高血压、低血钾外，还有性征改变，前者表现为女性男性化、男性性早熟，后者表现为女性性发育不全、男性假两性畸形。这一组疾病的生化特点与原发性醛固酮增多症相似，但其醛固酮分泌减少，醛固酮前体物质如 11-去氧皮质酮明显增多，可资鉴别。

4. 需与其他少见的综合征相鉴别

（1）Liddle 综合征：为常染色体显性遗传病，肾小管上皮钠离子通道基因突变，引起肾远曲小管上皮钠通道过度激活，导致水钠重吸收增加，尿钾排泄增多（又称假性醛固酮增多症）。临床特征是早发的高血压、低血钾、低肾素和低醛固酮血症，螺内酯不能纠正肾性失钾。

（2）肾素瘤：由肾小球球旁细胞腺瘤分泌大量肾素引起高血压、低血钾，肾素活性极高，有影像学依据。

（3）Bartter 综合征：由肾小球球旁细胞增生所致，实际为继发性醛固酮增多症。

（四）不典型病例与易误诊的原因

（1）如先出现低钾血症，常易误诊为普通的低钾血症，如伴有持续时间较短的轻度软瘫，通常误诊为周期性低钾麻痹。

（2）部分患者先出现高血压症状，高血压若干年后逐渐出现低钾。因此，在早期极易误诊为原发性高血压。

（3）与某些继发性醛固酮增多症相混淆，如肾性高血压，其肾脏疾病明确以前，高血压、低血钾表现突出者很易误诊，如果及时测定肾素与醛固酮水平，则较易鉴别。

（4）易误诊为神经、精神疾病。如果病情严重，仅仅注意到软瘫的症状，而没有注意到血压变化，就不可能认识到高血压、低血钾综合征，更不会想到电解质测定，而可能误诊为多发性神经根-神经炎、脑炎，也可误诊为癔症性瘫痪。

总之，对于高血压伴四肢乏力的患者，均应详细询问病史，仔细体格检查，从临床资料分析中，想到原发性醛固酮增多症的可能，就会进行相关的生化和激素测定，误诊的概率会大大降低。

三、治　疗

（1）明确诊断原发性醛固酮增多症（左侧肾上腺皮质腺瘤）后，应积极纠正低钾血症和降压治疗。

（2）本例患者考虑醛固酮瘤，采取手术治疗可起到根治作用。最好在双侧肾上腺静脉插管采血明确为单侧病变（分泌醛固酮的腺瘤）后再行手术。

（3）应做好术前准备。本病高血压、低血钾均由醛固酮增多引起，应选择螺内酯治疗。该药是醛固酮受体拮抗剂，对本病有很好的疗效。药物治疗3～4周后，血压和血钾正常时可行手术。

（4）对于双侧肾上腺皮质增生引起的特发性醛固酮增多症，手术治疗效果较差，应予螺内酯治疗。

（5）对于糖皮质激素可抑制性醛固酮增多症，可口服地塞米松，效果良好。

（凌　雁　高　鑫）

第四节　嗜铬细胞瘤

一、临　床　资　料

患者，男性，38岁，发现高血压2年余，剧烈头痛发作伴大汗2次就诊。患者于2年前因"上感"后发热就诊时偶然发现血压升高（150/95mmHg）。后间断服用降压药（具体药名不详），监测血压波动在140/90～95mmHg，未感特殊不适。2个月前于上午参加会议时，突感剧烈头痛，呈裂开样，伴面色苍白、四肢发冷、四肢轻度震颤，继而面部潮红，伴全身大汗。意识清楚，无抽搐。伴心悸、胸闷、恶心，曾呕吐2次胃内容物，平卧后约5分钟，症状渐消失，未就医。入院前1天，再次发作，但持续时间延长，约20分钟，仍可自行缓解。因恐惧再次发作，入院进一步检查。

患者发病以来较怕热，易出汗，常感低热，测体温37.4～37.8℃，体重下降约7.5kg，食欲正常，无多饮、多尿等。其父亲52岁发现高血压，曾轻度"脑卒中"1次。

体格检查：T 37.8℃，P 96次/分，R 22次/分，BP 140/95mmHg，身高178cm，体重63kg，BMI 19.8kg/m^2。甲状腺未触及肿大，双肺未闻及干湿啰音。心脏临界大小，心搏有力，心率96次/分，心律齐，心尖部可闻及2级收缩期杂音。腹平坦，肝、脾未触及肿大，腹部未触及包块。双下肢无水肿，双足背动脉搏动良好，直肠指检（-）。

辅助检查：血常规、尿常规、粪便常规未见明显异常。肝肾功能、空腹血糖、糖化血红蛋白、血钾、血钠、血氯、FT$_3$、FT$_4$、TSH均正常。血甲氧基肾上腺素896pg/ml，甲氧基去甲肾上腺素2304pg/ml。肾上腺CT：左侧肾上腺见6cm×7.5cm结节影。

二、临床分析

（一）临床特点

（1）中年男性，发现高血压2年，发作性头痛伴面色苍白，继而潮红、大汗、心悸、恶心，呕吐2次。发病以来体重减轻。

（2）非发作时体温偏高，血压轻度升高，体型较消瘦。

（3）血甲氧基肾上腺素和甲氧基去甲肾上腺素升高，CT提示左侧肾上腺占位性病变。

（4）入院时为非发作期相对静止状态。

（二）临床诊断

根据持续性高血压伴阵发性加剧，血甲氧基肾上腺素和甲氧基去甲肾上腺素水平升高，肾上腺占位性病变的特点，应该考虑诊断嗜铬细胞瘤。

（三）鉴别诊断

本病的主要临床特点是高血压综合征和代谢紊乱综合征，需与这两大组疾病相鉴别。

1. 与高血压相鉴别　其中包括急性高血压、原发性高血压、肾性高血压、肾动脉狭窄及间脑肿瘤、小脑和脑干肿瘤引起的高血压，都可以表现为持续性高血压伴阵发性加剧的特点，血尿儿茶酚胺、甲氧基肾上腺素和甲氧基去甲肾上腺素测定，酚妥拉明试验，胰高血糖素试验及可乐定试验，结合影像学检查，可以帮助鉴别。

2. 需与代谢紊乱综合征鉴别的疾病

（1）甲亢：有心悸、多汗、消瘦、脉压宽，易兴奋激动，但血尿儿茶酚胺、甲氧基肾上腺素和甲氧基去甲肾上腺素水平正常，没有血压剧烈波动的特点，肾上腺形态学无异常发现，根据这些特点不难鉴别。

（2）糖尿病：嗜铬细胞瘤患者可有血糖升高，空腹血糖升高者达60%左右，发作时血糖更高，可表现为糖耐量异常或糖尿病，严重者甚至发生糖尿病酮症酸中毒。但嗜铬细胞瘤的特异性表现与糖尿病有很大不同，容易鉴别。

（3）代谢紊乱综合征还表现为基础体温升高，应注意与各种感染伴发热的疾病相鉴别。

嗜铬细胞瘤患者可低血压与高血压交替发作，甚至表现为休克，有时呈直立性低血压，须与引起低血压、休克的各种疾病鉴别。个别患者因瘤体巨大，常扪及腹部肿块（简称腹块），须与各种腹部肿块疾病鉴别。当怀疑本病时，切勿挤压瘤体，防止引起剧烈发作。本病可引起消化道症状、假性红细胞增多症，如出现此种表现，需做相应的鉴别。

（四）易误诊的原因

（1）病程早期如仅以持续性高血压为主要症状，而缺少阵发性发作症状时，通常误诊为原发性高血压。

（2）平时血压正常者，仅在发作时才发现血压升高伴颅内压升高的症状时，往往易误诊为急性高血压，如不进一步做相应的检查，往往易误诊。

（3）少数患者存在高血压、低血压交替发作，甚至表现为休克，有时呈直立性低血压，应予以警惕。如不做进一步检查，常易误诊。

（4）患者可以表现为进行性消瘦，可能误诊为慢性消耗性疾病和糖尿病。因有高代谢综合征的表现，也易误诊为甲亢。

（5）平时无任何症状，也缺乏阵发性发作的表现，而仅仅扪及腹部肿块者，常误诊为普通的腹部肿块待查而行剖腹探查术。由于忽略了本病，未做充分的嗜铬细胞瘤术前准备，麻醉过程中及术中挤压肿块易发生危象，病死率极高。所以遇有腹部肿块待查的病例，必须尽可能明确肿瘤性质，做好充分准备，才能施行必要的探查。

三、治　疗

（1）如定性、定位诊断明确，可行手术治疗。

（2）如症状不典型，可做激发试验；在严重发作时，可做酚妥拉明试验以帮助明确诊断。

（3）如准备手术，必须做好充分的术前准备。应用α受体阻滞剂如酚苄明、多沙唑嗪、特拉唑嗪等，控制血压及临床症状。在应用α受体阻滞剂的基础上，加用β受体阻滞剂，缓解心动过速，并有助于血压控制。达到满意控制的标准：阵发性高血压发作基本被控制，血压水平正常；高代谢症状改善，出汗减少，体重增加，血容量恢复。选择适当的麻醉药，提高手术安全性。

（4）对于恶性肿瘤伴转移者，联合化疗可以提高生存率。

（凌　雁　高　鑫）

第五节　糖　尿　病

一、临床资料

患者，女性，69岁，因"口干、多饮伴反复尿频、尿痛10余年，恶心、呕吐2日"入院。患者于10余年前感轻度口干、饮水较多，未在意。半年后逐渐出现排尿次数多，最多时每日10余次，每次尿量很少，伴尿急、尿痛，曾检查尿常规发现尿中大量白细胞、尿糖（++），诊断为"尿路感染"，应用抗生素治疗1周，尿频、尿痛症状消失。停药后曾检查一次空腹血糖6.1mmol/L。3个月后再次出现尿痛，自服抗生素1周后症状消失。此后，每年发作3~4次。7年前，患者口干加重，每日饮水3热水瓶，伴夜尿增多，半年内体重下降7kg，尿痛发作频繁，明显乏力，食量较前减少，再到医院就诊，尿常规见大量白细胞，尿糖（++++），空腹血糖19.1mmol/L，诊断为2型糖尿病。开始服用格列本脲（优降糖）2.5mg，每日2次，饮食控制不严格，同时口服抗生素治疗尿路感染。用药后口干减轻，尿量减少，约2周后尿频、尿痛症状消失，复查空腹血糖8.4mmol/L，尿常规见白细胞4~

5/HP。约连续治疗 1 年后，复查空腹血糖 7.2mmol/L，自认为糖尿病已治愈，停用降糖药。3 个月后口干、多尿再次出现，仍用格列本脲 2.5mg 口服，每日 2 次。2 年前，偶然检查 1 次空腹血糖为 13.1mmol/L，遂将格列本脲增至 5mg，每日 3 次，并用二甲双胍 0.25g，每日 3 次口服。约半年查空腹血糖 1 次，均为 10～12mmol/L。本次入院前 2 周再次出现尿频、尿痛，伴体温升高，口服抗生素无效。于入院前 2 天，出现恶心、呕吐，呕吐物为胃内容物及胆汁，入院前 24 小时未解小便，急送入院。近 5 年来视力减退，双手指、足趾末端麻木，有时伴双下肢水肿。

体格检查：T 39℃，P 120 次/分，R 28 次/分，BP 100/70mmHg，身高 160cm，体重 65kg，BMI 25.4kg/m^2，腰围 88cm。神志清楚，烦躁不安，皮肤干燥，恶心频繁。巩膜未见黄染，甲状腺未触及肿大。心界于左侧第 5 肋间锁骨中线内 0.5cm，心率 120 次/分，心律齐，未闻及病理性杂音。肝、脾未触及肿大，腹部未触及包块，移动性浊音（－），下腹部隆起，明显叩诊浊音，并有压痛，反跳痛（－）。双下肢小腿下 1/3 及足背呈凹陷性水肿。双侧膝反射未引出，病理征（－），直肠指检（－）。

辅助检查：血常规显示周围血红细胞 4.1×10^{12}/L，血红蛋白 118g/L，白细胞 14.6×10^9/L，中性粒细胞占比 0.87，淋巴细胞占比 0.12，大单核细胞占比 0.01，血小板 132×10^9/L。尿常规显示尿液浑浊，有豆渣样沉淀物，白细胞满视野，红细胞 10～15/HP，尿蛋白（＋＋＋），尿酮体（＋＋），尿中找到大量真菌（＋＋）。粪便常规（－），粪便隐血试验（－）。生化检查显示 SB 14μmol/L，ALT 23U/L，AST 8U/L，球蛋白 34g/L，白蛋白 30g/L。血肌酐 210μmol/L，尿素氮 14.1mmol/L。血糖 20.9mmol/L，血酮 2.94mmol/L，血钾 5.5mmol/L，血钠 149mmol/L，血氯 109mmol/L。CO$_2$CP 5.38mmol/L，血 pH 7.1。心电图提示窦性心动过速。胸部 X 线片提示未见异常。

二、临床分析

（一）临床特点

（1）老年女性，反复尿路感染 10 余年。

（2）可疑糖尿病史 10 余年，明确诊断为糖尿病 7 年。

（3）饮食控制不严格，用药不规律，血糖长期控制不佳。

（4）5 年来已出现视力减退，指（趾）端麻木，间断双下肢水肿。

（5）入院前 2 周尿路刺激征加重，伴发热，入院前 2 日开始恶心、呕吐，尿闭 24 小时。

（6）体格检查：体温升高，烦躁，皮肤干燥，下腹部饱满，双下肢水肿。

（7）实验室检查：血白细胞及中性粒细胞增高。尿中见大量白细胞及大量真菌。尿酮体（＋＋），尿糖、尿蛋白均增高。血钾、血肌酐、血尿素氮均增高。血酮体增高，血 pH 7.1，CO$_2$CP 降低。

（二）临床诊断

根据病史、体格检查与实验室检查，可诊断如下疾病。

（1）2 型糖尿病合并酮症酸中毒，糖尿病周围神经病变，糖尿病肾病待除外。患者约 10 余年前因尿路感染检查发现尿糖（++），空腹血糖 6.1mmol/L。7 年前因口干、多饮、多尿症状加重，再次复查空腹血糖高达 19.1mmol/L，故糖尿病诊断明确。患者中年以后起病，超重，腰围增大，应用磺脲类药物有效，在本次入院前无明确自发性酮症倾向，因此诊断为 2 型糖尿病。

本例患者入院前 2 周尿路刺激征明显，伴发热，入院前 2 日呕吐频繁，入院后查血糖、血酮明显增高，pH 仅 7.1，可诊断为糖尿病酮症酸中毒。

本例患者 5 年来手指、足趾末端麻木，考虑已经存在糖尿病周围神经病变，可行神经-肌电图检查以进一步明确病变性质。

本例患者尿常规显示尿蛋白（+++），但目前合并严重尿路感染，尚难做出糖尿病肾病的诊断，待感染控制后才能评价。

患者 5 年前显示视力减退，应进一步做眼底检查，明确是否存在视网膜病变。

（2）尿路感染（细菌、真菌混合感染），伴尿潴留及肾功能不全。

1）本例患者最初表现为尿路刺激征，尿中发现大量白细胞，抗感染治疗有效，临床上表现为反复发作的特征。感染是糖尿病最常见的伴发病，血糖控制不佳更易感染，而且抗感染治疗效果不佳，易反复发作。患者以尿路感染为首发疾病，第 1 次尿常规就发现尿糖增高，因此推测，本例患者当时已经患有糖尿病，因为没有及时治疗，导致尿路感染反复发作。确诊糖尿病后，血糖未能满意控制，是造成尿路感染反复发作的主要原因。

2）本次入院前尿路刺激症状加重，伴发热，入院前 24 小时尿闭。入院查体见尿潴留体征，给予导尿，引流出 2000ml 尿液，尿色浑浊，有豆渣样沉淀物。尿潴留的病因主要有两方面：①糖尿病病程长，长期血糖控制不佳，可造成自主神经病变，导致膀胱收缩，排尿功能障碍；②反复尿路感染，膀胱慢性炎症，使膀胱壁增厚，同样影响其收缩、排尿功能。因此，本例患者不是真正的"尿闭"而是尿潴留。

3）入院以后血生化测定显示肌酐、尿素氮水平明显升高，诊断为肾功能不全。应分析肾功能不全的原因，是肾前性、肾性还是肾后性。

4）尿路感染的病原学诊断：尿路感染最常见的病原菌是革兰氏阴性杆菌，但在老年女性机体抵抗力严重下降时，或伴有糖尿病时，尤其是长期高血糖未得到有效治疗时，容易发生真菌感染。本例患者尿标本外观浑浊，有豆渣样沉淀，尿中找到大量真菌，由于患者长期反复尿路感染，以往曾用抗生素治疗有效，应考虑在原有细菌感染的基础上合并真菌感染。

（三）鉴别诊断

1. 酮症酸中毒的鉴别诊断 恶心、呕吐是糖尿病酮症酸中毒临床表现之一，诊断时应结合糖尿病病史及有无诱发酮症的因素。糖尿病患者出现恶心、呕吐，应想到酮症酸中毒的可能，及时测定血糖、血酮以便及时诊断。应与其他引起恶心、呕吐的疾病相鉴别，如胃肠疾病引起的呕吐，胰腺炎、肝病、肝炎引起的呕吐，尿毒症性呕吐，中枢性呕吐等。

与饥饿性酮症的鉴别：本例患者病情加重 2 周伴发热、恶心、呕吐 2 日，进餐少，有饥饿性酮症的基础，但血糖增高达 20.9mmol/L，酮体明显增高伴酸中毒，可以除外饥饿性酮症。

2. 肾功能不全病因的鉴别诊断

（1）肾前性：本次入院前反复恶心、呕吐，酮症酸中毒呈高渗状态，造成不同程度的脱水，循环血容量减少，血液浓缩。入院时皮肤干燥，血钾、血钠水平增高也提示脱水、血液浓缩。因此，本例患者的肾功能不全存在明显的肾前性因素，如果经补液恢复循环血容量后，血肌酐、尿素氮水平及血钾、血钠水平均恢复正常，则可明确为肾前性肾功能不全。

（2）肾性：从病程看，反复尿路感染，不能除外慢性肾盂肾炎导致肾功能损害。另外，糖尿病患者长期血糖控制不佳，糖尿病肾病发生率明显增高。因此，本例患者应考虑肾实质损害导致的肾功能不全。

（3）肾后性：本例患者入院前 24 小时未排尿，有明显尿潴留体征，导尿 2000ml，这是导致肾功能不全的重要的肾后性因素。导尿后，如血肌酐、尿素氮逐渐恢复正常，应考虑肾后性肾功能不全。

3. 少尿与无尿的鉴别诊断 尿潴留患者主要见到排尿减少。如不仔细查体发现充盈的膀胱，容易粗心地诊断为少尿，因此判断少尿或无尿前，一定要除外尿流受阻的病变，主要是下尿路梗阻。

（四）易误诊原因

1. 糖尿病的误诊原因 容易造成误诊的糖尿病通常是 2 型糖尿病。2 型糖尿病起病隐匿，血糖轻度升高时通常缺乏症状，不易做出早期诊断，只有定期随访血糖才能及早发现。但一般情况下，往往只测定空腹血糖，如果空腹血糖低于 WHO 糖尿病诊断标准，就武断地排除了糖尿病。事实上，单独测定空腹血糖有很大的局限性，因为许多 2 型糖尿病患者以餐后血糖升高为主要特征，如果仅测空腹血糖就会造成漏诊，而延误治疗。因此，对症状不典型的患者应做口服葡萄糖耐量试验，可以帮助诊断糖尿病或糖耐量异常。本例患者偶然发现尿糖（++），而空腹血糖 6.1mmol/L，没有及时测餐后血糖及进行糖耐量试验，导致患者延误诊断。

2. 糖尿病酮症酸中毒误诊的原因 糖尿病酮症酸中毒时患者常有恶心、呕吐、烦躁甚至精神症状，严重时可出现意识障碍、昏迷。如诊断时没有考虑到糖尿病酮症酸中毒的可能，则容易依据某一突出症状做出诊断，如以恶心、呕吐为主要表现时，常考虑消化道疾病。就本例患者而言，如果不结合糖尿病病史，或医生经验不足，就可能仅考虑胃肠病变、尿路感染，或尿毒症性呕吐，而延误糖尿病酮症酸中毒的诊断及治疗。因此，应全面收集病史，综合分析，考虑到糖尿病酮症酸中毒的可能性，尽快做血糖、血酮体的测定，及时诊断。

3. 尿潴留误诊的原因 许多患者因各种疾病就医时通常病情严重，尤其伴有意识障碍或神经系统病变时，患者通常不能提供主诉。因此，可将尿潴留误为少尿。但如能进行全面仔细的体格检查，并结合病史，鉴别是尿潴留还是少尿并不困难。

三、治　疗

（1）建立输液通路，及时补液。主要目的：①纠正脱水，恢复有效循环血量和肾灌注；②可以促进酮体尽快从尿中排出，且有助于降低血糖。输液种类：先补给生理盐水，当血糖降至 12～15mmol/L 时，补充 5% 葡萄糖溶液。补液量及速度：补液总量可按发病前体重的 10% 估计。补液速度应先快后慢，如无心功能不全，在开始 2 小时内输入生理盐水 1000～2000ml，以便较快补充血容量，改善周围循环和肾功能；以后根据血压、心率、每小时尿量及周围循环状况决定补液量和补液速度。需注意补液切勿过多过快，防止发生心力衰竭。

（2）立即开始小剂量胰岛素静脉滴注。起始剂量：正规胰岛素 0.1U/（kg·d）。途径：应给予单独的静脉通路，液体内除胰岛素外，不加其他溶质（生理盐水和葡萄糖溶液除外），保证恒定的输液速度。如需静脉补充其他成分，应另开一条静脉通路。

（3）监测血糖。静脉应用胰岛素时，需每小时测血糖 1 次。可用快速血糖仪测定，根据血糖监测结果实时调整胰岛素滴注的速度，使血糖以每小时 3～4mmol/L 的速度逐渐下降。

（4）血糖降至 12～15mmol/L 时，可用 5% 的葡萄糖溶液加胰岛素静脉滴注，并减少胰岛素用量，使血糖稳定在 12～15mmol/L，谨防低血糖发生。

（5）酮症酸中毒时机体钾丢失严重，但由于脱水、肾功能不全、酸中毒等因素，初始血钾浓度常正常甚至升高。然而在应用胰岛素治疗和补液后，极易发生低钾血症，应予以重视。一般在开始应用胰岛素及补液治疗后，只要患者的尿量正常，血钾低于 5.5mmol/L 即可静脉补钾，以预防低钾血症发生。本例患者初始血钾为 5.5mmol/L，需短时间内复查血钾，如血钾低于 5.5mmol/L，即开始补钾治疗。

（6）积极抗感染治疗（参见抗生素用药原则），待病原明确后，选择病原菌敏感的抗生素。本例患者应同时应用抗生素和抗真菌药物。

（7）治疗过程中密切监测患者的生命体征、尿量、血糖、血酮体、肾功能、血钾、血钠、血氯水平，随访血气分析。

（8）慎重补充 $NaHCO_3$。糖尿病酮症酸中毒时，pH 7.0 以下才可补碱，并且应小剂量缓慢补给，切勿过多过快，谨防代谢性碱中毒发生。

（凌　雁　高　鑫）

第六节　骨质疏松

一、临床资料

患者，女性，59 岁，教师。腰背疼痛 7 年，伴双侧足跟疼痛 1 年。7 年来经常腰背疼痛，尤以弯腰取物时为重，7 年期间身高缩短 5cm，经常双下肢抽搐，曾给予补钙治疗，抽搐稍有减轻。近 1 年逐渐出现双侧足跟疼痛，长时间行走时加重。2 年前曾在走平路时摔倒致左侧腕部骨折，经复位与石膏固定后痊愈。平日不喝牛奶。50 岁绝经。母亲曾有髋部骨折史。

体格检查：BMI 21.6kg/m²，一般情况可，轻度驼背，心、肺、腹部无特殊，脊柱无压痛，四肢各关节无畸形。

辅助检查：血尿常规、红细胞沉降率、肝肾功能、血糖、甲状腺激素、甲状旁腺激素、血清蛋白电泳均正常，血钙 2.44mmol/L，血磷 1.12mmol/L，ALP 60U/L，尿 Ca^{2+}/Cr 0.34，25-(OH)D 25mmol/L（正常＞50mmol/L），骨转化指标正常。骨密度（DXA）：股骨颈 T–2.6s，第 1～4 腰椎 T–2.9s。X 线检查：第 12 胸椎与第 1 腰椎压缩性骨折，双侧跟骨退行性改变。

二、临 床 分 析

（一）临床特点

（1）绝经后女性，平日不喝牛奶。有髋部骨折家族史。

（2）腰背疼痛 7 年，伴双侧足跟疼痛 1 年。曾有左侧腕部骨折病史。

（3）身高缩短 5cm，轻度驼背。

（4）化验检查：血 25-（OH）D 低于正常。

（5）骨密度（DXA）：股骨颈 T–2.6s，第 1～4 腰椎 T–2.9s。

（6）X 线检查：第 12 胸椎与第 1 腰椎压缩性骨折，双侧跟骨退行性改变。

（二）临床诊断

根据上述病史、体征与辅助检查可诊断为原发性骨质疏松，因为发生了脆性骨折，故考虑为严重骨质疏松。临床上用于诊断骨质疏松的通用指标如下：发生了脆性骨折和（或）骨密度低下。脆性骨折是指非外伤或轻微外伤发生的骨折。骨密度通常采用双能 X 线吸收法（DXA）测量，并应用 WHO 推荐的诊断标准，即骨密度（通常用 T-Score 表示）低于同性别、同种族正常成人的骨峰值不足 1 个标准差属正常；降低 1～2.5 个标准差为骨量低下（骨量减少）；降低程度≥2.5 个标准差为骨质疏松；骨密度降低程度符合骨质疏松诊断标准，同时伴有一处或多处骨折时为严重骨质疏松。本例患者通过辅助检查可排除其他继发因素，故诊断为原发性骨质疏松。

（三）鉴别诊断

1. 原发性或转移性骨肿瘤　常表现为肿瘤累及部位骨痛，甚至发生病理性骨折，X 线检查可提示局部骨肿瘤或骨侵袭表现。本例患者 X 线检查未发现上述表现，可以除外。

2. 多发性骨髓瘤　常表现为骨痛，血 ALP 升高、红细胞沉降率加快、血清免疫球蛋白电泳阳性等，骨髓穿刺可以明确诊断。本例患者化验检查无上述异常发现，可以除外。

3. 甲状旁腺功能亢进症（简称甲旁亢）　可以表现为骨痛，常同时合并反复肾结石、胃肠道症状，化验检查提示血钙高和高 PTH 血症。本例患者血钙与血 PTH 正常，可以除外。

4. 骨软化症和低磷性骨软化症 前者常由维生素 D 摄入不足和（或）吸收不良引起，后者常为肿瘤分泌的调磷因子（FGF23）引起肾排磷过多所致。两者临床上均表现为骨痛、肌无力、血 25-(OH)D 降低、ALP 升高和骨密度降低，后者还表现为明显的低磷血症。本例患者虽然血 25-(OH)D 低于正常，但无引起维生素 D 摄入或吸收减少的因素，血磷和 ALP 也属正常，可以除外。血 25-(OH)D 不足是一个普遍现象，广泛存在于原发性骨质疏松人群。

（四）不典型表现与易误诊原因

（1）骨质疏松早期症状轻微，仅表现为轻微腰背痛或间歇性关节酸痛，常误诊为腰肌劳损或关节退行性改变，应注意鉴别。

（2）骨关节炎与骨质疏松：两者均与增龄有关，多见于老年人，可同时存在。前者常见于下肢负重关节，X 线片提示病变关节有骨刺形成；后者常见于体型消瘦的患者，关节疼痛常累及腰背与全身各关节。

（3）类风湿关节炎与骨质疏松：前者常见于年轻人，但老年人也可发病，除关节疼痛外，常合并关节畸形与功能障碍；化验检查可有红细胞沉降率增快、类风湿因子阳性与抗环瓜氨酸肽抗体（抗 CCP 抗体）阳性等表现。类风湿关节炎发病过程中可因炎症因子刺激骨吸收或应用免疫抑制药物引起骨流失增加，因而常合并骨质疏松，应注意鉴别。

三、治 疗

（一）基础治疗

1. 调整生活方式 如富含钙、低盐和适量蛋白质的均衡膳食；适当户外活动和充足日照；有助于骨健康的体育锻炼和康复治疗；避免嗜烟、酗酒，慎用影响骨代谢的药物；采取防止跌倒的各种措施，注意是否有增加跌倒危险的疾病和药物；加强自身和环境的保护措施（包括各种关节保护器）等。

2. 骨健康基本补充剂 ①钙剂：我国营养学会制定成人每日钙摄入推荐量为 800mg（元素钙），如果饮食中钙供给不足，可选用钙剂补充；绝经后妇女和老年人每日钙摄入推荐量为 1000mg。目前的膳食营养调查显示，我国老年人平均每日从饮食中获得钙约 400mg，故平均每日应补充元素钙 500～600mg。②维生素 D：成年人推荐剂量为 200IU（5μg）/d，老年人因缺乏日照及摄入和吸收障碍常有维生素 D 缺乏，故推荐剂量为 400～800IU（10～20μg）/d。维生素 D 用于治疗骨质疏松时，剂量可为 800～1200IU/d。

（二）药物干预

抗骨质疏松药物有多种，其主要作用机制也有所不同。或以抑制骨吸收为主，如双膦酸盐、降钙素、雌激素和选择性雌激素受体调节剂、地舒单抗；或以促进骨形成为主，如甲状旁腺激素相关肽、硬骨抑素抗体；也有一些多重作用机制的药物，如活性维生素 D、维生素 K_2（四烯甲萘醌）、雷奈酸锶等。另外，中药也有缓解症状、减轻骨痛的作用。临床上可根据具体情况选用。

（三）康复治疗

如合并骨折或关节功能异常，可进行康复锻炼，以便早期恢复关节功能。

（于明香　高　鑫）

第十一章 神经系统疾病

第一节 脑 梗 死

一、临 床 资 料

患者，男性，75 岁，左利手。因"突发左侧肢体乏力伴言语含糊 3 小时"入院。

患者于 2014 年 7 月 23 日早晨 7：40 左右与家人一起逛超市时突发左侧肢体乏力，跌倒在地。当时神志清楚，言语不清，有左侧肢体不自主抽动数次。发病期无恶心、呕吐，无头痛，无耳鸣、听力下降，无呕血、黑便，无视物模糊，无短暂意识丧失，无进食反呛，无二便失禁，无大汗淋漓，无面色苍白、发绀。遂呼叫"120"，于 8：50 送达医院急诊就诊。来院追问既往史：否认高血压、糖尿病等慢性病史。平时偶有心悸、胸闷，无明确心房颤动病史。否认消化道出血史。否认近期手术史。否认药物过敏史。体格检查：血压 117/67mmHg，神志清楚，精神正常。心率 66 次/分，心律不齐。神经专科检查：颈软，无抵抗，脑膜刺激征（−）。脑神经检查（−）。失语（听理解障碍和语言表达障碍），左侧鼻唇沟浅，伸舌左偏。四肢肌张力正常；右侧肢体肌力正常，左上肢肌力 I 级，左下肢肌力 II 级。右侧指鼻试验正常，左侧不能完成。跟膝胫试验不配合。躯干、肢体疼痛刺激正常，左侧腱反射（++），右侧腱反射（++）。巴宾斯基征：左侧（−），右侧（−）。

入院后辅助检查：

血常规正常，血浆 D-二聚体 2.1mg/L，凝血四项正常，空腹血糖、糖化血红蛋白正常，低密度脂蛋白 2.3mmol/L，其余血脂指标正常。同型半胱氨酸水平正常。甲状腺功能正常。CEA、AFP、NSE、CA125 等肿瘤标志物正常。CRP 15.20μg/ml。红细胞沉降率正常。补体、免疫球蛋白、类风湿因子、ANA、ANCA 等阴性。HIV、RPR 阴性。CK、CK-MB、TNI 正常。B 型脑钠肽 949pg/ml。血钾正常。

脑 CT：未见明显异常。

心电图：心房颤动律，心率 72 次/分。

头颅 MRI 平扫：右侧颞枕叶、右侧基底节区、右侧侧脑室体部亚急性脑梗死（T_1 长信号，T_2 长信号，FLAIR 高信号，DWI 高信号）；老年性脑改变；左侧上颌窦囊肿。

心脏超声：三尖瓣关闭不全（轻度）；LVEF 58%。

24 小时动态心电图：全程大部分时间段为心房颤动。偶见窦性心动过缓，心房扑动呈 2：1 下传。

胸部 X 线片：左侧胸腔积液。

腹部 B 超：肝、胆、胰、脾声像图未见明显异常。双肾囊肿。

颈部 B 超：颈动脉、椎动脉超声正常。

头颅 MRA：颅内大血管未见明显异常。

二、临床分析

（一）临床特点

（1）患者为老年男性，左利手。

（2）急性起病。

（3）主要症状为左侧肢体乏力，言语含糊。

（4）主要阳性体征有失语（听理解障碍和语言表达障碍），左侧中枢性面瘫、舌瘫、肢体瘫痪。

（5）头颅 MRI 平扫：右侧颞枕叶、右侧基底节区、右侧侧脑室体部亚急性脑梗死（T_1 长信号，T_2 长信号，FLAIR 高信号，DWI 高信号）。

（6）既往体健，平时偶有心悸、胸闷，无明确心房颤动病史，入院后有心房颤动律，心电图和动态心电图提示心房颤动，故可明确心房颤动诊断。

（二）临床诊断

根据以上病史特点考虑以下情况。

定位：右侧基底节区、语言中枢。理由：左利手患者出现失语，左侧中枢性面、舌和肢体瘫痪。供血动脉为右侧颈内动脉系统。头颅 MRI 在右侧颈内动脉供血区发现 T_1 长信号，T_2 长信号，FLAIR 高信号，DWI 高信号可证实。

定性：缺血性脑卒中。理由：患者急性起病，有神经系统功能缺失，早期颅脑 CT 未见病灶，后期颅脑 MRI 见急性脑梗死病灶，且能解释临床出现的所有神经系统症状。

TOAST 分型：心源性脑梗死。理由：患者颅内病灶为右侧颈内动脉供血区，面积较大，提示为大血管性，但头颅 MRA 未见对应的血管狭窄闭塞，颈部 B 超未见右侧颈总动脉及颈内动脉颅外段狭窄闭塞等病变，可排除大动脉性。结合患者有心房颤动的症状、体征、心电图和动态心电图证据，故考虑。

（三）鉴别诊断

1. 脑出血 起病急，病情进展迅速，通常在数小时内达到高峰，脑水肿相对明显，可出现颅高压表现。若血肿破入蛛网膜下腔可出现脑膜刺激征，CT 或 MRI 能立即发现病灶。本例患者起病虽急，但无头痛、呕吐的颅高压表现，无脑膜刺激征，发病当日头颅 CT 未见异常，故排除脑出血。

2. 颅内肿瘤 一般为慢性起病，症状于数月内达高峰，常出现持续性头痛，水肿明显时可出现颅高压表现，影像学检查可发现肿瘤灶。本例患者起病急，不伴明显头痛，无颅高压表现，头颅 MRI 未发现肿瘤灶，故可排除肿瘤。

3. 颅内感染 可有前驱感染，伴发热，可出现脑部弥漫性损害的表现，如精神异常，以偏瘫为首发症状者相对较少，可累及脑膜，易出现脑膜刺激征。本例患者起病前无感染，发病时无发热，血白细胞计数及分类均无升高，无感染征象，无脑膜刺激征，头颅 MRI 发现梗死灶，故可排除颅内感染。

（四）不典型表现与易误诊原因

本例患者临床表现较为典型，故诊断并不困难，有时不典型的病例可能会导致误诊或者漏诊。

（1）有些患者神经系统损害的定位体征不明显，通常表现为头痛、头晕等症状或表现为轻度的步态不稳等，这些病灶常位于幕下结构，如小脑等，早期脑 CT 通常为阴性，易误诊。

（2）某些脑梗死早期临床表现不突出，仅有轻度面部或肢体麻木，但无肢体乏力时，早期诊断通常困难，而且该类患者不易引起患者及其家属重视，应加强公众对脑卒中早期症状的识别宣教。

三、治　疗

（一）一般性处理

一般性处理包括保持呼吸道通畅、酌情吸氧；心电监护；体温控制；保持血压平稳；监控血糖。

（二）特异性治疗

特异性治疗包括血管再通（静脉溶栓、血管内治疗）、抗栓治疗（抗血小板、抗凝）、降纤、扩容、应用他汀类药物和神经保护等。

（1）发病 3 小时或 4.5 小时内进行 rt-PA 静脉溶栓（本例患者即接受了溶栓治疗），6 小时内考虑尿激酶静脉溶栓。

（2）对于发病 6 小时内前循环大动脉闭塞的患者，经过严格评估，可考虑血管内介入治疗，包括血管内机械取栓、动脉溶栓、血管成形术。

（3）抗血小板治疗，可选择单用阿司匹林或氯吡格雷，或者联合应用阿司匹林和氯吡格雷。

（4）抗凝治疗：可阻止血栓形成，常用肝素、华法林、新型抗凝药物等。

（5）观察性研究显示他汀类药物可改善急性缺血性脑卒中预后。

（6）神经保护剂可改善急性缺血性脑卒中患者预后，常用的有依达拉奉、胞二磷胆碱等。

（7）其他疗法如中药治疗、针灸、高压氧治疗等。

（8）处理并发症如脑水肿、颅内高压、脑梗死后出血转化、癫痫、脑疝等。

（9）尽早开始康复治疗。

（赵　静）

第二节　癫　痫

一、临床资料

患者，男性，59 岁，发热 1 周，伴发作性意识障碍、四肢抽搐 1 日。1 周前无明显诱因出现发热，体温 38℃，伴头痛，无咳嗽、咳痰、腹痛及腹泻。给予抗感染、抗病毒治疗 5 日，效果不佳，体温仍波动于 37～38℃，且头痛加重。第 6 日患者突然出现意识不清、口吐白沫、双眼上翻伴四肢强直抽搐，2～3 分钟后自行缓解，清醒后对病中所发生的一切不能回忆，当日又出现类似发作 2 次。意识状态表现为嗜睡。急诊入院，入院后经对症处理病情一度转好。4 日后患者再次出现口吐白沫、双眼上翻、四肢抽搐伴意识不清 2 分钟后缓解。但神志时而清楚，时而模糊，同时出现胡言乱语、烦躁不安及躁动等精神症状。既往有肝炎病史 20 年，胃溃疡史 30 年，其余无特殊。

体格检查：T 37.5℃，嗜睡状态，呼吸音较粗，但无干湿啰音。神经系统检查：双侧瞳孔等大等圆，对光反射存在，其余脑神经检查未见异常。四肢肌力基本正常，肌张力不高，腱反射对称（＋），病理反射未引出。深感觉、浅感觉及共济运动检查不合作。颈稍有抵抗，克尼格征阴性。

辅助检查：血常规显示白细胞计数 $19.0 \times 10^9/L$，中性粒细胞占比 0.792，淋巴细胞占比 0.159，血氨 68mmol/L（正常值＜40mmol/L）。肠道病毒抗体阴性。腰椎穿刺：压力正常。脑脊液常规生化未见异常。血糖 5.3mmol/L。脑脊液肠道病毒抗体阴性，涂片未找到真菌。脑电图显示双侧半球弥漫性每秒 2～3 周波中高幅 δ 波及每秒 4～5 周波中幅 θ 波。头颅 CT 未见明显异常。

二、临床分析

（一）临床特点

（1）中老年男性，急性起病。

（2）有发热感染病史。

（3）发作性意识不清伴口吐白沫、双眼上翻、四肢抽搐。

（4）胡言乱语、躁动等精神症状。

（5）查体有轻度意识障碍（嗜睡），颈稍抵抗。

（6）腰椎穿刺脑脊液常规生化基本正常。

（7）脑电图显示双侧半球弥漫性损害。

（二）临床诊断

定位：双侧大脑半球广泛损害。

定性：根据病史特点，患者为中老年人，有发作性抽搐，首先考虑症状性癫痫（全身强直阵挛发作）。由于患者有感染、颈抵抗及精神症状，且脑脊液基本正常，考虑中枢神经系统感染，病毒性脑炎的可能性大。

（三）鉴别诊断

症状性癫痫是由多种脑部病损和代谢障碍所致。绝大多数成年人首次癫痫大发作均应考虑为症状性癫痫。其主要鉴别诊断如下。

1. 感染 各种细菌性脑炎、脑脓肿及脑寄生虫病都有发热伴意识障碍、四肢抽动，除临床资料外脑脊液检查在鉴别诊断中最有临床意义。细菌性脑炎白细胞数明显上升。脑寄生虫病嗜酸性粒细胞明显增多。另外，头颅 CT 对脑脓肿、脑寄生虫病的诊断亦极有帮助。

2. 脑血管病 除脑血管畸形和蛛网膜下腔出血引起的癫痫患者较年轻外，卒中后癫痫多见于中老年人，这类患者通常有高血压及动脉硬化病史。发病前无感染病史，神经系统检查多数有局限性神经系统定位体征，头颅 CT 和（或）MRI 通常有阳性发现。

3. 肝性脑病 又称肝性昏迷，有严重急、慢性肝病史，且常伴血氨升高、精神症状或意识障碍等，需与本例鉴别。肝性脑病全身强直性抽搐极少见，多表现为扑翼样震颤，严重时可出现四肢不自主抖动，持续时间较长。

4. 颅内肿瘤 是成年人症状性癫痫的常见原因，多数有慢性头痛病史，抽搐以局限性发作更常见，通常有局限性神经系统定位体征。头颅 CT 或增强 CT 多数能明确诊断。

（四）不典型表现与易误诊原因

症状性癫痫一般诊断不难，但须查明病因，有时因临床表现不典型病因诊断较难，如进行性多灶性白质脑病多见于 50 岁以上成年人，起病无发热，表现为精神症状及智力减退，少数有癫痫发作，脑脊液检查多数正常，脑电图显示弥漫性异常改变。目前认为该病是由机体免疫功能低下、中枢神经系统慢性病毒感染所致。由于无明显感染征象，有时易误诊为老年性痴呆。

三、治 疗

（一）控制癫痫发作

癫痫发作，特别是癫痫频繁发作，病情危急，首要原则是控制发作。常用方法：监测生命体征，气道支持，建立静脉通路；静脉缓慢推注地西泮 5～10mg（最大速度 5mg/min）；如发作未能终止，可启动第二阶段静脉治疗，可选用丙戊酸钠、苯巴比妥、左乙拉西坦等静脉维持治疗；如发作仍未终止，进入第三阶段治疗，应转入 ICU，给予气管插管机械通气，持续脑电监测，静脉药物可选用丙泊酚、咪达唑仑；对于部分难治性癫痫持续状态，可选用氯胺酮、电休克、低温疗法、生酮饮食等治疗。

（二）脱水、降颅压

脱水、降颅压常用 20% 甘露醇溶液 250ml 静脉快速滴入（半小时之内）。

（三）病因治疗

病因治疗常用抗病毒药阿昔洛韦。

（四）注意事项

需注意预防误伤，维持水、电解质、酸碱平衡及保持呼吸道通畅等。

（范　薇　汪　昕）

第三节　感染性脑膜炎

一、临　床　资　料

患者，女性，56 岁，因发热、头痛、呕吐 40 日入院。40 日前患者感全身不适，头晕，轻度头痛，未介意。1 周后出现发热，体温 38～39℃，头痛加重，后枕部明显，伴恶心、呕吐，无抽搐。外院行腰椎穿刺：脑脊液压力 360mmH$_2$O，白细胞 230×10^6/L，蛋白 0.8g/L，糖 1.1mmol/L，氯化物 108mmol/L。考虑为"结核性脑膜炎"，给予抗结核治疗（具体不详），效果不佳，病情进行性加重。患者平素体健，否认结核病史，住所养有鸽子。

体格检查：T 37.8℃，BP 130/80mmHg，R 20 次/分，P 84 次/分，痛苦面容，浅表淋巴结未触及肿大。心肺查体无特殊。肝脾肋下未触及。神经系统检查：脑神经检查未见异常；四肢肌力、肌张力正常；腱反射对称、活跃（++）；病理征阴性；颈强直，克尼格征（+），无共济失调。

辅助检查：外周血白细胞计数 1.6×10^9/L，中性粒细胞占比 0.78，淋巴细胞占比 0.22。心电图正常。脑电图：广泛中度异常。胸部 X 线片未见异常。头颅 CT 未见异常。腰椎穿刺：脑脊液压力 28cmH$_2$O，细胞数 130×10^6/L，蛋白 1.8g/L，糖 2.4mmol/L，氯化物 89mmol/L，脑脊液荚膜抗原滴度 1∶640，涂片墨汁染色隐球菌阳性，脑脊液隐球菌培养阳性。

二、临　床　分　析

（一）临床特点

（1）中年女性，亚急性起病。

（2）主要表现为发热、头痛、呕吐，进行性加重。

（3）抗结核治疗无效。

（4）住所养有鸽子。

（5）查体见脑膜刺激征，脑脊液压力升高，白细胞升高，蛋白升高，糖及氯化物降低等，脑脊液荚膜抗原滴度阳性，墨汁染色阳性，培养阳性。

（6）脑电图广泛中度异常。

（二）临床诊断

根据以上临床特点，应诊断为隐球菌性脑膜炎。隐球菌为一种真菌，是神经系统最常见的真菌感染，常存在于鸽子粪便中，人类主要通过呼吸道感染，确诊须在脑脊液中找到隐球菌。

（三）鉴别诊断

1. 结核性脑膜炎　在临床上与隐球菌性脑膜炎很难鉴别，临床表现、脑脊液改变类似。一般来说，隐球菌性脑膜炎颅内压增高更明显，脑脊液糖降低更显著，氯化物降低不如结核性脑膜炎。确诊须找到病原体。

2. 化脓性脑膜炎　与典型的化脓性脑膜炎鉴别不难。化脓性脑膜炎通常起病急，全身症状严重，脑脊液压力明显升高，外观呈米汤样，白细胞明显增高，需注意的是经非正规治疗后化脓性脑膜炎的表现通常不典型，临床鉴别有一定的困难，常需多次脑脊液检查，涂片或细菌培养明确诊断。

（四）不典型表现与易误诊原因

慢性隐球菌性脑膜炎脑部损害主要为肉芽肿形成，有报道 40 例慢性感染患者，23 例无脑膜炎症状，脑脊液隐球菌检查仅 6 例阳性，诊断通常很困难。临床医生对隐球菌性脑膜炎的认识不足，易放松警惕。反复多次脑脊液寻找隐球菌阴性，容易误诊。有报道 9 次腰椎穿刺隐球菌阴性，第 10 次找到隐球菌，故对临床高度怀疑为隐球菌性脑膜炎的患者，须反复多次寻找病原体，并对脑脊液进行二代测序。

三、治　　疗

（一）对症治疗

1. 降颅压　20%甘露醇溶液或呋塞米脱水。
2. 防止混合感染　慎用抗生素，因为滥用可能造成真菌感染加重，并诱导抗生素耐药。
3. 支持疗法　通常因病程较长、消耗较大，需加强营养。

（二）抗真菌治疗

2010 年美国感染病学会（IDSA）隐球菌指南推荐，对于非 HIV 感染及非器官移植的隐球菌性脑膜炎患者，诱导治疗方案为两性霉素 B（0.7～1.0mg/kg，每日 1 次）或两性霉素 B 脂质体（3～4mg/kg，每日 1 次）联合氟胞嘧啶（100mg/kg，每日 1 次）2～6 周（具体参见指南），后调整为氟康唑 400～800mg/d 巩固治疗 8 周，根据治疗效果后续维持治疗（氟康唑 200mg，每日 1 次）6～12 个月。

（范　薇　汪　昕）

第四节　蛛网膜下腔出血

一、临 床 资 料

患者，男性，40 岁，突发剧烈头痛伴呕吐 27 小时。患者 27 小时前无诱因突发左枕部剧烈疼痛，随即出现意识丧失，旁观者诉其双眼上翻，但无口吐白沫、四肢抽搐及二便失禁等。20 分钟后意识逐渐清楚，感到全头痛，伴呕吐数次，呕吐物为胃内容物，非咖啡色，急送医院。

患者既往身体健康，否认有慢性头痛及肾脏、心脏病史，无糖尿病史，有高血压史，平时血压 165/75mmHg。体格检查：血压 150/82.5mmHg，神志清楚，查体合作，对答切题，眼底视神经盘边界清，视网膜动脉反光增强，眼球各方向运动自如，双侧瞳孔等大等圆，直径 3mm，对光反应灵敏，左侧鼻唇沟稍浅，其余脑神经（−），四肢肌力正常，肌张力不高，腱反射对称（++），病理征未引出，感觉、共济运动均正常，颈强直，克尼格征（+）、布氏征（+）。

辅助检查：血常规、尿常规、粪便常规、血糖、血电解质及肝功能、肾功能均正常。胸部 X 线片未见异常。腰椎穿刺：脑脊液压力为 25cmH$_2$O，连续留取脑脊液 3 管，为均匀淡红色液体。脑脊液化验：红细胞 11 200×10^6/L，白细胞 15×10^6/L，糖、蛋白和氯化物均正常。头颅 CT：脑沟、脑池高密度影，提示蛛网膜下腔出血。入院后，经脱水、止血等治疗，患者病情明显好转，复查脑脊液清亮。嘱患者卧床休息，避免病情反复。患者不愿做进一步检查（脑血管造影），拟数日后出院，出院前 1 日，患者较兴奋，自行上厕所后，突然出现剧烈头痛，随后即意识丧失。10 分钟后呼吸、心搏停止，经抢救后短暂恢复，但仍处于深昏迷状态，后因再次呼吸、心搏停止死亡。

二、临 床 分 析

（一）临床特点

（1）中年男性，急性起病。

（2）剧烈头痛，伴短暂意识丧失、呕吐。

（3）平时血压稍偏高，165/75mmHg。

（4）入院后神经系统检查，除颈强直外，无明显局限性体征。

（5）腰椎穿刺脑脊液压力偏高，脑脊液连续 3 管均为淡红色液体。

（6）头颅 CT 检查显示脑沟、脑池高密度影。

（二）临床诊断

根据临床特点，定位诊断为脑膜（头痛、脑膜刺激征阳性），定性诊断为蛛网膜下腔出血、颅内动脉瘤（可能）。

（三）鉴别诊断

1. 高血压脑出血 亦可引起脑出血、继发性蛛网膜下腔出血，这类患者通常有明确、长期高血压病史，年龄偏大，有脑实质内出血的定位体征如偏瘫等，一般不难鉴别。

2. 脑肿瘤出血 可出现血性脑脊液，出血前可有脑肿瘤所致各种临床症状，头颅 CT 检查显示有占位性病灶，本例可除外。

3. 中枢神经系统感染 能引起颈强直等脑膜刺激征，但发病相对较缓，有发热。周围血象白细胞增高，脑脊液以炎性改变为主等，本例可除外。

4. 血液系统疾病 如白血病等，亦可引起蛛网膜下腔出血，可通过血常规和骨髓检查得到证实。

（四）不典型表现与易误诊原因

（1）头痛不明显，起病初期以精神症状为主，表现为谵妄、定向障碍，颈强直又因患者查体不合作而不能确定，这类表现极易误诊。

（2）年龄偏大患者，起病初期仅表现为嗜睡、表情淡漠等，通常头痛不明显，脑膜刺激征不明确。

（3）部分出血量较少的患者，仅有枕颈部头痛，易误诊为"上感"。

（4）部分患者表现为全身性或部分性癫痫发作，可误诊为癫痫。

（5）部分患者以头晕发作为主诉，在起病早期容易误诊。

（6）部分患者出血量少，脑 CT 阴性表现，临床诊断困难，高度怀疑蛛网膜下腔出血者需注意进一步行腰椎穿刺明确。

三、治　疗

（一）一般治疗

（1）绝对卧床休息 4 周以上，特别是经治疗症状明显好转时，容易被医生和家属忽视而出现再次出血。再次出血通常发生在起病 3～4 周，这是因为破裂血管处血凝块溶解，新生的血管壁较薄，易再次破裂。本例患者出院前自行上厕所，导致再次出血死亡。

（2）降颅压。

（3）保持呼吸道通畅。

（4）注意保护心功能。

（5）抗感染，防止并发症。

（6）头痛、烦躁患者，可使用镇痛、镇静药物。

（7）保持大便通畅，避免用力屏气。

（二）止血治疗

蛛网膜下腔出血目前一般仍主张使用止血药物治疗，常用止血剂有氨甲苯酸（PAM-BA）、6-氨基己酸、酚磺乙胺和维生素 K 等，由于上述药物作用机制不尽相同，有时可以联合使用。

（三）抗血管痉挛治疗

目前认为，蛛网膜下腔出血对预后影响最大的因素之一是继发性血管痉挛，早期及时使用解痉药已成为治疗常规之一，目前常用钙通道阻滞剂，如尼莫地平等。

（四）病因检查治疗

脑 CT 诊断蛛网膜下腔出血患者建议尽早完善脑影像学检查，如脑 CTA 或脑 MRA 以进行粗筛，诊断动脉瘤或动静脉畸形者，尽早行全数字化 X 线造影（DSA）检查以明确诊断和评估病情，有手术指征者可采取手术或介入治疗。

（赵　静　范　薇　汪　昕）

第十二章　风湿免疫系统疾病

第一节　类风湿关节炎

一、临床资料

患者，女性，50岁。3年前在一次感冒后感到左手中指关节疼痛，局部稍肿，自服感冒退热药后好转。2个月后再次左手示指、中指、环指关节疼痛，局部皮肤有红肿、热感，伴晨起手指僵硬感，握拳困难，自行到药店购买"退热镇痛药"服用，1周后明显好转。2～3个月后右手指间关节亦发生同样疼痛。逐渐波及双侧腕关节，双手晨僵感加重，影响工作，同时伴有低热（T 37.6℃）、乏力、食欲减退等不适，无皮疹，无心悸。到所在社区医院诊治，心脏听诊无异常，查血常规血红蛋白100g/L，白细胞计数10.5×10⁹/L，红细胞沉降率（ESR）42mm/h（正常值小于20mm/h），心电图无异常，拟诊链球菌感染后状态，给予青霉素及布洛芬治疗。2周后热退，1个月后关节疼痛明显好转，逐渐停服布洛芬，并开始正常工作。此后1年多时间里病情平稳，近半年内多次关节疼痛，均自服布洛芬后好转。2周来双手指间关节疼痛加重，伴有红肿及晨僵，同时有双侧腕关节、肘关节、膝关节、足趾关节肿痛，生活不能自理，来院进一步诊治。

入院体格检查：双手示指、中指及环指呈梭形肿胀，手指向尺侧倾斜，双腕关节红肿，肘关节、膝关节红肿不明显，但均有明显压痛及活动受限，左膝关节外侧触及一黄豆大小结节。心肺未见异常，肝脾肋下未触及。

辅助检查：血常规示白细胞计数5.6×10⁹/L，红细胞计数3.1×10¹²/L，血红蛋白90g/L。ESR 54mm/h。尿常规显示蛋白（±），肝肾功能正常，CRP 46mg/L。免疫学检查显示ANA 1∶80（+），抗ds-DNA抗体60 IU/ml（正常值小于100IU/ml），抗Sm抗体（−），抗RNP抗体（−），抗SS-A抗体（−），抗SS-B抗体（−），RF 680IU/ml，抗CCP抗体＞200U，IgG 17.6g/L，IgA 3.2g/L，IgM 1.3g/L。补体C3、补体C4、CIC、ASO等均正常。骨骼X线摄片显示双手近端指间关节软组织肿胀，腕关节见桡骨、尺骨关节端骨质疏松，桡腕关节呈半脱位，左膝关节积液，未见软骨破坏及关节间隙狭窄。胸部CT检查提示双肺间质性改变，心影大小正常，心电图未见明显异常。

二、临床分析

（一）临床特点

（1）中年女性，3年来反复发作包括大关节、小关节在内的对称性、多发性关节疼痛、肿胀伴明显晨僵。

（2）随着时间推移，受累关节增多，伴有关节功能障碍，非甾体抗炎药能缓解关节疼痛。

（3）查体见手指呈梭形肿胀，发病时关节有红肿及压痛，握拳时手指向尺侧倾斜，左膝关节外侧可扪及皮下结节。

（4）实验室检查显示轻度正细胞正色素性贫血，ESR 明显增快及 CRP 明显升高，抗 CCP 抗体明显升高、RF（＋）。

（5）关节 X 线检查显示指间关节软组织肿胀，关节端轻度骨质疏松，膝关节滑膜腔内有积液，肺部有间质性改变。

（二）临床诊断

1. 类风湿关节炎（RA） 中年女性，以慢性、进行性、对称性、多关节疼痛为主要临床特征，伴有晨僵现象。随着病程进展，病情不断加重。体格检查显示指间关节梭形肿胀，病变关节局部有肿胀与压痛，并有尺侧倾斜及皮下结节。辅助检查显示 ESR 明显增快、CRP 升高，RF 阳性，X 线摄片见关节周围软组织肿胀，关节端骨质疏松，肺部有间质性损害等。根据美国风湿病学会 1987 年提出的 RA 诊断标准 7 项中有 6 项符合，故 RA 诊断成立。由于 ESR 明显增快及 CRP 升高，关节肿胀存在，提示病情处于活动期。

2. 慢性病贫血 患者红细胞计数 3.1×10^{12}/L，血红蛋白 90g/L，白细胞及血小板均正常。虽未做骨髓涂片，亦可除外缺铁性贫血、巨幼细胞贫血、溶血性贫血及再生障碍性贫血。贫血与 RA 患者的免疫系统被刺激后引起炎性细胞因子增多，包括 TNF、IL-1 及 IL-6 等，从而抑制红系造血相关。部分患者还与慢性消耗及体内蛋白质和铁代谢障碍等有关。

（三）鉴别诊断

1. 风湿热 本例患者在感冒后出现关节疼痛，发作时关节有红肿与功能障碍，有皮下小结节，应用青霉素和非甾体抗炎药治疗有效等，与风湿热相似。但风湿热多见于青少年，其特点是大关节游走性疼痛，少数有小关节疼痛，无晨僵现象，发作时 ASO 升高，RF 阴性。虽可反复发作，但关节无畸形。

2. 其他结缔组织病 包括部分 SLE、硬皮病、混合性结缔组织病等，均可以对称性手指关节疼痛起病，可以有 ANA 阳性、RF 阳性、ESR 明显增快及 CRP 升高、贫血等，与本例有诸多相似之处。但 SLE 以青年女性多见，累及关节数相对较 RA 少，关节疼痛通常较 RA 轻，关节外累及较多，如皮肤损害、肾损害、全血细胞减少等。血清抗 ds-DNA 抗体及抗 Sm 抗体阳性则有助于 SLE 诊断。硬皮病好发于 20～50 岁妇女，但常有典型的雷诺现象、手指硬肿、吞咽困难、面具脸等特殊表现，血清抗 Scl-70 抗体阳性，有助于硬皮病诊断。混合性结缔组织病以高滴度抗 RNP 抗体阳性为诊断要点。

3. 骨关节炎 多见于中老年人，以膝关节、髋关节等大关节为主，表现为病变关节疼痛、肿胀、渗出性滑膜炎等，亦可累及指间关节，伴晨僵及指关节黏着感，部分患者有关节畸形、半脱位等，与 RA 相似。但骨关节炎多累及远端指间关节及负重大关节，表现为钝痛、活动后加重，休息后可以缓解。晨僵通常不超过 15 分钟。关节 X 线摄片可见关节边缘骨赘形成，患者 ESR 不增快、CRP 不增高，RF 及其他自身抗体均阴性。

（四）不典型表现与易误诊原因

1. RF 阳性的关节炎性病变 SLE、硬皮病等多种结缔组织病甚至传染性单核细胞增多症、病毒性肝炎、结核病等均可出现 RF 阳性，且这些疾病亦有关节疼痛症状，临床经验欠丰富的年轻医生易将其误诊为 RA。因此，应根据发病年龄、起病缓急、受累关节局部表现、全身症状及实验室检查等综合判断。

2. RF 阴性的 RA 30%～40%的 RA 患者的血清 RF 阴性，如果这类患者临床表现不典型，早期还没出现关节 X 线改变，易被误诊为风湿热或其他性质关节炎。但只要符合慢性（＞6 周）、对称性、周围性多个关节（尤其是近端指间关节、掌指关节、腕关节）疼痛肿胀＞6 周，伴每日晨僵超过 1 小时，即使 RF 阴性，关节 X 线征阴性，无皮下结节，无内脏损害，仍可诊断为 RA。如病程尚属早期，延长观察时间，进一步追查抗 CCP 抗体。

3. 以大关节或单关节疼痛起病者 少数 RA 以单个大关节肿痛起病，若以膝关节疼痛起病，则易误诊为骨关节炎，如以肩关节起病伴活动障碍，则易误诊为肩关节周围炎。检查 ESR、CRP 及 RF 等有助于鉴别。若一时难以做出诊断，则可继续观察，随着病情进展，RA 最终会出现对称性指间关节或掌指关节肿痛伴功能障碍。

4. 以多关节肿痛急性起病者 少数 RA 起病较急剧，可在数日内出现多个关节炎症状，常伴有低热，易误诊为风湿热、SLE 等疾病。然而前者常为大关节游走性疼痛，RF 阴性，ASO 升高。后者常有典型的皮肤、肾脏损害和多种自身抗体出现。

三、治　疗

RA 的治疗原则：①早期治疗，即早期应用慢作用抗风湿药[或称缓解病情抗风湿药（DMARD）]；②联合用药，对重症患者应联合应用两种以上慢作用抗风湿药，以使病情完全缓解；③治疗方案个体化，应根据患者的病情特点、对药物的作用及不良反应等选择个体化治疗方案；④功能锻炼，在治疗的同时，应强调关节的功能活动。

（一）一般治疗

关节肿痛明显者应强调休息及关节制动，而在关节肿痛缓解后应注意关节的功能锻炼。理疗及外用药对缓解关节症状有一定的作用。

（二）药物治疗

药物治疗主要包括非甾体抗炎药、缓解病情抗风湿药、糖皮质激素、生物制剂及植物药等。

1. 非甾体抗炎药（NSAID） 又称一线抗风湿药，是 RA 治疗中的常用药物。此类药物主要通过抑制炎症介质释放和由此引起的炎症反应过程而发挥作用，能缓解症状，但不能阻止疾病进展。因此，应用非甾体抗炎药的同时，应加用缓解病情的抗风湿药。非甾体抗炎药的治疗作用及耐受性因人而异，至少应服用 1～2 周后才能判断其疗效。效果不佳者可换用另一种非甾体抗炎药，但应避免同时口服两种以上的非甾体抗炎药。

2. 缓解病情抗风湿药及免疫抑制剂　一般起效较慢，对疼痛的缓解作用较差。但是，可缓解或阻止关节的侵蚀及破坏，目前常用的药物有柳氮磺吡啶、甲氨蝶呤、羟氯喹、来氟米特、青霉胺、金制剂、环孢素 A 等。

3. 糖皮质激素　一般不作为治疗 RA 的首选药物，但在下述情况可选用：①类风湿血管炎，包括多发性神经炎、Felty 综合征、类风湿肺及浆膜炎等；②过渡治疗，重症类风湿关节炎患者可用小剂量激素缓解病情；③经正规缓解病情抗风湿药治疗无效的患者；④局部应用，如关节腔内注射可有效缓解关节的炎症。一般用量在 5～15mg/d，病情缓解后将激素减量至 ≤7.5mg/d，甚至低于 2.5mg/d。

4. 免疫及生物治疗　①针对细胞因子等的靶分子免疫治疗，如 TNF-α 抑制剂、IL-1 受体拮抗剂等；②以去除血浆中异常免疫球蛋白及免疫细胞为主要目的的免疫净化疗法，如血浆置换、免疫吸附、去淋巴细胞治疗等。这些方法针对性地干扰 RA 发病及病情进展的主要环节，可能有较好的缓解病情作用。

5. 植物药　目前已有多种用于 RA 的植物药制剂，如白芍总苷、雷公藤及正清风痛宁等。部分药物对缓解关节肿痛、晨僵均有较好作用，但长期缓解病变的作用尚待进一步研究。雷公藤能明显抑制性腺功能，故育龄期患者不宜使用。正清风痛宁有过敏性皮疹、骨髓抑制等不良反应，需要定期随访。

6. 外科治疗　对于经正规内科治疗无效及严重关节功能障碍的患者，可以采取肌腱修补术、滑膜切除及关节置换术等外科手段治疗。近年来，国内外学者一致认为早诊断、早治疗是 RA 治疗的关键所在，治疗方案推荐 2～3 种缓解病情抗风湿药早期联合应用，而甲氨蝶呤是最常使用的缓解病情抗风湿药。

（蔡则骥　姜林娣）

第二节　系统性红斑狼疮

一、临　床　资　料

患者，女性，32 岁。2 年前感到左腕关节及右膝关节疼痛，随后又感到右手掌指关节疼痛，无发热。当地医院检查 ESR 40mm/h，ASO 160IU/ml，RF 56IU/ml，CRP 24mg/L，拟诊类风湿关节炎，给予布洛芬口服，2 周后疼痛明显减轻。其后每有关节疼痛均自服布洛芬缓解。1 年前晨起眼睑水肿，尿液泡沫增多，无尿路刺激征，再次到医院诊治，BP 140/90mmHg，尿常规蛋白（++），红细胞 3～5/HP，白细胞 2～4/HP，肾功能正常，诊断为慢性肾小球肾炎。给予保肾康、金水宝、六味地黄丸等治疗，并服用小剂量利尿剂，病情保持稳定。10 日前因下肢皮肤出现散在瘀点与乌青块，继之月经来潮，量较前明显增多，有血块，再次到医院就诊。血常规：血红蛋白 95g/L，红细胞计数 $3.05×10^{12}$/L，白细胞计数 $4.9×10^9$/L，血小板 $32×10^9$/L，拟诊特发性血小板减少性紫癜（ITP），继发贫血。给予口服泼尼松 45mg/d，丙酸睾酮 100mg，肌内注射，每日 1 次，3 日后月经量明显减少。随后行骨髓穿刺涂片显示有核细胞明显增生，红系增生显著，粒红比例为 1.2：1，粒红两系细胞形态无异常。全片找到巨核细胞 254 个，分类 50 个，其中产板巨核细胞 6 个，颗粒巨核细胞 36 个，幼巨核细胞 8 个，片中血小板散在、少见，偶见巨大血小板，符合 ITP 诊断。为进一步治疗收入病房。

入院体格检查：T 37.6℃，巩膜可疑黄染，指端与甲周有散在点片状红斑，下肢皮肤可见散在性陈旧瘀斑。浅表淋巴结不肿大，心肺未见异常，肝肋下未触及，脾侧卧肋下 1cm，质软，无压痛。

辅助检查：血常规显示血红蛋白 89g/L，白细胞计数 5.2×10^9/L，血小板 35×10^9/L，网织红细胞 5.1%。尿常规显示蛋白（＋＋），红细胞 15～20/HP，白细胞 2～4/HP。肝功能检查：TBil 34μmol/L、DBil 6μmol/L、A 40g/L、G 39g/L、ALT 80U/L、AST 46U/L。肾功能检查 BUN 7.0mmol/L，Cr 190μmol/L，BUA 320μmol/L。免疫学检查：抗心磷脂抗体 120U，Coombs 试验直接反应（＋）、间接反应（－）。RF 50IU/ml，CRP 20mg/L，IgG 23.5g/L，IgA 5.9g/L，IgM 0.5g/L，ANA 颗粒型（＋＋＋），抗 RNP 抗体（－），抗 ds-DNA 抗体 256 IU/ml，抗 Sm 抗体（＋），抗 SS-A 抗体（＋＋），抗 SS-B 抗体（－），抗 Scl-70 抗体（－），AMA（－），乙型肝炎病毒血清标志物 HbsAb（＋），其余均（－）。AFP 20ng/ml。指间关节、腕关节和膝关节 X 线摄片未见异常，胸部 X 线片双肺未见明显异常。心电图正常。

二、临 床 分 析

（一）临床特点

（1）患者为年轻女性，2 年前出现不对称的多关节疼痛，间歇性发作，关节 X 线片正常，服用非甾体抗炎药可缓解。

（2）1 年前出现眼睑水肿，尿液泡沫增多，尿常规检查蛋白（＋＋），伴镜下血尿，1 年后血肌酐轻度升高。

（3）本次入院前出现下肢皮肤瘀点、瘀斑，月经量增多，血液检查显示血小板明显减少及轻度贫血。骨髓涂片显示红系及巨核系显著增生，伴巨核细胞成熟障碍。

（4）入院体格检查患者有低热、巩膜轻度黄染、脾轻度增大。

（5）常规实验室检查：血常规显示轻度贫血，血小板明显减少，网织红细胞升高，尿常规显示蛋白尿及镜下血尿。肝功能检查显示总胆红素升高，其中主要为间接胆红素升高，球蛋白升高伴轻度肝细胞损伤。肾功能检查轻度肌酐升高。

（6）免疫检查发现较多自身抗体阳性，如抗心磷脂抗体、抗红细胞抗体、抗核抗体、抗 ds-DNA 抗体、抗 SM 抗体和抗 SS-A 抗体等。

（二）临床诊断

1. 系统性红斑狼疮（SLE） 由于关节痛、肾损害及血液学检查异常相继发生于 2 年多时间的不同时间段，因此每次就诊被分别诊断为 RA、慢性肾炎和 ITP。如果将这三种疾病一起思考，表明是多系统损害，发生于年轻女性，应该考虑为 SLE，从而进行自身抗体检测。按系统性红斑狼疮国际协作组（SLICC）对美国风湿病学会 SLE 修订分类诊断标准（2009 年）：①非侵蚀性关节炎；②肾脏病变；③血液系统异常；④免疫学异常（抗 ds-DNA 抗体及抗 Sm 抗体阳性）；⑤抗核抗体阳性。患者有 4 条以上符合可确诊为 SLE。本例患者其他表现亦支持 SLE，如低热、高球蛋白血症、转氨酶升高（见于 40%患者）、RF 阳性（见于 30%患者）、Coombs 试验阳性（见于 10%患者）、抗 SS-A 抗体阳性（见于 30%～40%的患者）。

2. Evans 综合征　患者有自身免疫性溶血性贫血和 ITP，符合 Evans 综合征诊断。但它不是独立疾病，而是 SLE 的伴发症。

（三）鉴别诊断

1. 原发性肾小球疾病　75%的 SLE 患者表现为蛋白尿和（或）血尿，部分患者可有水肿与高血压。早期 SLE 患者当仅表现为尿检异常而缺乏多系统损害时，易误诊为急性肾炎、慢性肾炎、隐匿性肾炎或肾病综合征等原发性肾小球疾病。故在年轻女性应警惕 SLE 可能，需常规做 SLE 相关的自身抗体检测。

2. ITP　部分 SLE 患者可以血小板减少伴出血倾向起病，加上 ITP 亦常见于年轻女性，糖皮质激素治疗亦有显著疗效，易误诊为急性、慢性 ITP。但在以后随访中出现多系统损害，通过自身抗体及器官功能检测最后确诊为 SLE。因此，对拟诊 ITP 的年轻女性应常规检测 SLE 相关自身抗体，以免误诊。虽然两者对糖皮质激素治疗都有明显效果，但其疗程、预后及其他治疗手段则明显不同。

3. 重叠综合征　有些 SLE 患者在起病时或病程中出现其他结缔组织病甚至某些自身免疫性疾病的临床表现，如显著指间关节畸形、类风湿结节、皮肤纤维化、进行性自发性四肢近端肌无力、肌痛和肌萎缩、口和眼干燥等，此时应进行相关自身抗体检查，以确定有无重叠性结缔组织病。

4. 混合性结缔组织病　患者具有 SLE 部分临床与实验室检查表现，但肾损害及中枢神经系统损害少见或轻微，抗 ds-DNA 抗体及抗 Sm 抗体阴性。同时有显著的雷诺现象，食管蠕动功能异常，手和面部肿胀，皮肤增厚，弹性差但不变硬，臂、颈及躯干不受累及，肌炎一般不严重，实验室检查有高滴度抗 ENA 抗体和高效价抗 nRNP 抗体。即临床上兼有 SLE、皮肌炎和硬皮病的混杂症状，却难以确定为其中的哪一种疾病，若有高效价抗 nRNP 抗体，一般可做出混合性结缔组织病的诊断。

（四）不典型表现与易误诊原因

1. 不全性 SLE　正如本例描述的一样，部分 SLE 患者起病时仅表现某一器官系统损害，而误诊为类风湿关节炎、慢性肾炎、ITP、AIHA、再生障碍性贫血等。因此，对某一器官系统损害的年轻女性应进行多系统检查和 SLE 相关的自身抗体检测，可避免或减少对 SLE 的误诊。

2. 以高热起病的 SLE　90%以上的 SLE 患者起病时有发热，其中少数以高热起病。高热伴肝脾大和（或）淋巴结肿大，易误诊为恶性淋巴瘤；高热伴白细胞计数升高易误诊为细菌感染、败血症；高热伴白细胞减少易误诊为白细胞减少、伤寒或副伤寒；高热伴全血细胞减少易误诊为急性再生障碍性贫血或噬血细胞综合征等。观察过程中出现皮肤损害或肾损害有助于 SLE 诊断。不明原因的不同程度发热持续 2 周以上的年轻女性均应检测 SLE 相关的自身抗体。

3. 药物性狼疮　有些患者因长期或大剂量服用肼屈嗪、氯丙嗪、苯妥英、异烟肼等，而出现发热、肌肉关节疼痛、不典型皮肤损害，实验室检查有白细胞减少，ANA（＋），抗 ss-DNA 抗体（＋）、抗组蛋白抗体（＋）等，而误诊为 SLE。如能仔细询问服药史，临床上无肾脏及神经系统损害，实验室检查抗 ds-DNA 抗体及抗 Sm 抗体（－），血中补体水平正常等则可诊断为药物性狼疮。

三、治　疗

（一）一般治疗

1. 患者宣教　正确认识疾病，消除恐惧心理，明白规律用药的意义，强调长期随访的必要性。避免过多的紫外线暴露，使用防紫外线用品，避免过度疲劳，自我认识疾病活动的征象，配合治疗，遵从医嘱，定期随访。

2. 对症治疗和去除各种影响疾病预后的因素　如注意控制高血压，防治各种感染等。

（二）药物治疗

SLE 目前尚无根治办法，但恰当的治疗可以使大多数患者达到病情完全缓解。强调早期诊断和早期治疗，以避免和延缓不可逆的组织器官病理损害。SLE 是一种高度异质性的疾病，临床医生应根据病情的轻重掌握治疗获益与风险之比，制定具体的治疗方案。

1. 轻型 SLE 的药物治疗　轻型 SLE 虽有狼疮活动，但症状轻微，仅表现为光过敏、皮疹、关节炎或轻度浆膜炎，而无明显内脏损害。药物治疗如下。

（1）非甾体抗炎药（NSAID）：可用于控制关节炎，应注意消化性溃疡、出血、肝肾受损等方面的不良反应。

（2）抗疟药可控制皮疹、减轻光敏感，常用氯喹或羟氯喹。不良反应主要是眼底病变，用药超过 6 个月者，应至少每年检查 1 次眼底；有心脏病史者特别是心动过缓或传导阻滞者禁用抗疟药。

（3）可短期局部应用激素治疗皮疹，但面部应尽量避免使用强效激素类外用药，一旦使用，不应超过 1 周。

（4）可加用小剂量激素。

（5）权衡利弊，必要时考虑使用硫唑嘌呤、甲氨蝶呤或环磷酰胺等免疫抑制剂。应注意轻型 SLE 可因过敏、感染、妊娠生育、环境变化等因素而加重甚至进入狼疮危象。

2. 重型 SLE 的治疗　主要分 2 个阶段，即诱导缓解和维持治疗。

诱导缓解的目的为迅速控制病情，阻止或逆转内脏损害，力求疾病完全缓解，但应注意过分免疫抑制诱发的并发症，尤其是感染、性腺抑制等。目前，多数患者的诱导缓解期超过半年至 1 年，不可急于求成。

（1）糖皮质激素：具有强大的抗炎作用和免疫抑制作用，是治疗 SLE 的基础药。由于病情不同，患者对激素的敏感性有差异，临床用药要个体化。在治疗过程中应同时或适时加用免疫抑制剂，以便更快地诱导病情缓解和巩固疗效，并可避免长期使用较大剂量激素导致的严重不良反应。

（2）免疫抑制剂：包括环磷酰胺、硫唑嘌呤、甲氨蝶呤、环孢素、霉酚酸酯等，应根据病情酌情选用，必要时可联合使用，但应注意不良反应，如骨髓抑制、肝肾功能损害等。SLE 达到诱导缓解后，应继续巩固治疗，目的在于用最少的药物防止疾病复发，部分患者需终身治疗。必须强调对患者的长期随访，这是治疗成功的关键。

3. 狼疮危象的治疗 目的在于挽救生命、保护受累器官、防止后遗症。通常需要大剂量甲泼尼龙冲击治疗，针对受累器官对症、支持治疗，以帮助患者渡过危象。后继的治疗可按照重型 SLE 的原则。

4. 妊娠生育 大多数 SLE 患者在疾病控制后可以安全妊娠生育。一般来说，无重要器官损害、病情稳定 1 年及以上、细胞毒免疫抑制剂停药半年、激素小剂量维持时，可考虑妊娠生育。非缓解期 SLE 患者妊娠生育，存在流产、早产、死胎和诱发母体 SLE 病情恶化的危险，因此不推荐在病情不稳定的情况下妊娠。

（蔡则骥　姜林娣）

第十三章 感染性疾病

第一节 肺真菌感染

一、临 床 资 料

患者，男性，49岁，咳嗽、咳痰1月余。患者1月余前无诱因出现咳嗽，阵发性，伴咳少量灰色痰，无发热、咯血、盗汗、消瘦等不适。当地医院检查：白细胞计数 5.81×10^9/L，中性粒细胞占比 0.553；CRP 3mg/L，ESR 4mm/h，PCT 0.048ng/ml；胸部CT：右下肺结节。先后给予头孢克肟、哌拉西林舒巴坦联合氟喹诺酮类抗菌药物治疗3周，症状无好转，复查胸部CT显示右下肺结节较前稍增大。

否认高血压、糖尿病等慢性病史；哥哥因结肠恶性肿瘤去世。无吸烟、饮酒史。

体格检查：T 36.4℃，P 96次/分，R 12次/分，BP 117/82mmHg。神志清楚，精神可，心律齐，各瓣膜区未闻及病理性杂音，双肺呼吸音清，未闻及明显干湿啰音，腹软，无压痛、反跳痛；神经系统查体阴性。

辅助检查：血常规、粪便常规及粪便隐血试验正常，外周血炎症标志物不高；血隐球菌乳胶凝集试验阳性（1：320），T-SPOT阴性；肿瘤标志物、自身抗体水平正常。心电图、心脏超声均正常。胸部CT显示右下肺类圆形实性结节，长径约2.1cm，伴血管穿行。CT引导下右下肺病灶穿刺病理：肉芽肿性病变，其间见可疑孢子样结构，特殊染色查见阳性菌（六胺银染色阳性），符合真菌感染，倾向隐球菌感染。肺组织宏基因二代测序（mNGS）检出新生隐球菌核酸序列数220条。肺组织真菌培养：新生隐球菌。

二、临 床 分 析

（一）临床特点

（1）男性，49岁，亚急性病程，以咳嗽、咳痰为主要临床表现，无发热等毒血症状。

（2）血白细胞、炎症指标（ESR、CRP、PCT）在正常范围，血隐球菌乳胶凝集试验阳性（1：320）。

（3）胸部CT显示右下肺类圆形实性结节，抗菌药物治疗3周效果不佳，病灶稍增大。

（4）肺组织穿刺活检病理为肉芽肿性病变，其间见孢子样结构，六胺银染色阳性。肺组织mNGS检出新生隐球菌核酸序列220条；肺组织培养新生隐球菌阳性。

（二）临床诊断

临床诊断肺新生隐球菌病。

（三）鉴别诊断

1. 原发性肺癌　患者中年，亚急性起病，无发热，炎症标志物正常，胸部影像学提示孤立实性肺结节，直径＞2cm，虽然肿瘤标志物正常，原发性肺癌等肺恶性肿瘤不除外。但病灶短期内稍增大，且肺活检组织病理结果无肿瘤依据，为不支持点。但经皮肺穿刺活检取材有限，且患者有恶性肿瘤家族史，如后续抗真菌治疗效果不佳，仍需考虑再次活检。

2. 其他肺真菌病　如肺曲霉病、组织胞浆菌病、粗球孢子菌病等，可无明显毒性症状，也可表现为缓慢生长的孤立肺结节。本例患者无美洲等地旅游史，且结合目前实验室检查、组织病理学及微生物检查结果，组织胞浆菌病、球孢子菌病可能性很小。

3. 分枝杆菌肺病（结核分枝杆菌或非结核分枝杆菌）　患者一般情况良好，抗细菌治疗后病灶无好转，肺结核或非结核分枝杆菌肺病不除外，但 T-SPOT 阴性，且病灶非多发性、无卫星灶，结核分枝杆菌感染可能性小，可进一步行痰及肺组织涂片找抗酸杆菌、分枝杆菌培养、PCR 等检查以排除非结核分枝杆菌肺病。

4. 肺良性肿瘤　患者一般情况良好，无免疫抑制基础，抗细菌治疗后病灶稍有增大，较常见的错构瘤及较少见的纤维瘤、平滑肌瘤、肺细胞瘤等肺良性肿瘤不除外，但目前肺组织病理检查结果不支持。

（四）诊断思路分析

1. 慢性或亚急性孤立肺结节应仔细鉴别　孤立肺结节是指发生于肺部直径≤3cm的圆形或类圆形病灶，不伴肺不张、肺炎、卫星灶、胸腔积液、局部淋巴结肿大及肺内和（或）远处转移征象，分为恶性结节、良性结节、炎性结节。本例患者亚急性起病，无发热等中毒症状，胸部影像学表现为孤立肺结节，短期内稍增大，需考虑肺恶性肿瘤、感染性肉芽肿及肺良性肿瘤，早期进行组织病理学检查对明确诊断意义大。

2. 肺隐球菌病　是由酵母样真菌（新生隐球菌或格特隐球菌）引起的侵袭性真菌感染，免疫抑制患者发病率可高达5%，而在免疫功能正常人群罕见，发病率仅为（0.4～0.9）/10 万。患者多有鸽子或鸽粪接触史，亦有很多患者不能回忆相关接触史，如本例患者。对于肺部病变表现为实变、临床毒性症状不明显、炎症标志物正常或仅轻度升高，与肺内病变范围和严重程度不相匹配，尤其是病变进展较缓慢、常规抗感染治疗效果不佳时，临床医生在鉴别诊断时应考虑肺隐球菌病的可能性。

3. 肺隐球菌病的诊断方法　包括组织学检查、真菌培养、血清隐球菌抗原检测和影像学检查。

（1）培养与组织学检查：患者的痰液、支气管肺泡灌洗液或组织标本中观察到荚膜包被的酵母菌，则提示肺隐球菌感染。培养出隐球菌可确定诊断。有广泛播散和（或）全身症状的患者应进行血培养检查。

（2）隐球菌抗原检测：对于免疫抑制的新生隐球菌肺病患者及各种免疫状态的格特隐球菌肺病患者，血清隐球菌抗原检测通常呈阳性（HIV感染者抗原基本呈阳性，其他免疫抑制状态者阳性率为56%～70%）。然而对于免疫功能正常的新生隐球菌肺炎病例，血清隐球菌抗原检测敏感性较差。此外，血清隐球菌抗原检测可能出现假阳性情况，应注意鉴别。隐球菌抗原检测结果阴性并不能排除隐球菌病。指南不推荐将隐球菌荚膜抗原滴度作为评判疗效和疗程的参考依据。

（3）影像学检查：免疫功能正常的肺隐球菌病患者中，影像学特征多变，最常见的表现是单个或几个边界清晰的非钙化结节，位置常邻近胸膜；其他影像学表现包括肺叶浸润（大叶性肺炎）、肺门和纵隔淋巴结肿大及胸腔积液等。本例患者这种单发肺结节的表现并不多见，临床容易误诊、漏诊。免疫抑制的隐球菌肺病患者，肺影像学检查结果通常更为严重。

（4）腰椎穿刺术：免疫功能正常者极少出现播散性感染，故通常无须行常规腰椎穿刺来评估有无隐球菌脑膜脑炎。但以下患者应常规进行腰椎穿刺术：①免疫抑制患者，即使无神经系统症状及体征，也应积极行腰椎穿刺以排除中枢神经系统受累；②免疫功能正常且无中枢神经系统症状及体征，但血清隐球菌抗原滴度极高（≥1：512）者；③血清隐球菌抗原滴度低，但是有神经系统症状或基础疾病容易引起感染播散的患者。脑脊液标本可送检常规、生化、隐球菌荚膜抗原、墨汁染色、微生物培养甚至mNGS检查。

三、治 疗

1. 治疗目标 控制隐球菌肺炎的症状和体征，并尽量降低感染播散至中枢神经系统或其他部位的风险。

2. 肺隐球菌病的治疗需根据感染部位、程度和免疫状态等综合评估选择

（1）对于无肺外播散的轻中度肺隐球菌病患者，首选口服氟康唑[6mg/（kg·d）]，疗程6～12个月。如果没有条件使用氟康唑或有相关禁忌证，则可选择其他药物包括伊曲康唑、伏立康唑、泊沙康唑或艾沙康唑。对于氟康唑治疗效果不佳的肺隐球菌病，需考虑是否为氟康唑剂量依赖性菌株或耐药菌株，以及是否需要联合用药，同时建议尽量积极行痰、肺组织或支气管肺泡灌洗液标本真菌培养、药敏试验及血液氟康唑浓度监测，以指导临床精准选择抗菌药物和确定给药剂量。

（2）播散性隐球菌感染患者，如隐球菌脑膜脑炎患者，需长期进行抗真菌治疗，包括诱导、巩固和维持治疗阶段。诱导治疗阶段推荐采用两性霉素B[0.7～1.0mg/（kg·d）]联合氟胞嘧啶[100mg/（kg·d）]，至少持续2～4周，为减少毒性并发症并尽量降低治疗中断的风险，首选两性霉素B脂质制剂。诱导治疗后，推荐口服氟康唑400～800mg/d或6～12mg/（kg·d）巩固治疗约8周，随后应用氟康唑维持治疗（口服200～400mg/d）至少1年。其他措施包括控制颅内压、减少免疫抑制剂等。

（3）如果无症状患者在排除恶性肿瘤时经肺结节切除检查而偶然诊断出隐球菌感染，并且培养结果及隐球菌抗原滴度均为阴性，则无须抗真菌治疗。

3. 外科手术治疗 适用于经内科治疗无效的肺局部隐球菌感染者，或病灶侵犯周围组织结构的患者。很多患者因肺部影像学不典型，如本例以单发肺结节为表现，易因疑诊为肺癌而接受不必要的外科手术切除。本例患者通过直接经皮肺穿刺活检最终确诊，避免了更有创伤性的外科手术活检。

（李 娜 姚雨濛）

第二节 寄生虫感染

一、临 床 资 料

患者，男性，82岁，江西人。1个月前出现上腹部隐痛不适，无发热、寒战，无腹胀、腹泻，无反酸嗳气、恶心呕吐、食欲减退和消瘦等症状。当地医院检查：白细胞计数 $4.06×10^9/L$，中性粒细胞占比 0.733；ESR 9mm/h；粪便隐血试验弱阳性；胸部 CT：双肺慢性感染，左侧胸腔少量积液；腹盆腔增强 CT：前列腺增生伴钙化。给予头孢噻肟+左氧氟沙星抗感染治疗 2 周，腹痛无明显改善。复查粪便隐血试验阳性。胃镜检查：胃窦充血水肿，散在黏膜点片状糜烂；十二指肠球部见虫体（图 13-1）。

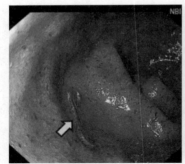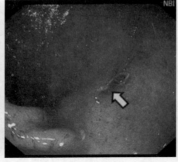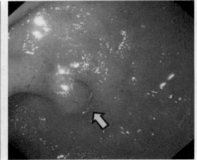

图 13-1 胃镜见钩虫虫体（箭头）

1 个月前被诊断为"心房颤动"，给予达比加群 110mg 每日 2 次口服治疗，仍有腹部隐痛。否认高血压、糖尿病、慢性肝病史。否认吸烟、饮酒、生食鱼肉及饮生水史。务农，经常赤足于田间劳作。

体格检查：T 36.7℃，P 78 次/分，R 20 次/分，BP 122/78mmHg，神志清楚，皮肤巩膜无黄染、无皮疹，全身浅表淋巴结未触及肿大。心律不齐，各瓣膜区未闻及病理性杂音；双肺呼吸音清，未闻及明显干湿啰音。腹平软，无压痛、反跳痛，未扪及包块，肝脾肋下未触及，移动性浊音阴性，双下肢无水肿。

辅助检查：血常规显示嗜酸性粒细胞占比 0.63；粪便隐血试验阳性；粪便常规显示原虫阿米巴、蛔虫卵、钩虫卵、鞭虫卵均未找到。炎症标志物：ESR 12mm/h，CRP＜0.3mg/L；IgE 1232IU/ml（升高）；肝炎标志物无异常；T-SPOT A/B 8/8；肿瘤标志物中胃泌素释放肽前体、细胞角蛋白 19 片段轻度升高。心电图：心房扑动呈 4∶1 房室传导，左心室肥大伴 ST-T 改变；心脏超声：室间隔基底段增厚，主动脉瓣钙化（左心室射血分数 67%）。中国疾病预防控制中心寄生虫研究所检查：血寄生虫抗体全套（囊虫、肺吸虫、华支睾吸虫、血吸虫、包虫、旋毛虫、曼氏裂头蚴、弓形体、广州管圆线虫、片形吸虫）均阴性。粪便找寄生虫（饱和盐水浮聚法）报告见钩虫卵，未找到寄生虫原虫、阿米巴包囊（图 13-2）。

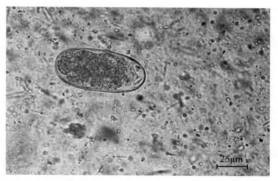

图 13-2　粪便找寄生虫（饱和盐水浮聚法）见钩虫卵

二、临 床 分 析

（一）临床特点

（1）男性，82 岁，务农，长期田间赤足劳作。慢性病程，以上腹部隐痛为主要临床表现，无发热、腹泻及消瘦。

（2）反复查粪便隐血试验阳性，血嗜酸性粒细胞水平正常，但外周血 IgE 明显升高，胃镜下十二指肠球部见线形虫体，粪便镜检见多枚钩虫卵。

（3）抗细菌治疗效果欠佳，近期诊断为"心房颤动"，抗凝治疗后腹痛亦无改善。

（二）临床诊断

临床诊断为钩虫病、心房颤动。

（三）鉴别诊断

1. 其他寄生虫感染　患者务农，长期赤足田间劳作，以腹痛起病，慢性病程，胃镜下十二指肠处发现虫体，伴 IgE 显著升高，首先考虑寄生虫感染可能。虫体形态为线形，应属线虫，寄生于人体肠道的线虫主要有钩虫、蛔虫、蛲虫等。肠道寄生虫中常见的溶组织内阿米巴呈包囊状，与此不符。

（1）蛔虫病：蛔虫是人体内最常见的寄生虫之一，寄生于小肠，其成虫呈圆柱形，似蚯蚓，雄虫长 20～35cm，雌虫长 15～31cm。蛔虫病多见于儿童，常因吞食含有感染期虫卵的食物患病，典型临床表现为右上腹钻顶样疼痛，可出现呕吐、腹痛、腹胀症状，呕出或排出蛔虫。患者否认生食史、饮生水史，且镜下所见虫体较短、较小，与蛔虫形态不符。

（2）蛲虫病：亦经口感染，成虫寄生于人体的回盲部，以盲肠、阑尾、结肠、直肠及回肠下段多见。蛲虫损伤肠道黏膜，造成黏膜炎症及出血，临床可表现为腹痛、脓肿形成及肛周瘙痒等。需采集肛周拭子观察有无虫卵，粪便中的虫卵检出率低，必要时可进一步行肠镜检查。

2. 腹腔结核　可表现为腹胀、腹痛、便血，也可表现为发热、腹水、肠梗阻等，部分合并肺结核，腹部 CT 可表现为肠壁水肿、肠系膜增厚、腹膜增厚等。患者 T-SPOT 轻度升高，但无发热、盗汗等结核中毒症状，ESR 及 CRP 等炎症指标不高，影像学检查亦无提示，活动性结核分枝杆菌感染证据不足。

3. 胃肠道恶性肿瘤　患者为老年男性，存在腹痛和消化道出血，肿瘤可能性大，虽胃镜下已见十二指肠虫体，但肿瘤标志物中胃泌素释放肽前体升高，仍不能排除合并消化道肿瘤的可能。患者外院行腹盆腔增强 CT 检查未见肿瘤病灶，必要时可完善肠镜、PET/CT 等检查以明确或排除诊断。

4. 其他可能引起腹痛及消化道出血的疾病　常见的有消化道溃疡、溃疡性结肠炎、克罗恩病等，少见的有过敏性紫癜、肠系膜血栓形成、出血性坏死性肠炎、Whipple 病、肠套叠、缺血性肠病等，可进一步行肠镜及病理活检明确诊断。

（四）诊断思路分析

1. 老年患者慢性腹痛需考虑的疾病

（1）胃肠道疾病：如食管炎、慢性胃炎、胃息肉、消化性溃疡、炎性肠病、肠结核、结直肠炎/息肉、慢性阑尾炎、不全肠梗阻、食管或胃肠道恶性肿瘤等。

（2）肝胆胰疾病：病毒性肝炎、肝硬化、肝癌、胆囊炎、胆囊结石、慢性胰腺炎、胰腺癌等。

（3）胃肠道及腹盆腔感染：细菌（尤其是结核分枝杆菌）、真菌、寄生虫（包括原虫病、蠕虫病）等感染。

（4）功能性胃肠病：如功能性消化不良、肠易激综合征等。

（5）心源性：如冠心病、心绞痛、心律失常等。

（6）其他：如泌尿系统炎症、结石或肿瘤或血液系统疾病、内分泌疾病、结缔组织病等。
结合患者的临床表现（长期赤足于田间劳作史、上腹痛 1 个月、多次粪便隐血试验阳性）、实验室检查（IgE 明显升高、炎症指标正常、肝炎标志物阴性等）、胸腹部影像学检查及胃镜见线形虫体、粪便找到钩虫卵，考虑寄生虫（钩虫）感染诊断明确。

2. 钩虫感染途径　钩虫是常见肠道寄生虫，体长约 1cm，半透明，肉红色，虫体前端较细，顶端有一发达口囊。人体皮肤直接接触被钩虫卵污染的泥土可感染。此外，钩虫卵在泥土中孵化成丝状蚴，幼虫可经皮肤至皮下血管及淋巴管移行至肺泡，经支气管上行至口咽，吞咽后进入消化道，于小肠内发育为成虫，钩虫感染 6～8 周后可能在粪便中发现钩虫卵。本例患者为农民，长期赤足田间劳作，属于感染钩虫病的高危人群，病程亦符合。

3. 钩虫感染的临床表现　粪便中有钩虫卵而无明显症状者称"钩虫感染"，粪便中有钩虫卵又有慢性临床症状者称"钩虫病"。

（1）幼虫致病作用：①钩蚴性皮炎。幼虫侵入人体皮肤可引起钩蚴性皮炎，局部皮肤可出现小的出血点、红色丘疹和小疱疹，多见于与泥土接触的足趾、手指间皮肤或手足背部，数日内可消失。②呼吸道症状。多于感染后 3～5 日出现，钩蚴移行至肺，穿破微血管进入肺泡时，可引起局部出血及炎性病变。患者可出现咳嗽，咳痰，痰中带血，并常伴有畏寒、发热等全身症状。重者可表现为持续性干咳和哮喘。

（2）成虫致病作用：①消化道症状。大多于感染后 1～2 个月逐渐出现，初期主要表现为上腹部不适及隐痛，继而可出现恶心、呕吐、腹泻和便秘等症状，食欲多明显增加，但体重逐渐减轻。严重者可出现急性消化道出血，可能被误诊为消化道溃疡、急性和慢性肠炎等。②贫血。钩虫成虫以口囊吸附于小肠黏膜绒毛，以摄取黏膜上皮及血液为食。成虫经常更换吸附部位，并分泌抗凝血物质，故被钩虫吸附的黏膜不断渗血，引起慢性失血，铁和蛋白质不断损耗而导致贫血。③嗜异性，可能与体内铁损耗有关。

4. 钩虫感染的确诊方法

（1）寄生虫感染常伴随外周血嗜酸性粒细胞升高，钩虫感染时嗜酸性粒细胞通常仅轻度升高，且在病程的各个阶段均有变化。对于怀疑钩虫感染的患者，除嗜酸性粒细胞外，还应完善 IgE 检查。本例患者入院检查显示 IgE 显著升高，后续给予阿苯达唑抗寄生虫治疗后，IgE 大幅下降，可见 IgE 在寄生虫感染的诊断中有一定的提示作用，同时在评价患者对抗感染治疗反应性方面也有一定的价值。此外，患者可能有不同程度的贫血，尤其是长期慢性感染者，多为小细胞低色素性贫血。粪便隐血试验可呈阳性。

（2）目前尚无可靠的血清学检测可以用于诊断钩虫病，临床医生可利用消化道内镜检查协助诊断，本例患者便是通过胃镜检查发现了寄生于十二指肠的成虫。由于钩虫大多寄生于小肠，十二指肠水平部以下难以经胃镜观察，通常需行双球囊小肠镜或胶囊内镜检查。

（3）粪便标本找虫卵是临床上确诊钩虫病最简单和经济的方法，然而由于防病意识提高和卫生条件改善，我国寄生虫病例已经显著减少，医院检验科的年轻技术人员对寄生虫形态学检验能力明显不足，包括肠道线虫病（钩虫和蛔虫病等）的粪找虫卵检验，导致临床上对寄生虫感染的误诊、漏诊率甚高。本例患者最初多次粪便检查均未查到虫卵，后采用饱和盐水浮聚法，镜下检出多枚钩虫卵。饱和盐水浮聚法是诊断钩虫感染的最常用方法，检出率较直接涂片法高 5～6 倍。反复检查可提高阳性率。

三、治疗及预防

（一）治疗

1. 一般治疗 长期慢性感染者因铁和蛋白质不断损耗而出现贫血和低蛋白血症是本病的主要表现，故给予足量的铁剂、补充高蛋白饮食对改善贫血与消除症状甚为重要。驱虫治疗后建议补充铁剂，严重者可考虑输血。

2. 驱虫治疗 阿苯达唑是钩虫感染的首选药物，副作用较小。一项系统综述纳入了 55 项随机对照研究结果，统计显示阿苯达唑对钩虫感染的治愈率达 79.5%。最近一项随机对照研究比较了阿苯达唑单剂（400mg）与三倍剂量（400mg 连服 3 日），发现增加剂量和疗程能进一步提高对钩虫感染的治愈率。本例患者给予 400mg 每日 2 次，服用 4 日，取得了良好的疗效。

3. 预防性治疗 流行地区的高危人群需预防性治疗。

（二）预防

（1）不要在钩虫常见和可能有粪便污染土壤的区域赤脚行走，避免皮肤与污染土壤接触，避免摄入此类土壤。

（2）不在户外排便或使用人类粪便作为肥料，加强污水处理系统的管理。

（李　娜　李　冰）

第三节　细菌性肝脓肿

一、临 床 资 料

患者，男性，77 岁，退休人员，因"食欲减退 1 周余，发热，发现肝占位数日"就诊。患者 1 周余前无明显诱因出现食欲减退，伴腹胀，无发热、呕吐、腹痛、腹泻等不适。至当地卫生中心查白细胞计数 $18.8×10^9/L$，当时给予抗感染治疗。7 月 28 日至笔者所在医院急诊就诊，查白细胞计数 $17×10^9/L$，中性粒细胞占比 0.868，血红蛋白 121g/L，ALT 187U/L，AST 172U/L。腹部 CT：肝右叶占位（62mm×53mm），脂肪肝，肝脾包膜下钙化。胸部 CT：左肺微小结节，年度随访；双肺少许慢性炎症伴节段性不张；冠状动脉病变。急诊给予抗感染、保肝对症治疗。7 月 29 日患者出现发热，体温最高 39℃。7 月 31 日超声：考虑肝右叶实性占位，肿瘤不除外，建议超声造影；脂肪肝。患者诉有轻微咳嗽伴白色黏液痰，给予保肝、护胃、抗感染治疗后，患者体温平稳，仍诉食欲减退、腹胀，为进一步诊治收入院。

既往史：有高血压、糖尿病病史数十年，药物控制；有冠心病史，2012 年于笔者所在医院行冠状动脉支架置入术，目前口服硫酸氢氯吡格雷（泰嘉）75mg，每日 1 次；7 岁时曾感染血吸虫，自诉治愈。否认结核、乙型肝炎等传染病病史。

体格检查：T 36.7℃，P 81 次/分，R 18 次/分，BP 117/66mmHg，神志清楚，精神尚可，营养中等，全身皮肤无黄染，无肝掌、蜘蛛痣。全身浅表淋巴结无肿大，双肺听诊呼吸音清，心界不大，心率 81 次/分，心律齐。腹平软，无压痛或反跳痛，肝脾肋下未触及，肝区无叩击痛，双下肢轻度水肿。

入院后辅助检查：白细胞计数 $14.69×10^9/L$，中性粒细胞占比 0.848，CRP 154.6mg/L，PCT 1.29ng/ml，Alb 26g/L，cTNT 0.015ng/ml，NT-proBNP 1085.0pg/ml，糖类抗原 19-9 57.4IU/ml，异常凝血酶原 105mAU/ml；肝肾功能、出凝血功能、自身抗体、乙型肝炎两对半及甲型肝炎、丙型肝炎、戊型肝炎病毒抗体和肿瘤标志物（包括 AFP、CEA、NSE、CYFRA19、SCC）均未见异常。心电图正常。腹部、盆腔平扫+增强 CT 显示肝右叶脓肿较恶性肿瘤可能性大，侵犯肝右静脉及门静脉右支，必要时活检，脂肪肝。

二、临 床 分 析

（一）临床特点

（1）患者为老年男性，临床表现为急性起病，以食欲减退、腹胀为主要临床表现，病程中出现高热，抗感染、保肝、护胃治疗后发热缓解，但食欲减退、腹胀未缓解。

（2）体格检查：生命体征平稳，腹部查体未见异常，双下肢轻度水肿，其余查体无特殊。

（3）辅助检查：炎症指标升高（白细胞计数 14.69×10⁹/L，中性粒细胞占比 0.848，CRP 154.6mg/L，PCT 1.29ng/ml），肿瘤标志物异常（糖类抗原 19-9 57.4IU/ml，异常凝血酶原 105mAU/ml），肝功能轻度受损，保肝治疗后已好转，腹部 CT、超声检查显示肝右叶占位。

（4）既往史：有糖尿病病史，可疑血吸虫感染史，肝炎病史不详；高血压史；冠状动脉支架置入术史，目前口服硫酸氢氯吡格雷 75mg，每日 1 次。

（二）目前诊断

主要诊断：肝占位性病变。

次要诊断：2 型糖尿病，冠心病，冠状动脉支架置入后状态，血吸虫病，高血压，脂肪肝。

（三）诊疗思路

早期肝脓肿与肝癌鉴别较为困难，常易误诊，延误病情，因此需结合患者病史、症状、体征、炎症指标变化、彩超/CT 等影像表现、抗感染治疗效果等综合分析，以制定下一步治疗方案（表 13-1）。

表 13-1　肝脓肿与肝恶性肿瘤鉴别要点

	肝脓肿	肝恶性肿瘤
症状	起病急，寒战、高热等全身中毒症状明显，可有肝区疼痛	起病隐匿，表现为腹胀、肝区疼痛、食欲减退、腹水等，可有低热
体征	肝区可有叩击痛，局部皮肤可出现红肿、皮温升高	肝大、黄疸、腹水等
肿瘤标志物	多正常	多可见异常
炎症指标（WBC、N%、PCT、CRP 等）	明显升高，血细菌培养阳性	多正常，血培养阴性
影像学检查	增强扫描脓肿壁呈环状强化，而脓液不强化，部分病灶有气体或液平	肝细胞癌强化呈"快进快出"，或转移性肝癌呈"靶征"或"牛眼征"
既往病史	糖尿病、胆道疾病等病史	乙型肝炎、酒精型肝炎等慢性肝病史
治疗反应	抗感染治疗有效	抗感染治疗无效
预后	一般预后良好	预后较差

本例患者既往无慢性肝病史，有糖尿病病史，病程 1 周余，有高热、食欲减退，炎症指标明显升高，抗感染治疗后发热、血白细胞均较前好转，提示抗感染治疗有效，结合患者 CT 表现，6 日后 CT 可见病灶明显增大并伴有坏死液化、局部有分隔，肝脓肿诊断明确。但本例患者异常凝血酶原、CA19-9 偏高，是否合并肿瘤仍存疑。

本例患者两次 CT 表现见图 13-3 和图 13-4。

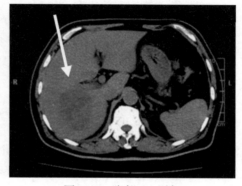

图 13-3　腹部 CT 平扫

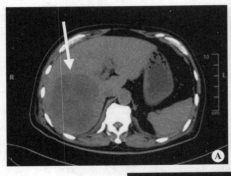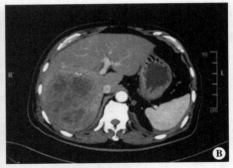

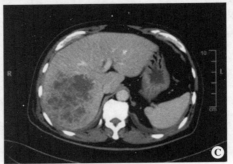

图 13-4　腹部 CT 不同期的表现

A. 平扫期；B. 增强期；C. 门静脉期

三、治　疗

多数肝脓肿患者经非手术治疗即可痊愈，对于急性期肝局限性炎症，脓肿尚未形成或多发性小脓肿，应积极治疗原发病灶，经验性选用广谱抗生素，根据药敏试验结果调整治疗药物，建议抗生素治疗至少持续 4～6 周，并给予充分营养支持，维持水电解质平衡。单个较大脓肿可行 B 超引导下经皮肝穿刺引流，必要时进行置管持续引流。若脓肿有破溃可能或已穿破胸腔或腹腔，需行手术治疗。

本例患者入院后给予美罗培南抗感染治疗，同时由于既往有糖尿病病史，因此给予胰岛素充分控制血糖；由于既往有冠心病支架置入史，暂停硫酸氢氯吡格雷，给予低分子肝素抗凝，为脓肿穿刺引流做准备，穿刺当日停用低分子肝素；本例患者消耗症状明显，食欲减退、乏力，白蛋白明显降低，给予加强营养支持、补充白蛋白、护胃、保肝、化痰治疗。

行超声引导下肝脓肿置管引流，共引流约 100ml 黄白色脓液。脓液常规：红细胞约10/HP；白细胞满视野；脓液培养：肺炎克雷伯菌肺炎亚种阳性，药敏试验提示除氨苄西林外抗生素均敏感。

同时部分脓液进行脱落细胞检查：未见明确的恶性肿瘤细胞。

治疗结果：治疗后患者乏力、咳嗽、食欲减退、腹胀不适等症状明显好转，复查白细胞、中性粒细胞占比、降钙素原降至正常范围，高敏感 C 反应蛋白为 43.3mg/L。为与肝恶性肿瘤进一步鉴别，同时复查病灶变化，行 PET/CT 检查：结合病史，考虑为肝脏右叶脓肿、门腔静脉间隙淋巴结炎可能，请结合临床随诊；左肾良性病变可能，肝脾包膜下钙化，阑尾稍粗伴粪石，前列腺增生伴钙化；双侧胸腔积液，双肺小结节，随诊，双肺慢性炎症。阅片可见病灶较前缩小，复查脓肿彩超，见脓肿已基本吸收，给予拔除引流管，患者一般情况可，予以办理出院继续口服药物治疗。

四、诊治要点与体会

肝脓肿是最常见的内脏脓肿，男性发病率高于女性，以细菌性肝脓肿和阿米巴肝脓肿常见，主要病原菌是肺炎克雷伯菌。由于肝脏有肝动脉和门静脉双重血液供应，胆道系统与肠道相通，增加了感染发生的可能性。典型的肝脓肿临床表现为高热、寒战、食欲减退、乏力、肝区疼痛等，查体可有肝区叩击痛，炎症指标明显升高，抗感染治疗有效。

彩超和CT诊断肝脓肿的敏感度分别为85%和97%，超声相比于增强CT或MRI而言鉴别肿瘤的能力不足。在超声下主要表现为3个时期：①脓肿前期，表现为病灶边界欠清、内部回声均匀；②脓肿形成期，表现为边缘较清楚的无回声区，壁厚；③吸收期，表现为内部无回声区明显减小或消失，脓腔残留物和脓肿壁呈混杂回声。增强CT或MRI常见的影像学表现为类圆形低密度团块，伴边缘强化，脓肿壁可呈单环（肉芽组织）、双环（水肿带和脓肿壁）或三环（水肿、纤维肉芽组织和炎性坏死组织）。有些肝脓肿早期表现为不均匀实性占位，易误诊为肝癌，造成病情延误，故再次提醒，诊断不可过分依赖CT等影像学检查，临床医生需仔细询问患者的病史，结合临床表现、细致的查体，综合分析后得出诊断。

另外，本例患者CA19-9与异常凝血酶原轻度升高，一定与肿瘤有关吗？答案是否定的，肿瘤标志物并不是肿瘤诊断的唯一依据，临床上需综合分析患者的临床表现、影像学检查甚至组织活检病理等，才能得出更为客观真实的结论。某些肿瘤标志物在生理情况下或良性疾病时也可以异常升高，如CA19-9明显升高可见于消化道肿瘤，如胰腺癌、结肠癌及直肠癌，而轻度升高可见于消化道炎症。异常凝血酶原升高可见于大部分肝细胞癌、某些转移性肝癌，但其轻度升高也可见于慢性肝炎和维生素K缺乏症等。

（陈世耀 刘成凤）

第十四章　肿瘤性疾病

第一节　胰腺神经内分泌肿瘤

一、临床资料

患者，女性，40岁，2个月前无明显诱因出现腹胀、腹泻，粪便呈水样，每日排便10余次，对症治疗后好转，否认腹痛，否认恶心、呕吐等不适。患者外院B超提示肝内多发实性占位，胰腺可疑低回声。患者至笔者所在医院进一步诊治，腹部增强MRI提示肝内多发结节，胰腺尾部异常信号，考虑恶性肿瘤。CA19-9、CEA在正常范围，嗜铬粒蛋白A(CgA)显著升高。PET/CT(^{18}F-FDG+^{68}Ga-DOTA TATE)考虑胰腺尾部神经内分泌肿瘤(NET)伴病灶旁淋巴结转移、肝脏多发转移。

患者发病以来精神、食欲可，大小便正常，体重无减轻。否认高血压、糖尿病、心脏病史。婚育史、月经史正常，否认饮酒史。

体格检查：BP 117/72mmHg，神志清楚，体态正常。皮肤、巩膜无黄染，全身浅表淋巴结未触及肿大，心肺无特殊。腹平软，无腹壁静脉曲张。腹部无压痛、无反跳痛，未触及包块。肝脾肋下未触及，移动性浊音(−)，双下肢无水肿。

辅助检查：血常规正常；粪常规和粪便隐血试验未见异常。肿瘤标志物正常。CgA升高。

腹部增强MRI：肝内多发结节，胰腺尾部异常信号，考虑恶性肿瘤。

PET/CT：考虑胰腺尾部NET伴病灶旁淋巴结转移、肝脏多发转移。

介入B超：超声引导下肝活检。

(肝穿刺)病理：分化好的NET，核分裂象1/10HP，Ki-67(5%阳性)，符合NET G$_2$。免疫组化：Syn(+)，CgA(+)，SSTR2(+)，SSTR5(部分阳性)，Ki-67(5%阳性)，CKpan(+)，CD34(−)，CK7(−)，CK19(−)，AFP(−)，GPC3(−)，ERG(−)。

二、临床分析

(一)临床特点

(1)女性，40岁，以腹胀、腹泻为主要临床表现。经过内科保守治疗无明显好转。

(2)腹部增强MRI和PET/CT考虑胰腺尾部肿瘤伴肝脏多发转移。

(3)CA19-9、CEA在正常范围，CgA显著升高。

(4)(肝穿刺)病理：分化好的NET，核分裂象1/10HP，Ki-67(5%)，符合NET G$_2$。免疫组化：Syn(+)，CgA(+)，SSTR2(+)，SSTR5(部分阳性)，Ki-67(5%阳性)，

CKpan（＋）。

（二）临床诊断

胰腺神经内分泌肿瘤（pNET）的主要症状依赖于两个方面：①肿瘤是否具备功能；②肿瘤的大小和位置。由于异常分泌的激素不同，功能性肿瘤的临床表现不同，如胰岛素瘤表现为阵发性低血糖，胃泌素瘤表现为消化道溃疡、腹泻，血管活性肠肽瘤表现为水样泻、低钾血症和胃酸过少等。原发性肿瘤通常不大，但容易出现肝转移。非功能性肿瘤通常病程晚期患者才会就诊，表现为局部压迫或转移性肿瘤。在 CT 或 MRI 上病灶富含血供，增强后强化明显。PET/CT 上 NET G1、G2 病灶糖代谢通常不高，而 ^{68}Ga-DOTA TATE 显像阳性。病理上依据核分裂象、Ki-67 指数进行分级，生长抑素受体染色通常阳性。本例患者以腹胀、腹泻起病，根据实验室检查、影像学检查和病理免疫组化，可诊断为 pNET G$_2$ 伴肝转移。

（三）鉴别诊断

pNET 需要与以下疾病鉴别。

（1）胰腺导管腺癌：患者多有腹痛、腰背痛、黄疸、消瘦、食欲减退等不适，CT 上病灶呈低密度团块，增强后强化不明显，伴胰管扩张，血清 CA19-9 多升高。

（2）胰腺实性假乳头状肿瘤：罕见，通常发生于 35 岁以下年轻女性，胰体尾常见，可兼有实性和囊性成分，偶有钙化，有恶变风险。

（四）诊断思路分析

内科保守治疗效果不佳的腹痛、腹泻，需要考虑器质性疾病。除了针对胃肠道的检查外，需要完善腹部影像学检查，除外 pNET 的可能。pNET 的确诊需要多学科方法综合应用，目前主要依靠实验室检查、影像学检查、病理免疫组化等手段。

1. 实验室检查

（1）血清 CgA 是目前 NET 最常用、最具临床意义的肿瘤标志物，可协助诊断，评估肿瘤负荷和疗效。血清 CgA 诊断 NET 的特异度和灵敏度均在 60% 以上，遗憾的是，目前并没有在临床检验中心常规开展该项目。

（2）合并类癌综合征的 NET 释放大量 5-羟色胺，进一步代谢生成 5-羟吲哚乙酸（5-HIAA）。测定 24 小时尿 5-HIAA 是诊断类癌综合征的重要依据。5-HIAA 诊断类癌综合征的灵敏度为 68%～98%，特异度为 52%～89%。临床怀疑功能性 NET 时，可通过检测相应功能性激素（如胃泌素、胰岛素、胰高血糖素、血管活性肠肽、生长抑素等）协助诊断。

2. 影像学检查

（1）腹部增强 CT：推荐采用螺旋增强 CT 评估胰腺 NET，大多数 NET 血管丰富，不使用造影剂时病灶呈等密度；静脉注射碘造影剂后，胰腺 NET 病灶多在动脉早期增强，而在门静脉期已廓清。CT 确诊胰腺 NET 的准确度很高，敏感度高，是首选检查。

（2）腹部增强 MRI：典型特征是 T$_1$ 加权像呈低信号，T$_2$ 加权像呈高信号，作为 CT 增强禁忌或怀疑肝转移时进一步检查的手段，其对血供丰富的肝脏小转移灶敏感度高。

（3）内镜超声（EUS）：可提供高分辨率的胰腺影像，检出直径小至 2～3mm 的病灶，敏感度高。EUS 引导下细针抽吸活检可对胰腺 NET 做出非手术性组织学诊断。

（4）PET/CT：PET 功能成像有利于 NET 诊断，大多数分化良好的 NET 会表达高水平的生长抑素受体，目前开发的 ^{68}Ga-DOTA TATE 显像的空间分辨率高，检测小病灶（包括隐匿性原发肿瘤）的敏感度也更高。分化差的 NET 或神经内分泌癌通常生长抑素受体表达弱或无，^{68}Ga-DOTA TATE 显像显示病灶摄取低。病灶摄取 ^{18}F-FDG 的程度（标准摄取值）与 Ki-67 指数相关，反映 NET 的恶性程度与增殖速度。^{18}F-FDG PET/CT 阳性的 NET 患者，通常病灶增生活跃，病情进展快。

3. 病理免疫组化

（1）诊断 pNET 必做的免疫组织化学检查项目包括上皮标志物（如 CK 等）、突触素（Syn）、CgA 检测；选做的包括生长抑素受体（SSTR）2、*O*-6 甲基鸟嘌呤-DNA 甲基转移酶（MGMT）。对于根据病理形态和细胞增殖指数仍难以分级的病例，可采用免疫组织化学检测 p53、RB1、死亡结构域相关蛋白（DAXX）、α-地中海贫血伴智力低下综合征 X 连锁（ATRX）蛋白表达，协助确定分化良好的 NET，G3 级或分化较差的神经内分泌癌（NEC）。

（2）2019 年世界卫生组织胃肠胰神经内分泌肿瘤分级标准见表 14-1。

表 14-1　2019 年世界卫生组织胃肠胰神经内分泌肿瘤分级标准

分类或分级	分化	核分裂象计数（个/2mm²）	Ki-67 指数（%）
NET			
G1 级	良好	<2	<3
G2 级	良好	2～20	3～20
G3 级	良好	>20	>20
NEC	差	>20	>20

三、治　疗

（一）内科治疗

内科治疗的目的是缓解功能性 NET 激素分泌相关的临床症状或综合征，以及控制肿瘤生长。

1. 缓解症状的治疗方案　生长抑素类似物（SSA）如奥曲肽和兰瑞肽是改善激素相关症状的一线治疗药物，其缓释剂型可显著改善大部分类癌综合征患者的腹泻和潮红症状。短效奥曲肽皮下注射可用于症状间歇性加重的补救治疗。新药特罗司他乙酯是口服色氨酸羟化酶抑制剂，已在欧美国家被批准用于 SSA 治疗后仍有顽固腹泻的类癌综合征患者，建议与 SSA 联用。

2. 控制肿瘤生长的治疗方案　抗肿瘤增殖治疗药物包括生物治疗药物（SSA、α 干扰素）；靶向治疗药物包括哺乳动物雷帕霉素靶蛋白（mTOR）抑制剂如依维莫司，抗血管生成的多靶点酪氨酸激酶抑制剂（TKI）如舒尼替尼和索凡替尼，以及细胞毒性化疗药物。

（二）外科治疗

手术是 pNET 患者获得长期生存的最好治疗方法。外科策略的制定需充分衡量手术的风险和获益。对于功能性 pNET，建议积极行手术治疗，包括原发灶和转移灶的切除或减瘤术，但术前应控制好激素增多症状，警惕围术期发生类癌危象的风险。

（三）介入治疗

介入治疗主要针对转移病灶，最常见转移部位是肝脏。肝转移的介入治疗是基于全身治疗基础上的局部治疗，需结合肿瘤分级、解剖学分型等确定方案。对于肝转移瘤负荷大的患者，应尽早采取介入治疗进行减瘤，为择期处理原发病灶创造机会。

（四）核素治疗

欧美国家已经批准将多肽受体和类似物介导的放射性核素治疗（PRRT）应用于 NET 患者，其中使用较多的是 ^{177}Lu 标记 SSA-^{177}Lu-^{68}Ga-DOTA-TATE。在治疗前需先行生长抑素受体显像检查，以明确全身肿瘤负荷和肿瘤表达 SSTR 的情况。

（郭　曦　刘天舒）

第二节　胃肠道间质瘤

一、临 床 资 料

患者，男性，41 岁，2 周前无明显诱因出现右下腹痛，呈胀痛，否认恶心、呕吐、腹泻等不适。患者外院 B 超检查提示肝内多发高回声团块，遂至笔者所在医院进一步诊治。腹盆腔平扫+增强 CT 提示右下腹部小肠肠壁增厚，肝内多发转移病灶。PET/CT 检查考虑右下腹小肠占位伴肝多发转移。

患者发病以来精神、食欲可，大小便正常，体重无减轻。否认高血压、糖尿病、心脏病史。吸烟史 20 年，40 支/日，否认饮酒史。

体格检查：BP 118/75mmHg，神志清楚，体态正常。皮肤、巩膜无黄染，全身浅表淋巴结未触及肿大，心肺无特殊。腹平软，无腹壁静脉曲张。右下腹轻压痛，无反跳痛。未触及包块。肝脾未触及，移动性浊音（－），双下肢无水肿。

辅助检查：血常规正常；粪常规和粪便隐血试验未见异常。肿瘤标志物：正常。

腹盆腔平扫+增强 CT：右下腹部小肠肠壁增厚，肝内多发转移病灶。

PET/CT：考虑为右下腹小肠占位伴肝多发转移。

介入 B 超：超声引导下肝活检。

（肝穿刺）病理：梭形细胞肿瘤，结合免疫组化，考虑胃肠道间质瘤（GIST）。免疫组化：CD34（－），Ki-67（5%+），SNMA（－），Des（－），CD117（＋），Dog-1（＋），SDHA（＋），SDHB（＋），CK7（－），CK19（－），CKpan（－），Vim（－）。

（肝穿刺）基因检测：*C-KIT* 基因第 11 外显子第 557～558 位密码子杂合性缺失；*C-KIT* 基因第 9、13、17 外显子无突变；*PDGFR* 基因第 12、18 外显子无突变。

二、临 床 分 析

（一）临床特点

（1）男性，41 岁，以右下腹痛为主要临床表现。症状无进行性加重，无体重减轻。

（2）腹盆腔平扫+增强 CT 和 PET/CT 考虑右下腹小肠占位伴肝多发转移。

（3）（肝穿刺）病理：梭形细胞肿瘤，结合免疫组化，考虑胃肠道间质瘤。

（4）（肝穿刺）基因检测：*C-KIT* 基因第 11 外显子第 557～558 位密码子杂合性缺失；*C-KIT* 基因第 9、13、17 外显子无突变；*PDGFR* 基因第 12、18 外显子无突变。

（二）临床诊断

胃肠道间质瘤的主要症状依赖于肿瘤的大小和位置，通常无特异性。常见的临床表现为消化道出血、腹部疼痛不适或腹部肿块，位于小肠的胃肠道间质瘤可以引起肠梗阻、肠套叠、肠穿孔。本例患者以腹痛起病，根据影像学检查及病理免疫组化和基因检测，可诊断为胃肠道间质瘤伴肝转移。

（三）鉴别诊断

胃肠道间质瘤起病通常无特异性，如出现以下症状或临床表现，需考虑胃肠道间质瘤可能。

（1）原因不明的小肠梗阻，或反复发作的不完全性小肠梗阻，并可以除外术后肠粘连及腹壁疝的患者。

（2）原因不明的下腹部及脐周肿块患者。

（3）原因不明的食欲减退、消瘦、腹痛、反复消化道出血或伴贫血或持续粪便隐血试验阳性，经食管、胃、结肠等部位各种检查未发现病变者。

（4）原因不明的慢性腹泻或有慢性小肠穿孔及腹部伴有压痛者。

（四）诊断思路分析

胃肠道间质瘤的确诊需要多学科方法综合应用，目前主要依据影像学检查、病理组织学、免疫组织化学和基因检测等手段。本例患者首发症状是腹痛，初步影像学检查提示肝内多发病灶。鉴于腹部血流的解剖特点，肝脏多发占位在考虑原发性肝脏肿瘤的同时，需要考虑腹腔其他部位肿瘤转移至肝脏的可能。

1. 影像学检查

（1）检出部位平扫+增强 CT：胃部病变通过低张充盈等手段充分扩张胃壁，突出病变显示，肠道病变无须充盈；多期增强扫描结合多平面重组图像进行诊断。不建议进行腹部 CT 平扫检查，如有 CT 增强扫描禁忌，建议进行 MRI 检查。

（2）腹部 MRI 作为 CT 增强扫描禁忌或怀疑肝转移时进一步检查的手段。

（3）影像学测量肿瘤大小可作为简单的危险度评价标准，一般胃部以 5cm 为界，小肠以 3cm 为界。

（4）PET/CT 及 MRI 弥散加权成像（DWI）可为胃肠道间质瘤危险度评价提供辅助指标。PET 功能成像标准摄取值（SUV）可为胃肠道间质瘤疗效评价提供辅助指标，并可早于形态学改变，通过检测肿瘤内部代谢改变而早期预测疗效。但受限于卫生经济学因素，目前仅作为 CT 评价受限病例的备选手段。

2. 病理免疫组化和基因检测

（1）组织学符合典型胃肠道间质瘤、CD117 阳性的病例可做出胃肠道间质瘤的诊断。

（2）对于组织学符合典型胃肠道间质瘤、CD117 阴性的肿瘤，应检测 *c-KIT* 或 *PDGFRA* 基因，以协助明确胃肠道间质瘤诊断。

（3）对于组织学符合典型胃肠道间质瘤、CD117 阴性且 *c-KIT* 或 *PDGFRA* 基因无突变的病例，在排除其他肿瘤（如平滑肌肿瘤、神经源性肿瘤等）后也可做出胃肠道间质瘤的诊断。

三、治　疗

（一）小胃肠道间质瘤的治疗

小胃肠道间质瘤特指直径<2cm 的胃肠道间质瘤。胃原发胃肠道间质瘤，如无临床症状及超声内镜下不良因素，可定期随访观察，或采用内镜下完整切除并进行病理分析确诊和分型。胃原发胃肠道间质瘤，存在临床症状或超声内镜下表现为不良生物学行为的小胃肠道间质瘤，采取开放手术切除或腹腔镜下切除。非胃原发胃肠道间质瘤采取开放手术切除或腹腔镜下切除。

（二）胃肠道间质瘤的手术治疗

手术是胃肠道间质瘤首选的治疗方法。

手术目标：原发胃肠道间质瘤 R0 切除或需急诊处理并发症；转移性胃肠道间质瘤切除。

淋巴结清扫：通常无须淋巴结清扫，存在病理性肿大淋巴结时需行淋巴结清扫。

无瘤原则：避免肿瘤破裂。

根治术后辅助治疗：辅助治疗应根据肿瘤部位、危险度分级（《中国胃肠道间质瘤诊断治疗共识（2017 年版）》）、有无肿瘤破裂、基因分型及术后恢复状况决定。

（三）复发转移性胃肠道间质瘤

手术：局部复发转移可手术切除，肝转移可手术切除。

不可手术者系统药物治疗根据基因结果决定。

基因分型不明的患者：应用伊马替尼治疗。

基因分型明确的患者：除外 *KIT* 外显子 9 突变与 *PDGFRA* D842V 突变之外的基因类型，均可应用伊马替尼治疗。

（王　妍　刘天舒）

下 篇

临床思维病例讨论

第十五章　病　例　讨　论

病例一　反　复　干　咳

一、病　史　摘　要

患者，女性，30岁，因持续咳嗽4月余入院。3个月前，患者因无明显诱因干咳1月余至当地医院就诊，不伴发热、盗汗、咳痰、痰中带血等症状，胸部X线片未见异常，当地医院诊断为气管炎，给予抗生素、止咳药物治疗无效，后至另一家医院哮喘门诊就诊，常规肺功能检查显示通气功能正常，未行支气管激发试验。因患者闻刺激性气味及遇冷空气时咳嗽加重，并且夜间咳嗽较严重，当时拟诊为咳嗽变异性哮喘，给予布地奈德干粉剂（普米克都保）300μg、每日2次吸入治疗，效果不明显，后加用泼尼松10mg、每日3次口服治疗1周，自觉咳嗽症状稍有改善，停用泼尼松口服后一直吸入布地奈德，仍持续有咳嗽症状。其间因反复咳嗽加重多次去同一医院哮喘门诊就诊，多次处方短期口服泼尼松治疗。后因咳嗽持续无改善，多方求医无效转至笔者所在医院哮喘门诊就诊。当时患者咳嗽已持续4月余，咳嗽剧烈，无其他症状，听诊可闻及左上肺局限性哮鸣音。因考虑到患者口服糖皮质激素和吸入糖皮质激素无效，故认为咳嗽变异性哮喘的诊断可能有误，并因胸部听诊有局限性哮鸣音，怀疑存在管腔局限性狭窄或占位，即停止吸入布地奈德，并给予胸部CT检查，发现左上肺少许斑片状渗出阴影，左上叶管腔可见高低不平狭窄样改变（图15-1），即给予纤维支气管镜检查，结果发现左上叶管腔黏膜明显病变，于病变处刷检找抗酸杆菌（+++），活检病理为肉芽肿性改变，确诊为左上支气管结核伴左上肺浸润型结核。确诊后即给予正规抗结核治疗，患者症状明显改善。

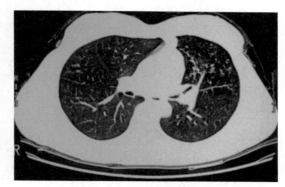

图15-1　左上肺及管腔病变

二、病　例　分　析

本例患者咳嗽4月余，抗感染治疗无效，胸部X线片未见异常，故为慢性不明原因咳嗽（简称慢性咳嗽）。慢性咳嗽常见病因有咳嗽变异性哮喘、上气道咳嗽综合征、嗜酸性粒细胞性支气管炎、胃食管反流性咳嗽等，在我国，支气管结核引起的慢性咳嗽也不少见。本例患者外院误诊为咳嗽变异性哮喘，给予吸入糖皮质激素及口服糖皮质激素治疗，但症状无改善，并导致结核病情加重。后经胸部 CT 及纤维支气管镜检查才得以确诊。结合诊治经过，有以下几点体会。

（1）咳嗽变异性哮喘的临床诊断要符合以下几点：① 慢性咳嗽，常伴有夜间刺激性咳嗽；②以下 3 条至少符合 1 条，即支气管舒张试验阳性、支气管激发试验阳性或 24 小时呼气流量峰值（PEF）变异率＞10%；③支气管扩张剂治疗有效；④排除其他原因引起的慢性咳嗽。本例患者不符合以上诊断标准。口服糖皮质激素及吸入糖皮质激素治疗无效，咳嗽变异性哮喘的诊断很可能有误。

（2）慢性咳嗽患者应仔细查体，如有不对称、局限性干啰音，要高度怀疑局部占位，并及时行胸部 CT 及纤维支气管镜检查。

（3）2021 年我国慢性咳嗽的相关指南指出，对于不明原因的慢性咳嗽可给予经验性治疗，但经验性治疗无效者应及时行进一步检查，包括胸部 CT 及纤维支气管镜检查，以免延误病情。

（金美玲　叶　伶）

病例二　肺部阴影、IgE 升高

一、病 史 摘 要

患者，男性，64 岁。患者 3 年来反复出现咳嗽、咳少量白黏痰，春冬季节好发，无明显气喘，未予以重视。入院前 1 个月至当地医院就诊，肿瘤标志物 CA19-9 99.43IU/ml。胸部 CT：左下肺门旁占位，左下肺炎症伴支气管扩张改变，纵隔淋巴结肿大（图 15-2）。纤维支气管镜检查：各管腔通畅，黏膜光滑，未见新生物，刷检（-），未做活检。外院拟诊左下肺癌伴阻塞性肺炎可能，建议手术。为行手术治疗至笔者所在医院就诊。患者 23 岁时曾患左肺结核，规律抗结核治疗 1 年。幼时有哮喘史，45 岁后未再有哮喘发作，从未正规治疗过哮喘。从事电镀工作 30 年。入院体格检查：左下肺可闻及湿啰音，其余未见阳性体征。血常规：红细胞计数 5.1×10^{12}/L，血红蛋白 159g/L，白细胞计数 8.0×10^9/L，中性粒细胞占比 0.56，酸性粒细胞占比 0.112。CRP 6.8mg/L。风湿全套、抗中性粒细胞胞质抗体（-）。肿瘤标志物：CEA 6.05ng/ml，CA19-9 64.6IU/ml，CYFRA 21-1 3.7ng/ml，SCC 1.700ng/ml。G 试验：1，3-β-D 葡聚糖 67.75pg/ml；GM 试验：0.62μg/L；隐球菌乳胶凝集试验（-）。T-SOPT 阴性。痰普通细菌培养（-）；痰抗酸杆菌涂片、培养（-）；痰真菌涂片、培养（-）。肺功能：中度混合性通气功能障碍，支气管舒张试验阳性。头颅 MRI、腹部 CT、全身骨扫描均未见异常。进一步行支气管镜检查：左下叶支气管背段被黏液栓阻塞，管腔狭窄，黏膜肿胀，直视下于该处活检并刷检，病理提示慢性炎症改变。进一步查血清总 IgE 1982IU/ml。血清特异性 IgE：粉尘螨，3 级；屋尘螨，3 级；烟曲菌，4 级；青霉菌，4 级。初步诊断：变态反应性肺曲霉病、支气管哮喘、左下肺癌待排。给予甲泼尼龙 40mg 每日 1 次静脉注射，盐酸莫西沙星 0.4g 静脉滴注每日 1 次抗感染，沙美特罗替卡松粉吸入剂/吸每日 2 次治疗。同时给予 PET/CT 检查：左肺下叶背段见糖代谢轻度增高的结节斑片状致密影，密度不均，最大 SUV 为 1.4g/ml，2.5 小时延迟显像最大 SUV 为 2.3g/ml，考虑为慢性炎症，恶性肿瘤不除外。患者经以上治疗后，咳痰明显增加，呈黏稠脓性痰，听诊左下肺湿啰音较治疗前增多。至用药第 7 日咳出大量灰褐色脓性痰，约 20ml，此后患者咳嗽咳痰明显减少，听诊左下肺湿啰音亦明显减少。激素减量为口服泼尼松 30mg，加用伊曲康唑口服液 10ml 每日 2 次，2 周后复查胸部 CT 即发现左下肺阴影明显吸收，原左下肺团块影亦明显缩小（图 15-3）。故原左下肺团块影为黏液栓所致。最后诊断：变态反应性肺曲霉病、支气管哮喘。

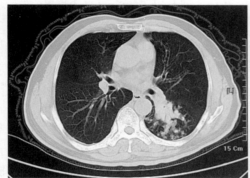
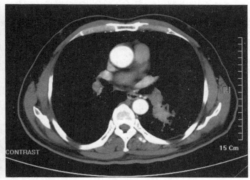

图 15-2 治疗前左下肺病变

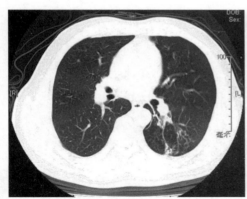
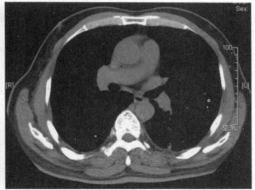

图 15-3 治疗后改变

二、病 例 分 析

变态反应性肺曲霉病（ABPA）是人体对曲菌（主要是烟曲霉）发生超敏反应引起的一种肺部疾病。该病常见于哮喘和囊性纤维化患者。由于医生缺乏对该病的认识及警惕，该病通常会漏诊或误诊。此外，由于 ABPA 存在肺部阴影和（或）支气管扩张，易被误诊为肺部感染、支气管扩张、肺癌等疾病。本例患者在外院即被误诊为肺癌。在临床工作中如遇到难治性哮喘患者，或哮喘合并肺内阴影、支气管扩张的患者，均应排除 ABPA。目前 ABPA 的主要诊断标准有 3 项共 7 条。①相关病史：哮喘；支气管扩张、慢性阻塞性肺疾病、肺囊性纤维化等。②必需条件：烟曲霉特异性 IgE 水平升高或烟曲霉皮试速发反应阳性；血清总 IgE 水平升高（>1000IU/ml）。③其他条件：血嗜酸性粒细胞计数>0.5×10⁹/L；影像学与 ABPA 一致的肺部阴影；血清烟曲霉特异 IgG 抗体或沉淀素阳性。诊断须具备第 1～3 项中的至少 2 条。肺部 HRCT 显示中心性支气管扩张或支气管黏液栓即支气管扩张型 ABPA（ABPA-B）；如无支气管扩张，则诊断为血清型 ABPA（ABPA-S）。本例患者在考虑 ABPA 可能时即给予查血清总 IgE 及血清烟曲霉特异性 IgE，其水平明显升高，即诊断为 ABPA，并初步考虑左下肺团块影可能为 ABPA 患者肺内黏液栓的不典型表现。目前针对 ABPA 的治疗主要包括口服糖皮质激素或激素联合抗真菌治疗。国内针对急性期 ABPA 推荐的糖皮质激素用法如下：泼尼松 0.5mg/（kg·d），2 周后以半量再每日口服 4～6 周。然后根据病情试行减量，一般每 2 周减量 5～10mg，隔日给药。对于激素依赖者、激素治疗后复发患者，伊曲康唑被推荐与激素联合治疗 ABPA。本例患者给予针对 ABPA 的治疗后动态随访发现肺部病灶明显吸收，可以排除肺部肿瘤。

本例患者病史特点：①因长期哮喘病史未规范治疗，患者对反复咳嗽、咳痰、气喘的症状已耐受，故临床症状并不严重，而是在常规查体时发现。②胸部 CT 表现除左下肺团块影外，还可见左下支气管扩张和黏液栓表现，与一般的阻塞性肺炎明显不同，应引起临床重视。③患者有哮喘病史，在胸部 CT 上有黏液栓表现时应引起临床医生高度警惕，考虑是否存在 ABPA。④对肺癌的诊断应该有更多的依据才能成立，要有病理学诊断才能确立。如果本例患者在当地医院行左下肺叶切除术，给患者带来的损害将是不可估量的（患者的肺功能很差）。

（金美玲　杨珲瑜）

病例三　气喘、胸痛、皮疹

一、病史摘要

患者，女性，66 岁。既往哮喘史 4 年，反复胸闷、气喘伴咳嗽，长期用沙美特罗替卡松干粉吸入剂（舒利迭），控制不佳，反复急性发作，需全身激素治疗。2016 年 3 月出现皮肤多处皮疹，下肢、躯干、头面部出现大片红色硬结，伴瘙痒。2016 年 5 月患者因"胸痛 2 周，加重 2 日"至笔者所在医院心内科就诊。患者 2 周内反复出现心前区疼痛，伴有咽喉紧缩感，背部、肩部及耳根部放射痛，有头晕、眼花及恶心感。当时 cTnT 0.634ng/ml，CK-MB 8.1ng/ml，BNP 9027pg/ml，心电图显示 ST 段及 T 波改变。心脏超声：心尖部肥厚。诊断为"急性冠脉综合征，心功能不全"。行冠状动脉造影术，术中左主干未见狭窄，前降支和粗大第一对角支远段血管弥漫性狭窄细小，右冠状动脉近端局限性狭窄 40%。给予硫酸氢氯吡格雷（波立维）、他汀类药物、利尿剂等治疗后症状稍改善，BNP 降至 1848pg/ml。其间患者哮喘症状控制不佳，血常规显示嗜酸性粒细胞明显升高（26.9%），皮肤结节增多，气喘加重，遂至呼吸科就诊。患者既往有鼻炎史，海鲜及阿司匹林过敏史，高血压和青光眼病史。查体：躯干、下肢可见散在浅红色皮肤硬结，2～3cm，高出皮面，部分可见挠痕及色素沉着。双肺可闻及散在哮鸣音，双下肢无水肿。血常规：白细胞计数 $12.15 \times 10^9/L$，中性粒细胞占比 0.483，嗜酸性粒细胞占比 0.332。ESR 50mm/h。CRP 10.7mg/L。尿常规：蛋白（±），红细胞（−），白细胞（＋）。血肌酐 123μmol/L，BNP 2078pg/ml。血清总 IgE 717IU/ml，特异性 IgE（−）。ANCA（−）。心电图：窦性心律，T 波改变。肺功能：中度混合性通气功能障碍，支气管舒张试验阴性。呼出气一氧化氮（FeNO）：37ppb。胸部 CT：双肺少量渗出、斑片影。入呼吸科后行皮肤活检，病理提示皮肤组织真皮层及皮肤附件周围见嗜酸性粒细胞浸润。患者有哮喘史、鼻炎史；外周血嗜酸性粒细胞明显升高；皮肤反复多发皮疹，活检提示嗜酸性粒细胞浸润；同时伴有心脏受累，冠状动脉血管炎。根据患者的以上病史特点，按照 1990 年美国风湿病学会标准，诊断为嗜酸性肉芽肿性多血管炎（EGPA）。给予静脉联合使用甲泼尼龙 40mg/d 和 CTX 0.6g 每月 1 次治疗，激素逐渐减量。治疗后患者症状明显改善，嗜酸性粒细胞、BNP 恢复正常，复查胸部 CT 见病灶吸收，肺功能也有所改善。目前小剂量口服泼尼松（10mg/d）治疗中。

二、病 例 分 析

EGPA 是一种主要累及中小动脉和静脉的系统坏死性血管炎，病理特征为受累组织有大量嗜酸性粒细胞浸润和血管外肉芽肿形成及坏死性血管炎。本病三大特征是哮喘、嗜酸性粒细胞增多和血管炎表现。病变分布于多系统，最突出的症状和体征是肺、心、皮肤、肾受累。该病缺乏特异性生物标志物。活检组织的血管外肉芽肿检出率低，故对 EGPA 的诊断不能单纯强调病理结果，应更强调临床诊断。目前诊断仍沿用 1990 年美国风湿病学会标准：①哮喘史；②外周血嗜酸性粒细胞增多（＞10%）；③单发性或多发性单神经病变或多神经病变；④游走性或一过性肺浸润；⑤鼻窦病变；⑥血管外嗜酸性粒细胞浸润。凡具备上述 4 条或 4 条以上者可考虑诊断本病。糖皮质激素加免疫抑制剂是首选治疗，出现危及生命的器官受累时可选用大剂量激素静脉冲击治疗，其他的治疗还包括静脉用丙种球蛋白、美泊利单抗、利妥昔单抗、血浆置换术等。

本例患者哮喘、皮疹在先，并未引起重视，病程中出现胸痛，表现为典型的冠心病症状，同时伴有心肌酶和 BNP 升高，因此至心内科就诊。冠状动脉造影可见管腔狭窄并不严重，但发现前降支和粗大第一对角支远段血管弥漫性狭窄细小。心内科仅给予对症治疗，即扩张血管，改善心功能。因气喘加重，再次至呼吸科就诊时，呼吸科医生综合考虑患者既往有反复加重、控制不佳的哮喘史及皮肤大片皮疹结节，反复血嗜酸性粒细胞明显升高，以及近期急性冠脉综合征的表现，做出 EGPA 的诊断。临床上对于复杂疾病，要多系统症状综合考虑，而不能孤立地看待症状。本例患者胸痛是冠状动脉血管炎的表现，而冠状动脉血管炎是 EGPA 累及冠状动脉的表现。皮肤组织活检相对简单易实施，病理进一步明确了 EGPA 的诊断。给予糖皮质激素加免疫抑制剂治疗后患者症状、实验室检查、胸部影像学表现均明显好转。如果患者未能及时明确诊断，给予相应的糖皮质激素及免疫抑制剂治疗，必将使心脏受累进一步加重，导致患者预后不良。

目前 EGPA 的预后较以往有很大的改善，早期糖皮质激素加免疫抑制剂治疗可以有效改善预后。最常见的死因是继发于冠状动脉血管炎的心肌炎和心肌梗死。因该病相对少见，临床医生对其认识不足，常导致漏诊、误诊，延误治疗，从而使疾病进展至晚期，出现不可逆性重要器官功能损害，需要引起重视。影响 EGPA 的不良因素如下：①胃肠道受累；②心脏受累；③肾功能不全（血肌酐＞150μmol/L）；④年龄＞65 岁；⑤缺乏耳鼻喉部位受累的证据。

（金美玲　杨琤瑜）

病例四　反复腹胀、腹围增大

一、病 史 摘 要

患者，男性，40 岁，江苏海安人，已婚，自由职业。因"腹胀 20 个月，加重 3 个月"于 2019 年 10 月 19 日第 2 次入院。患者于 2018 年 2 月因"反复腹胀、腹围增大 1 个月"就诊于当地医院，入院后发现乙型肝炎"小三阳"，诊断为"乙型肝炎后肝硬化"。腹部增强 CT：胃窦增厚，腹膜弥漫性结节，肝硬化，腹水，门静脉 CTV（－）；胸部 CT：无特殊；胃镜：慢性胃炎，十二指肠球炎；肠镜：无特殊；查腹水常规：黄色浑浊，李凡他试验（＋），有核细胞 $6510×10^6$/L，淋巴细胞 76%，ADA 7U/L，LDH 120U/L，总蛋白 34.5g/L，葡萄糖 7.35mmol/L，腹水脱落细胞（－）；肝肾功能（－），HBsAg（＋），HBcAb（＋），丙型肝炎（－），HIV（－），T-SPOT（－）。给予口服利尿剂、中药治疗后腹胀好转，腹围减小后出院。2019年 9 月起，患者再发腹胀，腹围增大，尿量减少，遂至笔者所在医院就诊。患者近 1 年体重下降 10kg，排便次数减少，无发热。

饮酒史 10 余年，否认结核病史；家族史无特殊。

体格检查：T 38℃，P 110 次/分，BP 120/70mmHg，神志清楚，气促，消瘦，浅表淋巴结未触及肿大，无肝掌、蜘蛛痣。心音清，心界不大，未闻及杂音。右肺呼吸音低，未闻及干湿啰音。腹部膨隆，脐疝，无压痛，无包块，肝脾肋下未触及，振水音（＋），移动性浊音（＋）。双下肢凹陷性水肿。

住院经过：入院后完善相关检查，2019 年 10 月 22 日行超声引导下腹水置管引流，腹水提示偏向渗出液，测血清腹水白蛋白梯度＞11g/L，考虑门静脉高压性腹水可能性大，给予补充白蛋白、利尿、抗感染及护肝治疗。2019 年 10 月 23 日测外周静脉压 27cmH2O，同时，超声心动图仅显示轻度肺动脉高压和少量心包积液。结合患者 PET/CT（2019 年 10 月 19 日）提示胸腔大量积液，考虑胸腔积液压迫，外周循环回流障碍所致，遂于 2019 年 10 月 31 日行超声引导下胸腔积液穿刺引流，胸腔积液生化提示偏渗出液，且乳酸脱氢酶明显升高，考虑原发胸膜性疾病可能性大，患者住院期间多次送胸腔积液及腹水行脱落细胞检查，可见间皮细胞，进一步完善免疫组化检查均未见明显恶性细胞，遂转入呼吸科进一步行胸腔镜检查。经胸腔组织病理活检与免疫组化确诊为原发性上皮样恶性间皮瘤，荧光原位杂交显示 *P16* 基因无明显缺失。重阅 CT 图像发现心包和睾丸鞘膜增厚，提示肿瘤累及心包，引起缩窄性心包炎和下腔静脉阻塞导致外周静脉压升高。经化疗 4 个月后患者呼吸衰竭，抢救无效离世。

二、病 例 分 析

本例患者为反复腹水，对腹水病例一般可按下列程序进行分析。

1. 确定腹水存在

（1）症状和体征：本例肝硬化患者出现腹部进行性膨隆，双下肢水肿，移动性浊音阳性，提示患者腹腔内液体＞1000ml；需注意，若移动性浊音阴性，不能排除腹水，部分患者可见腹壁静脉曲张。

（2）影像学检查：本例患者腹部增强 CT 提示存在腹水；最常用的是腹部超声，其可以初步判断来源、位置（肠间隙、下腹部等）及作为穿刺定位。

2. 腹水病因鉴别

（1）渗出液或漏出液：腹腔穿刺抽取适量腹水，根据腹水理化性质、微生物学和细胞学等分析明确腹水性质。腹水实验室常规检查包括细胞计数、分类、白蛋白、总蛋白定量等。通常认为渗出液由炎症、肿瘤所致，漏出液则为非炎症性疾病如肝硬化、心力衰竭等所致。对渗出液和漏出液的区分，临床上最常用的是李凡他试验，但由于假阳性与假阴性的病例太多，已失去可信性。传统分类依据腹水总蛋白浓度（AFTP）区分渗出液与漏出液，AFTP≥25g/L 为渗出液，AFTP＜25g/L 为漏出液。

（2）血清腹水白蛋白梯度（SAAG）：即血清白蛋白与同日内测得的腹水白蛋白之间的差值。腹水中的白蛋白含量可体现腹水的渗透压，其与血清白蛋白含量之差可间接反映血清与腹水的渗透压差，可间接判断腹水是否为门静脉压力增高引起的。SAAG≥11g/L 的腹水为门静脉高压性，常见于肝硬化、心源性腹水、肝静脉血栓形成（布-加综合征）、窦房梗阻综合征（静脉闭塞性疾病）等；SAAG＜11g/L 的腹水多为非门静脉高压性，可能的原因是结核性腹膜炎、腹腔恶性肿瘤或胰源性腹水等。

三、诊 治 体 会

通常，门静脉高压引起的腹水为高 SAAG，恶性肿瘤引起的腹水为低 SAAG。然而，在本例中，腹水 SAAG 高于 11g/L，但胸腔镜活检证实腹水的潜在病因是上皮样恶性间皮瘤。这提示混合性腹水患者也可能出现高 SAAG 腹水。在临床诊断腹水时仅使用 SAAG 可能误诊一些混合病因和罕见疾病。另一个有用的病因判断方法是渗出液-漏出液。然而，这两种方法都有局限性，尤其是在混合性腹水患者，如门静脉高压性腹水和另一来源的腹水并存，已有报道的包括肝硬化患者伴有潜在的腹膜癌或腹膜结核。因此，需要共同考虑 SAAG 和漏出液-渗出液概念以进行腹水病因鉴别。尤其对于高 SAAG 的渗出液，临床需要考虑混合性病因。

另外，间皮瘤是一种罕见的肿瘤，起源于浆膜，包括胸膜、腹膜、心包和囊膜。实际上，间皮瘤可发生于覆盖有间皮细胞的任何腔中。上皮样恶性间皮瘤是间皮瘤的一种组织学类型，症状与腹腔内肿瘤扩散程度有关。在 30%～50%甚至以上的患者中，最常报道的症状是腹痛和腹胀。即使采用最积极的治疗方法，不能切除的恶性间皮瘤患者的中位生存期为 9～12 个月。由于间皮瘤的生物学在肿瘤和微环境中均表现出明显的异质性，间皮瘤的明确诊断需要组织学评估，活检大多是通过胸腔镜或腹腔镜进行的，最敏感的免疫组化标志物是钙调素（100%）、WT1（94%）和 CK5/6（89%）。

（夏睿琦　曾晓清）

病例五　进行性脾大、发热、乏力、消瘦

一、病 史 摘 要

患者，女性，39 岁。因"进行性脾大 8 年，不规则发热伴乏力、消瘦半年"入院。患者于 8 年前因左上腹隐痛就诊时发现脾肋下 1.5cm，6 年前复诊时脾肋下 4.5cm。4 年前检查发现脾脏平脐，血常规及肝肾功能均正常，上消化道钡餐造影显示食管静脉中度曲张，B 超检查显示肝门区占位性病变，住院行手术探查，肝门区未见肿块，周围静脉曲张明显，术中肠系膜上静脉造影，见肝门区有多数侧支循环形成，诊断为门静脉高压，门静脉及肠系膜上静脉内血栓形成，即行肠系膜上静脉与下腔静脉旁路移植，肝脏活检未见明显异常。出院后病情稳定，但脾脏仍进行性增大。半年来乏力、消瘦，左上腹胀痛伴不规则发热，突发腹痛半天，腹部 CT 提示腹水，诊断性腹穿穿出不凝血，外科急诊诊断为自发脾破裂。

家族史：胞弟白细胞增多 6 年，进行性脾大 3 年，高热 3 个月，于外院诊治，外周血有幼粒幼红细胞，三次骨髓穿刺均干抽，骨髓活检见纤维组织增多，骨小梁增粗，骨盆摄片显示骨密度增加，确诊为原发性骨髓纤维化，后因感染性休克死亡。母亲也有进行性脾大 9 年，于 1984 年因上消化道大出血死亡。

体格检查：T 38.2～39.4℃，慢性病容，消瘦，贫血貌，巩膜轻度黄染，心肺未见异常，腹壁静脉无曲张，腹痛，拒按。

实验室检查：血红蛋白 85g/L，白细胞计数 7.0×10⁹/L，血小板 88×10⁹/L，中性粒细胞占比 0.70，淋巴细胞占比 0.27，单核细胞占比 0.03，总胆红素 44.46μmol/L、直接胆红素 18.8μmol/L，A 35g/L、G 29g/L，ALT＜40U/L、AST＜40U/L，γ 球蛋白 34.5%，HBsAg（－），凝血酶原时间 12 秒。肾功能正常。尿胆红素（±），尿胆原 1∶80（±），1∶160（－）。IgG 22g/L，IgA 2.8g/L，IgM 0.68g/L。血、痰培养（－）。

住院经过：外科急诊入院后行急诊手术，脾重 1250g，肝大，色泽正常，表面光滑，肝脾病理检查均为髓样化生。因患者术后仍发热不退，经血液科医生会诊后转入血液科病房。骨髓穿刺 2 次均干抽，活检显示造血细胞消失，骨小梁间纤维组织增生，网状纤维增生。骨骼 X 线片显示锁骨、肋骨、右股骨头骨密度增加。术后 2 周血红蛋白上升至 100g/L，白细胞计数 13.8×10⁹/L，血小板 90×10⁹/L，中幼粒细胞占比 0.02，晚幼粒细胞占比 0.03，

杆状核粒细胞占比 0.04，分叶核粒细胞占比 0.73，淋巴细胞占比 0.09，嗜酸性粒细胞占比 0.03，单核细胞占比 0.06，每 100 个白细胞分类中有核红细胞 16 个。胸部 X 线片显示双肺纹理增粗，左肺野小片状低密度阴影，右侧胸腔积液。经青霉素类、氨基糖苷类及头孢菌素类等多种抗生素治疗，发热不退，病情不见好转。术后 1 个月，患者突然左下腹剧烈疼痛，持续性伴阵发性加重，查体发现左下腹有明显压痛、反跳痛及轻度肌卫。腹部 X 线片未见肠梗阻，胃肠钡餐摄片显示小肠有部分粘连，经胃肠减压处理，症状略见好转。随后患者出现咳嗽、咳痰、胸痛，术后 2 个月患者突然气急、胸闷、心悸、口唇发绀、不能平卧，排出少量黑色大便，隐血（＋），继之神志不清，血压下降，虽经积极强心、抗休克、止血等处理病情不见好转，于次日患者呼吸、心搏停止，抢救无效死亡。

二、病 例 分 析

1. 诊断与鉴别诊断 本例患者有以下特点：①中年女性，进行性脾大 8 年；②骨髓干抽，活检显示造血细胞消失，骨小梁间纤维组织增生，网状纤维染色显示网状纤维增加；③骨骼多部位 X 线检查见骨质密度增加；④肝脾组织病理学检查为髓样化生。虽然外周血未见幼稚粒细胞和（或）有核红细胞，亦未见泪滴状红细胞，但仍足以诊断骨髓纤维化（MF），诊断依据见《血液病诊断及疗效标准（第 4 版）》。根据病史、体格检查及实验室检查可以排除慢性粒细胞白血病、真性红细胞增多症、原发性血小板增多症、急性白血病及骨髓增生异常综合征等血液系统疾病引起的继发性 MF，亦可排除全身性结核、梅毒及骨髓转移癌等全身性疾病引起的继发性 MF，故可诊断为原发性骨髓纤维化（PMF）。

患者有家族性脾大史，除基因检测辅助诊断外，需与遗传性石骨症相鉴别，但此症多于儿童期发病，常伴有视力减退、发育障碍及耳聋等，与本例情况不符。戈谢病可见于任何年龄，常有家族遗传史，但在肝脾及骨髓活检中可见戈谢细胞，本例无此证据。肝硬化合并门静脉高压可见巨脾，1~3 系外周血细胞减少，家族中亦可见类似病例，但患者肝功能正常，球蛋白不高，两次肝活检组织病理学均未见假小叶形成或肝纤维化，故可排除。

2. 本例 PMF 与一般 PMF 有哪些不同 ①本例发病年龄轻，31 岁时发现脾大，如能进行相关检查，即可诊断为 PMF，国外 PMF 发病时平均年龄为 60 岁，国内报道为 48.5 岁；②有 PMF 家族史，胞弟 23 岁确诊为 PMF，其母进行性脾大 9 年，后死于上消化道出血，虽未能进一步确诊，也有患 PMF 的可能，提示少数 PMF 有家族遗传倾向；③多器官血栓形成，4 年前剖腹探查术中血管造影已发现门静脉及肠系膜上静脉内血栓形成，国内报道 80 例 PMF 无 1 例发生血栓，而国外报道 PMF 血栓发生率达 32%。

3. 患者入院前半年及住院后 3~4 个月为什么反复不规则发热 患者不规则发热历时 10 个月，先后转诊过 3 家医院，每次都进行不明原因发热的相关检查，包括多种体液培养（血、尿、痰、粪便），多种自身抗体检测，感染免疫指标检测（包括细菌感染、病毒感染、寄生虫感染及性传播疾病的免疫检测）等，均无明显的异常发现，并进行胸腹部影像学检查（包括 B 超、X 线检查及 CT 等），未能发现肿瘤性病变。虽然脾切除后胸部 X 线片显示左肺小片炎症，但这并不能解释整个发热过程。曾按感染给予多种抗生素治疗，包括抗真菌治疗，但均无明显效果，结合患者原发病为 PMF 伴有多器官血栓形成，因此患者的不明原因发热可能与脾切除前后的多器官血栓形成有关。

一般认为 PMF 并发血栓形成与以下因素有关：①血小板破坏过多，释放过多的促凝物质；②血小板代谢障碍，功能亢进，促凝活性增强；③血小板聚集敏感性增加，发生弥散性血管内凝血；④肝功能损害，抗凝系统的蛋白 C、蛋白 S、AT Ⅲ 的合成及活性降低，引起高凝状态；⑤脾大时门静脉血流量增加，肝脏髓样化生引起肝窦阻塞，均可导致门静脉高压，使门静脉血流缓慢，有利于血栓形成，切脾后脾静脉盲端血流障碍、血液淤滞也有助于血栓形成；⑥有学者研究发现血小板衍化生长因子释放异常与 MF 及血栓的发生有密切关系。

4. 患者临终前为什么突然气急、胸闷、心悸、口唇发绀、不能平卧，并伴有咳嗽、咳痰、胸痛 这些表现应该与原发病及多器官血栓形成有关，推测门静脉系统血栓脱落进入下腔静脉入右心，进而引起肺动脉分支多发性反复栓塞及大块肺梗死，引起肺动脉高压，临床上出现急性肺梗死及急性右心衰竭的各种表现。右心衰竭及上消化道出血是死亡的主要原因。

5. PMF 的治疗 遗憾的是，患者在脾切除前未能做出正确诊断，以致延误诊断和治疗达 8 年之久。如能早期诊断、早期治疗，则可望有效延长患者生存期。

（1）化疗：早、中期患者骨髓处于增生期，白细胞及血小板增多者可化疗，首选羟基脲，剂量宜小，通常 0.5～2.0g/d，分次口服。

（2）贫血治疗：雄激素可改善骨髓造血功能，半数患者应用雄激素后贫血改善，常用丙酸睾酮 100mg 肌内注射，隔日 1 次，或司坦唑醇（康力龙）2～4mg/次，每日 3 次，口服给药，亦可用十一酸睾酮（安雄）40mg/次口服，每日 3 次，合并溶血时可给予泼尼松 20～30mg/d。

（3）干扰素 α-2b：可抑制粒系祖细胞和巨核细胞增殖，常用剂量为 300 万～500 万 U，皮下注射，隔日 1 次，宜长期使用。

（4）1,25-二羟维生素 D_3：可抑制巨核细胞增殖，并诱导髓细胞向单核/巨噬细胞转化，后者能产生胶原酶，从而使胶原纤维形成减少及裂解增加，认为有减轻或逆转骨髓纤维化的作用，常用剂量为 0.25～1.0μg/d，分次口服。

（5）芦可替尼：JAK2 抑制剂，适用于原发或继发骨髓纤维化，对 *JAK2* 突变病例和无 *JAK2* 突变的骨髓纤维化病例均有疗效，是羟基脲不耐受或治疗无效患者的二线治疗，能有效缩小肿大的脾脏，改善症状，延长生存期。

本例患者死亡后 48 小时内进行尸检，病理诊断：①骨髓纤维化（Ⅱ期）；②肺动脉系统广泛性成批性血栓形成，伴多发性肺梗死及继发性肺脓肿形成；③门静脉分支血栓形成伴食管下段静脉丛扩张、破裂出血；④腹腔内肠段广泛陈旧性粘连，伴不完全性肠梗阻；⑤肝髓样化生，伴肝细胞变性、坏死及纤维蛋白血栓形成。

（季丽莉　庄静丽　蔡则骥）

病例六 心悸、腹泻、甲状腺肿大、肌萎缩

一、病史摘要

患者，女性，36岁。因"心悸1年、腹泻2周、极度乏力2日"入院。入院前1年患者常有活动后心悸，半年后症状加重，安静时也出现心悸，伴出汗增多。月经量减少，已经闭经4个月。外院就诊时，心电图提示"窦性心动过速"，心率114次/分。疑为"心肌炎"，给予普萘洛尔治疗，每日3次，每次1片。约服100片后，症状减轻。2周前在外就餐后2小时，出现水样泻，轻度呕吐，伴发热，体温38.5℃，按"急性胃肠炎"处理，给予抗生素治疗。3日后呕吐止，腹泻稍减轻，但仍有稀便，4~5次/日。体温37.8℃，伴食欲减退、吞咽呛咳。乏力进行性加重，消瘦明显，卧床不起，翻身困难。因病情加重来院就诊。既往体健，个人史及家族史无特殊。

体格检查：T 37.8℃，P 140次/分，R 36次/分，BP 90/40mmHg。营养差，极度消瘦，呈恶病质。神志清楚，呼之能应，说话费力。双眼裂增宽，眼球略突出、对称，巩膜无黄染。皮肤潮湿，浅表淋巴结不肿大，颈软。甲状腺Ⅰ度肿大，质地偏韧，血管杂音（-）。呼吸困难，双肺未闻及干湿啰音。心脏临界大小，心前区可闻及Ⅱ级SM。腹呈舟状，肝于肋下2cm可触及，质中等，压痛（-）。脾未触及，腹部未触及异常肿块，腹部无压痛，肠鸣音活跃。四肢肌肉明显萎缩，以肩带及髋带肌肉为主，肌肉压痛（+），肌力2~3级。双膝反射可引出。双下肢无水肿。

实验室检查：红细胞计数 4.2×10^{12}/L，血红蛋白112g/L，白细胞计数 3.5×10^9/L，中性粒细胞占比0.53，淋巴细胞占比0.43，大单核粒细胞占比0.03，嗜酸性粒细胞占比0.01，血小板 132×10^9/L。尿常规：比重1.022，蛋白（-），糖（-）；镜检：白细胞0~2/HP，红细胞2~3/HP。粪便常规：黄稀便，镜检（-），隐血（-）。肝功能：SB 16.1μmol/L，ALT 63U/L，AST 47U/L，A 37g/L，G 42g/L。血生化：K^+ 3.1mmol/L，Na^+ 135mmol/L，Cl^- 105mmol/L，pH 7.375，Cr 88μmol/L，BUN 7mmol/L，血糖5.6mmol/L，T_3 3.26ng/ml，T_4 202ng/ml，FT_3 21pmol/L，FT_4 44pmol/L，TSH 0.03μIU/L，TGAb 165IU/ml，TPOAb 566IU/ml，TRAb 9.2IU/L。

甲状腺彩超：甲状腺肿大，腺体内血流丰富。

腹部彩超：肝脏轻度增大，肝内未见占位。

心电图：窦性心动过速。

肌电图：肌源性损害。

胸部X线片：双肺纹理稍增多。

甲状腺摄碘率：24小时85%。

二、诊疗过程

入院后给予抗甲状腺药物治疗（丙硫氧嘧啶100mg，每日3次），应用β受体阻滞剂（普

萘洛尔 20mg，每日 3 次）。加强营养支持治疗，纠正电解质紊乱，病情逐渐改善，呼吸困难消失，肌力逐渐恢复，2 周后可下床轻微活动，腹泻减轻，每日排软便 1～2 次。复查白细胞 4.0×10⁹/L，ALT 45U/L，AST 39U/L。3 周后病情稳定出院随访。

三、病 例 分 析

1. 讨论提示 肌肉萎缩、肝功能异常、白细胞减少是否与甲状腺功能亢进有关？本例诊断为弥漫性甲状腺肿伴甲状腺功能亢进（Graves 病），合并甲状腺功能亢进性肌病、肝功能异常和白细胞减少。甲状腺功能亢进治疗 2 周后，肌力有改善，肝功能和白细胞恢复正常。

2. 治疗时为何选择丙硫氧嘧啶 丙硫氧嘧啶不仅阻断甲状腺激素合成，同时也在外周组织阻止 T_4 向 T_3 转化，对于重症甲状腺功能亢进患者应作为首选。

（凌 雁 高 鑫）

病例七 头痛伴发热

一、病 史 摘 要

患者，女性，53 岁。因"头痛 10 日，发热 5 日"入院。患者 10 日前无明显诱因出现头痛，为全头胀痛，伴恶心、呕吐。呕吐非喷射性，呕吐物为胃内容物。2010 年 5 月 4 日门诊就诊，头颅 CT 显示轻度老年脑，给予盐酸氟桂利嗪胶囊（西比灵）口服无缓解。5 日前患者出现高热，体温最高达 40.6℃，伴畏寒、腰酸、乏力，有尿频，无尿痛，否认咳嗽、咳痰、腹痛、腹泻、皮疹、盗汗、肢体抽搐等症状。5 月 6 日查血常规：血红蛋白 155g/L，白细胞计数 12.48×10⁹/L，中性粒细胞占比 0.639，淋巴细胞占比 0.268。尿常规：蛋白（＋），白细胞（－），红细胞 3～5/HP。D-二聚体 0.65mg/L，PT 13.7 秒。血生化：TBil 29.0mmol/L、DBil 3.2mmol/L，A 46g/L，G 34g/L，LDH 301U/L，钠 130mmol/L，钾 3.3mmol/L，氯 90mmol/L，肌酐 48μmol/L，CRP 32.7mg/L。胸部 X 线片：双肺未见实质性病变。

脑电图：中度异常（α 频带功率值减低，θ 频带功率值增高），遂收住神经内科留观，给予甘露醇降颅内压，头孢曲松、阿昔洛韦抗感染，辅以止吐、营养等对症支持治疗，患者体温仍波动于 39～40℃，头痛未见好转。5 月 8 日复查血常规：白细胞计数 6.76×10⁹/L，中性粒细胞占比 0.616；尿常规：阴性。血糖 8.1mmol/L，血钠 127mmol/L，血钾 3.9mmol/L，血氯 92mmol/L，酮体阴性。为进一步诊治收住入院。自起病以来，患者精神萎靡，食欲、睡眠欠佳，二便通畅，体重无明显改变。

既往史：高血压史 3 年余，平时服用替米沙坦控制血压。否认慢性头痛史，否认糖尿病史。20 余年前剖宫产，否认大出血史。否认疫区驻留史。否认疫水接触史；否认生食海鲜史；否认猫、犬、鸽子饲养史。患者近年来自觉皮肤粗糙，衰老明显，手足粗大，戒指号码由 9 号增大至 16 号，鞋码由 35 码增大至 37 码。

体格检查：T 38.7℃，P 109 次/分，R 20 次/分，BP 187/107mmHg。神志清楚，精神萎靡，反应迟钝，对答切题，查体欠配合。定向力可，记忆力、计算力粗测可。双侧额纹对称，闭眼闭唇有力，双眼球上下运动到位，双眼外展露白，左眼露白 2～3mm，右眼露白 3mm，未引出震颤。双侧瞳孔等大，直径 3mm，直接、间接对光反射存在，视力粗测可，视野无缺损，眼底未窥入，双侧听力粗测可，Weber 试验居中，乳突、鼻窦压痛（－），鼻唇沟对称，鼓腮、示齿完成可，伸舌居中，软腭上抬对称，腭垂居中，咽反射存在。颈项抵抗，抬头肌力 5 级，转颈肌力 5 级，双上肢肌力 5 级，肌张力正常，右侧肱二头肌、肱三头肌腱反射（++），左侧肱二头肌、肱三头肌腱反射及双侧桡骨膜反射（++），双下肢肌力检查欠配合，粗测 5^+ 级，左侧膝反射、踝反射（+），右侧膝反射、踝反射（+），双侧病理征（－），克尼格征（－）。颜面部针刺觉对称，指鼻、轮替、跟膝胫完成可，步态未查。

主要辅助检查：脑脊液检查结果见表 15-1。

表 15-1　脑脊液检查结果

	5 月 9 日	5 月 13 日	5 月 17 日
压力（mmH$_2$O）	>400	270	220
颜色	浅黄透明	浅黄透明	无色透明
蛋白定性	+	+	±
红细胞（个/mm³）	80	68	8
白细胞（个/mm³）	67	38	9
多核细胞	48%	31%	
单核细胞	52%	69%	
蛋白（g/L）（0.15～0.45g/L）	0.83	0.85	0.39
ADA（U/L）	12	4	5

脑脊液糖、氯与同期血糖、血氯值匹配。乳胶凝集试验+墨汁染色×2 次、找肿瘤细胞×2 次均阴性。3 次普通细菌、真菌培养及抗酸染色阴性。

脑脊液 IgG 指数+寡克隆带：血脑屏障明显破坏，脑脊液中 24 小时鞘内 IgG 合成率偏高，并于患者脑脊液中隐约可见异于血清中的 IgG 条带。

T-SPOT 检查：无反应。

PPD 试验：无反应。

三大常规、肝肾功能正常。血病毒抗体阴性。自身抗体全套阴性。

下丘脑-垂体-肾上腺轴：ACTH 3.6pg/ml（7.2～63.3pg/ml）；皮质醇 42.8nmol/L（7：00～10：00 171～536mmol/L）。

下丘脑-垂体-甲状腺轴：T$_3$ 1.00nmol/L（1.3～3.1nmol/L）；T$_4$ 91.5nmol/L（66.0～181.0nmol/L）；FT$_3$ 2.4pmol/L（2.8～7.1pmol/L）；FT$_4$ 11.7pmol/L（12.0～22.0pmol/L）；s-TSH 0.100μIU/ml（0.27～4.2μIU/ml）。

下丘脑-垂体-性腺轴：黄体生成素 0.26mIU/ml（绝经期 7.7～58.5mIU/ml）；卵泡刺激

素 1.89mIU/ml（绝经期 25.8～134.8mIU/ml）；催乳素 11.7mIU/L（131.0～647.0mIU/ml）；雌二醇 57.5pmol/L（绝经期＜201pmol/L）；孕酮＜0.095nmol/L（绝经期 0.3～2.5nmol/L）；睾酮 0.090nmol/L（0.22～2.9nmol/L）；生长激素 0.28ng/ml（成人女性＜10ng/ml）。

胸部 HRCT（2011 年 5 月 11 日）：双肺未见异常，甲状腺肿大，气管轻度狭窄。

头颅 MRI 平扫+FLAIR+DWI（2011 年 5 月 12 日）：鞍区占位垂体瘤可能性大，建议行头颅增强冠状位检查，大脑少许腔隙缺血灶。

垂体 MRI 平扫+增强（2011 年 5 月 16 日）：鞍区占位，考虑垂体瘤卒中或 Rathke 囊肿概率大。

二、诊 疗 过 程

入院后完善检查，予以降颅内压（20%甘露醇 250ml 每 6 小时 1 次→125ml 每 6 小时 1 次），抗细菌（头孢曲松 2.0g 每 12 小时 1 次），抗病毒（阿昔洛韦 0.5g 每 8 小时 1 次），纠正电解质紊乱，维持出入液量平衡，营养支持治疗。

患者病程中有反复低钠，5 月 13 日起加用琥珀氢化可的松 100mg，每日 1 次静脉滴注。患者每日尿量 10 000ml 左右，考虑尿崩症可能，予氢氯噻嗪控制尿量。患者体温逐渐平稳，头痛较前略有好转。2011 年 5 月 19 日转神经外科治疗。2011 年 5 月 23 日导航内镜下经鼻蝶窦垂体瘤卒中切除术，手术顺利。病理（2011 年 5 月 26 日）：（鞍区）镜下见凝固性坏死物，灶性区见坏死细胞轮廓，符合垂体卒中。

三、病 例 分 析

本例患者为老年女性，突发头痛，伴呕吐。既往无慢性头痛病史，本次头痛程度剧烈，伴有呕吐，提示脑膜受累。故此患者应考虑继发性头痛，排除原发性头痛。患者 53 岁，有高血压病史，首先需要警惕脑血管病，尤其是出血性脑血管病的可能；其次需要考虑肿瘤卒中、中枢神经系统感染的可能。患者头颅 CT 检查未发现责任病灶，给予钙通道阻滞剂也未能改善症状，并出现高热症状。为明确是否存在中枢神经系统感染及感染性质进行了多次腰椎穿刺。结果均未提示存在特异性感染。患者病程中有肢端肥大症表现，入院后检查显示下丘脑-垂体-肾上腺轴、下丘脑-垂体-甲状腺轴、下丘脑-垂体-性腺轴均显著受累，头颅 MRI 显示鞍区占位，垂体瘤可能。结合上述临床特征，垂体卒中需要首先考虑。患者手术后病理结果也支持此诊断。

垂体肿瘤突发瘤内出血、梗死、坏死，致瘤体膨大，引起的急性神经内分泌病变称垂体卒中。垂体卒中主要表现为严重的出血所致的脑膜刺激征及对周围组织的压迫症状。主要临床表现：①突然发生颅内压增高的症状。②常有蝶鞍邻近组织压迫的症状，如向上压迫视觉通路、间脑和中脑，引起视力下降、视野缺损及生命体征改变；向下压迫丘脑引起血压、体温、呼吸异常及心律失常；压迫侧面进入海绵窦引起眼外肌麻痹、三叉神经症状及静脉回流障碍。③下丘脑-垂体功能减退的症状。鉴于有不少垂体卒中患者缺乏原有垂体腺瘤的症状,因此遇到原因不明的突发颅内压增高,尤其伴视力障碍、眼肌麻痹等压迫症状者,应高度警惕垂体卒中。

(丁 晶 范 薇)

病例八 意 识 改 变

一、病 史 摘 要

患者,女性,70岁,家人发现意识改变1小时就诊。既往有高血压、糖尿病史,均服药控制(盐酸贝那普利、格列齐特)。

体格检查:嗜睡,双侧瞳孔等大,直径2mm,对光反应迟钝,脑膜刺激征(-),左侧口角低,左侧肢体活动较少,左侧巴宾斯基征(+),针刺四肢有反应,右侧肢体回缩迅速。血压140/90mmHg,HR 95次/分。辅助检查:血常规白细胞计数$10.2 \times 10^9/mm^3$,中性粒细胞占比0.80。肝功能、电解质正常;肾功能:BUN 7.1mmol/L,Cr 133μmol/L。心电图显示窦性心动过速;颅脑CT显示右侧基底节区腔隙性梗死。

诊断:大面积脑梗死?

遗漏检查:血糖2.0mmol/L。

最后诊断:低血糖昏迷。

二、病 例 分 析

低血糖发生的原因:糖尿病患者在使用降糖药物或胰岛素治疗过程中不进食、进食过少或进食不规律时发生,如忘记或推迟进食等。有些患者擅自增减降糖药物的剂量或自行购药服用,但不监测血糖。低血糖的典型表现为交感神经兴奋和脑缺氧,如面色苍白、冷汗、饥饿、心悸、肢体震动等,严重者还可出现精神症状,如躁动、谵妄甚至昏迷等。

老年糖尿病患者易发生低血糖昏迷,且易漏诊、误诊,分析原因如下。

(1)老年人高糖激素调节功能降低,胰岛素拮抗激素如胰高血糖素、肾上腺素、生长激素及皮质醇分泌障碍,血糖变化时不能有效调节。

(2)老年患者往往肝肾功能有所减退,磺脲类降糖药物半衰期长,代谢缓慢,较易在体内蓄积。

(3)老年糖尿病患者常同时服用多种药物,某些药物可与磺脲类降糖药物发生作用,如水杨酸类、β受体阻滞剂等,此类药物可以减少降糖药物在肝、肾的排泄,增强降糖药物的效应。

(4)老年患者低血糖反应发生时大汗、心动过速等交感神经兴奋症状及体征不明显,加之老年人对此类自主神经症状感知降低,经常不能判定低血糖发生而早期进行干预。

(5)个体对低血糖的耐受程度不同,有些患者可无交感神经兴奋症状而直接进入低血糖昏迷而误诊为急性脑血管病。

（6）由于脑细胞本身不能储备糖原，也不能直接利用循环中的脂肪酸作为能量来源，所需要的能量几乎完全来自葡萄糖，葡萄糖持续得不到补充时就会出现低血糖所致的广泛脑功能障碍的症状，表现为抽搐、偏瘫、昏迷、锥体束损害等。

（7）低血糖昏迷患者起病急，临床表现通常缺乏特异性，又多见于老年患者，同时合并冠心病、高血压等病史，部分患者体格检查有神经系统阳性体征，颅脑 CT 检查多有异常，当老年人发生低血糖昏迷时，病情复杂多变，因而易被诊断为脑血管意外。

（8）家属提供病史不详。

（9）接诊医生病史采集不详、考虑不周全。

（10）昏迷、癫痫发作、急性脑血管病的患者均应急诊检测血糖。

（赵　静　范　薇　马　昱）

病例九　发热伴关节肿痛

一、病史摘要

患者，男性，54 岁。因"反复发热、多关节肿痛半年余，水肿伴胸闷近 1 周"入院。患者起病于半年多前，当时表现为反复午后发热，体温最高 38.4～38.5℃，当时无关节肿痛等，2 个月后患者出现多发关节疼痛，小关节、大关节均受累，有左膝关节肿胀，关节痛有游走倾向，无晨僵，无盗汗、咳嗽、咳痰，无皮疹、怕光、口腔溃疡等，曾有类风湿因子一过性升高，外院考虑类风湿关节炎，给予糖皮质激素治疗有效，但因激素治疗不规范，自行停用 2 个月后再次反复出现发热伴关节肿痛，并入住外院，给予头孢美唑抗感染治疗。入院 1 周前患者出现水肿伴胸闷，外院及笔者所在医院查肺部 CT 均提示肺部炎症改变，为双下肺斑片状模糊影。给予抗感染治疗后患者体温平稳 1 周，入院前 1 日再次出现发热，入院 1 周前出现血肌酐升高。患者否认高血压、糖尿病等慢性疾病史。

体格检查：神志清楚，面部水肿，略显晦暗，体温正常，眼睑水肿，球结膜水肿，浅表淋巴结未触及肿大，心率 90 次/分，心律齐，未闻及杂音，双肺呼吸音清，略显低下，左下肺可闻及少量细湿啰音。腹部较膨隆，触诊张力较大，全腹散在压痛，无反跳痛，肝区叩击痛阳性，肝脾肋下未触及，叩诊呈鼓音，移动性浊音阴性，左侧踝关节肿胀，双下肢水肿，以左下肢胫前区明显，左膝关节略肿胀。

入院前实验室检查：血常规正常；凝血酶原时间 14.8 秒；肝功能：白蛋白 24g/L，LDH 3096U/L，AST 91U/L，其余正常；肾功能：尿酸 609μmol/L，肌酐 147μmol/L；CRP 97.2mg/L。

影像学检查：胸部 CT 显示双肺散在片絮状模糊影，以双下肺为著，邻近胸膜增厚，所见各支气管腔通畅，肺门及纵隔未见肿大淋巴结，两侧胸腔内见弧形液性密度影。诊断：双肺炎症伴胸腔积液。腹部 CT 显示脂肪肝、双肾囊肿、少量腹水。

二、诊治过程

（一）初步诊断

发热伴关节肿痛待查。考虑可能原因如下。

1. 感染性疾病 患者主要表现为发热，并有关节肿痛，首先需考虑感染性疾病可能。患者病程已有半年余，无明显感染毒血症状，血象一直未见增高，故需要考虑非典型病原体感染可能，如结核等。但本例患者否认消瘦、盗汗等结核毒血症状，且曾给予激素治疗后患者发热及关节肿痛好转，与结核不符。因查体发现患者胃肠张力较大，全腹散在压痛，故需注意排除腹腔感染，行腹部器官、腹膜后彩超检查均未见明显异常，故目前证据亦不足；患者否认胆囊炎病史，查体墨菲征阴性，故胆囊感染不考虑，需进一步完善淀粉酶等检查判断有无胰腺疾病。综上所述，本例患者目前感染性疾病无明确依据。

2. 结缔组织病 结合患者病史，结缔组织病需考虑：①类风湿关节炎。根据 2018 年中国类风湿关节炎诊疗指南，患者仅表现为游走性非对称性多发关节肿痛，一过性类风湿因子升高，否认晨僵，无手关节肿胀，无类风湿结节，无典型的类风湿关节炎影像学改变，故当时类风湿关节炎诊断不成立。②系统性红斑狼疮。患者有多于 2 个关节的多关节肿痛，且有发热、多浆膜腔积液、肾功能不全等，曾外院查抗 β_2-GP1 抗体弱阳性，故需考虑系统性红斑狼疮可能，因患者为男性，系统性红斑狼疮多不典型，但患者入院后查尿蛋白阴性，且肾功能经补液后血肌酐下降，外院查 ANA、抗 ds-DNA 抗体等均阴性，故目前系统性红斑狼疮依据仍不足，需进一步完善相关检查。③血管炎。大血管病变多无肺部受累，结合患者肺部病变考虑大血管病变可能性不大，小血管病变多有肺、肾受累，本例患者虽有肾功能不全，但尿蛋白阴性，目前肾损伤证据尚不足，肺部病变较轻，仅表现为双下肺斑片状絮状影，考虑肺部受累亦较轻，故目前血管炎可能性不大。

3. 肿瘤性疾病 患者为中年男性，长期反复发热，需警惕肿瘤可能，但患者病程已有 7 个月，一般情况尚好，无明显消瘦等消耗性症状，外院查肿瘤标志物仅 NSE 偏高，结合患者肺部 CT，肺部肿瘤不考虑；患者 LDH 明显升高，淋巴瘤需考虑，但患者浅表淋巴结未触及肿大，可进一步完善骨髓穿刺等检查以明确；患者有明显胃肠道胀气，查体全腹散在压痛，胃肠道肿瘤待排除，可在患者一般情况许可下完善胃肠镜检查以明确。

（二）完善检查及主要结果

1. 初步检查结果 血红蛋白 109g/L，白细胞、血小板均正常；尿常规、粪便常规均正常；血肌酐 119μmol/L，白蛋白 27g/L，LDH 3513U/L；PT 16.0 秒，APTT 42.3 秒；血气分析正常（PO_2 90mmHg）；甘油三酯 4.08mmol/L↑，血糖正常；NSE 24.7ng/ml↑；其余阴性；铁蛋白 1107.0ng/ml↑；肝炎标志物、HIV、RPR 均阴性；T_3 0.47nmol/L↓；T_4 43.4nmol/L↓；FT_3 1.1pmol/L↓；FT_4 6.2pmol/L↓；s-TSH 1.500μIU/ml；柯萨奇 B 组病毒 IgM 阳性；巨细胞病毒 IgG 阳性；巨细胞病毒 IgM 阳性；EB 病毒壳抗体 IgA 阳性；其余阴性。腹部彩超：右肾囊肿，腹水（-）；心脏超声：极少量心包积液，LVEF 75%。

骨髓涂片：骨髓增生明显活跃，骨髓象中粒系、红系、巨核系三系增生均未见异常。

组织细胞略易见，偶见少量幼稚淋巴细胞。另外，涂片中偶见成簇的分类不明异常细胞。胃镜、肠镜均未见异常。

分析与处理：患者有轻度贫血、低蛋白血症，考虑慢性消耗可能；多种病毒抗体阳性，加用更昔洛韦抗病毒治疗，但病毒感染多为自限性；胃肠镜检查及腹部超声均阴性，故胃肠道肿瘤无证据；骨髓穿刺提示见到异常分类不明细胞，有较大诊断意义，可等待骨髓活检进一步明确；患者 LDH、铁蛋白明显升高，但浅表淋巴结未触及肿大，无法行淋巴结穿刺；甲状腺激素水平低下，但 TSH 正常，内分泌会诊建议完善性激素、皮质醇节律等检查，并行头颅 MRI 检查排除垂体病变。

2. 进一步检查结果 骨髓活检：造血组织三系细胞均可见到。各系细胞形态及数目未见明显异常。T、B 淋巴细胞及浆细胞数目稍增多。考虑骨髓造血组织反应性增生。PET/CT 检查：①第 5 腰椎椎管内硬脊膜囊外见糖代谢异常增高的软组织密度影，神经源性肿瘤可能；脾脏轻度增大伴糖代谢异常增高、左腹股沟糖代谢异常增高的淋巴结，造血系统病变证据不充分。② 左下肺少许慢性炎症或陈旧灶；左侧胸腔少量积液。③脂肪肝；双肾无糖代谢增高的低密度，考虑良性病变。④上颌窦慢性炎症。头颅 MRI：垂体微腺瘤。激素水平：雌二醇 542.5pmol/L；睾酮 0.660nmol/L↓。

分析与处理：结合骨髓活检与 PET/CT 检查目前血液系统无证据，左侧腹股沟有糖代谢异常增高的淋巴结，但仔细反复查体却仍未能触及，故无法行穿刺或活检，因第 5 腰椎椎管发现软组织密度影，进一步行 MRI 考虑神经鞘瘤可能，但骨科和神经外科会诊均考虑暂无手术指征，且认为并非引起患者发热、关节肿痛的原发疾病。内分泌科会诊考虑内分泌改变为继发性，垂体微腺瘤建议随访。结合目前所有检查，尚无法解释患者病情，因 ANA 1∶320，可暂考虑未分化结缔组织病，与家属谈话后，加用甲泼尼龙 40mg 每日 1 次静脉滴注。

（三）病情变化

患者于入院第 2 日起再次出现发热，体温最高 38～39℃，每日均出现发热；并出现明显四肢、颜面部、腰骶部水肿，尿量减少，利尿效果不佳，血白蛋白持续不升，最低至 24g/L。激素使用第 2 日起即出现一般情况明显好转，体温下降。尿量增加，对利尿剂起反应，水肿开始逐渐消退。但激素使用 5 日后患者再次出现发热，水肿进行性加重，并出现肝功能异常，ALP、GGT 升高为主。

三、病 例 讨 论

内分泌科医生：患者查内分泌激素显示甲状腺功能低下，但 TSH 正常，可能有以下两种情况，即垂体性甲减、病态甲状腺综合征（即低 T_3 综合征）。但对于以上两种情况鉴别较困难，仔细查看患者垂体 MRI，垂体除有微腺瘤外，较饱满，不排除有垂体炎症。患者性激素水平异常，睾酮很低，但雌激素水平正常，需注意有无腺垂体功能减退，患者于激素使用前利尿效果不佳，但使用激素后尿量增加，水肿明显消退，故需考虑是否为糖皮质激素抗利尿激素，患者本身存在抗利尿激素分泌不恰当的可能。完善 24 小时尿电解质等检查有助于诊断。但即使患者有以上内分泌紊乱，尚无法解释患者发热、肝功能异常等，故需积极寻找其他原发疾病。

神经内科医生：对本例患者神经系统查体发现，抬头肌力 4 级，双上肢肌力 5 级，双下肢近端肌力 4 级，左下肢更差，左下肢外旋位，四肢肌张力正常，双上肢腱反射及双下肢腱反射均阴性，双下肢巴宾斯基征阳性。肌电图提示周围神经病变，结合患者有脏器肿大，内分泌紊乱，需注意考虑 POEMS 综合征可能。

血液科医生：本例患者临床表现复杂，存在发热、关节痛、水肿、肝功能异常、多浆膜腔积液、内分泌紊乱等，如从一元论考虑，需注意是否为副肿瘤综合征。本例患者腰椎椎管内肿瘤不能忽视，目前没办法证明是否为良性或恶性，病理尚能确诊，必要时可联系骨科行手术治疗。本例患者 LDH 明显升高，且笔者所在医院骨髓穿刺涂片见到异常成簇细胞，需注意是否为造血系统肿瘤。虽骨髓活检未见异常，但可再次行多部位、多点骨髓穿刺 + 活检，如有条件，加做流式细胞术、染色体及基因分析。

血液科实验室医生：本例患者骨髓穿刺中见到异常分类不明细胞，为非正常表现，考虑造血系统肿瘤可能，但骨髓活检却未见明显异常，不好解释。建议再次行骨髓穿刺+活检。

消化科医生：本例患者病程半年余，表现为发热、关节肿痛等，类风湿关节炎目前已排除，且其他风湿免疫性疾病亦不考虑。患者 GGT、AKP 进行性升高，考虑以下两种情况：①药物性肝损害。患者之前肝功能正常，但经抗感染等治疗后出现肝功能异常，故药物性肝损害首先需考虑。②原发疾病累及肝脏。因患者入院初始表现为低蛋白血症，当时肝酶正常，后白蛋白增加，但肝酶进行性异常，且患者有发热、肝脾大等，故需注意考虑其他疾病累及肝脏可能。因患者 LDH 明显升高，首先需考虑淋巴瘤可能，同意再次行骨髓穿刺+活检明确诊断。

四、最终诊断

入院后第 2 次骨髓穿刺细胞学报告：骨髓增生活跃，骨髓象中可见 20%左右原幼样细胞。红系、巨核系二系增生尚可。粒系增生减低。另外，涂片中可见大量吞噬性组织细胞，占 10%。骨髓活检病理：镜下骨髓造血组织与脂肪比约为 1∶3，造血组织三系细胞均可见到，各系细胞形态及数目未见明显异常。免疫组化结果显示造血组织中散在较多核大深染的 B 淋巴细胞，考虑弥漫大 B 细胞淋巴瘤累及骨髓。免疫组化：CD20（淋巴+），CD79a（淋巴+），CD34（-），MPO（粒系 +），CD3（少数淋巴 +），CD43（-），CD163（+），CD68（组织细胞+），Lyso（粒系 +），CD61（巨核 +），Bcl-6（20%+），Ki-67（40%+），CD10（-），mum-1（20%+），OTC-2（20%+）。特殊染色：网染（网状纤维轻度增生）。故最终诊断考虑弥漫大 B 细胞淋巴瘤Ⅳ期。但本例患者于骨髓穿刺术后次日即出现腹胀、胸闷、水肿进行性加重，血压 70～85/40～50mmHg，自动出院后第 2 天于当地医院死亡。

五、诊治体会

发热系恶性淋巴瘤常见临床表现，淋巴瘤以发热为首发或主要症状者占 16%～30%。

以不明原因发热为主要表现的淋巴瘤临床表现通常缺乏特异性，常见的伴随症状以一般的全身症状如乏力、畏寒、寒战、盗汗、消瘦等为主。对浅表淋巴结无肿大的原发结外淋巴瘤，临床诊断困难。本例患者表现为不明原因发热伴关节肿痛，病程半年余，曾一度被误诊为类风湿关节炎。分析误诊原因可能如下：①患者临床表现缺乏特异性，表现为发热、关节痛，且有一过性类风湿因子阳性，临床医生容易偏向考虑相对多见的风湿性疾病。②激素治疗后患者发热、关节痛等症状缓解，掩盖了病情，造成一时好转的假象。③患者浅表淋巴结无肿大，病程初期骨髓活检亦未见异常，无法获得病理诊断依据，以致误诊长达半年余，使患者错过最佳治疗时间。

通过本例淋巴瘤诊断，我们再一次深刻认识到恶性淋巴瘤表现复杂，诊治困难，对于不明原因发热患者，如伴低蛋白血症等消耗症状，LDH升高等与淋巴瘤相关性较强的实验室检查结果，要做好鉴别诊断，重视对病灶的活检，一次阴性亦不能排除，应多次进行病理学检查及相应免疫组化检测以做出明确诊断，以免延误诊治。

（姜林娣　季丽莉）

病例十　少年心力衰竭

一、病史摘要

患者，18岁，男性。因"发现心电图异常15年，反复活动后气促1年，加重1周"入院。患者15年前在当地医院检查发现"心电图异常"（具体不详），平时可参加体育课活动但易疲劳。1年前起上3楼气促，休息数分钟可缓解，未重视。近半年来平地行走约5分钟即出现气促，伴双下肢水肿、食欲减退、乏力。1周前出现反复活动后胸闷、胸痛，持续约30分钟后可自行缓解，伴头晕、气短、乏力，夜间可平卧，无端坐呼吸，双下肢无水肿。无头痛、晕厥，无咳嗽、咳痰，无恶心、呕吐，无腹痛、腹泻等。外院查肝功能显示ALT 333U/L，AST 575U/L；查心电图显示窦性心律，QRS波增宽，房性期前收缩，房室连接处逸搏，ST-T改变。笔者所在医院查心脏超声：全心增大，左心室、右心室壁增厚，心肌回声异常伴整体收缩活动减弱（LVEF 30%，TAPSE 15mm），中度肺动脉高压，轻度主动脉瓣、二尖瓣、三尖瓣反流。给予多巴胺、米力农、呋塞米等治疗，辅以保肝、补液支持治疗后出院。现为求进一步诊治，来笔者所在医院就诊。

否认高血压、糖尿病等慢性疾病史。否认肝炎、结核等传染病史。否认手术史、外伤史，无药物、食物过敏史，否认输血史。患者初中毕业，可进行日常对答及简单计算，不能完成复杂计算。患者舅舅于20岁时猝死，具体原因不详；患者弟弟12岁，有"心电图异常"，但无明显不适；无近亲婚育史。

体格检查：T 36.2℃，P 68次/分，R 18次/分，BP 104/82mmHg，身高150cm，体重40kg，神志清楚，精神欠佳，颈软。双肺听诊呼吸音清，未闻及干湿啰音。心界向左下增大，心脏搏动位于左锁骨中线外3cm，HR 70次/分，可闻及期前收缩2~3次/分，二尖瓣听诊区可闻及Ⅰ级收缩期杂音。腹部平软，无压痛和反跳痛，肝脾肋下未触及，肝、肾区无叩击痛。肛门及生殖器未检，双下肢无水肿，四肢肌力无明显异常，肌肉无萎缩。

辅助检查：ALT 316U/L，AST 481U/L，肌酐 60μmol/L；肌酸激酶 3778U/L，肌酸激酶MB 亚型 104U/L，肌酸激酶 MM 亚型 3674U/L；cTnT 0.260 ng/ml；NT-proBNP 2154pg/ml；hs-CRP＜0.3mg/L；HbA1C 6.2%，乳酸 1.85mmol/L。D-二聚体 0.60mg/L。其余包括血常规、尿常规、粪便常规、电解质、凝血功能、甲状腺功能、自身抗体、免疫球蛋白、血 β_2-微球蛋白、转铁蛋白、铜蓝蛋白、κ 轻链、λ 轻链、乙型肝炎病毒等均无明显异常。

心电图：肢体导联 5mm/mV；胸前导联 2.5mm/mV（图 15-4）。

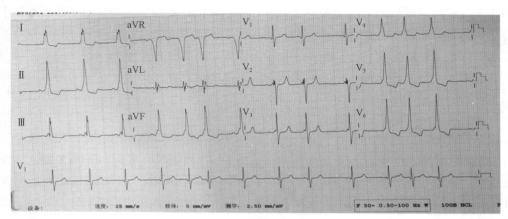

图 15-4　患者心电图表现

超声心动图：全心增大，左心室、右心室壁增厚，心肌回声异常伴整体收缩活动减弱（LVEF 30%；TAPSE 15mm），中度肺动脉高压，轻度主动脉瓣、二尖瓣、三尖瓣反流（图 15-5）。

二、病 例 分 析

本例患者为慢性心力衰竭，对于慢性心力衰竭病例，一般可按照下列程序进行分析。

对于有可疑心力衰竭症状和（或）体征

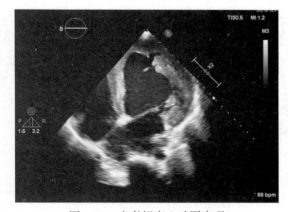

图 15-5　患者超声心动图表现

的患者，在询问病史时应该注意基础心血管疾病如冠心病、高血压、瓣膜病等病史的诊疗过程，以及其他容易引起心力衰竭的因素。体格检查时应该注意水钠潴留的相关体征，如颈静脉是否充盈/怒张、肺部啰音、有无胸腔积液和腹水等相关体征、下肢是否水肿等。此外，应特别重视心脏查体：先天性心脏病患者自幼心脏扩大，可引起胸廓畸形，而成人出现心力衰竭一般不引起胸廓形态改变；触诊除注意心尖搏动位置外，出现震颤通常提示先天性心脏病或瓣膜病；叩诊有助于在缺乏影像学资料时评估心脏大小；听诊除了注意心脏杂音外，心音的响度、有无额外心音特别是奔马律等有助于心功能评估，有无心律不齐有助于识别患者是否存在心律失常。

本例患者为年轻男性，活动后气促，运动耐量降低，查体及超声心动图发现全心扩大，LVEF 低下，诊断慢性心力衰竭可以成立。但对于心力衰竭的原因，需要进一步分析以下问题：①患者及其弟弟早期出现心电图异常，表现为 QRS 波增宽、ST-T 改变及心律失常，结合患者舅舅猝死，判断心脏电活动异常是患者发生心力衰竭的原因，还是原发疾病首先表现为心律失常，后期出现心力衰竭及猝死呢？②患者自幼长时间运动后会出现肌肉酸痛，查体发现身体发育较同龄人迟缓，但查体未发现四肢肌肉及神经系统的明显异常阳性体征，是否合并肌肉、骨骼、神经系统疾病呢？该疾病与心脏异常是否相关？患者超声心动图发现的心室肌肥厚与该情况是否相关？③患者外院初步检查发现肝酶升高，是心力衰竭引起的肝功能异常，还是同时合并肝脏疾病，或是特殊疾病同时累及心脏和肝脏呢？通常心力衰竭合并肝淤血可以发现右心功能不全的相关体征如颈静脉充盈/怒张、肝大及肝颈静脉反流征、腹水征、双下肢水肿等，但本例患者入院查体未发现相关情况，如果是曾有肝淤血已经通过外院充分利尿后改善，那么肝功能通常应有所改善，但本例患者肝功能异常持续存在，提示可能并非肝淤血引起。

根据病史和查体初步考虑心力衰竭的患者，首先应进一步检查心电图和胸部 X 线片。心力衰竭患者极少有心电图和胸部 X 线片均正常者，因此如果心电图和胸部 X 线片未发现任何异常，通常心力衰竭可能性较小。而对于怀疑心力衰竭的患者，除心电图和胸部 X 线片外，较特异的诊断心力衰竭的措施主要包括超声心动图和血利钠肽水平检查，经过上述评估后诊断心力衰竭的患者，应进一步查找病因、评估合并症，并根据 LVEF 对心力衰竭进行分类（HFrEF、HFmrEF 或 HFpEF），开始进行治疗。

本例患者心电图可发现预激样心电图改变和心律失常，超声心动图发现心肌肥厚和心腔扩大、LVEF 低下。通常无论是高血压还是主动脉瓣疾病，心电图通常表现为左心室肥大，肥厚型心肌病的心电图通常 QRS 波可表现为左心室肥大或病理性 Q 波，但很少出现 QRS 波增宽，限制型心肌病特别是淀粉样变往往表现为心肌肥厚而心电图呈肢体导联低电压，心肌炎的心电图异常也通常不表现为预激样 QRS 增宽。因此，进一步提示本例患者可能存在较为少见的病因。

根据上述分析，患者的进一步检查需要在常规评估的基础上，特别关注和评估肝脏、神经和肌肉系统的异常情况。

进一步检查：

心脏 MRI：左心室、右心室壁肥厚伴整体收缩活动减弱，左心房室增大，心肌 T_1 值减低，可符合系统性疾病心脏受累；二尖瓣、三尖瓣中度反流。肺动脉增宽，心包少量积液（图 15-6）。

患者父亲心脏超声正常；母亲左心房室稍增大，未见明显回声异常；弟弟心脏内径及收缩活动正常，但心肌回声欠均匀（图 15-7）。患者弟弟检查同样发现血液生化肝酶及肌酶异常，心电图见预激样 QRS 波改变。

肌电图检查：提示存在肌源性损害的电生理表现，累及四肢肌，呈活动性。

血串联质谱氨基酸序列分析：蛋氨酸偏高，可能继发于肝功能不良。

尿液气相-色谱质谱分析：尿有机酸谱未见明显异常。

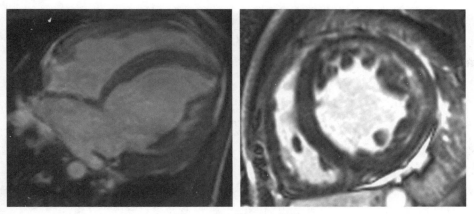

图 15-6　心脏 MRI 表现

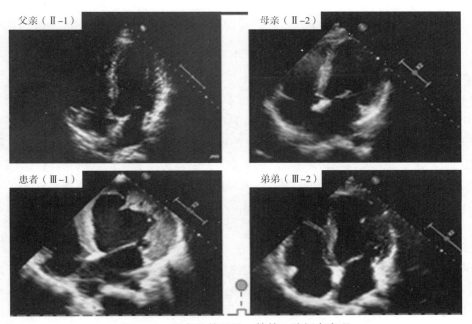

图 15-7　患者及其父母、弟弟心脏超声表现

对患者行肱二头肌肌肉组织活检，病理报告：肌肉组织 PAS 深染，空泡内可见 PAS 阳性物质沉积，散在肌纤维 PAS 淡染。空泡边缘膜蛋白染色阳性。

基因测序报告显示患者为溶酶体相关蛋白 2（*LAMP2*）突变。

进一步病例分析：

在心力衰竭患者中出现肝酶升高并不少见，通常原因为右心衰竭引起肝淤血，肝淤血患者通常还有凝血异常。但心力衰竭患者很少出现 CK-MM 升高和肌电图肌源性损伤。此外，本例患者心脏超声及 MRI 均发现心肌肥厚伴心肌整体收缩活动减弱，通常此种情况常见于左心室前后负荷均增加的情况，如主动脉瓣狭窄合并关闭不全等。肥厚型心肌病扩张相也可以出现左心室肥厚伴扩张，但肥厚型心肌病的 MRI 表现为 T_1 值明显升高。心肌炎患者心肌水肿时可出现心肌肥厚伴收缩性心力衰竭，但也和患者病史及 MRI 表现不符合。

经过进一步检查，发现患者及其弟弟均有相似的表现，即年轻男性、心肌肥厚、预激样心电图改变、肝酶和肌酶异常，患者有心力衰竭表现；而其弟弟心功能正常，结合家族中有年轻男性猝死史，需考虑遗传性疾病，特别是以男性及早发心脏、肝脏、肌肉受累为主的系统性疾病作为重点考虑情况。

在出现心肌肥厚合并肌病及预激样心电图改变时，应高度怀疑 Danon 病。考虑骨骼肌活检较心肌活检更安全，本例患者选择骨骼肌活检，同时进行基因学检查，如发现 *LAMP2* 基因突变，可作为诊断 Danon 病的金标准。Danon 病属于糖原贮积症中和本例患者临床表现最符合的一种类型，除此之外，还需考虑其他代谢性心肌病，血尿有机酸质谱分析有助于评估患者是否存在代谢异常相关的其他疾病。根据患者的肌肉病理检查结果及基因测序，最终诊断为 Danon 病。但目前 Danon 病仍没有特效的治疗方法，患者通常治疗效果不佳，可出现快速进展的心力衰竭，且通常发生猝死，因此可考虑植入心律转复除颤器（ICD）及心脏移植治疗。

三、诊 治 体 会

慢性心力衰竭中，心肌病是常见的病因，其中扩张型心肌病的基本表现为心室腔扩大，肥厚型心肌病的基本表现为心肌肥厚，而本例患者同时具有心室腔扩大和心肌肥厚。通常情况下最常见的同时引起左心室肥厚和扩张的疾病包括肥厚型心肌病扩张相、主动脉瓣狭窄合并关闭不全、主动脉瓣狭窄合并二尖瓣关闭不全等情况。在该病例中，瓣膜病是首先可以通过查体和超声心动图除外的，但在缺少既往检查资料的情况下，很难识别患者提供的病史中，"自幼心电图异常"和心脏疾病家族史提示肥厚型心肌病还是其他可以引起心肌肥厚和心力衰竭的遗传性心脏病。但考虑到肝脏损伤、肌酸激酶升高及特殊的心电图改变，可以通过进一步检查证实该病例为 Danon 病。

Danon 病为一种罕见的 X 连锁显性遗传性溶酶体病，曾称为"酸性麦芽糖酶正常的溶酶体糖原贮积症"，是因为其为溶酶体相关蛋白 2（*LAMP2*）基因突变导致。该疾病男性多见，女性通常为携带者而症状不明显。男性通常在青少年期开始出现心肌肥厚，特别是左心室肥厚，伴预激样心电图改变、T 波深倒置，也可出现心房颤动、房室传导阻滞等心律失常表现，并通常死于心力衰竭或猝死。骨骼肌受累多为四肢近端和颈部的骨骼肌疲劳、无力，并且出现肌酸激酶升高。Danon 病患者还可出现感知迟钝、注意力分散、情绪不稳定等神经系统异常。此外，实验室检查可发现天冬氨酸转氨酶、丙氨酸转氨酶、乳酸脱氢酶升高。Danon 病预后极差，目前无有效的治疗手段，一旦确诊，需考虑心脏移植，并建议对直系家属进行遗传病相关咨询。因此，对于临床难以解释的心肌肥厚，特别是伴有预激样心电图改变时，需警惕 Danon 病。

需要注意鉴别的是另一种溶酶体病——Pompe 病，这是一种溶酶体内 α-葡萄糖苷酶缺陷相关的常染色体隐性遗传的糖原贮积症，多在婴儿期发病，累及心肌、骨骼肌，患儿多于 1～2 岁死于心力衰竭。

（周京敏　崔　洁）

病例十一 全身性水肿、大量蛋白尿

一、病 史 摘 要

患者，男性，65 岁，因"颜面和双下肢水肿、发现蛋白尿 6 个月"入院。患者于 6 个月前因颜面和下肢水肿就医，查尿蛋白 4+，给予中成药治疗（具体不详），此后每月复查尿常规 1 次，均提示尿蛋白 4+（均未见尿常规报告，肾功能情况不详）。4 个月前出现血压升高，最高 150/95mmHg 左右，给予替米沙坦（美卡素）、苯磺酸氨氯地平（络活喜）口服降压。3 个月前至外院查尿蛋白 4+，24 小时尿蛋白定量 8.0g，血白蛋白 21g/L，肌酐110μmol/L，诊断为"肾病综合征"，建议行肾穿刺明确病理类型，患者拒绝。予以泼尼松60mg 每日 1 次静脉滴注+环磷酰胺 0.8g 每月 1 次静脉滴注治疗。复查尿蛋白逐渐减少，3 个月后复查尿蛋白 3+，24 小时尿蛋白定量 5.6g，血白蛋白 24g/L，拟诊为肾病综合征入院。

既往有 2 型糖尿病 5 年，目前口服二甲双胍和阿卡波糖（拜糖平）治疗，血糖控制良好。

体格检查：T 36.8℃，P 80 次/分，R 20 次/分，BP 145/90mmHg，神志清楚，颜面及双下肢水肿明显，浅表淋巴结不肿大，结膜下可见水肿，巩膜无黄染，口咽部无充血。颈软，气管居中。心界不大，各瓣膜区未闻及病理性杂音。双肺叩诊音清，呼吸音清晰。腹平软，肝脾肋下未触及，未触及肿块，腹水征（－）。四肢远端动脉扪诊无异常，肾区无叩击痛，未引出病理征。

辅助检查：血常规正常。尿常规显示比重 1.015，糖（－），蛋白（++++），红细胞 0～1/HP，管型（－），粪便常规无特殊发现。尿本周蛋白阴性，24 小时尿蛋白定量 5.6g，BUN 7.8mmol/L，Cr 115μmol/L，血白蛋白 26g/L，球蛋白 17g/L，总胆固醇 7.3mmol/L，甘油三酯 3.3mmol/L，空腹血糖 6.0mmol/L。甲型、乙型和丙型肝炎血清学标志物测定均无异常，抗核抗体和抗ds-DNA 抗体均正常，血清蛋白电泳及免疫球蛋白和血清补体 C1q、C3、C4、CH50 水平都在正常范围内，AFP、癌胚抗原等肿瘤标志物测定无异常。B 超显示双肾大小正常，未见占位性病变或积水；血管超声未见肾静脉内有血栓形成。胸部 X 线检查显示心影大小正常，双肺无活动性病变。心电图诸导联见电压稍偏低。眼底检查：视神经盘边界清晰，眼底动脉轻度硬化。

二、病 例 分 析

本例临床资料可归纳成以下特点。

（1）男性，65 岁。

（2）以肾病综合征起病，存在大量蛋白尿、低蛋白血症、高脂血症和水肿；病程 6 个月，肾功能轻度受损；起病前无明显诱因，无并发症证据。

（3）有 2 型糖尿病史 5 年，血糖控制可；无高血压史，但现有高血压，且有眼底血管硬化表现，无心脏病；无恶性肿瘤、病毒性肝炎、自身免疫性疾病和血液病证据。

（4）泼尼松 60mg 每日 1 次静脉滴注+环磷酰胺 0.8g 每月 1 次静脉滴注治疗，尿蛋白有减少趋势。

（5）无遗传性疾病史。

本例患者要从以下几个方面进行思考。

第一，要考虑本例患者是不是肾病综合征。诊断肾病综合征的必要条件是大量蛋白尿和低白蛋白血症，而高脂血症和水肿并非必备条件。本例患者 24 小时尿蛋白定量 5.6g，血白蛋白 26g/L，临床上符合肾病综合征的诊断。

第二，要区别是原发性还是继发性肾病综合征。诊断原发性肾病综合征必须在排除继发性肾病综合征基础上，但继发性肾病综合征的病因繁多，其中有些病因的鉴别并非易事。该病例为老年患者，重点要考虑糖尿病肾病、肾淀粉样变性、骨髓瘤性肾病、淋巴瘤或实体肿瘤性肾病，以及感染、药物和毒物等引起的肾病。其他如过敏性紫癜肾炎、乙肝相关性肾小球肾炎、系统性红斑狼疮肾炎也可表现为肾病综合征，这些疾病在儿童和青少年多见，但也可以见于老年人，故应进行相应检查以除外。本例患者有 5 年糖尿病病史，虽然病史不算很长，但是不少 2 型糖尿病患者可能有多年糖尿病病史未被发现。但是从另一方面看，本例患者糖尿病控制情况良好，短时间内出现大量蛋白尿，不支持糖尿病肾病的诊断。进一步了解是否有糖尿病眼底改变对判断是否存在糖尿病肾病有一定帮助。

第三，要考虑是什么病理类型引起的肾病综合征。可引起原发性肾病综合征的病理类型主要有微小病变型肾病、系膜增生性肾小球肾炎、系膜毛细血管性肾小球肾炎、局灶节段性肾小球硬化和膜性肾病等。在我国，成年人中以系膜增生性肾小球肾炎的比例最高，占肾病综合征的 30%左右。老年原发性肾病综合征中病理类型前 3 位分别为膜性肾病、局灶节段性肾小球硬化和 IgA 肾病。临床和尿常规改变的特点对推断肾脏病理类型有一定的作用。系膜增生性肾小球肾炎多伴有肉眼或镜下血尿，本例患者基本无血尿，故可能性小。系膜毛细血管性肾小球肾炎 50%～60%可出现肾病综合征，多伴镜下或肉眼血尿，50%～70%的病例血清补体 C3 持续降低，病情进展较快，有高血压、贫血、肾功能损害出现较早等临床特点，本例的临床特点与此不太符合。局灶节段性肾小球硬化占肾病综合征的 5%～10%，以青年男性多见，约 75%有血尿，50%有高血压，30%有肾功能减退，部分可由微小病变型肾病转变为系膜增生性肾小球肾炎，再转变为局灶节段性肾小球硬化症；部分可有近端肾小管损害，进展虽缓慢，但对治疗反应差，与本例的临床特点有较多不同，故可能性较小。微小病变型肾病以儿童多见，占成人肾综合征的 20%～25%，罕有血尿、高血压和肾功能减退。本例患者需考虑该病理类型。良性小动脉性肾硬化症是由高血压或动脉硬化引起的肾缺血性改变。本症常有 5～10 年或以上的高血压史，以肾浓缩功能损害为最早症状，蛋白尿量较少，常在 1.5g/d 以下，罕有肾病综合征表现，但可有肾功能减退。本例患者虽有眼底动脉硬化表现，但与本病相去甚远，不考虑此诊断。综上所述，本例患者应考虑的病理类型是膜性肾病和微小病变型肾病。但是要明确肾脏病理类型，唯一的方法是进行肾穿刺活检。肾活检对明确诊断、判断病情和预后都有重要价值。老年不是肾穿刺的禁忌证，但是穿刺风险相对较大。本例患者有糖尿病和高血压史，为老年人，故既往有可能在服用抗血小板药物或者其他活血药物，在肾穿刺检查前应仔细询问。在肾穿刺检查前还要仔细除外其他相对或绝对禁忌证，并做好充分的准备工作，在患者及其家属知情同意后才可进行。注意术后观察、意外情况的防范措施和紧急处置的准备等。

第四，要对患者的肾功能进行评估，本例患者的血清肌酐在 115μmol/L 左右，属于正常值上限。在评估肾功能时需要注意以下几点：①患者血清肌酐异常，是急性还是慢性病因所致。②血清肌酐不能很好地反映肾小球滤过功能，尤其对于老年患者，应根据 CKD-EPI 公式计算出肾小球滤过率，但若是急性肾损伤，不宜用此公式评估肾小球滤过功能。本例患者的血清肌酐在过去几个月中相对稳定，故可考虑用 CKD-EPI 公式计算肾小球滤过率。③肌酐的测定方法是否标准，应该用可溯源至同位素稀释液相色谱串联质谱法测定血清肌酐，否则不宜用此肌酐值代入公式计算肾小球滤过率。

第五，要对肾病综合征的并发症进行评估，包括急性并发症和慢性并发症。本例患者病程相对较长且未能获得完全缓解，应除外潜在的感染、深静脉血栓等。

第六，对既往的疗效和副作用进行评估。本例患者在诊断不明的情况下，用泼尼松 60mg 每日 1 次+环磷酰胺 0.8g 每月 1 次静脉滴注治疗，不够妥当。另外，患者经治疗后尿蛋白有减少趋势，血清白蛋白也有上升趋势，提示治疗有一定的疗效。长期激素和环磷酰胺治疗可能导致感染、肝功能损伤、骨质疏松和类固醇糖尿病等，本例患者既往有糖尿病，用激素后，可能会导致血糖进一步升高，应对此进行评估。

三、病 理 诊 断

光镜下见肾小球 13 个，2 个肾小球已出现硬化，少数肾小球可见局灶节段性系膜细胞轻度增生伴基质轻度增多，部分小管内可见蛋白管型。肾小管上皮有再生，间质见淋巴细胞少量散在浸润。PAS 染色血管袢弥漫性增厚。免疫荧光检查见 IgG、C3 沿毛细血管袢呈颗粒样沉积。电镜下见肾小球上皮下较大量电子致密物沉积伴基底膜明显增厚，钉突形成。系膜区基质大量增多伴足突广泛融合，可见内皮下系膜插入现象。足突广泛融合伴大量微绒毛形成。病理诊断为膜性肾病Ⅱ期。

四、临床病理讨论

（1）膜性肾病是以肾小球基底膜（GBM）上皮细胞下免疫复合物沉积伴 GBM 弥漫增厚为特征的一组疾病。膜性肾病是构成中老年患者肾病综合征的常见疾病。

（2）光镜：早期肾小球大致正常，毛细血管袢可略显扩张、僵硬，可见 GBM 空泡样改变，上皮细胞下可见细小的嗜复红蛋白沉积，病变明显时表现为 GBM 弥漫性增厚，钉突形成，上皮细胞下、钉突之间颗粒状嗜复红蛋白沉积。晚期则表现为 GBM 明显增厚，可呈链环状，毛细血管袢受到挤压闭塞，系膜基质增多，肾小球硬化。伴发的不同程度的肾小管及肾间质病变，包括肾小管上皮细胞变性，肾小管灶状萎缩，肾间质灶状炎性细胞浸润及纤维化。

免疫荧光：特点是以 IgG、C3 为主沿毛细血管壁颗粒样沉积，可伴有其他免疫球蛋白沉积。

电镜：根据电镜表现将膜性肾病进行分期，光镜有一定的辅助作用。

Ⅰ期：GBM 无明显增厚，足突广泛"融合"，GBM 外侧上皮细胞下有小块的电子致密物沉积。

Ⅱ期：GBM 弥漫性增厚，上皮细胞下有较大块的电子致密物沉积，它们之间有 GBM 反应性增生形成的钉突。

Ⅲ期：电子致密物被增生的 GBM 包绕，部分开始被吸收而呈现出大小、形状、密度各不一致的电子致密物和透亮区。

Ⅳ期：GBM 明显增厚，大部分电子致密物被吸收而表现为与 GBM 密度接近。

（3）膜性肾病是一个病理学诊断名称，分为特发性和继发性，中老年继发性膜性肾病的发病率远高于特发性，而中老年人又是继发性疾病的高发人群，许多继发性疾病引起的肾小球肾炎都可呈现类似的病理改变，故不能根据病理盲目地按照特发性膜性肾病治疗而错过对原发病的诊治。所以紧密结合临床，包括病史、临床血清学和免疫学检查结果，以及荧光免疫和电镜检查结果，综合做出判断极为重要。近年来发现抗磷脂酶 A_2 受体抗体（PLA_2R）是导致特发性膜性肾病的主要抗原，临床分析显示，血清抗磷脂酶 A_2 受体抗体水平对诊断活动期特发性膜性肾病敏感度为 73%，特异度为 83%，说明血清抗磷脂酶 A_2 受体抗体在特发性膜性肾病活动期有较好的诊断价值。在众多治疗实例中发现，抗磷脂酶 A_2 受体抗体水平下降与蛋白尿缓解相关，并且高抗磷脂酶 A_2 受体抗体水平是预后不良的危险因素。

（4）膜性肾病的病理变异类型：①伴有系膜细胞增生。系膜细胞增生极少出现在特发性膜性肾病，若伴有系膜细胞明显增生，则应高度警惕继发性膜性肾病的可能。若系膜区免疫荧光阳性、电镜下系膜区可以见到电子致密物沉积，则进一步提示继发性膜性肾病，其中 C1q 和 IgA 阳性常见于狼疮性肾炎和乙肝相关性肾小球肾炎。②伴新月体性肾小球肾炎。抗 GBM 型新月体性肾炎可出现于特发性膜性肾病患者，可同时发病，也可出现在特发性膜性肾病后。

五、治疗选择的思维

1. 肾病综合征治疗要则　包括一般治疗、对症支持治疗、糖皮质激素联合免疫抑制剂治疗和防治并发症 4 个方面。如果已发生肾功能不全，还应给予针对氮质血症或尿毒症的治疗。

膜性肾病进展风险评估：根据蛋白尿程度、肾功能情况和肾脏病理进行风险评估。24 小时尿蛋白 <4g 持续 6 个月以上，肾功能正常者定为低度危险；24 小时尿蛋白 4~8g 持续 6 个月以上，且肾功能正常者为中度危险；24 小时尿蛋白 >8g 持续 6 个月或肾功能异常者为高度危险。低风险患者以保守治疗为主，主要使用 ACEI 或 ARB 控制血压和尿蛋白，保护肾功能，同时给予低盐低脂饮食、调节血脂、抗凝等对症支持治疗。对于中度危险患者，先给予饮食控制及应用 ACEI/ARB 等对症支持治疗，观察 3~6 个月，若肾病综合征持续存在并出现预后不良的因素，则给予激素联合免疫抑制剂治疗。对于高度危险患者，则给予激素联合免疫抑制剂治疗。

（1）一般治疗

1）休息：水肿严重者应卧床。

2）饮食：给予富含必需氨基酸的优质蛋白，不宜过高[0.8～1.0g/（kg·d）]，热量125.52～146.44kJ/（kg·d），低盐（<3g/d），低脂，富含可溶性纤维素的饮食。

（2）对症支持治疗

1）消除水肿：包括使用噻嗪类利尿剂、潴钾利尿剂、袢利尿剂、渗透性利尿剂，输注血浆和（或）白蛋白提高胶体渗透压等措施。使用时注意勿过速、过猛，以防血容量锐减，引起并发症。

2）减少蛋白尿：在肾功能许可条件下可使用ACEI和（或）ARB，在患者能耐受的情况下逐渐增加剂量，使蛋白尿<1g/d，降压治疗的靶目标为<130/80mmHg。

3）抗凝：对于肾病综合征血白蛋白低于25g/L或存在其他高凝危险因素的患者，使用低分子肝素或华法林预防性抗凝。

4）调脂治疗：有高胆固醇血症者，可用他汀类药物治疗。

（3）糖皮质激素联合免疫抑制剂治疗：包括使用糖皮质激素、细胞毒性药物（如环磷酰胺、苯丁酸氮芥、硫唑嘌呤等）、环孢素、霉酚酸酯等。血肌酐持续大于304μmol/L或eGFR<30ml/（min·1.73m^2），超声检查肾脏缩小，伴发严重、危及生命的感染时，不推荐使用免疫抑制剂。

（4）防治并发症：包括防治血栓及其并发症、防治高脂血症、防治感染和急性肾功能不全等。

（5）药物引起的并发症的治疗

1）感染：中老年肾病综合征患者因低蛋白血症，存在免疫功能低下，糖皮质激素、免疫抑制剂的使用进一步加重感染的风险，故在治疗前需充分评估患者对免疫功能下降的耐受能力并加强预防感染的宣教，一旦出现感染，需及时治疗。如预计感染可能加重病情或危及生命，需立即停用免疫抑制剂，逐渐减少激素剂量。

2）骨质疏松：任何剂量的糖皮质激素都可加速骨质丢失，诱导骨质疏松，建议在控制病情的前提下，尽可能减少激素使用的剂量和时间。预期使用激素超过3个月的患者，建议给予生活方式干预，包括戒烟、避免过量饮酒、适当接受阳光照射、适量运动和防止跌倒，同时开始补充钙剂、普通或活性维生素D；对于存在骨折风险的患者，需加用双膦酸盐治疗。

3）消化道溃疡：在使用糖皮质激素前需充分评估患者消化道情况，并给予相应的胃黏膜保护剂。

2. 有关本例治疗的思考

（1）一般治疗同上述肾病综合征的要点。

（2）利尿消肿：本例患者有明显水肿，但尚无浆膜腔积液。可使用袢利尿剂或潴钾利尿剂，按血钾水平选择药物或交替应用。但应注意袢利尿剂对血糖的影响，必要时增加降糖药物剂量。渗透性利尿剂和血浆或白蛋白应视情况适当使用。注意避免过度利尿引起有效血容量不足导致低血压、肾功能减退、血栓形成等。

（3）减少蛋白尿：本例患者血压稍增高，肾功能轻度升高，故可给予ACEI/ARB。治疗后观察血压，调整至患者能耐受的最大剂量，避免低血压发生。注意随访肾功能、血钾。

（4）糖皮质激素+环磷酰胺是治疗膜性肾病的首选。一般原则：年龄<65岁，泼尼松初始剂量1mg/（kg·d），不超过60mg/d；年龄>65岁，初始剂量0.5mg/（kg·d）。如肾病综合征缓解，原治疗方案继续 2 周后激素减量；若肾病综合征未缓解，继续原方案 3 个月后激素减为 0.5～0.8mg/（kg·d）；再治疗 3 个月如无效，则终止该方案。环磷酰胺：每月静脉滴注 0.5～0.75g/m²，前 6 个月每月 1 次，后 6 个月每 2 个月 1 次。本例患者该方案治疗 3 个月，蛋白尿略有下降，建议再维持原方案 3 个月，如不能缓解，则建议终止该方案，换用其他方案。

（5）糖皮质激素+钙调磷酸酶抑制剂：环孢素和他克莫司可在初次治疗中使用，适用于不能耐受环磷酰胺或有禁忌证的患者。疗程至少 6 个月，6 个月后未完全或部分缓解，则停用；6 个月后完全或部分缓解，可继续使用。4～8 周后减至初始剂量的 50%，总疗程至少 12 个月，治疗期间肾功能恶化时（血肌酐升高 20%）需定期检测血药浓度。

（6）其他治疗方案：不推荐单用激素作为初始治疗药物；不建议使用 MMF、利妥昔单抗、促肾上腺皮质激素、来氟米特（爱若华）和甲氨蝶呤等作为初始治疗药物。

（7）本例患者蛋白尿严重，虽尚无静脉血栓形成证据，但膜性肾病易引起血栓及栓塞并发症，包括下肢静脉栓塞、脑梗死、肾静脉栓塞、肺栓塞。且患者同时合并糖尿病、高血压等危险因素，故应予以预防性抗凝治疗，常用低分子肝素、华法林等，维持凝血时间高于正常 1 倍。同时也应注意有无出血倾向，监测相关指标，以及制定紧急对抗措施。

（8）高脂血症有肾毒性，且增加患者已有的心脑血管疾病风险，故高脂血症亦应施治。本例以总胆固醇增高为主，故可选用他汀类药物调脂，并注意他汀类药物的副作用。

（9）患者原有 2 型糖尿病病史，使用激素及调整剂量时需及时调整降糖药物的相应剂量，避免血糖波动。

3. 膜性肾病的预后 本病具有自发性缓解倾向。影响预后的因素包括持续大量蛋白尿、高血压，初始肾活检间质病变和肾功能不全程度，这些危险因素常常影响患者肾脏的长期存活。完全缓解：尿蛋白<0.3g/d，至少相隔 1 周的 2 次检查证实，同时血白蛋白浓度正常、血肌酐正常；部分缓解：尿蛋白<3.5g/d，峰值下降 50% 以上，至少相隔 1 周的 2 次检查证实，同时血白蛋白浓度上升或正常，血肌酐稳定。

（陈伟军　叶志斌）

病例十二　狼疮性肾炎

一、病 史 摘 要

患者，女性，62 岁。因"双侧眼睑和双下肢水肿 2 周余"入院。2015 年 4 月 23 日患者劳累后出现眼睑和双下肢凹陷性水肿，无发热，在家中休息 10 日，水肿症状无好转。于 5 月 3 日至当地医院门诊。查尿常规：尿白细胞+，尿红细胞+++，蛋白质++++，白细胞镜检 5～8/HP，红细胞镜检 8～10/HP。甲状腺功能：FT₃ 3.6pmol/L，FT₄ 8pmol/L，TSH 11.374mIU/L，遂于 5 月 18 日以"甲减"收入内分泌科。患者既往体健，无高血压、糖尿病等慢性疾病病史。

入院后检查：血压 150/90mmHg。血常规：白细胞计数 $3.8×10^9/L$，中性粒细胞占比 0.681，血红蛋白 105g/L，血小板 $238×10^9/L$。血清白蛋白 19g/L，尿素氮 8.1mmol/L，肌酐 64.6μmol/L，尿酸 315μmol/L，总胆固醇 6.7mmol/L，甘油三酯 1.7mmol/L，低密度脂蛋白 4.82mmol/L，高密度脂蛋白 1.05mmol/L，电解质正常。考虑到甲状腺功能减退无法解释水肿、蛋白尿、高血压和低蛋白血症，故于 5 月 20 日转入肾内科。进一步检查红细胞沉降率 60mm/h，血清补体 C3 0.48g/L，补体 C4 0.02g/L。抗中性粒细胞胞质抗体（ANCA）阴性。血清抗核抗体>500U/L，抗核糖体 P 蛋白抗体阳性，抗核小体抗体阳性，抗 ds-DNA 抗体阳性，抗 SS-A 抗体阳性。乙型肝炎病毒和丙型肝炎病毒标志物阴性，HIV 阴性，梅毒抗体阴性。24 小时尿蛋白定量 4.76g。B 超见双侧胸腔中等量积液，腹腔少至中量积液，心包腔少量积液。

二、病 例 分 析

（一）狼疮性肾炎的诊断

本例患者以眼睑和双下肢水肿起病，对于水肿患者，首先要考虑是全身性水肿还是局限性水肿，很明显，本例患者呈眼睑和双下肢凹陷性水肿，发展较为迅速，伴有高血压、大量蛋白尿、低蛋白血症、镜下血尿、胸腔积液、腹水等表现，属于全身性水肿中的肾性水肿，而且上述从临床表现来看，符合肾病综合征的表现。

肾病综合征可分为原发性和继发性两大类，在诊断原发性肾病综合征之前应先除外继发性因素。常见的继发因素包括：感染（如细菌、病毒、寄生虫感染），肿瘤，自身免疫性疾病（如 SLE、干燥综合征、血管炎、过敏性紫癜、皮肌炎、类风湿关节炎等）、重链或轻链沉积病、淀粉样变，遗传性疾病（如 Alport 综合征、Fabry 病、指甲-髌骨综合征、脂蛋白肾病、先天性肾病综合征等），代谢性疾病（如糖尿病、Graves 病等），过敏性疾病（如花粉或疫苗过敏等），药物或毒物（如汞、金、银、青霉胺、海洛因、丙磺舒、干扰素 α、卡托普利等），其他（如妊娠高血压综合征、肾移植后慢性排异）。根据上述临床资料，本例患者首先要考虑系统性红斑狼疮（SLE）和狼疮性肾炎，而其他继发性因素的诊断依据不足。

对于 SLE 患者，不论是初诊还是复诊，都应逐一考虑以下几个问题：是不是 SLE？是不是活动性 SLE？有哪些器官受累和累及的程度？肾脏受累的临床表现？肾脏受累的病理类型、急慢性积分？前期治疗的效果和副作用？有无其他合并症（如结核、肝炎等）？

第一，需仔细分析本例患者是不是 SLE。

1997 年美国风湿病学学会修订了 SLE 分类诊断标准。根据该标准，本例患者符合肾脏病变（持续性蛋白尿>0.5g/d 或>+++）；血液系统异常（白细胞减少，至少 2 次测定<$4×10^9/L$）；免疫学异常（抗 ds-DNA 抗体阳性）；抗核抗体>500U/L；浆膜炎（胸膜渗液）。本例患者根据临床表现和实验室检查结果，符合 1997 年美国风湿病学学会修订的 SLE 分类诊断标准。在诊断 SLE 时，需了解 SLE 分类标准中的各项内容对诊断 SLE 的敏感性和特异性，应明确符合此分类标准中 4 项或以上者不一定就是 SLE，而不符合此分类标准中 4 项或以上者，也有可能是 SLE，对每一项用来诊断 SLE 的临床和实验室指标，都应仔细分析其影响因素，如白细胞低是不是由病毒感染或药物所致等。

第二，是不是活动性狼疮？

临床反映狼疮活动的指标包括关节炎、白细胞减少、补体 C_3 和补体 C_4 水平降低、抗 ds-DNA 抗体升高、红斑、黏膜溃疡、脱发、浆膜炎、精神异常、头痛、血尿、皮肤指端溃疡等，但以上任何一个单项指标并不能全面反映狼疮的活动性，必须组合起来构成指数系统进行评价。1985 年日本红斑狼疮预后研究会制定了 SLE 活动性指数（SLEDAI），该指数系统涵盖了九大系统和 24 项临床指标，得分越高，说明活动度越高。根据北京协和医院张文等的报道，超过 9 分可认为 SLE 活动。本例患者得分 14 分，可确定狼疮处于活动状态。其他评估狼疮活动性的指数有 1989 年在波士顿构建的系统性狼疮测定（SLAM）、1980 年提出的狼疮活动计算标准（LACC）及英岛狼疮评定组指数（BILAG）等。

第三，有哪些器官受累和累及的程度？

对于包括 SLE 在内的所有其他肾脏病患者的治疗，都应建立在详细评估全身状况的基础上，这样才能分清轻重缓急。有时 SLE 患者肾脏以外器官受累的危重程度远远超过肾脏，如狼疮性心肌病或狼疮性脑病，此时的治疗就更不能以肾脏为中心。本例患者是以肾脏受累为最主要表现，无其他重要器官受累的依据，但在病程中应密切观察病情演变。

第四，肾脏受累的临床表现、病理类型、积分？

SLE 患者合并肾脏受累，首先考虑狼疮性肾炎的诊断。本例患者表现为肾病综合征，伴轻度镜下血尿。肾病综合征患者的常见并发症有 5 种。①感染：大量蛋白质和补体丢失，造成免疫功能紊乱，容易出现各系统感染。②血栓和栓塞：抗凝物质和纤溶酶原丢失、血小板过度活化、高脂血症、血液浓缩等多方面因素造成高凝状态，容易造成血栓，尤其是血浆白蛋白低于 20g/L 时。③营养不良：低蛋白、肌肉萎缩、甲状腺激素水平下降、贫血、维生素 D 和微量元素缺乏等。④AKI：可由肾前性、肾性、药物、急性肾小管坏死、肾静脉血栓等因素造成，出现肾功能急剧下降，尿量迅速减少。⑤终末期肾病：可由慢性进展过程中急剧恶化而来，也可以是治疗反应差的狼疮性肾炎逐渐发展而来。本例患者存在严重低蛋白血症，要高度警惕血栓栓塞和肾静脉血栓造成的急性肾衰竭。

在临床诊断狼疮性肾炎后，若无肾穿刺禁忌证，均应行肾穿刺活检，以明确病理分型，了解病理活动度和慢性程度，这对此后的治疗、判断预后和转归都有很大指导意义。本例患者 5 月 27 日肾穿刺病理：光镜下肾小球 23 个，3 个肾小球硬化，其余肾小球血管袢有增厚，少数肾小球系膜细胞轻度增生伴基质轻度增多。可见蛋白管型，个别小管腔内见细胞管型，间质纤维小灶性增生和淋巴细胞轻度散在浸润。血管壁增厚。免疫荧光：IgA+++；IgG+；IgM+；C1q++；C3c+++；C4c+；Fn+（阳性者呈血管袢系膜分布）。电镜：肾小球系膜区和上皮下中等量电子致密物沉积伴内皮下少量沉积，基底膜增厚，系膜基质中度增多，个别节段系膜细胞中度增生，个别有系膜插入，足突广泛消失伴中度微绒毛形成。

本例患者免疫荧光"满堂亮"，电镜下基底膜增厚，系膜区和上皮下中等量电子致密物沉积伴内皮下少量沉积，符合Ⅴ型狼疮肾炎的诊断。此外，还要进行肾组织的活动性和慢性指数的评定。活动性指数升高是给予激素和免疫抑制剂治疗的重要指征，慢性指数则与终末期肾病呈正相关。活动性指数轻中度升高，提示病情有可逆性，积极治疗后可好转或稳定。活动性指数中度升高仍应积极治疗，但通常提示肾脏结构受到不可逆的损害。根据

表 15-2 的评分标准，本例患者活动性指数 2 分，慢性化指数 1 分，属单纯膜型狼疮肾炎。

表 15-2 狼疮肾炎肾活检标本活动性和慢性化评分

活动指标	慢性指标
细胞增生	肾小球硬化
核碎裂和坏死	肾小管萎缩
细胞（细胞纤维）性新月体	纤维性新月体
"铁丝圈"（"白金耳"）/透明血栓	间质纤维化
白细胞浸润	
间质炎性细胞浸润	

注：每项的评分 0~3；"核碎裂和坏死"和"细胞性新月体"每项得分乘以 2；活动性指数最高 24 分，慢性化指数最高 12 分。

综上所述，本例患者临床诊断为 SLE、狼疮性肾炎导致的肾病综合征，肾穿刺活检病理符合 V 型狼疮性肾炎表现，临床活动性指数 15 分，病理活动性指数 2 分，慢性化指数 1 分。

第五，前期治疗的效果和不良反应如何？

有的病例在就诊或入院前，曾长期接受激素、免疫抑制剂或其他药物（如调脂药、利尿剂等）治疗，对于这些患者，要对前期治疗的效果和不良反应进行详细评估，这对决定下一步治疗方案十分重要且不可或缺。本例是新发的 SLE 和狼疮性肾炎患者，入院前未接受过免疫抑制剂和激素治疗。

第六，有无其他合并症（如结核、肝炎等）？

SLE 和狼疮性肾炎患者，有时会合并其他对治疗方案产生重要影响的疾病，如合并肝炎或者结核等，在治疗前对这些疾病也应进行认真评估。

（二）狼疮肾炎的治疗

重要的原则是，必须详细评估患者各方面因素，权衡治疗的利弊得失，并征得患者及其家属理解和同意后再施行治疗。需要强调的是，不能在任何情况下都以肾脏为中心，不能不重视治疗所带来的风险。狼疮性肾炎的治疗包括一般治疗、并发症治疗和免疫抑制治疗等，其目标在于控制狼疮活动，减少蛋白尿，降低复发率，降低死亡率和终末期肾病的发生及减少药物不良反应。应根据临床和病理进行个体化治疗。在治疗过程中应密切随访疗效、病情变化及药物不良反应等，及时调整方案。

本例患者因有大量蛋白尿、低蛋白血症，有形成血栓的潜在风险，因此给予低分子肝素皮下注射和氯吡格雷抗血小板聚集治疗，并应用阿托伐他汀钙（立普妥）和氯沙坦治疗。虽然肾活检病理的活动度和慢性指数都不高，但是蛋白尿和低蛋白血症严重，对这种持续存在的肾病综合征范围蛋白尿的单纯性 V 型狼疮性肾炎，除了上述非特异性治疗外还要给予免疫抑制治疗，采用糖皮质激素+免疫抑制剂的方案治疗：甲泼尼龙+CTX。小剂量静脉 CTX 诱导治疗（狼疮性肾炎治疗欧洲方案），CTX 累积剂量达 6g 时停药，甲泼尼龙自 1mg/（kg·d）起逐月减量，至 2mg/d 维持 1 年。患者自治疗第 2 个月起尿蛋白逐渐下降，治疗

5 个月后降至 0.95g/24h，胸腔积液消失，治疗第 10 个月 24 小时尿蛋白降至 0.1g/24h，再次进行狼疮活动性评估，SLEDAI 指数为 2 分，提示狼疮不活动，随访至今未复发。

（陆轶君　叶志斌）

病例十三　紫癜、关节痛、腹痛、蛋白尿

一、病 史 摘 要

患者，男性，28 岁，因"皮疹 1 个月，关节痛 2 周，腹痛 1 日"入院。患者入院前 1 个月，无明显诱因出现双侧大腿根部淡红色风团伴瘙痒，次日发展至胸背、四肢、颜面部，且瘙痒加重，氯雷他定口服后皮疹可消退。2 日后因车祸致双上肢及左侧额部擦伤，外院清创处理，注射破伤风疫苗（马血清免疫球蛋白），并给予克林霉素+脉血康口服，后双下肢伸侧出现无瘙痒的点状淡红色圆形皮疹。2 周前，进食小龙虾及生蚝后出现窒息感，皮疹颜色加深至紫红色，同时双侧髋关节、膝关节、踝关节肿痛及活动受限，给予复方甘草酸苷片（美能）、甲泼尼龙（16mg 每日 1 次）、阿莫西林克拉维酸钾等治疗效果欠佳，皮疹逐渐增大至大小不一的瘀点、瘀斑，此后双侧胫前瘀点、瘀斑中央出现张力性水疱，关节肿痛进行性加重。3 日前，进食外卖后出现恶心、呕吐，呕吐胃内容物约 200ml，带血丝，左氧氟沙星抗感染无效。1 日前呈持续性全腹隐痛，排柏油样不成形便 20ml，双眼睑出现针尖样大小红色皮疹，逐渐扩大成斑片状紫癜，今日脐周阵发性绞痛，排鲜红色不成形大便约 100ml，尿液呈泡沫样。

既往无慢性疾病史，否认结缔组织病家族史。

体格检查：T 36.5℃，P 90 次/分，R 20 次/分，BP 115/70mmHg，神志清楚，浅表淋巴结不肿大，结膜稍苍白，巩膜无黄染，口咽部无充血。颈软，气管居中。心界不大，各瓣膜区未闻及病理性杂音。双肺叩诊清音，呼吸音清晰。腹平软，全腹压痛，无反跳痛，肝脾肋下未触及，未触及肿块，腹水征（-），肠鸣音亢进。四肢远端动脉扪诊无异常，肾区无叩击痛，未引出病理征。颜面、躯干、四肢弥漫性瘀点、瘀斑，双下肢同时可见水肿性红斑，靶形损害，明显浸润感，伴大小不等水疱。皮温不高，皮疹压之不褪色，稍伴疼痛。口腔、鼻腔、肛门、生殖器黏膜无损害（图 15-8）。

辅助检查：血常规显示红细胞计数 5.15×10^{12}/L，血红蛋白 149g/L，血小板 267×10^9/L，白细胞计数 18.29×10^9/L，中性粒细胞占比 0.836，嗜酸性粒细胞正常。尿蛋白（+），尿蛋白定量 1.71g/24h，24 小时尿白蛋白 650.8mg，尿免疫球蛋白 G 22.2mg/L、尿 β_2-微球蛋白 2.85mg/L、尿 α_1-微球蛋白 48.0mg/L、尿转铁蛋白 16.43mg/L。尿隐血+（非均一性），尿相差显微镜显示尿红细胞总数＞8000/ml，尿红细胞（异形多变型）70%。病理性管型（+）。粪便常规正常，隐血（+++）。凝血酶原时间 13.7 秒，活化部分凝血活酶时间 27.4 秒，纤维蛋白原 717mg/dl，D-二聚体 16.34mg/L。肝肾功能正常，IgG 10.22g/L，IgA 3.27g/L，IgM 1.15g/L，IgE 2789IU/ml。

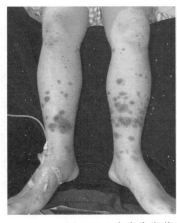
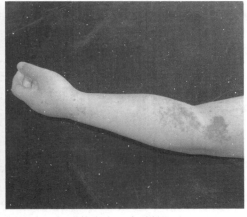

图 15-8　全身多发紫癜样皮疹，部分伴水疱、水肿性红斑

血淀粉酶、脂肪酶正常。hs-CRP 187.0mg/L，ESR 24mm/h，补体正常，自身抗体阴性。血培养、结核 T-SPOT、肺炎支原体抗体、隐球菌荚膜抗原、G 试验、呼吸道九联检、抗链球菌溶血素 O 检测、降钙素原、肝炎标志物等未见异常。皮疹内抽液涂片+培养：表皮葡萄球菌（++）。腹盆腔 CT：不均匀脂肪肝，部分肠腔积液、积气，部分小肠壁稍厚（图 15-9）。肠系膜动脉 CTA、静脉 CTV：未见明显异常。肺部 CT、肺动脉 CTA：未见异常。心脏超声：静息状态下超声心动图未见异常。B 超：双下肢深静脉血流通畅。

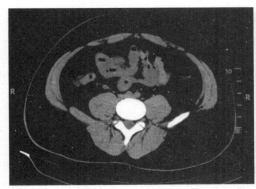
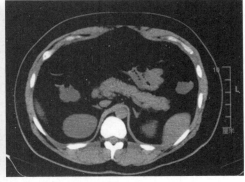

图 15-9　腹盆腔 CT 见小肠壁增厚，胰腺未见明显异常

二、病 例 分 析

本例患者临床资料可归纳为以下特点。

（1）男性，28 岁。

（2）以皮疹起病，先后接种破伤风马血清免疫球蛋白、进食海鲜、使用多种抗生素后皮疹加重，逐渐进展至出血性水疱性紫癜。同时，出现了关节肿痛、腹痛伴消化道出血、蛋白尿及血尿等多系统受累症状。

（3）既往无基础疾病史，目前无感染、肿瘤、结缔组织病等依据。

（4）抗过敏、抗感染、小剂量糖皮质激素无效。

本例患者要从以下几个方面进行思考。

（一）关于疾病的诊断思路

首先，要考虑本例患者是 Stevens-Johnson 综合征、血清病还是系统性血管炎。Stevens-Johnson 综合征是一种累及皮肤和黏膜的急性水疱性病变，药物是最常见的诱因，其水疱性病变可累及口咽部黏膜、结膜、生殖器黏膜。本例患者口腔、鼻腔、肛门、生殖器黏膜均无损害，故不支持。由于患者注射破伤风疫苗（马血清免疫球蛋白）后出现皮疹、关节痛表现，因此也需要考虑血清病可能。血清病是一种Ⅲ型超敏反应，一般呈自限性，器官受累少见，皮疹常首发于注射部位，且多伴有发热、补体降低，与本例患者临床表现特征不符。因此，本例患者需要考虑系统性血管炎可能。

其次，要区别是原发性还是继发性血管炎。患者起病初有外伤史，入院后行皮疹抽液涂片+培养仅见表皮葡萄球菌（++），但病程中无发热，血培养阴性，感染依据不足。由于未找到感染、肿瘤、结缔组织病等依据，因此考虑原发性血管炎。

最后，要具体区分是哪一种血管炎。根据患者病史，需要鉴别以下几种血管炎：①变应性血管炎，好发于青年女性，系统受累较少见，病理表现为是以 IgG / IgM 为主的免疫复合物沉积，新发皮损边缘处病理活检及免疫荧光检查有助于诊断与鉴别。②冷球蛋白血症性血管炎，可继发于丙型肝炎，除侵犯小血管外也可侵犯中等血管，出现皮肤溃疡、指/趾端缺血和网状青斑，血清补体 C4 常极低，冷球蛋白检测及组织病理学检查有助于诊断。③荨麻疹性血管炎，其中正常补体血症性荨麻疹性血管炎一般呈自限性、特发性，预后较好；而低补体血症性荨麻疹性血管炎可有系统受累表现，常伴系统性红斑狼疮、干燥综合征等自身免疫性疾病，冷球蛋白、单克隆丙种球蛋白血症等血液系统疾病、恶性肿瘤等。

（二）关于疾病的诊断

根据 2010 年欧洲抗风湿病联盟（European League Against Rheumatism，EULAR）、国际儿童风湿病试验组织（Paediatric Rheumatology International Trials Organisation，PRINTO）和欧洲儿科风湿病学会（European Society for Paediatric Rheumatology，PRES）发布的 IgA 血管炎（immunoglobulin A vasculitis，IgAV）分类标准：非血小板减少性可触性紫癜/瘀点（必要条件）伴以下任何 1 条。①弥漫性腹痛；②组织病理，伴 IgA 沉积的白细胞破碎性血管炎，或伴 IgA 沉积的膜增生性肾小球肾炎；③关节炎/关节痛；④肾脏受损[蛋白尿>0.3g/24h 或晨尿白蛋白-肌酐比值>30mmol/mg，血尿或红细胞管型，尿沉渣>5 个红细胞/HPF 或见红细胞管型或尿干化学分析红细胞（++）]。患者符合必要条件及次要条件①、③、④，因此诊断考虑 IgAV（复合型：累及消化道、肾脏、皮肤、关节）。

（三）IgA 血管炎的概述

IgAV 曾称过敏性紫癜（Henoch-Schönlein purpura，HSP），是一种以 IgA 为主的免疫复合物沉积为特征的小血管炎，可累及皮肤、消化道、关节、肾脏等多个器官部位。它是儿童时期最常见的血管炎之一，发病率为每 10 万人 3～26 例，在成年期相对罕见，发病率仅为每 10 万人 0.1～1.8 例。该病在东南亚最为流行，在欧洲和北美的流行程度较低，非洲罕见。儿童秋季和冬季多发，成人夏季和冬季常见，男性发病率高于女性。

IgAV 的诱发因素复杂多变，包括食物、药物、感染、疫苗等。其发病机制仍未明确，可能是在遗传易感性的基础上，受到环境或者前驱感染的病原体刺激，激活体内适应性免疫系统，特异性抗体与异常糖基化的 IgA1 结合，在体液及细胞免疫的相互作用下，导致皮肤、消化道、肾脏等小血管壁 IgA1 免疫复合物沉积及炎症细胞浸润，引起白细胞碎裂性小血管炎，最终引发小血管坏死。

（四）IgA 血管炎的临床表现

1. 皮肤 IgAV 病例中，96%～100%可出现可触性紫癜，亦可表现为瘀斑、水疱、荨麻疹，甚至因血管炎而导致局部缺血、坏死和结痂，在急性期可伴明显水肿。成人皮肤症状更为严重，1/3 的病例可能出现坏死或出血。10.9%～14.1%经活检证实的成人 IgAV 病例中存在出血性大疱病变。

2. 关节 约 2/3 的病例有关节受累，多累及膝关节和踝关节，手足小关节也可受累，表现为关节疼痛、肿胀，活动受限。

3. 胃肠道 胃肠道受累发生率为 50%～75%，常表现为轻度腹痛和（或）呕吐，但也可为剧烈腹痛，偶有大量出血、肠梗阻及肠穿孔，还可有少见的肠系膜血管炎、胰腺炎、胆囊炎、蛋白丢失性肠病及肠壁下血肿等表现。约 20%的患者胃肠道表现可能先于紫癜出现，从而导致误诊率上升。胃肠道出血如不能及时恰当处置，可发展为外科急腹症，进而危及生命。

4. 肾脏 肾脏受累发生率为 45%～85%，多发生于皮疹起病后 1 个月内，少数发生于皮疹消退后数月内，偶见发生于皮肤紫癜前，表现为镜下血尿和（或）蛋白尿，与儿童相比，成人 IgAV 发生率更高，预后也更差，约 30% 的成人最终进展为慢性肾衰竭，是治疗和预后的重要观察指标。值得一提的是，部分患者肾脏受累可表现为迟发，并且皮肤病变的好转不一定代表肾脏病变亦随之好转。因此，治疗期间及随诊过程中对于肾脏受累的评估非常重要。

5. 其他 IgAV 也可有神经系统受累表现，一般出现在病程 2～4 周，最常见的症状是头痛、癫痫发作和中枢神经系统的非特异性变化，会导致情绪不稳定、易怒、头晕和行为改变。其他罕见的并发症，包括共济失调、颅内出血、单神经病变和急性运动感觉轴索神经病，亦可有肺部受累，表现为肺间质病变或肺泡出血。

（五）IgA 血管炎的病理诊断

对于非典型皮疹患者和（或）需排除其他诊断时，应进行包括 IgA 特异性免疫荧光染色的皮肤活检；对于下肢和臀部典型的紫癜患者，无须进行皮肤活检；活检 IgA 免疫荧光染色阴性者不能排除 IgAV。

对于肾脏受累患者，肾活检适应证包括：严重尿蛋白（尿蛋白/尿肌酐＞250mg/mmol 持续至少 4 周；短时严重尿蛋白也是活检的相对指征）、持续中度尿蛋白（尿蛋白/尿肌酐 100～250mg/mmol）或 eGFR 下降。

（六）IgA 血管炎的临床治疗

IgAV 的临床治疗需要针对患者具体的临床表型、疾病的严重程度和活动性。对于关节型、无胃肠及肾脏受累的患者，可使用 NSAID 对症治疗。对于重要器官受累的患者，包括睾丸炎、脑血管炎、肺出血、其他严重器官受累或致命性血管炎，需要使用糖皮质激素治疗。对于胃肠型患者，包括严重腹痛和（或）直肠出血（排除肠套叠），也需要糖皮质激素治疗。对于肾型患者，持续性蛋白尿可应用 ACEI 预防或控制继发性肾小球损伤，中度 IgAV 肾炎需糖皮质激素联合免疫抑制剂治疗，重症患者可采取糖皮质激素冲击治疗。最近的证据表明，利妥昔单抗可用于成人重症 IgAV 和侵袭性肾小球肾炎诱导治疗和维持缓解。

本例患者入院后给予糖皮质激素静脉滴注抗炎（甲泼尼龙 40mg 每 8 小时 1 次×8 日、40mg 每 12 小时 1 次×4 日、40mg 每日 1 次×3 日，然后序贯口服泼尼松 50mg 每日 1 次），辅以抑酸护胃、抗感染、营养支持等治疗，同步加用 CTX 0.4g 每周 1 次×3 次。患者消化道出血逐渐停止，皮肤瘀点、瘀斑较前消退，双下肢水疱逐渐吸收，关节痛好转，腹痛消失，蛋白尿减少，ESR、CRP、IgE、D-二聚体均明显下降。

（七）IgA 血管炎的预后

IgAV 在儿童中多为自限性疾病，成人 IgAV 与儿童 IgAV 相比，病情更严重、消化道及肾脏受累更多、严重器官损伤和致命性并发症更多、病情复发率亦更高（22.9% 比 5.7%）。其中，发病年龄较大是复发的预测因素，也是肾炎进展的危险因素。与成人变应性血管炎相比，IgAV 早期、急性期，危及生命的并发症主要包括胃肠道并发症（如肠套叠）和肺泡出血等；而远期预后则主要取决于肾脏受累情况。

（姜林娣）